Krafttraining – Schneller Muskelaufbau
Anatomie | Trainingslehre | Ernährung | Motivation

Für meine Mutter und meinen Bruder, die für mich immer die größten Vorbilder bleiben werden.
Ich liebe Euch.

Ich danke Linda, Michael und Robin. Vielen Dank für Euer offenes Ohr, Eure Hilfe
und Unterstützung zu jedem Zeitpunkt. Danke Sylvia und Anne für die tollen Fotos.
Vielen Dank auch an Ösi von Crossfit Cologne und Sören von Lex Quinta
für die super Location und das professionelle Equipment.
Danke auch an meine Kunden, Trainingspartner und Leser,
die mich jeden Tag neu inspirieren
und diesen Sport noch schöner für mich machen.

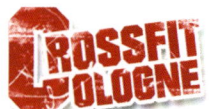 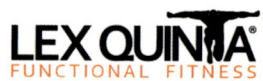

Aus Gründen der besseren Lesbarkeit haben wir uns entschlossen, durchgängig die männliche (neutrale) Anredeform zu nutzen, die selbstverständlich die weibliche mit einschließt.

Das vorliegende Buch wurde sorgfältig erarbeitet. Dennoch erfolgen alle Angaben ohne Gewähr. Weder der Autor noch der Verlag können für eventuelle Nachteile oder Schäden, die aus den im Buch vorgestellten Informationen resultieren, Haftung übernehmen.

CHRISTIAN KIERDORF

KRAFTTRAINING
SCHNELLER MUSKELAUFBAU

ANATOMIE | TRAININGSLEHRE | ERNÄHRUNG | MOTIVATION

Meyer & Meyer Verlag

Papier aus nachweislich umweltverträglicher Forstwirtschaft.
Garantiert nicht aus abgeholzten Urwäldern!

Krafttraining – Schneller Muskelaufbau
Bibliografische Information der Deutschen Bibliothek
Die Deutsche Bibliothek verzeichnet diese Publikation in der Deutschen
Nationalbibliografie; detaillierte bibliografische Details sind im Internet über
<http://dnb.ddb.de> abrufbar.

Alle Rechte, insbesondere das Recht der Vervielfältigung und Verbreitung sowie das Recht der Übersetzung, vorbehalten. Kein Teil des Werkes darf in irgendeiner Form – durch Fotokopie, Mikrofilm oder ein anderes Verfahren – ohne schriftliche Genehmigung des Verlages reproduziert oder unter Verwendung elektronischer Systeme verarbeitet, gespeichert, vervielfältigt oder verbreitet werden.

© 2015 by Meyer & Meyer Verlag, Aachen
2. Auflage 2017
Auckland, Beirut, Dubai, Hägendorf, Hongkong, Indianapolis, Kairo, Kapstadt,
Manila, Maidenhead, Neu-Delhi, Singapur, Sydney, Teheran, Wien
 Member of the World Sport Publishers' Association (WSPA)

Gesamtherstellung: Print Consult GmbH, München
ISBN 978-3-89899-993-9
E-Mail: verlag@m-m-sports.com
www.dersportverlag.de

INHALT

Einführung	9
Teil 1: Training	12
Kapitel 1: Die sieben Schritte zum optimalen Trainingsplan	14
1.1 Trainingsplan erstellen	14
1.2 Schritt eins: Bestimmen Sie das Ziel	16
1.3 Die grundlegenden Krafttrainingsarten: Maximalkraft, Schnellkraft, Kraftausdauer, Hypertrophie	20
1.4 Schritt zwei: Wählen Sie die besten Übungen	34
1.5 Schritt drei: Verwandeln Sie Zeit in Muskeln	38
1.6 Schritt vier: Bauen Sie eine Beziehung auf	42
1.7 Schritt fünf: Agieren Sie mit voller Fahrt oder lieber langsam	50
1.8 Schritt sechs: Planen Sie die perfekte Trainingszeit	56
1.9 Stoffwechsel und Hormone: So wachsen Muskeln noch schneller	64
1.10 Schritt sieben: Machen Sie den Fitnesstest	68
1.11 Zusammenfassung: Die sieben Schritte zum optimalen Trainingsplan	69
Kapitel 2: Fitnesstest und Trainingspläne	70
2.1 Fitnesstest	71
2.2 Liste mit Codes und zugehörigen Träningsplänen	80
2.3 Trainingspläne	82
2.4 Trainingspläne für Anfänger	83
2.5 Trainingspläne für Fortgeschrittene	87
2.6 Trainingspläne für Leistungssportler und Topathleten	99
Teil 2: Motivation	120
Kapitel 3: Motivation im Krafttraining	122
3.1 Das Training der Profis	123
3.2 Das Funktionsprinzip auf neuronaler Ebene	123

KRAFTTRAINING – SCHNELLER MUSKELAUFBAU

3.3	Wie Sie dauerhaft motiviert bleiben	125
3.4	Wirkung auf das Unterbewusstsein	127
3.5	Motivationstechniken	128
3.6	Wirkung der Übungen auf die Motivation	129
3.7	Motivation fördern	132
3.8	Neugier ist das Warm-up des mentalen Trainings	133
3.9	Die Sinnesmodalitäten	134
3.10	Training der Sinnesmodalitäten	137
3.11	Ihre besondere Fähigkeit	140

Kapitel 4: Motivationsübungen — 142

4.1	Motivationsübung 1 – Entfachen Sie die Lust	143
4.2	Motivationsübung 2 – Bleiben Sie sich selbst treu	146
4.3	Motivationsübung 3 – Teilen Sie das Meer	155
4.4	Motivationsübung 4 – Planen Sie den perfekten Trainingstag	165
4.5	Motivationsübung 5 – Kontrollieren Sie Ihre Emotionen	179
4.6	Motivationsübung 6 – Nutzen Sie Ihre Umgebung	192
4.7	Motivationsübung 7 – Übernehmen Sie Verantwortung	198
4.8	Zusammenfassung: Motivation im Krafttraining	204

Teil 3: Ernährung — 206

Kapitel 5: Muskeln ohne Pulver — 208

5.1	Wieso ist die Ernährung wichtig beim Krafttraining?	209
5.2	Einen guten Ernährungsplan erstellen	211
	5.2.1 Schritt eins: Bestimmen Sie das Ziel	212
	5.2.2 Schritt zwei: Wählen Sie die Methode	218
	Exkurs Ernährungsgrundlagen: Kohlenhydrate, Fette, Proteine, Kolorien und Vitamine	226
	5.2.3 Schritt drei: Rechnen Sie mit Tennisbällen	278
	5.2.4 Schritt vier: Belohnen Sie sich regelmäßig	283
	5.2.5 Schritt fünf: Schauen Sie, wann und wo Sie essen	286
	5.2.6 Schritt sechs: Bleiben Sie natürlich	295
	5.2.7 Schritt sieben: Machen Sie die Ernährungsanalyse	299
5.3	Zusammenfassung: Muskeln ohne Pulver	301

Kapitel 6: Ernährungsanalyse und Ernährungspläne — 302

INHALT

Teil 4: Übungen — 322

Kapitel 7: Technikgrundlagen — 324
- 7.1 Beckenbewegungen — 325
- 7.2 Volkskrankheit Hohlkreuz — 328
  - 7.2.1 Übungen — 330
- 7.3 Knie-Fuß-Einstellungen — 334
  - 7.3.1 Übungen — 339
- 7.4 Art der Muskelarbeit – konzentrisch und exzentrisch; dynamisch und statisch — 340
- 7.5 Atmung — 341
- 7.6 Griffhaltungen — 343
- 7.7 Schwung — 345

Kapitel 8: Kraftübungen, Fehlerkorrekturen und Anatomie — 346
- 8.1 Grundübungen — 348
- 8.2 Funktionale Übungen — 372
- 8.3 Klassische Übungen — 394

Teil 5: Bonus — 414

Kapitel 9: Die letzten Geheimnisse im Muskelaufbau — 416
- 9.1 Erholung ist Muskelzuwachs — 417
- 9.2 Schlafen wie die Profis — 417
- 9.3 Negativbotschafter — 419
- 9.4 Aufwärmen — 421
- 9.5 Weniger Muskelkater — 423

Anhang — 426
- Häufig gestellte Fragen — 426
- Literaturverzeichnis — 429
- Register — 441
- Bildnachweis — 451

KRAFTTRAINING – SCHNELLER MUSKELAUFBAU

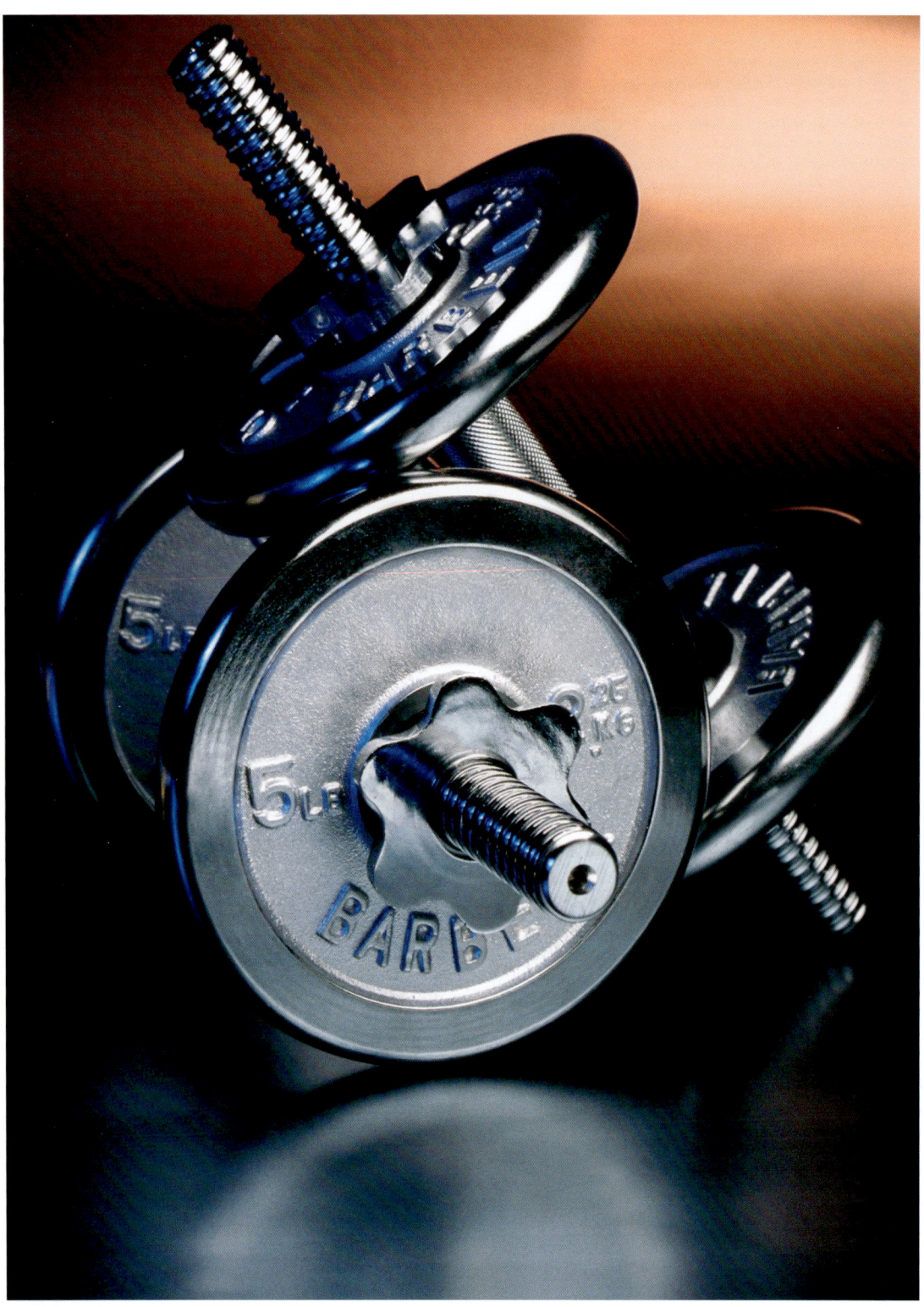

EINFÜHRUNG

Wenn ich Ihnen verspreche, sich fitter im Alltag zu fühlen, Ihre Leistung im Sport deutlich zu verbessern, etwaige Schmerzen in Knien, Rücken oder Nacken zu eliminieren und zusätzlich attraktiver auszusehen, was würden Sie sagen? Würden Sie etwas in Ihrem bisherigen Training verändern, damit diese Effekte eintreten? Wenn ja, dann haben Sie mit diesem Buch die richtige Anleitung in der Hand.

In diesem Buch geht es um den Einsatz von Krafttraining, mit dem Ziel, schnell Muskeln aufzubauen. Dies kann aus verschiedenen Gründen erforderlich sein: Im Alltag dient eine gut ausgebildete Muskulatur zur Erfüllung sämtlicher körperlicher Arbeiten und verhindert typische Schmerzsymptome an empfindlichen Körperregionen, wie Knien und Rücken. Im Sport sind Muskeln immer gefragt, um eine gute Leistung zu bringen. In der Rehabilitation dienen Kraftübungen dazu, die muskulären Defizite nach Verletzungen schnell aufzuholen. Neben alltäglichem und sportlichem Nutzen fördert eine gut ausgeprägte Muskulatur letztendlich auch das ästhetische Erscheinungsbild des Körpers. Ein grundlegendes Fundament an Muskulatur ist in jeder Lebenslage wichtig.

Ich hole Sie da ab, wo Sie sind. Wir starten unser Training mit einem Fitnesstest. Sie können dann den richtigen Trainingsplan für Ihr Niveau wählen und sofort mit dem Training starten.

Mit der richtigen Ernährung beschleunigen Sie Ihre Fortschritte exponentiell. Mit einer Enährungsanalyse, Grundlagen zur Sportlerernährung und vielen beispielhaften Ernährungsplänen werden wir Ihrem Körper Gutes tun. So werden Sie neben schnellem Muskelwachstum auch ein besseres Wohlbefinden erfahren.

Etwas ganz Besonderes ist das Kapitel *Motivation*. Die Motivation ist eine stark vernachlässigte Komponente beim Krafttraining. Schließlich ist sie es doch, die uns überhaupt antreibt, etwas zu tun. Mit den Motivationsübungen in diesem Buch können Sie Ihre Energie bündeln, um schnellere Ergebnisse zu erzielen und Ihre Freude an Bewegung langfristig zu erhalten.

Wenn Sie Lust haben, eine körperliche Verbesserung durchzuführen, dann starten Sie jetzt und lesen Sie die Anleitung, die Ihr Training für immer verändern wird.

KRAFTTRAINING – SCHNELLER MUSKELAUFBAU

Ich habe Angestellte, Selbstständige, Schüler, Studenten, Profisportler, Manager, Politiker und Richter trainiert, gesunde wie verletzte. Jeder Kunde hat dabei spezielle Ziele und Wünsche, denen ich im Training gerecht werden muss. Während ein Profi-Tennisspieler den Schwerpunkt auf Schnelligkeit legen möchte, wird ein Banker zunächst seine Rücken- und Schultermuskulatur im Kopf haben, die ihm von der Arbeit wehtut. Die Grundlage für beide Personen ist zunächst, eine gut ausgebildete Muskulatur zu besitzen, danach geht man ins Spezialtraining. Um die optimale muskuläre Grundlage geht es in diesem Buch.

Haben Sie sich dieses Buch gekauft, um Ihre sportlichen Leistungen mit stärkeren und größeren Muskeln zu verbessern? Vielleicht möchten Sie Krafttraining auch nutzen, damit Sie etwaige Rücken-, Nacken- oder Knieschmerzen behandeln? Haben Sie vor, Ihre Figur für den nächsten Urlaub zu formen? Oder ist es möglich, dass Sie von allen diesen Faktoren, auf die sich das Krafttraining positiv auswirkt, profitieren möchten? Mit diesem Buch beantworten Sie Ihre Fragen und erhalten den richtigen Trainingsplan, damit Ihre Muskeln schnell wachsen und Sie Ihre Ziele erreichen.

Ich glaube, dass ein gesunder, starker Körper die Grundvoraussetzung für ein gesundes, starkes Leben ist. Sie werden mir da womöglich zustimmen. Die meisten Menschen wissen, dass körperliche Betätigung sich gut auf das Wohlbefinden und die Gesundheit auswirkt. Und die meisten Menschen würden sich auch gerne bewegen. Doch Sie sagen, dass Ihnen die Zeit fehlt. Die häufigsten Ausreden, die ich vor dem Beginn des Sporttreibens höre, sind:

▶ Ich habe gerade keine Zeit dafür.
▶ Ich muss erst mal XYZ machen (zum Beispiel die Wäsche aufhängen).

Hinter beiden Ausreden steckt Selbstbetrug, Angst und mangelndes Selbstwertgefühl. Wir möchten glücklich und zufrieden im Leben sein. Doch was lässt uns wirklich glücklich werden? Wenn wir zum Training gehen oder wenn wir die Wäsche aufhängen? Die Antwort lautet: Wir sind glücklich, wenn wir im Einklang mit unserer Natur leben. Was gehört zur menschlichen Natur? Das Streben nach Wachstum und Entwicklung.

Erinnern Sie sich an ein Erlebnis, auf das Sie so richtig stolz sind? Zum Beispiel der Schulabschluss, ein Hauskauf oder wie Sie Ihr Kind großgezogen haben. Wären Sie genauso stolz auf Ihre Leistung, wenn Sie nicht alles gegeben hätten? Die größte Befriedigung erlangen Sie, wenn Sie wissen, dass Sie alles gegeben haben! Das heißt, dass Sie sich glücklich fühlen werden, wenn Sie trainieren gehen und Ihre Wäsche aufhängen.

100 % zu geben, bedeutet Wachstum und Entwicklung. Man muss 100 % bei der Tagesplanung geben, damit auch Zeit für das Training bereitsteht. Denn erst, wenn Sie das Training regelmäßig wahrnehmen, wird sich Ihr Körper positiv verändern. Eine Veränderung ist eine Entwicklung. Es widerspricht der menschlichen

EINFÜHRUNG

Natur, sich nicht weiterzuentwickeln. Warum handelt es sich um eine Angsthandlung, wenn man sagt, man habe keine Zeit für Sport? Es ist eine Form der Entschuldigung, die in der „Angst vor dem Versagen" begründet liegt. Was ist, wenn man Sport macht und am Ende doch keine körperliche Veränderung geschieht? Dann hat sich die Mühe doch nicht gelohnt. Dieser Art des Versagens kommt man leicht zuvor, wenn man eine Ausrede vorschiebt. Doch bedenken Sie: „Sie können nicht vom Fußboden fallen" (Daniel S. Peña). Wenn Sie keinen Sport machen, wird sich Ihr Körper erst recht nicht verändern!

Sport befreit den Geist und weckt neue Energie. Es besteht kein Grund, Sport ausfallen zu lassen, weil man mal etwas mehr arbeiten muss. Die besten Ideen zum Weiterarbeiten kommen Ihnen beim Sport. So ging es zumindest mir, als ich dieses Buch geschrieben habe. Wenn man sich lange und intensiv mit einem Thema beschäftigt, findet man auch Lösungen. Auf diese Weise haben schon Menschen wie Martin Luther oder Thomas Edison Großes geleistet. Auch Sie werden eine Lösung finden, sich regelmäßig Zeit für das Training zu nehmen.

Gerne helfe ich Ihnen dabei, Ihren Körper schnell zu verändern. Ich stehe Ihnen als Ihr persönlicher Coach zu Verfügung. Das Training kann ich jedoch nicht für Sie übernehmen. Sie müssen selbst aktiv werden. Interessant ist dabei eine Feststellung: Hat man erst mal seinen persönlichen Trainingsrhythmus gefunden, kommt der Erfolg in Form körperlicher Veränderungen, wie Muskelwachstum und Körperfettreduktion, so schnell, dass man sich fragt, wieso es vorher nicht geklappt hat.

Ihr Körper ist für Bewegung gemacht. Ihre Muskeln wollen aktiviert werden. Doch falsche Bewegungen können zu Verletzungen führen. Deshalb zeige ich Ihnen alle wichtigen Aspekte, die für ein gesundes Krafttraining wichtig sind. In meiner täglichen Arbeit bringen mir die Menschen, mit denen ich zusammenarbeite, viel Dankbarkeit für meine Hilfestellungen und Korrekturen entgegen. Diese Dankbarkeit zu erfahren und die sportlichen Erfolge dieser Menschen zu sehen, ist wunderbar. Ich habe beschlossen, dass ich noch mehr Menschen helfen kann und deshalb dieses Buch geschrieben. Sie werden einer von diesen Menschen sein. Ich wünsche Ihnen alles Gute auf Ihrem Erfolgsweg.

Herzlichst

Ihr Christian Kierdorf

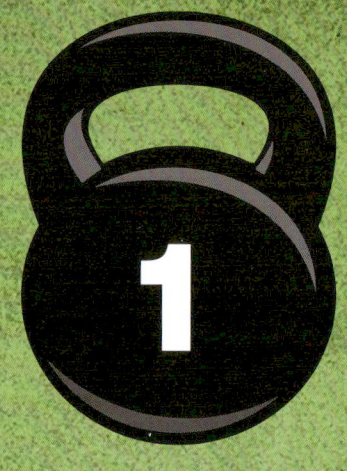

TRAINING

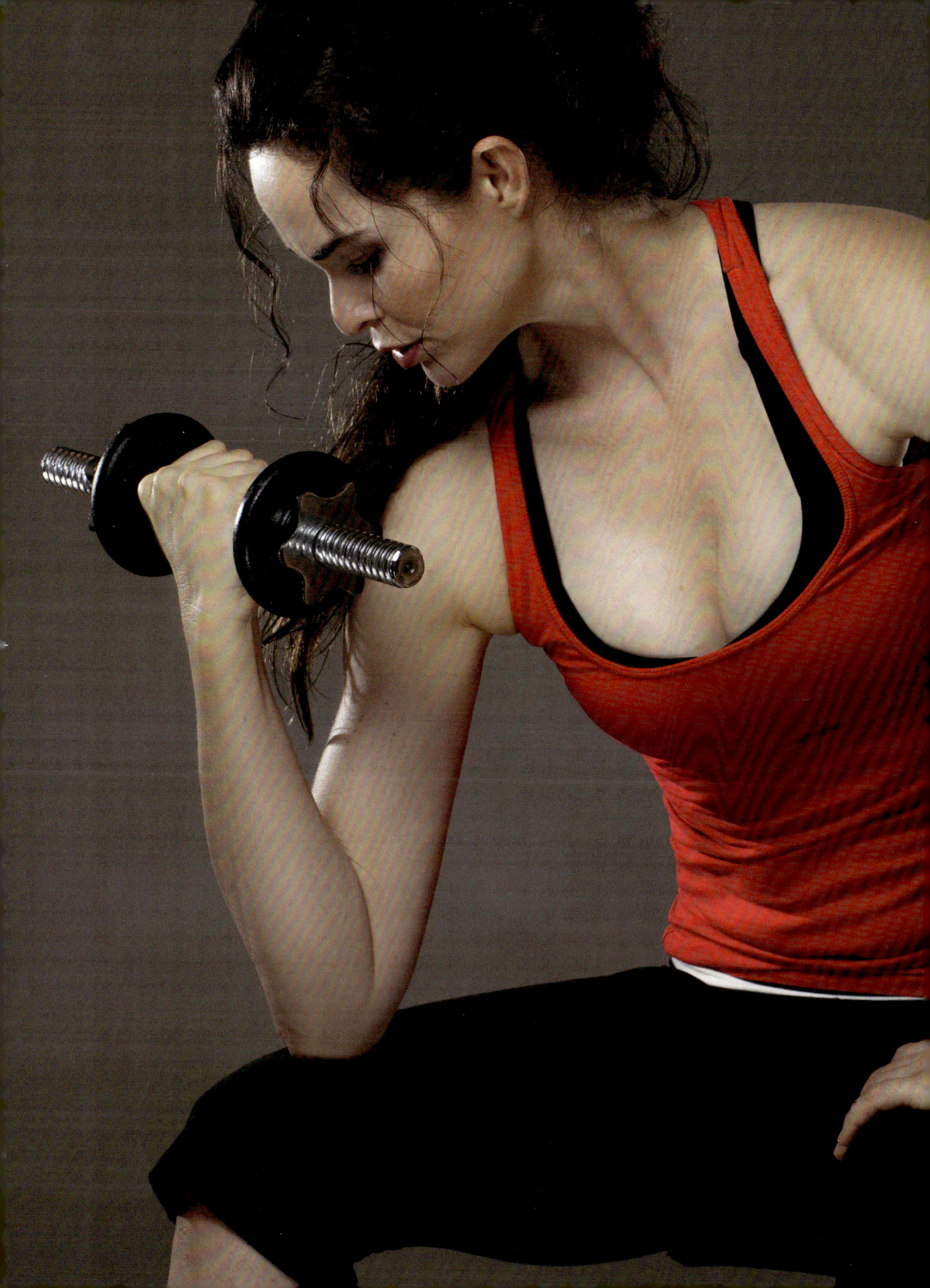

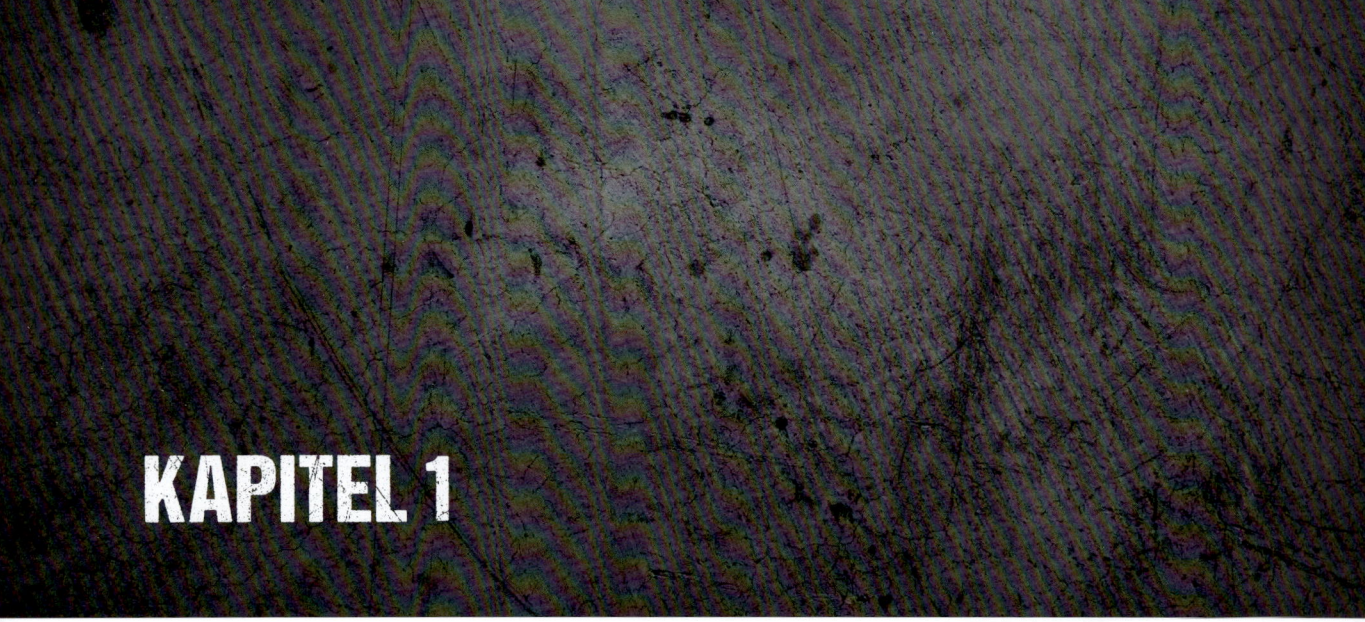

KAPITEL 1

1 DIE SIEBEN SCHRITTE ZUM OPTIMALEN TRAININGSPLAN

Hier ist ein Beispiel eines schlechten Trainingsplans: Jeden Tag: 100 Crunches, 50 Liegestütze, fünf Klimmzüge und 30 Burpees. Dazu jeden Tag 40 Minuten Laufen gehen. Wieso ist das ein schlechter Trainingsplan? Generell ist es gut, dass Sie sich bewegen. Im Hinblick auf Leistungssteigerung und Muskelwachstum tun Sie Ihrem Körper auf diese Weise allerdings keinen Gefallen.

Viele Jahre der Erfahrung von Profisportlern und Wissenschaftlern haben gezeigt, dass ein harmonisches Zusammenspiel von Erholung und Bewegung zu Leistungssteigerung und Muskelwachstum führt. Das bedeutet, dass zu viel Bewegung genauso hinderlich ist, wie zu wenig Bewegung. Wenn Sie sich nur einmal die Woche bewegen, ist es also gleichermaßen schlecht, wie tägliches Training.

Über die richtige Trainingsplanung möchte ich Sie in diesem Kapitel aufklären. Nach diesen Kriterien wurden auch die Trainingspläne gestaltet, die Sie in diesem Buch finden. Im Anschluss an das Kapitel *Training* sollten Sie den **Fitnesstest** absolvieren, um den idealen Trainingsplan für Ihre Bedürfnisse zu erhalten.

1.1 Trainingsplan erstellen

Ein persönlicher Trainingsplan ist der erste Schritt zum Erfolg. Ein Trainingsplan schafft Ordnung. Ordnung bei der Planung Ihrer Gesundheit, Ordnung bei der Planung Ihrer Freizeit und Ordnung bei der Sicherung von Fortschritt.

Fortschritt ist ein existenzieller Trieb des Menschen. Allein der genetisch bedingte Alterungs-

DIE SIEBEN SCHRITTE ZUM OPTIMALEN TRAININGSPLAN

prozess sorgt für einen unweigerlichen Fortschritt bei der Entwicklung des Menschen, sowohl auf physischer als auch psychischer Ebene. Mit einem Trainingsplan sorgt man vor allem auf körperlicher Ebene für Klarheit und Fortschritt. Deshalb ist der Drang, einen ordentlichen Trainingsplan zu besitzen, beim Menschen stark ausgeprägt.

Aus sportwissenschaftlicher Sicht ist ein Trainingsplan essenziell. Während Leistungssportler ein Leben lang mit Trainingsplänen arbeiten, fühlen sich selbst Freizeitsportler sicherer, wenn sie einen Trainingsplan besitzen, an dem sie sich orientieren können. Das ist verständlich, sorgt ein Trainingsplan doch dafür, dass man Fehler wie Übertraining, Überlastungen oder auch unterschwellige Reize vermeidet.

Ein Trainingsplan gibt Halt. Einmal ausgearbeitet, spiegelt ein Trainingsplan die Ziele und Ideen wider, die ein Sportler zum Zeitpunkt seiner Entwicklung umsetzen möchte. Sich an seinen persönlichen Trainingsplan zu halten, bedeutet nicht nur, die eigenen Ziele und Werte zu verfolgen, sondern sie auch zu erreichen! Wer einmal einen individuell ausgearbeiteten Trainingsplan besitzt, fühlt sich sicher. Denn mit einem guten Trainingsplan ist das ureigene Bedürfnis nach Fortschritt – zumindest in körperlicher Hinsicht – gesichert.

In diesem Buch lernen Sie, Ihren persönlichen Trainingsplan für schnellen Muskelaufbau selbst zu erstellen. Ein persönlicher Trainingsplan ist etwas ganz Besonderes, denn er berücksichtigt Ihre individuellen Ziele und beruht auf Ihren Wertvorstellungen. Das heißt, Ihr persönlicher Trainingsplan wird Sie langfristig motivieren und ist auch im Alltag an Ihre Lebensgewohnheiten angepasst.

Ihr persönlicher Trainingsplan berücksichtigt zudem Ihren derzeitigen Leistungszustand und Ihre Gesundheit. Haben Sie beispielsweise Knieprobleme, sieht Ihr Trainingsplan sicher anders aus, als bei einer Person, die zwar gesunde Knie, aber dafür eine Skoliose (Schiefstellung der Wirbelsäule) hat.

Die Lehre der Trainingsplanerstellung umfasst alle Bereiche, die direkten Einfluss auf die körperliche Belastungsfähigkeit haben. Dazu zählen die richtigen Zeitpunkte für neue Trainingsreize, optimale Regenerationszeiten und die sinnvolle Planung von Dauer und Intensitäten der Trainingseinheiten. Damit werden die Chancen auf Überlastungen und Verletzungen minimiert und gleichzeitig Muskelwachstum und die Steigerung der körperlichen Leistungsfähigkeit gesichert.

Erreichen Sie Ihre ambitionierten Ziele schnell, dank professioneller Trainingsplanung. In Kap. 1 lernen Sie die nötigen Hintergründe zur Trainingsplanung kennen. In Kap. 2 können Sie die Ergebnisse des Fitnesstests nutzen, damit Sie Ihren persönlichen Trainingsplan schnell zusammenstellen.

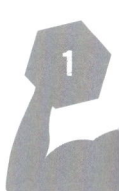

1.2 Schritt eins:

KRAFTTRAINING – SCHNELLER MUSKELAUFBAU

Bestimmen Sie das Ziel

Krafttraining ist ein Instrument, mit dem man verschiedene Ziele verfolgen kann:

- als Ergänzung zur eigentlichen Sportart, zum Beispiel im Leistungssport;
- zur Gesunderhaltung;
- zur Rehabilitation nach Verletzungen;
- als eigenständige Wettkampfsportart, zum Beispiel Crossfit, Kraftdreikampf, Gewichtheben oder Wettkampfbodybuilding;
- als Lifestylesportart zur Figurformung, zum Beispiel Fitness und Bodybuilding.

Für die verschiedenen Ziele, die man mit Krafttraining verfolgen kann, dienen unterschiedliche Trainingsmethoden zur Erfüllung dieses Ziels. Ein Fußballer sollte nicht so trainieren wie ein Bodybuilder. Häufig haben einige Personen Angst, mit dem Krafttraining zu beginnen, weil sie „nicht so aussehen möchten wie Arnold Schwarzenegger". Das ist ein berechtigter Einwand, schließlich könnte die falsche Trainingstechnik zu diesem Ergebnis führen. Umso wichtiger ist es, sich des Ziels bewusst zu werden, das man mit dem Krafttraining verfolgt, damit man die richtige Trainingstechnik und die richtigen Übungen wählt.

Ziel eins:
Sportartergänzendes Krafttraining

Spielsportler (zum Beispiel Fußball, Handball und Tennis) und Sportarten mit technisch-kompositorischen Schwerpunkten (Schwimmen, Turnen, Tanzen, Leichtathletik, Crossfit) benötigen eine vielfältig ausgebildete Körpermuskulatur, die anspruchsvolle koordinative Aufgaben bewältigen muss, zum Beispiel schnelle Richtungswechsel oder schnellkräftige Dreh-, Wurf-, Schlag- oder Sprungbewegungen. Dafür eignet sich **Functional Training** (die englische Bezeichnung für *funktionale Übungen*) am besten, wobei verschiedene Schwerpunkte – Kraftausdauer, Schnell- oder Maximalkraft, abhängig vom Zeitpunkt in der Saison – gesetzt werden müssen. Kraftausdauertraining bildet die Grundlage des Krafttrainings für Sportler, da dieses für Stabilität und Körperspannung sorgt. Zudem ist das Training dieser Grundkraft nicht so intensiv, sodass das Training der Kraftausdauer auch neben dem eigentlichen Vereinstraining durchgeführt werden kann, ohne dass es zu einer Beeinträchtigung der Leistung kommt.

In den Wettkampfphasen sind schnellkräftige Trainingsschwerpunkte von Bedeutung, während man in der Saisonpause mit Maximalkrafttraining neue Leistungsgrenzen schafft.

Wichtig für Sportler ist neben dem Training der Zielmuskulatur auch das Training vernachlässigter Muskelgruppen. Die Muskelgruppen, die in der Sportart weniger genutzt werden, müssen ebenfalls trainiert werden, damit Dysbalancen und daraus resultierenden Verletzungen vorgebeugt werden kann.

DIE SIEBEN SCHRITTE ZUM OPTIMALEN TRAININGSPLAN

Tab. 1: Ziele im Krafttraining und empfohlene Methoden zur Umsetzung. Quelle: selbst zusammengestellt

ZIEL	EMPFOHLENE KRAFTTRAININGSART (geordnet nach Priorität)	EMPFOHLENE ÜBUNGSGRUPPE
Sportartergänzendes Krafttraining (Spielsport, Ausdauersport und technisch-kompositorische Sportarten)	• Kraftausdauer und Stabilität als Grundlage • Schnellkraft und Schnellkraftausdauer für Wettkämpfe • Maximalkraft zur Erweiterung leistungslimitierender Faktoren	Funktionale Übungen (ganzkörperorientierte Übungen)
Krafttraining zur Gesunderhaltung und als Ausgleich zum Alltag	• Kraftausdauer und Koordination	Funktionale Übungen (ganzkörperorientierte Übungen)
Krafttraining in der Reha (nach Operationen oder Verletzungen)	• Hypertrophie	Klassische Übungen (muskelgruppenorientierte Übungen)
Krafttraining für Kraftsportler (Powerlifting, olympisches Gewichtheben, Kugelstoßen)	• Maximalkraft • Schnellkraft	Klassische Übungen (muskelgruppenorientierte Übungen)

Fitness- und Muskelaufbau („Gut aussehen", gesund sein)	• Männer:
	  • Hypertrophie
	• Frauen:
	  • Kraftausdauer und Koordination
		Männer:
		Klassische Übungen (muskelgruppenorientierte Übungen)
		Frauen:
		Funktionale Übungen (ganzkörperorientierte Übungen)

Ziel zwei: Krafttraining zur Gesunderhaltung und als Ausgleich zum Alltag

In diese Kategorie fallen alle Personen, die in ihrer Freizeit Krafttraining betreiben und auch mal Joggen gehen. Das Ziel des Krafttrainings ist es, den Körper gesund und fit zu halten und einen Ausgleich zu alltäglichen Belastungen, wie ständiges Sitzen am Schreibtisch oder im Auto, zu schaffen.

Für den Freizeitsportler eignet sich **Functional Training** am besten, da funktionale Übungen sowohl die Muskeln als auch die Koordination, wie die Gleichgewichtsfähigkeit, trainieren. Krafttraining ist wichtig für ständige Dreh-, Stütz-, Beuge- und Gangbewegungen. Man nimmt gar nicht wahr, wie häufig der Körper belastet wird. Wäschekörbe anheben, am Boden liegendes Spielzeug aufheben, Wasser und Einkäufe tragen, einen Gegenstand „mal eben" hochheben, sind solche Aktivitäten, die bei untrainierten Personen schnell zum „Hexenschuss" führen. Kraftübungen bewahren den Körper vor solchen Schmerzen. Außerdem sind Kraftübungen gut für die Gesundheit, das Wohlbefinden und das Aussehen.

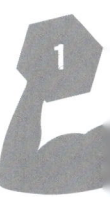

KRAFTTRAINING – SCHNELLER MUSKELAUFBAU

Ziel drei: Krafttraining in der Reha

Nach Verletzungen oder Operationen sollte zunächst **Muskelaufbautraining** (Hypertrophietraining) mit anschließendem **Functional Training** betrieben werden. In der Rehaphase ist Muskelaufbautraining zwingend erforderlich. Die betroffene Muskulatur ist nach einer Verletzung oder Operation aufgrund der Inaktivität immer verkümmert. Das führt schon bei Alltagsbewegungen zu Schonhaltungen. Gleicht man die muskulären Dysbalancen nicht aus, führen die Schonhaltungen auf Dauer zu weiteren Schäden. Ist die Muskelmasse wiederhergestellt, bieten sich funktionale Übungen an, um das Zusammenspiel der Muskeln innerhalb komplexer Alltagsbewegungen zu sichern.

Maximalkraft- und Schnellkrafttraining sollte in der Rehabilitationsphase vermieden werden, da aus orthopädischer beziehungsweise internistischer Sicht gefährliche Belastungsspitzen den Heilungsprozess behindern oder sogar zu erneuter Verletzung führen können. Sofern man nach einer Verletzung maximal- und/oder schnellkräftige Bewegungen benötigt (zum Beispiel Leistungssportler), wird ein „Aufbautraining" nach der Rehabilitation gestartet. Das Aufbautraining startet jedoch erst, wenn der betreuende Arzt „volle Belastbarkeit" attestiert.

Ziel vier: Krafttraining für Kraftsportler

Kraftwettkämpfer benötigen Maximalkraft und so viel Muskelmasse wie möglich. Daher ist, neben Muskelaufbautechniken, vor allem intensives, schweres Training mit Gewichten erforderlich, bei dem eine exakte Ausführung der Bewegungen existenziell ist. Nur mit klassischen, muskelgruppenorientierten Übungen können hohe Gewichte bewältigt und Folgeschäden vermieden werden.

Sofern eine kraftorientierte Sportart auch schnellkräftige Bewegungen impliziert (zum Beispiel Kugelstoßen), ist auch die Ausbildung der Schnellkraft wichtig.

Ziel fünf: Fitness- und Muskelaufbau

Große Muskeln und ein gesunder Körper sind die primären Ziele des Fitnesssportlers. Bei Männern ist schneller Muskelaufbau häufig gefragt, da große Muskeln und ein geringer Körperfettgehalt heutzutage dem ästhetischen Ideal entsprechen. Dieses Ziel erreicht man am schnellsten mit **Hypertrophietraining**. Häufig werden die Begriffe „Kraft- und Fitnesstraining" oder „Muskelaufbau" verwendet, wenn es darum geht, Trainingsprinzipien für Muskelzuwachs zu beschreiben. Der Fachbegriff, der bei diesen Prinzipien greift, ist das Hypertrophietraining. Durch den muskelgruppenorientierten Ansatz des Hypertrophietrainings lassen sich hohe Gewichte bewältigen, die bei langsamer Ausführen zu schnellem Muskelwachstum führen, wie es mit keiner anderen Krafttrainingsmethode möglich ist.

Frauen möchten einen ästhetischen Körper formen und gleichzeitig Spaß an koordinativen Aufgaben haben. Für sie eignen sich funktionale

DIE SIEBEN SCHRITTE ZUM OPTIMALEN TRAININGSPLAN

Übungen. Es gibt auch Frauen, die Bodybuilding betreiben und ebenfalls große Muskeln aufbauen möchten. In diesem Fall eignet sich ebenfalls das Hypertrophietraining am besten.

Wenn Sie mehrere Ziele haben

Sicherlich ist es legitim, mehrere dieser Ziele zu verfolgen. Ein Vereinssportler, dem sportartspezifisches Training empfohlen wird, kann sich ebenfalls für Fitness und große Muskeln interessieren. In diesem Fall sollten Sie Prioritäten bei den Zielen setzen und den optimalen Trainingsplan gegebenenfalls anpassen. Das erforderliche Hintergrundwissen erfahren Sie in diesem Buch.

Was ist überhaupt **Maximalkraft-**, **Schnellkraft-**, **Kraftausdauer-** und **Hypertrophietraining**? Und was ist der Unterschied zu **funktionalen Übungen**. (auch genannt Functional Training oder ganzkörperorientierte Übungen) und **klassischen Übungen** (auch genannt muskelgruppenorientierte Übungen)? Diese Fragen werden beim nächsten Schritt erklärt.

Zusammenfassung Schritt eins

Der erste Schritt zum optimalen Trainingsplan besteht in der Zielsetzung: Welchen Nutzen hat Krafttraining für Sie? In diesem Buch stelle ich Ihnen Übungen vor, die sich für jedes der fünf Hauptziele eignen. Sie müssen Ihr Ziel definieren und anhand dessen die richtige Übung, sowie Satz- und Wiederholungszahl festlegen. Der Fitnesstest (siehe Seite 70ff.) hilft Ihnen bei diesem Schritt.

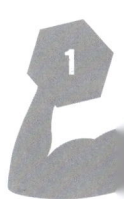

KRAFTTRAINING – SCHNELLER MUSKELAUFBAU

1.3 Die grundlegenden Krafttrainingsarten: Maximalkraft, Schnellkraft, Kraftausdauer, Hypertrophie

Es gibt drei grundlegende Kraftarten: **Maximalkraft**, **Schnellkraft** und **Kraftausdauer**. In der Literatur wird auch die **Reaktivkraft** aufgeführt, eine Unterkategorie der Schnellkraft. Jede Kraftart erfüllt bestimmte Zwecke, die sich bereits aus dem Namen selbst erklären. Die Kraftarten werden zwar in drei Kategorien unterteilt, sie beeinflussen sich jedoch immer gegenseitig. Zum Beispiel bewirkt ein Training mit Schnellkraft- und Kraftausdauerkomponenten eine Verbesserung der Schnellkraftausdauer. Die Maximalkraft gibt das Limit für die anderen Kraftarten vor. Wenn man zum Beispiel keine Fortschritte mehr beim Schnellkrafttraining macht, muss man die Maximalkraft erhöhen, um neue Fortschritte machen zu können.

Anhand des Bewegungstempos, sowie der Wiederholungs- und Satzzahlen kann man die bestimmten Kraftarten gezielter ansprechen. Beispiel: Wenn Sie mit der Übung „Kniebeuge" (siehe Seite 348) die Kraftausdauer trainieren möchten, führen Sie 30 Kniebeugen mit dem eigenen Körpergewicht in moderatem Bewegungstempo aus. Wenn Sie die Kniebeugen mit einer Langhantel und einem Zusatzgewicht von 150 kg ausführen, schaffen Sie nur noch drei Wiederholungen bei sehr langsamer Bewegungsausführung. In diesem Fall trainieren Sie die Maximalkraft. Wechseln Sie das Gewicht auf circa 60 kg Zusatzgewicht und führen die Bewegung sehr schnell aus, trainieren Sie die Schnellkraft.

Eine besondere Rolle nimmt das „Hypertrophietraining" ein. Es handelt sich nicht um eine Kraftart, sondern um eine Trainingsmethode, die den Muskelumfang sehr schnell größer werden lässt. Damit vergrößert sich potenziell auch die Maximal-, Schnellkraft und Kraftausdauer. Wenn diese Kraftarten jedoch nicht speziell trainiert werden, bleibt die entsprechende Fähigkeit aus. Hypertrophietraining ist demnach eine Trainingsart, die nur auf die Vergrößerung des Muskelumfangs abzielt, ohne eine Kraftart besonders auszubilden. Das bedeutet im Umkehrschluss: Schnellkraft- und Kraftausdauertraining lassen den Muskelumfang nicht größer werden. Bei einem Maximalkrafttraining vergrößert sich auch der Muskelquerschnitt (also der Umfang), jedoch nicht so schnell wie mit gezieltem Hypertrophietraining.

Es ist sinnvoll, den Trainingsplan der Ihrem Ziel entsprechenden Kraftart anzupassen. Andernfalls werden Sie womöglich keine Vorteile aus dem Krafttraining ziehen. Beispiel: Ein Fußballer muss auf dem Fußballplatz viel und schnell laufen. Wenn er beim Krafttraining den

DIE SIEBEN SCHRITTE ZUM OPTIMALEN TRAININGSPLAN

Schwerpunkt auf die Muskelgröße legt (Hypertrophietraining), wird er langsamer laufen. Große Armmuskeln müssten nämlich mit zusätzlichem Sauerstoff und zusätzlicher Energie versorgt werden, die dem Fußballer für die eigentlich wichtigen Bewegungen – laufen, springen, passen und schießen – fehlen. Ein Fußballer muss deshalb unbedingt die Kraftausdauer und Schnellkraft-(Ausdauer) trainieren, damit er auf dem Fußballplatz vom Krafttraining profitiert.

Beispiel 2: Ein Tänzer, der Maximalkrafttraining absolviert, würde an Stärke zunehmen. Er verliert dadurch aber an Schnelligkeit und Beweglichkeit. Für einen Tänzer eignet sich das Training der Kraftausdauer mit Schwerpunkt auf koordinativen Bewegungsaufgaben besser als andere Kraftarten.

Wenn man mehrere Kraftarten ausbilden will, geschieht dies nicht, indem man eine Woche mal die eine und in der nächsten Woche mal die andere Kraftart trainiert. Man muss einen Kraftschwerpunkt 2-3 Monate trainieren, damit positive Effekte erzielt werden.

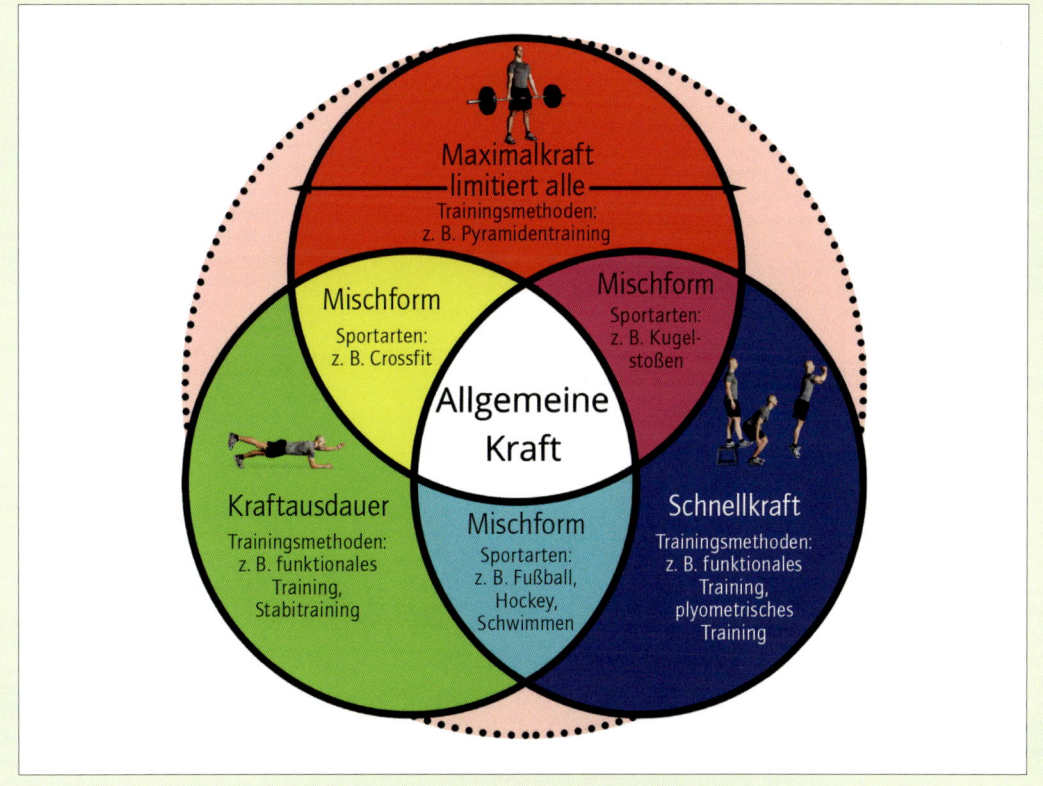

Abb. 1: Kraftformen und Ausprägung bei unterschiedlichen Sportarten

a) Maximalkraft

Die **Maximalkraft** ist die Kraft, die der Körper größtmöglich aufbieten kann. Sagen wir, Sie möchten einen 130 kg schweren Medizinball hochheben. Wenn es Ihnen gelingt, diesen Medizinball mit aller Kraft einmal anzuheben, ohne dass ein weiteres Mal möglich ist, dann haben Sie Ihre Maximalkraft eingesetzt.

Die Maximalkraft bestimmt, wie groß das Potenzial der Schnellkraft oder Kraftausdauer ist. Wenn Sie Ihr Potenzial an Schnellkraft oder Kraftausdauer ausgereizt haben, müssen Sie Ihre Maximalkraft steigern, um ein neues Level zu erreichen.

Die Maximalkraft arbeitet sowohl mit den schnell als auch mit den langsam zuckenden Muskelfasern zusammen. Es handelt sich tatsächlich um das Maximale an Kraft, das ein Mensch in der Lage ist, aufzubringen. Die Maximalkraft wird nicht nur im Kraftsport benötigt, sondern gibt das Limit für alle Kraftarten vor. Es ist deshalb ratsam, zumindest einmal im Jahr die Maximalkraft zu trainieren, auch wenn man kein Kraftsportler ist.

Maximalkrafttraining ist sehr intensiv. Da alle Muskelfasern rekrutiert werden und sehr viel Energie benötigt wird, braucht man lange Pausen von bis zu fünf Minuten zwischen den Übungen. Auch die Erholungszeit zwischen den Trainingstagen ist lang und kann bis zu einer Woche pro Muskelgruppe andauern. Die Wiederholungszahl liegt eigentlich bei einer Wiederholung. Da es jedoch ein enormes Maß an Motivation erfordert, all seine Kräfte zu mobilisieren, trainiert man die Maximalkraft meistens mit 3-6 Wiederholungen. Auf diese Weise können Kraftsportler häufiger trainieren und belasten sich nur bei Wettkämpfen bis zum Äußersten.

Übungen zum Maximalkrafttraining werden ohne Schwung, Rotation oder andere komplexe Bewegungen durchgeführt. Im Gegensatz zu koordinativen Übungen, wie sie im Kraftausdauerbereich möglich sind, liegt hier der Wert auf Bewegungsausführungen ohne Einwirkung von Scherkräften. Dies würde durch die hohe Last, die auf Muskeln, Gelenken und Bändern liegt, zu Verletzungen führen. Aus diesem Grund sind bei Maximalkraftübungen muskelgruppenorientierte Übungen vorzuziehen.

Zusammenfassung Maximalkraft

Maximalkraftübungen sollten aus der Gruppe der muskelgruppenorientierten/klassischen Übungen gewählt werden. Maximalkrafttraining ist besonders für Kraft- und Leistungssportler relevant. Beispiele für Übungen, die sich für das Maximalkrafttraining eignen, sind Kniebeuge (siehe Seite 348), Kreuzheben (siehe Seite 350), Bankdrücken (siehe Seite 394), Dips (siehe Seite 361), Klimmzüge (siehe Seite 358) oder Rudern (siehe Seite 354).

b) Kraftausdauer

Kraftausdauer ist die Fähigkeit, Widerstände über einen langen Zeitraum zu überwinden. Das kann sowohl bei dynamischer (zum Beispiel ein Liegestütz, siehe Seite 357) als auch statischer (zum Beispiel ein Unterarmstütz, siehe Seite 366) Muskelarbeit der Fall sein. Die Kraftausdauer wird im Bereich 30-70 % der Maximalkraft trainiert. Die Wiederholungszahlen liegen zwischen 25-40 Wiederholungen bei mittlerem, gleichmäßigem und kontrolliertem Bewegungstempo. Zudem kann die Kraftausdauer statisch trainiert werden, indem man entsprechend wirksame Körperpositionen über einen langen Zeitraum von mindestens 45 Sekunden einnimmt. Die Übungen sollten bis zum Muskelversagen durchgeführt werden. Gerade beim Kraftausdauertraining besteht sonst die Gefahr, dass die Belastungsintensität zu gering ist.

Der Schwellenwert von 30 % der Maximalkraft ist entscheidend beim Kraftausdauertraining. Nehmen wir an, Sie heben einen 10 kg schweren Medizinball an. Wenn Sie den Medizinball 30 x anheben können, bis Muskelversagen eintritt, haben Sie Ihre Kraftausdauer trainiert. Können Sie den Medizinball jedoch 100 x heben, handelt es sich nicht mehr um ein KRAFTausdauertraining, sondern um ein Ausdauertraining, weil das Gewicht zu niedrig für Sie ist. In diesem Fall müssten Sie einen schwereren Medizinball zum Training benutzen. Wenn Sie Ihren Maximalkraftwert nicht kennen, orientieren Sie sich am Eintritt des Muskelversagens nach 25-40 Wiederholungen bei dynamischen Bewegungen oder 45-90 Sekunden bei statischen Positionen, um sicherzugehen, dass Sie die Kraftausdauer wirksam trainieren.

Aufgrund des geringen Trainingsgewichts bietet es sich an, Übungen zur Kraftausdauer koordinativ anspruchsvoll zu gestalten. Häufig wird nur mit dem eigenen Körpergewicht trainiert. Das impliziert Schwünge, Rotationen, Ebenenwechsel und andere Bewegungsaufgaben, die

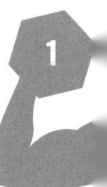

KRAFTTRAINING – SCHNELLER MUSKELAUFBAU

die Gleichgewichts-, Differenzierungs- und Kopplungsfähigkeit trainieren. Zusammengefasst handelt es sich um „ganzkörperorientierte Übungen". Häufig werden Übungen mit solchen Charakteristiken auch **funktionale Übungen**, **Functional Training** oder **Core Performance** genannt. Sofern die Übungen 30 % Ihrer Maximalkraft fordern, ist das Training ohne Geräte hocheffektiv.

Bei Belastungen im Kraftausdauerbereich trainieren sogenannte *langsam zuckende Muskelstränge* des Körpers. Diese sind für ausdauernde Aktivitäten zuständig. Darüber hinaus bewirkt das ständige Wiederholen dynamischer Bewegungen eine Ökonomisierung der Bewegungsabläufe. Nicht nur die Muskeln, sondern auch das Zentralnervensystem gewöhnen sich an die Bewegung und es wird immer weniger Kraftaufwand nötig, um dieselbe Bewegung zu bewältigen. Die Ökonomisierung ist somit ein Zusammenspiel nervaler, inter- und intramuskulärer Steuerungsprozesse. Die Durchführung statischer Übungen bewirkt eine Verbesserung der Stabilität der entsprechend trainierten Muskelregionen. Das hat ein größeres Maß an Körperspannung und -kontrolle zur Folge.

Die Intensität von Kraftausdauerübungen auf den Organismus ist im Vergleich zu anderen Trainingsformen gering. Deshalb ergeben sich bei der Trainingsplanung kurze Pausenzeiten zwischen den Übungen während einer Trainingseinheit. Nach 30 Sekunden bis einer Minute Pause sollte die nächste Übung begonnen werden. Die Erholungszeit zwischen den Trainingstagen ist ebenfalls gering. Nach 24-48 Stunden ist der Körper bereit, dieselbe Muskelgruppe wieder zu belasten.

Zusammenfassung Kraftausdauer
Kraftausdauerübungen sollten aus der Gruppe der ganzkörperorientierten/funktionalen Übungen gewählt werden. Kraftausdauertraining eignet sich für das Krafttraining als Ausgleich zum Alltag, für Fitnesssportler (vor allem Frauen), (Vereins-)Sportler mit kraftausdauernden Belastungen (Fußball, Tennis, Leichtathletik, Schwimmen, Crossfit u. v. m.) und im Anschluss an die Rehabilitation nach Verletzungen. Beispiele für wirksame Kraftausdauerübungen sind Kniebeuge (siehe Seite 348), Ausfallschritte mit Rumpfdrehungen (siehe Seite 381), Kettlebellschwünge (siehe Seite 372), Unterarmstütz (siehe Seite 366), Oberkörper anheben in Bauchlage (siehe Seite 369), Schleudern mit den Trainingsseilen (siehe Seite 385) oder seitlicher Unterarmstütz (siehe Seite 370).

DIE SIEBEN SCHRITTE ZUM OPTIMALEN TRAININGSPLAN

c) Schnellkraft

Wie der Name bereits besagt, ist das Ziel der **Schnellkraft**, Teile des Körpers oder Gegenstände so schnell wie möglich zu beschleunigen. Dabei kann die Beschleunigung des Körpers (zum Beispiel Sprünge oder Sprints) oder von Gegenständen (zum Beispiel Wurf eines Medizinballs, Schuss beim Fußball, Wurf beim Handball oder Diskuswurf) gemeint sein. Ein Sprung in die Luft ist beispielsweise immer das Resultat schnellkräftig arbeitender Muskulatur. Würde man versuchen, zu springen, aber sich nur langsam bewegen, macht man eine ganz normale Kniebeuge. Führt man eine Kniebeuge jedoch explosionsartig und schnell aus, hebt man vom Boden ab und springt in die Luft.

Es gibt im Körper sogenannte *schnell arbeitende Muskelfasern.* Diese müssen explizit trainiert werden, damit sie bei Bedarf funktionieren. Zum Vergleich: Der Anteil langsam zuckender Muskelfasern im Körper ist wesentlich höher als der Anteil schnell zuckender Muskelfasern. Das Verhältnis ist bei jedem Menschen unterschiedlich und liegt ungefähr bei 70 (langsam zuckend) zu 30 (schnell zuckend). Vernachlässigt man das Training der Schnellkraftfasern, verkümmern sie. In der Theorie geht man davon aus, dass sich schnell zuckende Fasern in langsam zuckende Muskelfasern umwandeln lassen, wenn der Schwerpunkt auf Ausdauerbelastungen liegt und man die schnell zuckenden Muskelfasern kaum oder gar nicht trainiert. Langsam zuckende können jedoch nicht in schnell zuckende Muskelfasern umgewandelt werden.

Schnellkraftübungen sind sowohl technisch als auch physiologisch anspruchsvoll. Man kann die Schnellkraft nur in ausgeruhtem Zustand trainieren und wenn die entsprechenden Übungen gut beherrscht werden. Studien zeigen, dass bei dem Versuch, Schnellkrafttraining in ermüdetem Zustand durchzuführen, die Verletzungsgefahr erhöht ist. Darüber hinaus kann man in erschöpftem Zustand nur bedingt schnellkräftige Leistungen abrufen. Sie merken das, wenn Sie versuchen, mit Muskelkater in den Beinen zu sprinten. Sie werden kaum die gleiche Zeit über 100 m schaffen wie in ausgeruhtem Zustand.

Übungen zur Verbesserung der Schnellkraft zeichnen sich dadurch aus, dass eine plötzliche, maximale Bewegungsgeschwindigkeit aus vorheriger Ruheposition erreicht wird. Eine Übung zur Verbesserung der Sprungkraft ist beispielsweise ein Sprung aus der Kniebeugeposition. Dabei startet man in einer leichten Kniebeugeposition und zählt bis drei; aus der Ruheposition werden nun explosionsartig die Beine gestreckt, was zu einem Sprung führt.

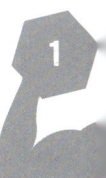

KRAFTTRAINING – SCHNELLER MUSKELAUFBAU

Geht man hingegen aus dem Stand in die Hocke und springt dann in die Luft, ohne erst drei Sekunden in der Kniebeugeposition zu verharren, ist dies kein Schnell**kraft**training, da hierbei der Dehnungs-Verkürzungs-Zyklus und Armschwung bei der Bewegung helfen. Dies würde man als Schnelligkeitstraining, jedoch nicht als Schnell**kraft**training bezeichnen.

Eine Ausnahme bildet plyometrisches Training. **Plyometrisches Training** ist auf eine Verbesserung der **Reaktivkraft**, eine Unterkategorie der Schnellkraft, ausgelegt. Hierbei startet man aus einer exzentrischen Vorspannung (Erläuterung Exzentrik siehe Seite 340/341) der Muskulatur, auf die direkt eine konzentrische Phase folgt (Erläuterung Konzentrik siehe Seite 340/341). Bei der Übung „Niederhochsprung" ist das der Fall, wenn man sich von einem Kasten in Kniebeugeposition „fallen" lässt und dann sofort nach der Landung abspringt (siehe Seite 393). Hier zeigt sich, dass Schnellkrafttraining eher für fortgeschrittene Sportler geeignet ist: Man muss nicht nur eine Kniebeuge richtig beherrschen, sondern diese auch mit anspruchsvollen Zeit- und Bewegungsvorgaben verbinden.

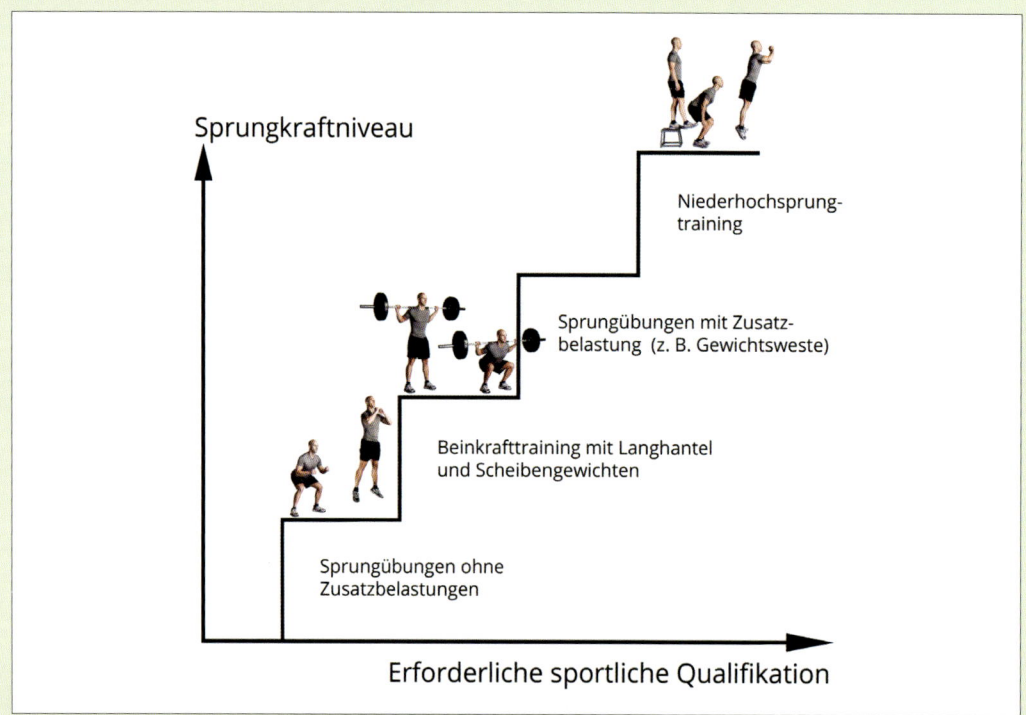

Abb. 2: Veranschaulichung des Schwierigkeitsgrads bei Sprungübungen (verändert nach Weineck, 2010, S. 500)

Schnellkrafttraining wird mit dem eigenen Körpergewicht oder mit wenig bis mittlerem Zusatzgewicht durchgeführt. Die Wiederholungszahlen sind gering und liegen bei 6-8 Wiederholungen, bei denen nicht bis zum Muskelversagen trainiert wird. Studien zeigen, dass weitere Wiederholungen zwar noch schnell ausgeführt werden, aber nicht mehr die schnell zuckenden Fasern derart reizen, dass es zu einer Verbesserung der Schnellkraft kommen würde. Die Pausenzeiten zwischen den Sätzen sind lang und liegen zwischen drei und fünf Minuten. Die Regenerationszeit zwischen den Trainingseinheiten zur Schnellkraft sollten mindestens 72 Stunden betragen, bevor dieselbe Muskelgruppe erneut trainiert wird.

Die Übungen sollten der Zielbewegung entsprechen. Ein Sprung aus der Kniebeugeposition ist eine bessere Übung, als Schnellkraftübungen an einer Beinpresse, da auf dem Sportplatz auch keine Beinpresse steht. Beim Schnellkrafttraining sind ganzkörperorientierte Übungen den muskelgruppenorientierten Übungen vorzuziehen.

Mischform Schnellkraftausdauer

Häufig trainieren Sportler 30 Sprünge auf Kästen an einem Stück und machen wenig Pause zwischen den Sätzen, eher sie erneut mit der Übung starten. Dies ist ein sehr beliebtes Trainingsprogramm beim Crossfit. Es trainiert jedoch nicht die Schnellkraft, sondern die Schnelligkeitsausdauer, also die Fähigkeit, schnelle Bewegungen (in diesem Fall einen Sprung) über einen langen Zeitraum zu bewältigen.

Wenn man das Ziel hat, höher zu springen oder schneller zu laufen, muss man die Schnell**kraft** verbessern, nicht die Ausdauer, schnell zu agieren. Dies geschieht mit den oben genannten Modalitäten: 6-8 Wiederholungen, lange Pausen und ca. 4-6 Sätze. Gestaltet man sein Training hingegen mit 30 Wiederholungen und kurzen Pausen, wird man nicht(!) höher springen oder schneller laufen können. Man verbessert hingegen die Fähigkeit, häufiger hintereinander zu springen oder zu sprinten.

Zusammenfassung Schnellkraft

Schnellkraftübungen sollten vorzugsweise aus der Gruppe der ganzkörperorientierten/funktionalen Übungen gewählt werden. Schnellkrafttraining ist für Vereinssportler mit Schnelligkeitsaufgaben (Fußball, Tennis, Volleyball, Handball, Leichtathletik u. v. m.) besonders geeignet. Übungsbeispiele zur Verbesserung der Schnellkraft-(Ausdauer) sind:

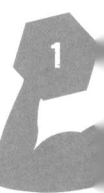

KRAFTTRAINING – SCHNELLER MUSKELAUFBAU

Sprünge aus der Kniebeugeposition (siehe Seite 365), Sprünge aus dem Ausfallschritt (siehe Seite 392), Sprunglauf (keine Abbildung), explosive Kniebeuge an der Multipresse (siehe Seite 387), Umsetzen und Stoßen (siehe Seite 362/363), Reißen (siehe Seite 364), Drop Jump (siehe Seite 393), Burpee (siehe Seite 391), Sprünge mit Gewichtsweste (ohne Abbildung).

d) Hypertrophie

Muskelhypertrophie bedeutet **Muskelumfangzunahme**, vom altgriechischen *hypertrophiaom* für „Überernährung". Wenn von „Muskelaufbau" die Rede ist, ist damit meistens das Hypertropietraining gemeint. Es handelt sich um eine Trainingsform zum Muskelaufbau ohne Ausprägung einer der drei Kraftarten Maximalkraft, Schnellkraft oder Kraftausdauer, wenngleich alle diese Kraftarten durch Muskeldickenzunahme positiv beeinflusst werden können. Werden diese Kraftarten aber nach einer Hypertrophietrainingsphase nicht mit speziellen Übungen trainiert, besitzt man einfach große Muskeln, die, bei einem geringen Körperfettanteil, gut aussehen.

Es handelt sich beim Hypertrophietraining nicht um eine der drei grundlegenden Kraftarten. Es soll an dieser Stelle jedoch als vierte wichtige Krafttrainingsart aufgezählt werden, da der Bedarf an reinem Muskelzuwachs ohne Ausprägung einer der drei Kraftarten bei vielen Menschen gegeben ist. Muskeldickenzunahme ist in der Medizin beziehungsweise Physiotherapie sehr wichtig. Mit dieser Methode lassen sich Muskeln nach Verletzungen und Operationen schnell wieder aufbauen. Zudem ist Hypertrophietraining äußerst beliebt in Fitnessstudios oder beim Personal Training. Führt es doch schnell zu mehr Muskeln, die ein ansprechendes Aussehen versprechen.

Unter all den verschiedenen Übungen und Trainingsarten beim Krafttraining bringt das Prinzip des Hypertrophietrainings das schnellste Muskelwachstum. Dynamische Bewegungen mit Gewichten, bei denen der Körper Gewichte oder andere Widerstände (zum Beispiel auch sein eigenes Körpergewicht) kontrolliert vor und zurück bzw. auf und ab bewegt, lassen die Muskelgröße am schnellsten größer werden. Keine andere Trainingsmethode lässt Muskeln so schnell wachsen, wie langsam ausgeführte Kraftübungen mit hohen Gewichten. Die folgende Grafik vergleicht die Effektivität verschiedener Krafttrainingsmethoden und verdeutlicht, dass sich dynamische Bewegungen am besten für den Muskelaufbau eignen.

DIE SIEBEN SCHRITTE ZUM OPTIMALEN TRAININGSPLAN

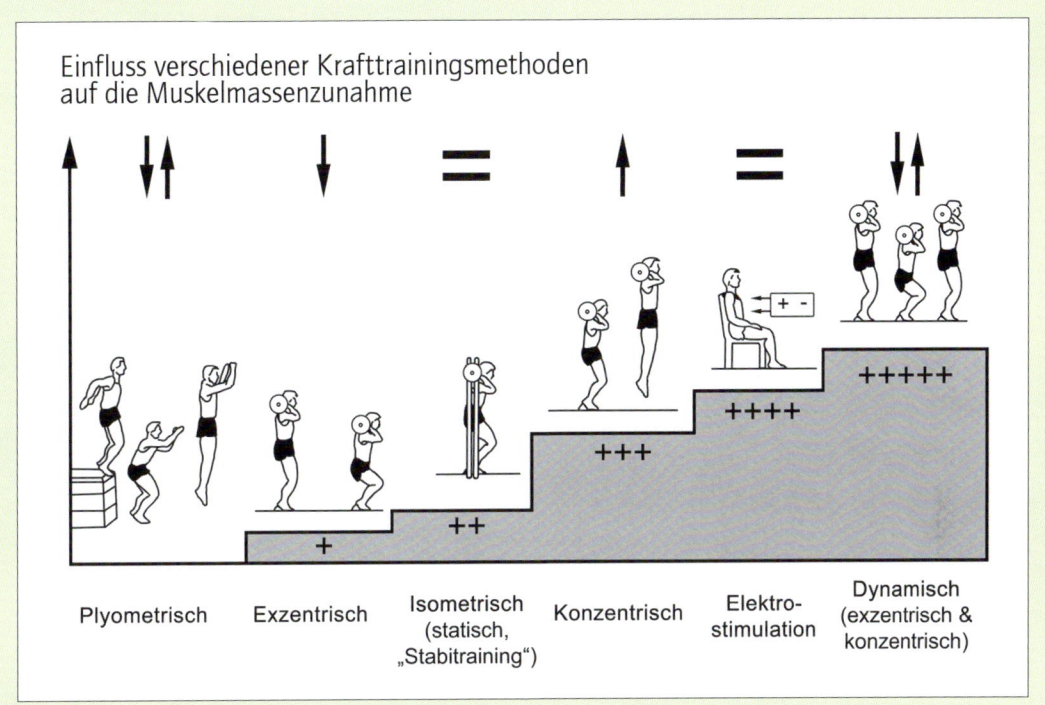

Abb. 3: Einfluss verschiedener Krafttrainingsformen auf das Muskelwachstum (aus Weineck, 2010, S. 403)

Dabei unterscheidet sich die Ausführung der Kraftübungen im Vergleich zum Training anderer Kraftarten vor allem im Bewegungstempo: Die Wissenschaft hat zu diesem Thema intensiv geforscht und dabei festgestellt, dass die Muskelzunahme am schnellsten geht, wenn man die Gewichte extrem langsam bewegt.

Diese Technik tauchte im Laufe der Jahre immer mal im (Kraft-)Sport auf, ohne dass eine einheitliche Definition festgelegt wurde. Viele „Erfinder" des Systems gaben dem Prinzip deshalb Eigennamen, zum Beispiel „Superslow" (englisch für „superlangsam") „Dog Dirt" (englisch für „Hundekot"), „Heavy Duty" (englisch für „harte Aufgabe") oder „High-Intensity Training" (englisch für „hochintensives Training"; abgekürzt: HIT). Am treffendsten ist jedoch die Bezeichnung „Maximum Time Under Tension" (englisch für „maximale Zeit unter Spannung", abgekürzt MTUT), da es den Grund des dahinter liegenden Effekts schon im Namen beschreibt: Wenn man eine Kraftübung ganz langsam ausführt, arbeiten die Muskeln eine lange – im Idealfall maximale – Zeit unter Spannung. Denn es gilt: Je länger der Muskel beim Training unter Spannung bleibt, desto schneller wächst er.

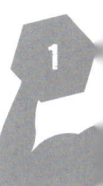

KRAFTTRAINING – SCHNELLER MUSKELAUFBAU

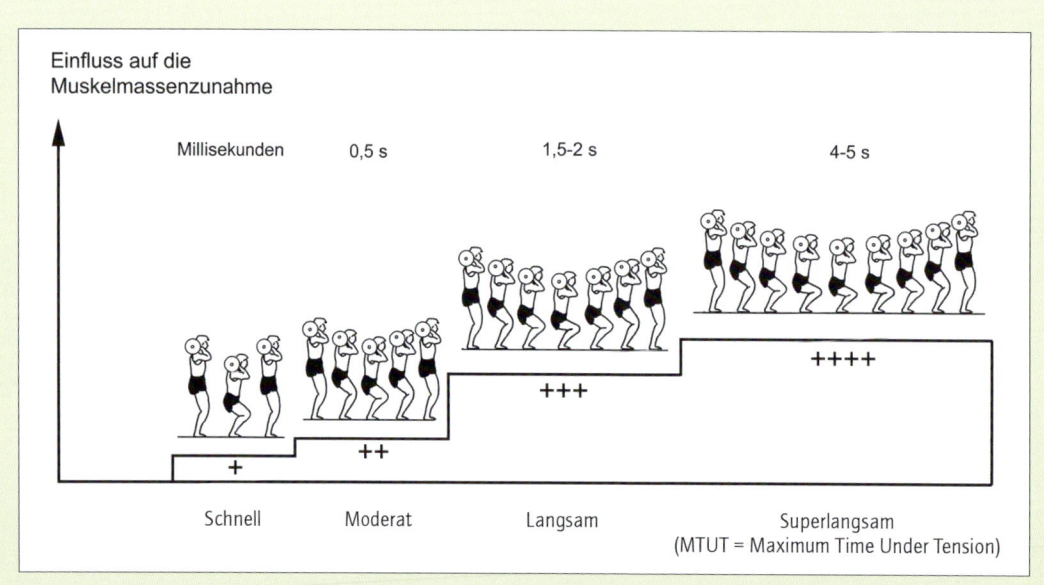

Abb. 4: Einfluss der Bewegungsgeschwindigkeit auf das Muskelwachstum (Grafik von Christian Kierdorf, inspiriert durch Grafiken von Weineck, 2010)

Wenn es um Hypertrophietraining geht, verwende ich in diesem Buch durchgehend die Bezeichnungen **MTUT-Technik**, **MTUT-Prinzip** oder **MTUT-Plan** (für **MTUT-Trainingsplan**). Damit ist stets dasselbe Prinzip gemeint: eine extrem langsame Bewegungsausführung.

Die Wiederholungszahl liegt bei 8-12 Wiederholungen, die sehr langsam ausgeführt werden. Das heißt, pro Bewegungsphase vergehen zwischen vier und fünf Sekunden, bis das Gewicht wieder in die andere Richtung bewegt wird. Die Pausenzeit zwischen den Übungen liegt bei 60-90 Sekunden. Das Gewicht sollte kontrolliert und ohne Schwung bewegt werden. Damit sind muskelgruppenorientierte Übungen beim Hypertrophietraining am geeignetsten.

Beim Hypertrophietraining nach dem MTUT-Prinzip wird ein mittleres Trainingsgewicht gewählt, das bei circa 70 % der Maximalkraft liegt. Normalerweise muss ein Mensch Zusatzgewichte in Form von Hanteln, Seilzügen oder Geräten nutzen, damit der Schwellenwert von 70 % der Maximalkraft erreicht wird. Das eigene Körpergewicht und, je nach Übung, zu wenig Widerstand, bieten keinen wirksamen Belastungsreiz.

Die Intensität des Hypertrophietrainings ist mittel. Eine trainierte Muskelgruppe sollte 72 Stunden ruhen, bevor sie wieder trainiert wird. Dies ist ein weiteres Argument, eine Aufteilung des Trainings muskelgruppenorientiert zu planen.

DIE SIEBEN SCHRITTE ZUM OPTIMALEN TRAININGSPLAN

Zusammenfassung Hypertrophietraining

Hypertrophietrainingsübungen sollten aus der Gruppe der muskelgruppenorientierten/klassischen Übungen gewählt werden. Hypertrophietraining eignet sich für Fitnesssportler, zur Gewichtsabnahme, für Bodybuilder und in der unmittelbaren physiotherapeutischen Betreuung nach Verletzungen oder Operationen. Beispiele für Übungen zum schnellen Muskelaufbau sind: Kniebeuge (siehe Seite 348), Kreuzheben (siehe Seite 350), Klimmzüge (siehe Seite 358), Bankdrücken (siehe Seite 394), Rudern (siehe Seite 354), Dips (siehe Seite 361), Crunches (siehe Seite 412), Schulterdrücken (siehe Seite 384), Seitheben (siehe Seite 370), Bizepscurls (siehe Seite 402).

e) Welche Kraftart sollten Sie trainieren?

Legen Sie einen Schwerpunkt auf die Krafttrainingsart, die Ihrem Ziel am meisten zusagt. Wenn Sie mehrere Ziele verfolgen, die sich bei der Art des Krafttrainings unterscheiden, periodisieren Sie das Training. Das bedeutet, Sie trainieren für drei Monate nach der einen Krafttrainingsart und in den folgenden drei Monaten nach der anderen Krafttrainingsart. Wählen Sie im Zweifel erst die Trainingsart, die nicht so intensiv ist, um eine Grundlage zu schaffen.

Nehmen wir zum Beispiel an, Sie möchten mithilfe von Krafttraining schneller sprinten können. Dann ist Schnellkrafttraining die richtige Wahl. Stellen wir uns in einem zweiten Beispiel vor, Sie wollen keine Rückenschmerzen mehr bei Ihren Schreibtischarbeiten haben. In diesem Fall würde sich ein Trainingsplan mit dem Schwerpunkt auf der Kraftausdauer besser eignen. Das Training ist sanft und bewirkt eine Heilung Ihrer Verletzungen. Zudem verbessert es Ihre Fähigkeit, länger in ein und derselben Position zu verharren, zum Beispiel am Schreibtisch. Sollten Sie beide Ziele verfolgen, wählen Sie erst das Kraftausdauer-, dann das Schnellkrafttraining. Auf diese Weise schaffen Sie mit dem Kraftausdauertraining eine Grundlage und sind dann für das intensive Schnellkrafttraining gewappnet. Nutzen Sie den Fitnesstest (siehe ab Seite 70ff.), um schnell herauszufinden, welche Krafttrainingsart sich für Ihr Ziel am besten eignet. Tab. 2 „Einteilung und Charakteristik der Sportartengruppen" gibt einen Überblick für Sportler:

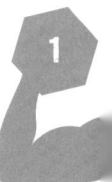

KRAFTTRAINING – SCHNELLER MUSKELAUFBAU

Tab. 2: Einteilung und Charakteristik der Sportartengruppen (verändert nach Weineck, 2010 und Konopka, 2012)

SPORTART	ANFORDERUNGEN UND ZIELSETZUNG	BEISPIELE	EMPFOHLENE KRAFTTRAININGSART
Ausdauersportarten	• Lange Belastungsdauer • Kontinuierliche Belastung • Ausdauerfähigkeit	• Marathon, Triathlon • Langstreckenlauf	• Kraftausdauer
Kraftsportarten	• Maximallkraftentwicklung • Erhöhte Muskelmasse • Schnellkraft, Koordination	• Gewichtheben • Kraftdreikampf • Powerlifting	• Maximalkraft • Schnellkraft
Ausdauersportarten mit hohem Krafteinsatz	• Kombination von Kraft, Ausdauer • Kontinuierliche Ausdauer	• Kanu • Radfahren • Skilanglauf	• Maximalkraft und Schnellkraft in periodischem Wechsel
Schnellkraftsportarten	• Kombination Kraft, Schnelligkeit • Maximalkraft, Kraftausdauer • Koordination	• Stoßdisziplinen • Sprungdisziplinen • Kurzstreckenläufe • Turnen • Crossfit • Tanzen • Parkour • Tricking	• Schnellkraft und Maximalkraft in periodischem Wechsel • Kraftausdauer als Grundlage
Spielsportarten	• Intervallartige Dauerbelastungen • Schnelligkeit, Schnellkraft • Koordination	• Fußball, Handball • Tennis	• Kraftausdauer als Grundlage • Schnellkraft in der Saisonvorbereitung • Maximalkraft in der Saisonpause
Kampfsportarten	• Schnelligkeit, Schnellkraft • Maximalkraft, Ausdauer • Beweglichkeit • Intervallartige Dauerbelastungen	• Ringen, Judo • Karate • Boxen	• Schnellkraft in der Wettkampfvorbereitung • Maximalkraft in der wettkampffreien Zeit • Kraftausdauer als Grundlage
Nicht klassifizierte Sportarten	• Wenig ausgeprägtes Profil • (Koordination, Motorik)	• Bogenschießen • Segeln • Motorsport • Reiten	• Kraftausdauer
Fitness	• Erhöhte Muskelmasse • Koordination	• Bodybuilding • Fitness	• Hypertrophie • Eventuell Maximalkraftphasen zur Steigerung des Leistungsniveaus

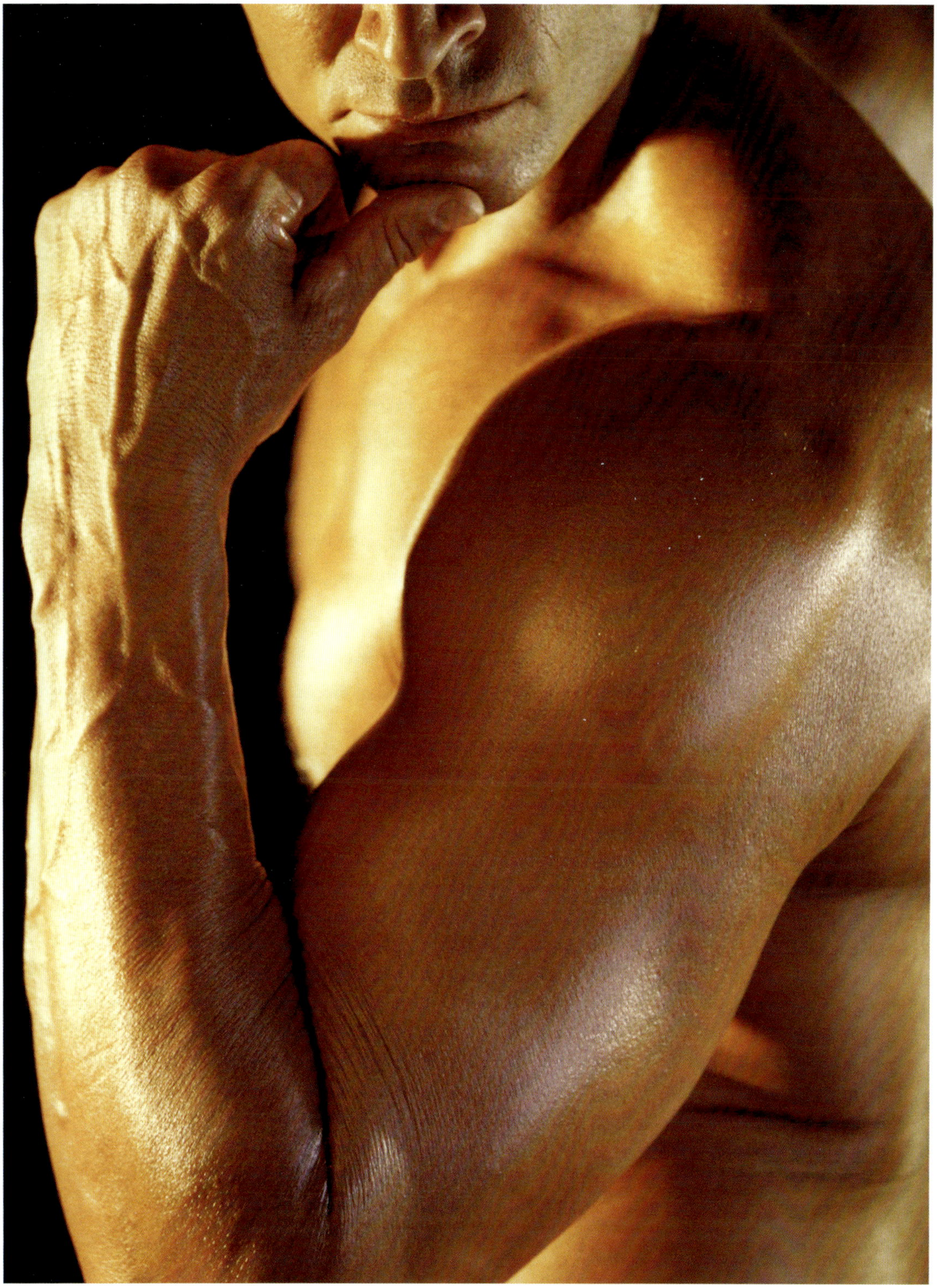

DIE SIEBEN SCHRITTE ZUM OPTIMALEN TRAININGSPLAN

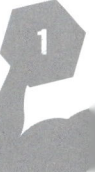

KRAFTTRAINING – SCHNELLER MUSKELAUFBAU

1.4 Schritt zwei: Wählen Sie die besten Übungen

Es gibt nicht „die beste Kraftübung", solange man sein Ziel nicht kennt. Manche Übungen eignen sich besser zum Training der Schnellkraft als zum reinen Muskelaufbau (zum Beispiel Sprünge, siehe Seite 391f.), manche besser für die Kraftausdauer als für die Maximalkraft (zum Beispiel Plank siehe Seite 366). Wie Sie der Tab. 2 entnehmen können, wird jedem Ziel ein Trainingsschwerpunkt (Kraftausdauer, Schnellkraft-(Ausdauer), Maximalkraft oder Hypertrophie) und eine bevorzugte Übungsgruppe zugeordnet. Es ist wichtig, Ziele beim Krafttraining zu setzen, damit man die besten Übungen für sein Ziel auswählen kann.

Ganzkörper- und muskelgruppenorientierte Übungen

Hauptsächlich können die Übungen beim Krafttraining in drei Kategorien eingeteilt werden:

1. funktionale Übungen,
2. klassische Übungen und in
3. Grundübungen.

Krafttraining galt schon im alten Griechenland um 1800 v. Chr. als bewährtes Mittel, Muskeln zu stärken. Die Überlieferungen beschreiben, wie Milon von Kroton – einer der besten Athleten der damaligen Zeit – mit Gewichten trainierte. Damals gab es allerdings noch keine Hanteln oder Kraftgeräte. Milon von Kroton nutzte Baumstämme, schwere Steine und Tiere auf dem Rücken als Gewichte. Im Laufe der Zeit wurde das Krafttraining immer professioneller erforscht. In den 1970er- und 1980er-Jahren wurden erste Hantelübungen bekannt, die von Sportlern genutzt wurden, um ihre Leistung zu verbessern. Mit den genormten Kraftgeräten in Fitnessstudios haben auch Freizeitsportler immer mehr Gefallen am Trend „Bodybuilding" gefunden. Das klassische Muskelaufbautraining war geboren und jeder trainierte nach diesem Prinzip, bei dem jede Muskelgruppe einzeln trainiert wurde.

In den 1990er-Jahren bemerkt man, dass das Trainieren einzelner Muskelgruppen nicht für jeden Anspruch ideal war. Schließlich bewegt sich bei einem Schlag beim Tennis nicht nur der Arm. Ein Schlag beim Tennis besteht, genau wie ein Schuss beim Fußball oder ein Schwung beim Golfen, aus einer Kette von Bewegungen. Auch im Alltag gehen die Bewegungen fließend ineinander über. Das Heben und Tragen eines Wäschekorbs ist eine komplexe Bewegung, die von keinem Gerät in einem Fitnessstudio simuliert wird.

Der Schwerpunkt der Forschung gilt immer mehr funktionalen Kraftübungen, die auch bei komplexen Bewegungsketten angewendet werden können. Mittlerweile haben sich die Vor- und Nachteile der funktionalen und klassischen Kraftübungen herauskristallisiert.

Genau wie die Wahl des Kraftschwerpunkts (Kraftausdauer, Hypertrophie, Maximal- oder

DIE SIEBEN SCHRITTE ZUM OPTIMALEN TRAININGSPLAN

Schnellkraft) hat die Auswahl der Übungen entscheidenden Einfluss auf die Wirkung des Krafttrainings.

a) Funktionale Übungen

Funktionale Übungen sind ganzkörperorientierte Kraftübungen, da sie den gesamten Körper mit in die Bewegung einbeziehen. Dabei wird ein Körperteil besonders stark trainiert. Der Rest des Körpers arbeitet aktiv an der Umsetzung der Bewegung mit. Bei einer Kniebeuge beispielsweise sind die Beinmuskeln am stärksten an der Bewegung beteiligt. Die tief liegende Rückenmuskulatur, die Waden und die Bauchmuskeln müssen ebenfalls aktiviert werden, um die Übung durchzuführen.

Die Bezeichnung **Functional Training** oder **funktionales Training** leitet sich aus der Definition ab: Die Übungen sollen natürliche Bewegungen des Menschen simulieren, mit denen lebensnotwendige Tätigkeiten umgesetzt werden. Dazu gehört das Aufheben und Anheben von Gegenständen, das Treppensteigen, das Tragen sowie das Stützen und Hängen.

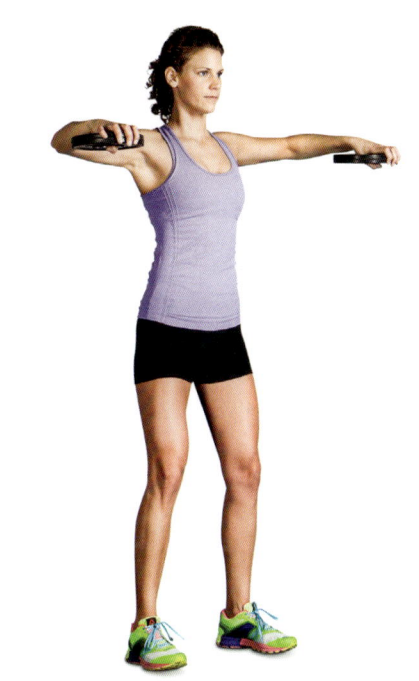

Beispiel einer klassischen Übung für Schultern und Nacken: Seitheben

Für Sportler und den Alltag eignen sich funktionale Kraftübungen aufgrund ihrer Komplexität bei der Bewegungsausführung hervorragend, unter anderem Schwünge, Rotationen, Ebenenwechsel (zum Beispiel vom Liegen zum Stehen) und statische Körperpositionen. Funktionale Übungen trainieren nicht nur die Muskeln, sondern schulen gleichzeitig die Gleichgewichts-,

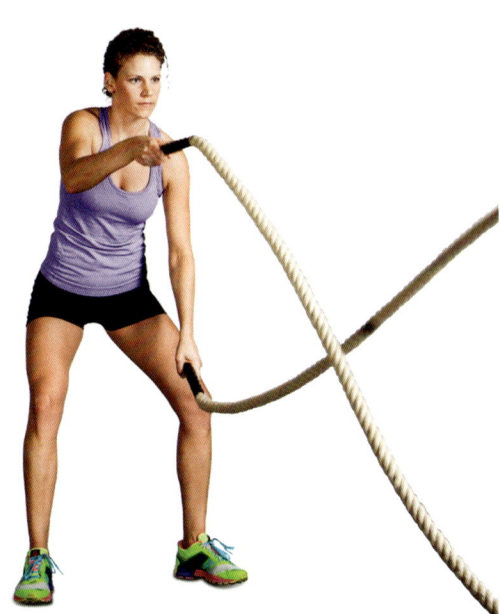

Beispiel einer funktionalen Übung für Schultern und Nacken: Schleudern mit dem Trainingsseil

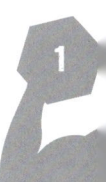

KRAFTTRAINING – SCHNELLER MUSKELAUFBAU

Differenzierungs-, Rhythmisierungs- und Kopplungsfähigkeit in höherem Maße als mit anderen Krafttrainingsübungen. All diese koordinativen Komponenten sind im Sport und im Alltag unerlässlich.

Die Komplexität der funktionalen Übungen ist auch gleichzeitig ihre Schwäche. Mit funktionalen Übungen lassen sich nicht alle Kraftbereiche trainieren, da hohe Gewichte vermieden werden. Ein Maximalkrafttraining ist deshalb nicht möglich. Hohe Gewichte würden bei Übungen mit koordinativem Schwerpunkt zu große Belastungen auf die Gelenke, Bänder und Sehnen bedeuten und eine Schädigung über kurze oder lange Sicht nach sich ziehen.

Ein Vereinssportler sollte zwingend funktionale Übungen nutzen, da diese den Körper als Einheit trainieren. Schließlich besteht beispielsweise ein Wurf beim Handball nicht nur aus einer Armbewegung, sondern aus einer Verkettung von Bewegungen, die bei den Beinen anfangen, sich auf den Oberkörper und schließlich auf den Arm übertragen.

Durch die Verbindung von Kraftübungen mit koordinativen Aufgaben fällt es dem Körper leichter, die Kraft auch beim Sport oder bei Alltagsbewegungen abzurufen. Dieser Aspekt führt dazu, dass funktionales Krafttraining innerhalb von wenigen Tagen schon zu einer Leistungssteigerung führt.

Beispiele für funktionale Übungen, die den ganzen Körper in die Bewegung einbeziehen: Liegestütze (siehe Seite 357), Kreuzheben (siehe Seite 350), diagonales Medizinballheben (siehe Seite 382), Plank (siehe Seite 366), Kniebeuge (siehe Seite 348).

b) Klassische Muskelaufbauübungen

Muskelgruppenorientierte Kraftübungen werden *klassische Kraftübungen* genannt. Dabei wird ein Muskel bei einer Übung gezielt trainiert, ohne dass die Kraft oder Konzentration für andere Muskeln verwendet werden muss. Auf diese Weise können hohe Gewichte bewegt werden. Beim reinen Muskelaufbautraining möchte man hohe Gewichte bewegen, da dies zum schnellsten Muskelzuwachs führt. Die Bewegungen sind darauf ausgerichtet, Scherkräfte zu minimieren, um Knochen, Gelenke, Bänder und Sehnen auch unter der Last großer Gewichte zu sichern. Wenn es darum geht, schnell Muskeln aufzubauen oder mit hohen Gewichten zu arbeiten, sind muskelgruppenorientierte Übungen am besten geeignet.

Im Gegensatz zu funktionalen Bewegungen sollten Schwünge, Rotationen, Ebenenwechsel und statische Positionen bei Übungen zum Muskelaufbau vermieden werden. So wird gewährleistet, dass auch hohe Gewichte verletzungsfrei bewegt werden können. Dies ist vor allem bei der Benutzung von Kraftgeräten der Fall. Hierbei kommt es tatsächlich fast zur völligen Isolierung des Zielmuskels. Trotzdem sind beim klassischen Krafttraining Freihanteln beliebter. Sie versprechen durch einen höheren Reiz der inter- und

DIE SIEBEN SCHRITTE ZUM OPTIMALEN TRAININGSPLAN

intramuskulären Koordination einen größeren Kraftzuwachs. Aus Sicht des Muskelwachstums ist es gleichgültig,, ob man mit Kraftmaschinen oder Freihanteln arbeitet, solange große Gewichte mit sehr langsamem Bewegungstempo bewegt werden.

Beispiele für klassische Kraftübungen, die die Muskeln nahezu isolieren, sind: Bankdrücken (siehe Seite 394), Hyperextensions (siehe Seite 405), Bizepscurls (siehe Seite 402), Crunches (siehe Seite 412), Beinstrecken am Gerät (siehe Seite 406).

c) Grundübungen

Es gibt einige Übungen, die in keinem Trainingsplan fehlen sollten. Sie sehen zum Beispiel, dass die Kniebeuge sowohl bei den funktionalen Übungen als auch bei den klassischen Übungen in der Beispielliste aufgezählt wird. Außerdem kann die Kniebeuge beim Kraftausdauer-, Hypertrophie-, Maximal- und Schnellkrafttraining eingesetzt werden. Solche „Grundübungen" besitzen die Eigenschaft, komplex und trotzdem sicher zu sein, dass sie für jedes Ziel nützlich sind. Hier zeigt sich auch, dass eine Übung alleine noch kein Training ausmacht, sondern auch die Gestaltung der Satz- und Wiederholungszahl, sowie Bewegungstempo und Pausengestaltung festgelegt werden müssen, damit die Übungen Sie zum Ziel bringen. Dazu jetzt mehr beim nächsten Schritt.

Welche Übungsgruppe sollten Sie wählen?

Ob Sie lieber funktionale oder klassische Kraftübungen wählen, entscheidet nicht alleine über das Erreichen Ihrer Ziele. Vielmehr ist entscheidend, welche Krafttrainingsart (Kraftausdauer-, Hypertrophie-, Maximal- oder Schnellkrafttraining) Sie für Ihr Ziel nutzen sollten. Danach richtet sich dann, welche Übungsgruppe sich für Ihr Ziel am besten eignet. Nutzen Sie den Fitnesstest (siehe Seite 70ff.), um schnell herauszufinden, welche Krafttrainingsart sich für Ihr Ziel am besten eignet.

> ### Zusammenfassung Schritt zwei
>
> Grundsätzlich wird zwischen ganzkörperorientierten (funktionalen) und muskelgruppenorientierten (klassischen) Übungen unterschieden, die sich jeweils besser oder schlechter für ein Ziel beim Krafttraining eignen. Die richtige Übungsgruppe wählt man, nachdem man sich auf die Krafttrainingsart (Kraftausdauer, Hypertrophie, Maximal- oder Schnellkraft) festgelegt hat.

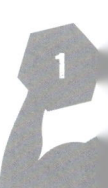

KRAFTTRAINING – SCHNELLER MUSKELAUFBAU

1.5 Schritt drei: Verwandeln Sie Zeit in Muskeln

Die meiste Zeit wird mit Pausen im Krafttraining verschwendet. Dabei sitzen die Sportler typischerweise nach einem Satz Bankdrücken auf der Bank, mit den Ellbogen in die Oberschenkel gelehnt und warten einige Minuten, bis es weitergeht. Früher haben einige auch eine Zeitung mit ins Training genommen, heute übernimmt das ein Smartphone oder Tablet-PC.

Ich kann mir gar nicht vorstellen, einen meiner Klienten während eines Trainings nach einem Satz einfach nur so dasitzen zu lassen und die meiste Zeit des Trainings zu verschwenden. Das würde sowohl meinen als auch den Erwartungen meines Klienten, der viel Geld für das Training bezahlt hat, nicht gerecht werden. Zumal wir uns beide langweilen würden, während wir nur herumsitzen.

Das Herumsitzen wurde am Arbeitsplatz schon abgehakt, jetzt ist Trainingszeit! Nur die Zielmuskulatur, die gerade trainiert wurde, benötigt eine Pause, um die lokalen Energiespeicher wieder aufzufüllen. Während des Trainings mit Gewichten arbeitet der Körper anaerob (sauerstoffarm), das heißt ohne Zufuhr von Sauerstoff. Während dagegen bei der aeroben (sauerstoffreichen) Energiegewinnung der Körper Zeit hat, Energie aus Sauerstoffteilchen, die aus der Luft eingeatmet werden, herzustellen, fehlt ihm diese Zeit beim Krafttraining, da die Intensität so hoch ist.

Klassische Beispiele für Sportarten mit aerober Energiegewinnung sind ausdauernde Sportarten wie Joggen (Laufen) oder Radfahren. Ein Schritt beim Laufen beziehungsweise eine Umdrehung mit dem Rad kosten kaum Kraft und können daher über einen langen Zeitraum, also ausdauernd, wiederholt werden, bis eine Erschöpfung eintritt, die eine darauf folgende Pause erfordert.

Klassische Beispiele für Sportarten mit anaerober Energiegewinnung sind Krafttraining und der 100-m-Lauf. Eine Bewegung mit Gewicht beziehungsweise ein Schritt beim Sprint kosten sehr viel Energie und können nur über einen kurzen Zeitraum wiederholt werden. Der Organismus muss den Muskeln sehr viel Energie in Form von ATP (Adenosintriphosphat) zur Verfügung stellen. Dazu nutzt er vor allem die Energie, die schon in den Muskeln und der Leber gespeichert ist. Je anstrengender die Bewegung (also je schneller man sprintet oder je höher man das Gewicht beim Training wählt), desto schneller sind diese Speicher leer und desto eher tritt eine Ermüdungserscheinung auf, die eine Pause erfordert.

Da die Energiegewinnung mit Sauerstoffanteil (aerobe Energiegewinnung) zu lange braucht, greift der Körper auf alle Vorgänge zurück, die ihm auch ohne Sauerstoff (anaerob) Energie bringen. Diese anaeroben Prozesse können aber nicht so viel Energie produzieren wie die aerobe Energiegewinnung. Deshalb kann man nicht minutenlang in höchstem Tempo sprinten, sondern nur wenige Sekunden. Das ist der Grund, wieso man nach einem Satz beim Krafttraining keine

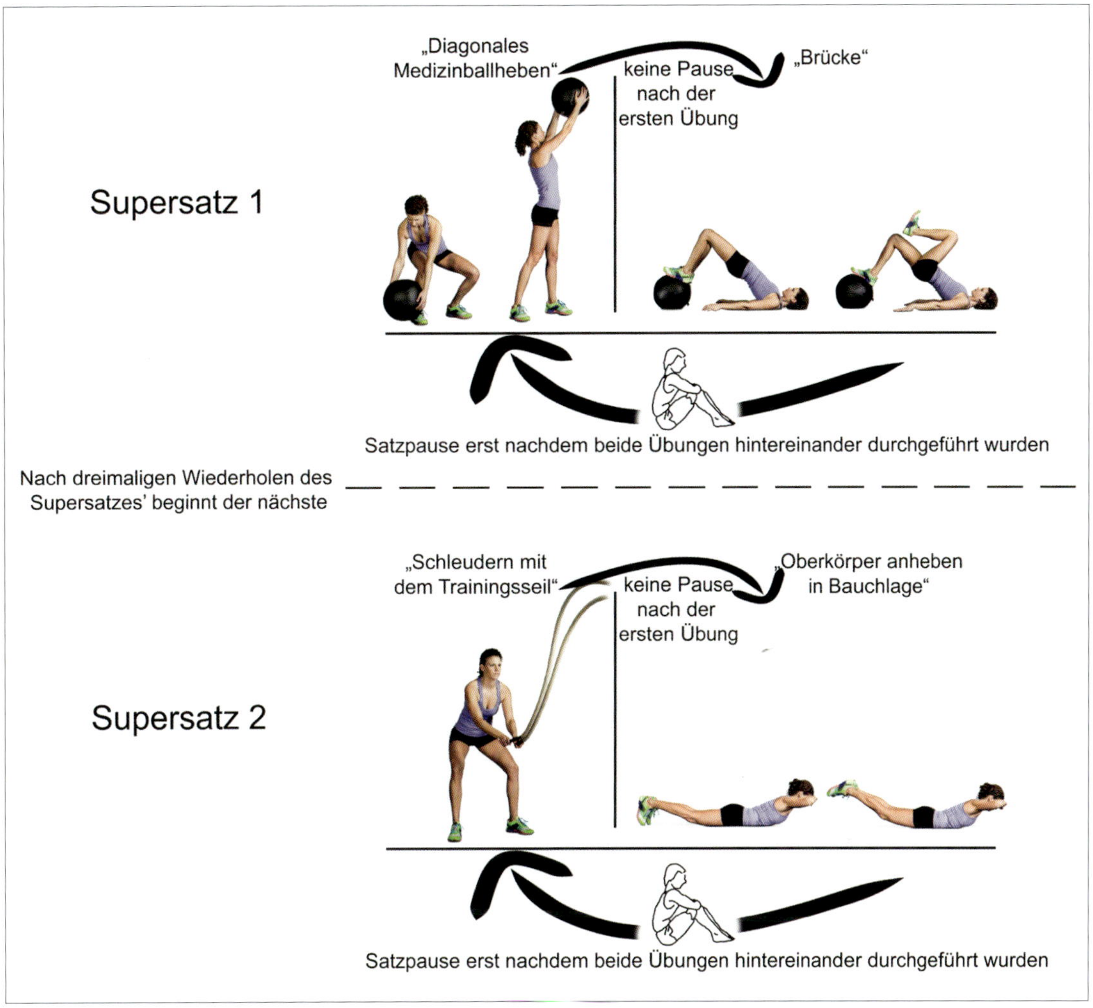

DIE SIEBEN SCHRITTE ZUM OPTIMALEN TRAININGSPLAN

Abb. 5: Das Supersatzprinzip

weitere Wiederholung mehr ausführen kann und die hauptsächlich an der Bewegung beteiligte Muskulatur eine Pause benötigt.

Hier liegt das Geheimnis, wenn es darum geht, in kurzer Trainingszeit einen optimalen Wachstumsreiz für schnellen Muskelaufbau zu forcieren. Statt während der Erholungszeit zwischen zwei Sätzen auf einem Stuhl zu sitzen und durch die Gegend zu schauen, nutzen wir diese Zeit für Kraftübungen, für die wir noch Energie übrig haben. In der Pause, die Sie für die Regeneration der Muskelgruppe benötigen, die zuvor hauptsächlich an der Bewegung beteiligt war, trainieren wir eine andere Muskelgruppe, da die Energiespeicher dieser Muskelgruppen noch nicht leer sind. Dieses Vorgehen nennt man **Supersatz, Superserie** oder **Prinzip der lohnenden Pause** (siehe Abb. 5).

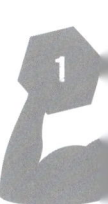

KRAFTTRAINING – SCHNELLER MUSKELAUFBAU

Ein normaler Satz beim Krafttraining wird folgendermaßen beschrieben: Die Übung „Diagonales Medizinballheben" soll 3 x hintereinander (drei Sätze) mit 34 Wiederholungen (Ziel: Kraftausdauer) trainiert werden. Nach 34-maligem Heben des Medizinballs legt man eine Pause von 30-60 Sekunden ein. Die Pausenzeit richtet sich nach der Krafttrainingsart (siehe Schritt eins auf Seite 16). Wenn man nach der Pause wieder 34 x Medizinballheben durchführt, ist das der zweite Satz. Nachdem drei Sätze abgeschlossen wurden, beginnt man mit der nächsten Übung, beispielsweise dem „Schleudern mit dem Trainingsseil". In einem Trainingsplan sieht das so aus:

ÜBUNG	SÄTZE	WIEDER-HOLUNGEN
Diagonales Medizinballheben	3	34 WH
Schleudern	3	34 WH

Nun werden wir aus zwei normalen Sätzen zwei Supersätze machen. Dazu beginnen wir noch einmal mit dem diagonalen Medizinballheben. Nach 34 Wiederholungen ist der erste Satz beendet und es wird eine neue Übung ohne Pause zwischen den Übungen durchgeführt, denn während sich die hauptsächlich an der Bewegung beteiligte Muskulatur erholt, kann eine andere Muskelgruppe trainiert werden.

Als passende Supersatzkombination für die Übung „Diagonales Medizinballheben" kann zum Beispiel die rückwärtige Bein- und Rückenmuskulatur mit der Übung „Brücke" trainiert werden. Nach der Übung „Diagonales Medizinballheben" legt man den Medizinball ab und beginnt sofort mit der Übung „Brücke", ohne eine Pause einzulegen. Erst nach der Übung „Brücke" wird eine Satzpause von etwa 30 Sekunden bis zu einer Minute eingelegt (beim Ziel Kraftausdauer). Das ist ein Supersatz. Wenn der Supersatz „Diagonales Medizinballheben" und „Brücke" 3 x hintereinander durchgeführt wurde, beginnt der nächste Supersatz, in diesem Beispiel mit der Kombination „Schleudern mit dem Trainingsseil" und den „Oberkörper anheben in Bauchlage".

Die zweite Übung innerhalb eines Supersatzes sollte nicht wieder auf die hauptsächlich beteiligte Muskelgruppe der ersten Übung abzielen, da diese eine Pause benötigt. Hier sind anatomische Kenntnisse erforderlich, die eine sinnvolle Beurteilung über mögliche Übungskombinationen ermöglichen. Die Anatomie der Kraftübungen finden Sie im Übungsteil. In diesem Beispiel werden beim diagonalen Medizinballheben die Schultern hauptsächlich trainiert. Andere Muskeln, wie die Beine, sind nur sekundär an der Bewegung beteiligt. Das Gewicht des Medizinballs ist zu gering, als dass es die Beine wirksam reizt, aber hoch genug, um die Schultern zu trainieren. Deshalb ist die Übung „Diagonales Medizinballheben" mit der Übung „Brücke" kombinierbar, da bei der Brücke die hauptsächlich an der Bewegung beteiligte Muskulatur die Gesäß-, die untere Rücken- und die hintere Beinmuskulatur ist und nicht wieder die Schultern.

DIE SIEBEN SCHRITTE ZUM OPTIMALEN TRAININGSPLAN

In einem Trainingsplan beschreibt man die Supersätze wie folgt:

ÜBUNG	SÄTZE	WIEDER-HOLUNGEN
Diagonales Medizinballheben im Supersatz mit Brücke	3 3	34 WH 45 s halten
Schleudern mit dem Trainingsseil im Supersatz mit Anheben in Bauchlage	3 3	34 WH 45 s halten

Nutzen Sie die Zeit, die Sie mit Sport verbringen, effektiv. Jede Minute im Studio können Sie in Muskelkraft und -masse verwandeln. Das Supersatzprinzip hilft Ihnen dabei und bewirkt gleichzeitig, dass Ihr Training abwechslungsreich und spannend bleibt.

Zusammenfassung Schritt drei

Pausieren Sie nur so lange, wie es nötig ist, das Trainingsgerät zu wechseln, das Gewicht zu be- oder entladen, einen Schluck Wasser zu sich zu nehmen oder kurz mit Ihrem Trainingspartner zu sprechen. Die Zeit, die solche Maßnahmen in Anspruch nehmen, reicht aus, um die Energiespeicher wieder aufzufüllen.

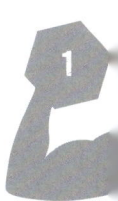

KRAFTTRAINING – SCHNELLER MUSKELAUFBAU

1.6 Schritt vier: Bauen Sie eine Beziehung auf

Ein Krafttraining, das zu jedem Ziel passt, gibt es nicht. Krafttrainingspläne unterscheiden sich in der Übungsauswahl, Wiederholungs- und Satzzahl, Bewegungsgeschwindigkeit und beim verwendeten Gewicht. Zwei dieser Faktoren stehen in sehr engem Zusammenhang miteinander: das **Gewicht** und die **Wiederholungszahl**. Die Definition von **Gewicht** ist dabei die Höhe des Widerstands, die der Muskel aufwenden muss, um eine Bewegung durchzuführen oder eine Position zu halten. Das „Gewicht" kann typischerweise eine Hantel sein, aber auch die Schwerkraft. Wenn Sie Liegestütze gegen eine Wand machen, arbeiten Sie mit wenig Gewicht, weil die hauptsächlich an der Bewegung beteiligte Muskulatur (Brust-, Schulter- und Armmuskulatur) nicht gegen die Schwerkraft arbeiten muss. Legen Sie sich hingegen auf den Boden, arbeiten Sie mit dem höchsten Gewicht, das bei Liegestützen möglich ist, weil Sie voll gegen die Schwerkraft arbeiten.

Das Trainingsziel gibt die Wiederholungszahl vor. Die **Wiederholungszahl** gibt wiederum das Trainingsgewicht vor, mit dem man arbeiten muss. Sofern einer der beiden Faktoren nicht zusammenpasst, wird die Zielvorgabe nicht erfüllt. Das wird an einigen Beispielen deutlich:

Die Maximalkraft wird trainiert, wenn man viel Gewicht bewegt und sehr wenige Wiederholungen im Bereich 1-5 absolviert. Es ist unmöglich, mit sehr viel Trainingsgewicht viele Wiederholungen durchzuführen. Sollte man ein Gewicht gewählt haben, mit dem mehr als sechs Wiederholungen möglich sind, wird die Maximalkraft nur unzureichend trainiert.

Wählt man ein hohes Gewicht, das bei 70-80 % der Maximalkraft liegt, trainiert man im Bereich der Muskelhypertrophie. Damit wird eine Zunahme der Muskelgröße ohne Ausprägung der drei Kraftarten (Kraftausdauer, Maximal- und Schnellkraft) bewirkt. Idealerweise sollte zwischen 8-12 Wiederholungen Muskelversagen eintreten.

Beim Schnellkrafttraining wird ein mittleres Zusatzgewicht empfohlen. Da man beim Schnellkrafttraining nicht bis zum Muskelversagen trainiert, werden 6-8 Wiederholungen pro Satz angestrebt, obwohl noch weitere Wiederholungen möglich sind. Trainiert man mehr als acht Wiederholungen, wird die Schnellkraftausdauer trainiert.

Beim Kraftausdauertraining verhält es sich umgekehrt zum Maximalkrafttraining. Das Trainingsgewicht ist leicht und die Wiederholungszahl hoch. Beim Kraftausdauertraining besteht eher die Gefahr, zu wenig Trainingsgewicht zu wählen. Mit zu wenig Gewicht sind zwar ebenfalls viele Wiederholungen möglich, jedoch bewirken diese keine Verbesserung der Kraftausdauer. Die Kraftausdauer wird erst mit einem Trainingsgewicht von mindestens 30 % der Maximalkraft wirksam trainiert. Damit ist eine Wiederholungszahl von 25-40 möglich, bis Muskelversagen eintritt.

DIE SIEBEN SCHRITTE ZUM OPTIMALEN TRAININGSPLAN

Die ideale Wiederholungszahl

Wissenschaftliche Erhebungen haben die wirksamste Wiederholungszahl für eine Krafttrainingsart zur Genüge erforscht. Über die Kraftart, die Sie trainieren möchten (Kraftausdauer, Hypertrophie, Maximal- oder Schnellkraft), wird Ihnen die ideale Wiederholungszahl vorgegeben.

ZIEL	WIEDER-HOLUNGS-BEREICH	GEWICHT
Maximalkraft	1-6 WH	Sehr hoch (100-90 % der Maximalkraft)
Hypertrophie	8-12 WH	Hoch (80-90 % der Maximalkraft)
Schnellkraft	6-8 WH	Mittel oder leicht (40-70 % der Maximalkraft)
Kraftausdauer	25-40 WH	Leicht (30-60 % der Maximalkraft)

Die empfohlenen Wiederholungen sind in Bereichen angegeben, zum Beispiel 8-12 Wiederholungen für das Ziel Hypertrophie. Wieso wird nicht einfach eine Wiederholung angegeben, zum Beispiel 10 Wiederholungen bei der Muskelhypertrophie? Wir sind keine Roboter. Nicht immer schafft man es, die vorgenommene Wiederholungszahl durchzuführen. Die Muskeln ermüden, je länger das Training dauert, und gerade unerfahrene Sportler können ihre Kraft dann nicht mehr richtig einschätzen. Hinzu kommt das Trainingsgewicht, das es einzuschätzen gilt. Kann man beim nächsten Satz noch um ein paar Kilogramm erhöhen, oder muss man es senken?

Es ist daher fantastisch, dass man einen Puffer von so vielen Wiederholungen hat. Das heißt, wenn Sie sich zwar 12 Wiederholungen vorgenommen haben, aber vor Erschöpfung nur neun schaffen, können Sie trotzdem ruhig schlafen: Ihre Muskeln werden wachsen. Das Ziel sollte zumindest der mittlere Wert des vorgegebenen Wiederholungsbereichs sein. Das heißt:

- ▶ drei Wiederholungen beim Maximalkrafttraining;
- ▶ 10 Wiederholungen beim Hypertrophietraining;
- ▶ sieben Wiederholungen beim Schnellkrafttraining;
- ▶ 34 Wiederholungen beim Kraftausdauertraining (oder 60 Sekunden bei statischer Muskelarbeit).

Das ideale Trainingsgewicht

Sie kennen nun den richtigen Wiederholungsbereich für Ihr Ziel. Wie wählen Sie das richtige Trainingsgewicht aus, damit Sie eine gute Beziehung zwischen Wiederholungszahl und Trainingsgewicht aufbauen? Als fortgeschrittener Sportler, der schon einmal mit Gewichten trainiert hat, werden Sie einschätzen können, mit welchen Gewichten Sie die vorgegebene Wiederholungszahl schaffen werden. Als Anfänger gilt es, mit ein bisschen Mut in den Kraftraum zu gehen und auszuprobieren. Beginnen Sie mit den einfachsten Varianten der Kraftübungen und lernen Sie Ihr Potenzial kennen. Das Schlimmste, was

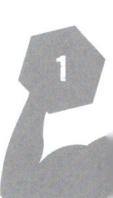

KRAFTTRAINING – SCHNELLER MUSKELAUFBAU

Ihnen passieren kann, ist, dass Sie zu viele oder zu wenige Wiederholungen machen. Das ist im Endeffekt nicht schlimm, sondern ein wertvoller Lernprozess. Ändern Sie das Gewicht für den nächsten Satz und finden Sie so das ideale Trainingsgewicht heraus.

Legen Sie das ideale Trainingsgewicht durch Ausprobieren fest. Wählen Sie immer das Gewicht, mit dem Sie innerhalb der vorgegebenen Wiederholungszahl Muskelversagen erreichen (außer beim Schnellkrafttraining!). Muskelversagen ist der Zustand, bei dem aufgrund der lokalen Erschöpfung der Energiespeicher ohne Hilfe keine weitere Wiederholung mehr möglich ist. Wenn Sie an die empfohlene Wiederholungszahl gelangen und das Gefühl haben, Sie könnten noch eine Wiederholung absolvieren, haben Sie nicht genug Gewicht benutzt.

Die Gewichte können von Satz zu Satz variieren. Im ersten Satz Kniebeuge haben Sie zum Beispiel 80 kg aufgelegt, um 10 Wiederholungen zu schaffen. Sie haben während des Satzes gemerkt, dass Sie bei diesem Gewicht mehr als 10 Wiederholungen schaffen könnten. Wenn Sie zu diesem Schluss kommen, sollten Sie nun das Gewicht erhöhen, da Sie sonst nicht mit genügend Intensität trainieren. Legen Sie sich nicht auf ein Gewicht pro Übung fest. Am besten ist, in einem ersten Satz Kniebeugen 80 kg auflegen zu können, im zweiten Satz 90 kg und im dritten nur 85 kg. Diese Schwankungen sind völlig normal und hängen mit den verbleibenden Kraftreserven und dem mentalen Motivationslevel zusammen.

Gerade die Motivation bestimmt zu großen Teilen die Gewichtswahl. Als Beweis gilt ein Klassiker in der Motivationsforschung, in der die Bankdrückleistung von Probanden vor Publikum und alleine in einem Raum verglichen wurde:

Der Versuch wurde in drei Durchgänge gegliedert. Im ersten Durchgang sollte das Bankdrücken in einem leeren Raum stattfinden. Nur ein männlicher Proband und ein Helfer befanden sich in diesem Raum. Der Helfer hat das Gewicht des Probanden lediglich abgesichert. Im zweiten Durchgang hat man die Probanden vor männlichem Publikum antreten lassen. Das Publikum hatte die Aufgabe, den Probanden lautstark anzufeuern. Im dritten und letzten Durchgang befanden sich, neben den Probanden und deren Helfern, männliche und weibliche Personen im Raum. Das Publikum hatte ebenfalls die Aufgabe, die Probanden lautstark anzufeuern.

Was meinen Sie, in welchem Fall die Kraftleistung am höchsten war?

Die Kraftleistung war im dritten Versuchsmodell am höchsten. Die Kraftleistung war immer höher, wenn Publikum anwesend war und die Probanden anfeuerte. Bei der Anwesenheit weiblicher Personen im selben Raum war die Kraftleistung bei männlichen Probanden zusätzlich gesteigert.

Der Versuch zeigt, dass die menschliche Leistungsfähigkeit nicht nur von der körperlichen Konstitution, sondern auch stark von der Motivation abhängt. Von welchen Dingen sich eine Person motivieren lässt, ist immer unterschied-

DIE SIEBEN SCHRITTE ZUM OPTIMALEN TRAININGSPLAN

lich und soll an dieser Stelle auch nicht hinterfragt werden. Die Gewichtswahl während des Trainings hängt sowohl vom Grad der Erschöpfung als auch von der Motivation ab. Kalkulieren Sie diese Schwankungen während des Trainings immer mit ein.

Einfluss auf die Muskelgröße

Das Muskelwachstum (nicht die Muskelkraft!) wird maßgeblich von der Wiederholungszahl und dem Trainingsgewicht beeinflusst. Beim Schnellkraft- und Kraftausdauertraining ist das Gewicht mittel bis niedrig. Dadurch werden weniger muskelaufbauende Hormone produziert. Die Zunahme der Muskelgröße ist bei diesen beiden Krafttrainingsarten eher gering.

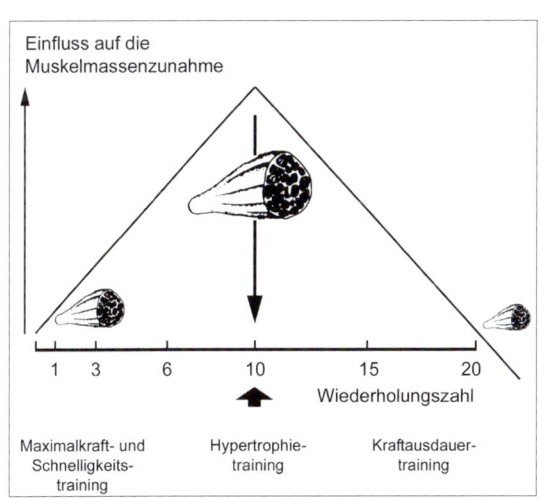

Abb. 6: Einfluss der Wiederholungszahl auf die Muskelmassenzunahme (aus Weineck, 2010, S. 403)

Beim Hypertrophie- und Maximalkrafttraining ist das Gewicht hoch bis sehr hoch. Der Körper schüttet nach dem Training besonders viele muskelaufbauende Hormone aus. Das Muskelwachstum ist beim Maximalkrafttraining etwas geringer als beim Hypertrophietraining, obwohl das Gewicht höher ist. Das liegt an der Zeit, in der der Muskel unter Spannung arbeitet (MTUT – Maximum Time Under Tension). Je länger die Muskeln bei hohem Gewicht unter Spannung arbeiten, desto mehr Hormone werden ausgeschüttet und desto größer ist das Muskelwachstum. Aus diesem Grund ist das Hypertropietraining die beste Methode, schnell große Muskeln aufzubauen.

Gewichtserhöhung

Das Gewicht zu erhöhen, ist ein essenzieller Bestandteil beim erfolgreichen Muskelaufbautraining. Wenn Sie das Gewicht nach einigen Wochen nicht erhöhen, wird die muskuläre Leistung stagnieren und der Kraftzuwachs bleibt aus.

Wann ist es an der Zeit, das Gewicht zu erhöhen? Das ist von Person zu Person unterschiedlich. Schließlich arbeitet jeder Mensch mit einem anderen Trainingsplan, hat einen anderen Ernährungsplan und vor allem andere genetische Voraussetzungen. Besonders Anfänger können nahezu wöchentlich die Gewichte erhöhen. Je fortgeschrittener Sie allerdings sind, desto langsamer läuft dieser Prozess ab. Dem Körper sind irgendwann Grenzen gesetzt. Ein Sprinter läuft auch nicht wöchentlich neue Weltrekordbestzeiten.

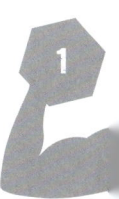

KRAFTTRAINING – SCHNELLER MUSKELAUFBAU

Tab. 3: Trainingsgewichte von Profisportlern für verschiedene Sportarten zur Orientierung

SPORTGRUPPE	EMPFOHELENE KRAFTTRAININGSART	WICHTIGE ÜBUNGEN UND TRAININGSGEWICHT VON PROFIS
Spielsportarten (Basketball, Fußball, Handball, Volleyball usw.)	• Kraftausdauer (immer als Grundlage) • Schnellkraft (während der Saison) • Maximalkraft (in der Saisonpause zur Steigerung der maximalen Leistungsfähigkeit)	• Kniebeuge – Kraftausdauer: Männer 60 kg, Frauen 30 kg; Schnellkraft: Männer 40 kg, Frauen 25 kg; Maximalkraft: Männer 160 kg, Frauen 100 kg • Umsetzen & Stoßen – Kraftausdauer: Männer 25 kg, Frauen 15 kg; Schnellkraft: Männer 40 kg; Frauen 20 kg; Maximalkraft: Männer 60 kg; Frauen 40 kg • Drop Jump – Schnellkraft: Männer eigenes Körpergewicht, zwei Sprünge hintereinander aus 30 cm Höhe, Frauen eigenes Körpergewicht, zwei Sprünge hintereinander aus 20 cm Höhe • Plank mit angehobenem Bein und Arm – Kraftausdauer für den Rumpf: 90 s
Leichtathletik Kurzstrecke (100 m, 200 m …) und Sprung (Hochsprung, Weitsprung usw.)	• Schnellkraft (während der Saison) • Maximalkraft (in der Saisonpause zur Steigerung der maximalen Leistungsfähigkeit) • Kraftausdauer (als Grundlage für die Rumpfmuskulatur)	• Kniebeuge – Schnellkraft: Männer 60 kg, Frauen 40 kg; Maximalkraft: Männer 180 kg, Frauen 120 kg • Umsetzen & Stoßen – Schnellkraft: Männer 60 kg; Frauen 40 kg; Maximalkraft: Männer 80 kg; Frauen 60 kg • Drop Jump – Schnellkraft: Männer eigenes Körpergewicht, zwei Sprünge hintereinander aus 30 cm Höhe, Frauen eigenes Körpergewicht, zwei Sprünge hintereinander aus 20 cm Höhe • Plank mit angehobenem Bein und Arm – Kraftausdauer für den Rumpf: 90 s
Ausdauersport mit zyklischer Laufbelastung (Joggen, Marathon, Leichtathletik Langstrecke (5.000 m usw.) Radfahren, Triathlon)	• Kraftausdauer (immer als Grundlage) • Maximalkraft (in der Saisonpause zur Steigerung der maximalen Leistungsfähigkeit)	• Kniebeuge – Kraftausdauer: Männer 40 kg; Frauen 25 kg; Maximalkraft: Männer 80-90 kg; Frauen 60 kg • Ausfallschritte – Kraftausdauer: Männer 10 kg; Frauen 5 kg; Maximalkraft: Männer 40 kg; Frauen 25 kg • Plank – Kraftausdauer für den Rumpf: 90 s
Leichtathletik Wurf (Diskus, Speer, Hammer usw.)	• Schnellkraft (während der Saison) • Maximalkraft (in der Saisonpause zur Steigerung der maximalen Leistungsfähigkeit) • Kraftausdauer (als Grundlage für die Rumpfmuskulatur)	• Kniebeuge – Schnellkraft: Männer 60 kg, Frauen 40 kg; Maximalkraft: Männer 200 kg, Frauen 140 kg • Medizinball Einwurf – Schnellkraft: Männer 10 kg Medizinball, Frauen 8 kg Medizinball • Plank – Kraftausdauer für den Rumpf: 60 s

DIE SIEBEN SCHRITTE ZUM OPTIMALEN TRAININGSPLAN

SPORTGRUPPE	EMPFOHELENE KRAFTTRAININGSART	WICHTIGE ÜBUNGEN UND TRAININGSGEWICHT VON PROFIS
Schwimmen	• Kraftausdauer (immer als Grundlage) • Maximalkraft (in der Saisonpause)	• Klimmzüge – Kraftausdauer: Männer 40 kg am Latzuggerät, Frauen 20 kg am Latzuggerät; Maximalkraft: Männer eigenes Körpergewicht + 30 kg Zusatzgewicht; Frauen + 5 kg Zusatzgewicht • Schiffchen – Kraftausdauer: Männer eigenes Körpergewicht 90 s; Frauen eigenes Körpergewicht 60-90 s • Kreuzheben – Kraftausdauer: Männer 60 kg, Frauen 40 kg; Maximalkraft: Männer 120 kg, Frauen 90 kg
Akrobatische Sportarten (Turnen, Tricking, Parkour, Breakdance)	• Kraftausdauer (immer als Grundlage) • Schnellkraft (in der Saisonvorbereitung) • Maximalkraft (in der Saisonpause)	• Schiffchen & Bauchlage – Kraftausdauer: Männer eigenes Körpergewicht 180 s, Frauen eigenes Körpergewicht 120 s • Liegestütze am TRX mit Medizinbällen – Kraftausdauer: Männer und Frauen eigenes Körpergewicht; Schnellkraft: Männer und Frauen eigenes Körpergewicht; Maximalkraft: Männer und Frauen eigenes Körpergewicht • Dips – Kraftausdauer: Männer und Frauen mit Gummiband als Hilfestellung; Maximalkraft: Männer eigenes Körpergewicht und 30 kg Zusatzgewicht, Frauen eigenes Körpergewicht und 10 kg Zusatzgewicht • Medizinball Einwurf – Schnellkraft: Männer 10 kg, Frauen 6 kg
Kraftsport (olympisches Gewichtheben, Kraftdreikampf (Powerlifting))	• Maximalkraft • Schnellkraft (olympisches Gewichtheben)	• Kniebeuge – Maximalkraft: Männer Weltrekord im Jahr 2011: 575 kg; Frauen Weltrekord für Frauen bis 44 kg Körpergewicht im Jahr 2005: 171,5 kg • Kreuzheben – Maximalkraft: Männer Weltrekord im Jahr 2009 457,5 kg; Frauen bis 44 kg Körpergewicht Weltrekord im Jahr 2003: 175 kg • Umsetzen & Stoßen (nur olympisches Gewichtheben) – Männer Weltrekord 2004: 263,5 kg; Frauen: Weltrekord 2013: 190 kg • Bankdrücken (nur Powerlifting) – Maximalkraft: Männer Weltrekord 2008: 487,61 kg; Frauen Europarekord 2014: 175 kg

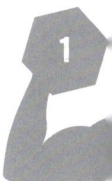

KRAFTTRAINING – SCHNELLER MUSKELAUFBAU

SPORTGRUPPE	EMPFOHELENE KRAFTTRAININGSART	WICHTIGE ÜBUNGEN UND TRAININGSGEWICHT VON PROFIS
Crossfit	• Kraftausdauer (Grundlage und in der Wettkampfvorbereitung) • Schnellkraft (als Techniktraining) • Maximalkraft (in der Aufbauphase)	• Umsetzen & Stoßen – Kraftausdauer: Männer 40 kg, Frauen 20 kg; Schnellkraft: Männer 65 kg, Frauen 40 kg; Maximalkraft: Männer 120 kg; Frauen 80 kg • Reißen – Kraftausdauer: Männer 25 kg, Frauen 15 kg; Schnellkraft: Männer 40 kg, Frauen 20 kg; Maximalkraft: Männer 80 kg, Frauen 55 kg • Über-Kopf-Kniebeuge – Kraftausdauer: Männer 40 kg, Frauen 20 kg; Maximalkraft: Männer 90 kg, Frauen 65 kg • Kreuzheben – Kraftausdauer: Männer 60 kg; Frauen 40 kg; Maximalkraft: Männer 300 kg; Frauen 200 kg • Burpee – Kraftausdauer: Männer und Frauen eigenes Körpergewicht • Sprünge – Kraftausdauer: Männer eigenes Körpergewicht auf 60 cm Kasten, Frauen eigenes Körpergewicht auf 40 cm Kasten; Schnellkraft: Männer eigenes Körpergewicht auf 80 cm Kasten, Frauen eigenes Körpergewicht auf 60 cm Kasten
Bodybuilding/ Fitness	• Hypertrophie (immer als Grundlage) • Maximalkraft (zur Steigerung der maximalen Leistungsfähigkeit) • Kraftausdauer (zur Stabilisierung des Rumpfs)	• Kniebeuge – Hypertrophie: Männer 80 kg MTUT, Frauen 60 kg MTUT; Maximalkraft: Männer 200 kg, Frauen 160 kg • Kreuzheben – Hypertrophie: Männer ohne Schlaufen 70 kg, mit Schlaufen 90 kg MTUT, Frauen ohne Schlaufen 50 kg, mit Schlaufen 70 kg MTUT; Maximalkraft: Männer mit Schlaufen 220 kg; Frauen mit Schlaufen 180 kg • Bankdrücken – Hypertrophie: Männer 80 kg MTUT; Frauen 55 kg MTUT; Maximalkraft: Männer 140 kg, Frauen 80 kg • Dips – Hypertrophie: Männer eigenes Körpergewicht und 10 kg Zusatz MTUT, Frauen eigenes Körpergewicht MTUT; Maximalkraft: Männer eigenes Körpergewicht und 30 kg Zusatzgewicht, Frauen eigenes Körpergewicht und 10 kg Zusatzgewicht • Klimmzüge – Hypertrophie: Männer eigenes Körpergewicht MTUT, Frauen mit Gummiband MTUT; Maximalkraft Männer: eigenes Körpergewicht und 20 kg Zusatzgewicht, Frauen eigenes Körpergewicht und 10 kg Zusatzgewicht
Freizeit/ Krafttraining als Ausgleich zum Alltag (hier sind keine Profigewichte, sondern Empfehlungen des Autors angegeben)	• Kraftausdauer	• Kniebeuge – Männer: 40 kg, Frauen 20 kg • Kreuzheben – Männer 40 kg, Frauen 20 kg • Rudern am TRX – Männer eigenes Körpergewicht, Frauen eigenes Körpergewicht • Plank – Männer eigenes Körpergewicht 60 s halten, Frauen eigenes Körpergewicht 60 s halten

DIE SIEBEN SCHRITTE ZUM OPTIMALEN TRAININGSPLAN

Nehmen wir an, Sie empfinden beim Training mit Ihren derzeitigen Trainingsgewichten einen Anstrengungsgrad von 8 auf einer Skala von 1-10. Wobei 1 eine niedrige Belastung, wie das Ausschütteln eines Arms und 10 einen Zustand am Rande des Bewusstseinsverlusts, wie nach 100 Burpees (siehe Seite 391) beschreibt. Wenn Sie sich nach einigen Wochen an das Trainingsgewicht gewöhnt haben und die Anstrengung auf einer 6 oder 7, statt auf einer 8, einstufen, ist es Zeit, das Gewicht zu erhöhen. Ein weiteres Indiz ist der Zeitpunkt, wenn Sie mit dem gleichen Gewicht mehr Wiederholungen als in der Woche zuvor schaffen.

Steigern Sie das Gewicht regelmäßig, aber immer nur dann, wenn Sie sich wohl mit der Wiederholungszahl und dem Trainingsgewicht fühlen. Wenn Sie das Gefühl haben, Sie brauchen noch eine Woche länger mit dem gleichen Trainingsgewicht oder fühlen sich nicht bereit für eine höhere Intensität, hören Sie auf Ihren Körper und verschieben Sie die Steigerungsmaßnahme. Gewichtserhöhungen sind wichtige Schritte, die man ernst nehmen muss, auch wenn Sie das Gewicht nur um 2,5 kg bei einer Übung erhöhen.

Orientierungswerte

Sie müssen unbedingt das Trainingsgewicht regelmäßig erhöhen. Doch an welchen Gewichten können Sie sich orientieren, um zu wissen, dass Sie auf dem richtigen Weg sind? Für manche Ziele gibt es auch ein „Zuviel" an Trainingsgewicht. Wenn Sie zum Beispiel Fußball im Verein spielen, ist es zwar ratsam, Kniebeugen zu machen. Aber Sie sollten die Kniebeuge nicht mit 300 kg Zusatzgewicht durchführen. Wenn Sie das schaffen, ist Ihre Muskulatur nicht mehr auf Ausdauer und Schnelligkeit, die wichtigsten konditionellen Faktoren im Fußball, trainiert, sondern auf Maximalkraft. Ein Gewichtheber hingegen sollte 300 kg Trainingsgewicht unbedingt anstreben. Zur Orientierung liste ich Trainingsgewichte von professionellen Athleten verschiedener Sportarten auf.

Zusammenfassung Schritt vier

Das Trainingsgewicht und die Wiederholungszahl stehen in enger Beziehung zueinander. Ihr Krafttrainingsziel gibt die Wiederholungszahl vor. Die Wiederholungszahl gibt das Trainingsgewicht vor. Das optimale Gewicht finden Sie heraus, wenn Sie im vorgegebenen Wiederholungsbereich bis zum Muskelversagen trainieren (außer bei der Schnellkraft). Das Trainingsgewicht kann von Satz zu Satz variieren, entscheidend ist, die richtige Wiederholungszahl einzuhalten.

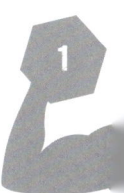

KRAFTTRAINING – SCHNELLER MUSKELAUFBAU

1.7 Schritt fünf: Agieren Sie mit voller Fahrt oder lieber langsam

Was ist das Hauptmerkmal eines Marathonläufers? Ein Marathon ist der Inbegriff für enorme Ausdauerleistungsfähigkeit. Für einen Marathon benötigen die meisten Menschen zwischen zwei und drei Stunden. Um das zu schaffen, muss man in einem langsamen Tempo laufen. Ein 100-m-Läufer sprintet hingegen über kurze Distanzen in sehr hohem Tempo. Stellen Sie sich das Training der beiden Laufathleten vor: Es bringt dem Marathonläufer nichts, wenn er im Training Sprints durchführt. Denn ein Sprint wäre die falsche Laufgeschwindigkeit für seine Ziele. Ebenso wenig wird ein Sprinter zwei Stunden im Wald bei einem Dauerlauf verbringen …

Auch im Krafttraining hat die Bewegungsgeschwindigkeit entscheidenden Einfluss auf die Entwicklung der Muskeln. Jedes Ziel hat eine ideale Bewegungsgeschwindigkeit, die es einzuhalten gilt. Maximalkraft- und Schnellkrafttraining werden mit „voller Fahrt", also größtmöglicher Bewegungsgeschwindigkeit, durchgeführt. Dabei sieht eine Bewegung beim Maximalkrafttraining sehr langsam aus, weil es dem Körper aufgrund des hohen Gewichts nicht möglich ist, sich tatsächlich schnell zu bewegen. Der Wille, sich schnell zu bewegen, muss beim Maximalkrafttraining jedoch gegeben sein. Das Kraftausdauer- und Hypertrophietraining sollte man hingegen „lieber langsam" angehen. Für das Ziel, das größtmögliche Muskelwachstum in kurzer Zeit auszulösen (Hypertrophietraining), ist eine extrem langsame Bewegungsgeschwindigkeit von 4-5 Sekunden pro Bewegungsphase empfehlenswert, doch auch moderate Bewegungsgeschwindigkeiten (1-2 Sekunden) zeigen Wirkung. Kraftausdauertraining wird mit moderatem, relativ natürlichem Bewegungstempo von 1-2 Sekunden pro Bewegungsphase durchgeführt.

KRAFTTRAININGS-ART	BEWEGUNGS-GESCHWINDIGKEIT
Schnellkraft	Explosionsartig
Maximalkraft	So schnell wie möglich
Kraftausdauer	„Normal" langsam (1-2 s pro Bewegungsphase)
Hypertrophie	Extrem langsam (4-5 s pro Bewegungsphase)

Eine Bewegungsphase ist das einmalige Bewegen des Körpers beziehungsweise des Gewichts. Eine Wiederholung im Krafttraining besteht aus zwei Bewegungsphasen. Bei einer Kniebeuge besteht die erste Bewegungsphase aus dem „In-die-Knie-Gehen" und die zweite Bewegungsphase im Strecken der Beine.

„Explodieren" beim Schnellkrafttraining

Zu den schnellsten Bewegungen, die es im Krafttraining gibt, zählen Sprünge, Würfe oder schnelle Hantelbewegungen. Das Ziel des Schnellkrafttrainings liegt nicht in der Muskelmassenzunahme, sondern darin, die schnell zuckenden Muskelfasern zu trainieren. Die schnell zuckenden Muskelfasern werden erst gereizt,

DIE SIEBEN SCHRITTE ZUM OPTIMALEN TRAININGSPLAN

wenn Bewegungen sehr schnell durchgeführt werden. „Sehr schnell" bedeutet in diesem Fall, eine „explosionsartige" Bewegung durchzuführen. „Zügige" Bewegungen sind nicht schnell genug. Sie werden sich sonst zwar „schnell" bewegen, aber nicht die Schnellkraft trainieren. Die Schnellkraft sollte explosionsartig und mit 100 % Willenskraft durchgeführt werden. Es gilt: je schneller die Bewegung, desto besser der Trainingseffekt.

Bei allen Schnellkraftbewegungen sollten Sie sehr gut aufgewärmt sein und die entsprechenden Techniken sehr gut beherrschen. Denn einmal ausgelöst, sind schnellkräftige Bewegungen nur schwer zu stoppen. Achten Sie darauf, die schnellkräftigen Bewegungen konzentriert und in ausgeruhtem Zustand durchzuführen.

„Schnelles" Bewegen beim Maximalkrafttraining

Maximalkrafttraining wird mit der „schnellstmöglichen" Bewegungsgeschwindigkeit ausgeführt. Die eigentliche Bewegung ist tatsächlich sehr langsam, was an dem hohen Gewicht liegt, das bewegt werden muss. Der Wille, das Gewicht schnell zu bewegen, muss jedoch gegeben sein.

Auch Maximalkraftbelastungen sollten nur in sehr gut aufgewärmtem und ausgeruhtem Zustand durchgeführt werden. Konzentrieren Sie sich bei der Ausführung auf die schnellstmögliche Übungsumsetzung.

„Normal langsame" Bewegungen beim Kraftausdauertraining

Die Übungen für das Ziel Kraftausdauertraining werden in „normal langsamem" Tempo (ca. 1,5 Sekunden pro exzentrischer bzw. konzentrischer Phase = drei Sekunden pro Wiederholung) durchgeführt. Diese Geschwindigkeit fühlt sich bei Kraftübungen am natürlichsten an. Das ist vor allem für funktionale Übungen, deren koordinativer Anspruch hoch ist, sinnvoll, um das Gleichgewicht und die Kontrolle über die Bewegung zu halten.

„Extrem langsam" beim Hypertrophietraining

Achten Sie beim Hypertrophietraining auf eine sehr langsame Bewegungsausführung, da hiermit besonders schnelles Muskelwachstum ausgelöst wird. Extrem langsame Bewegungen bewirken eine höchstmögliche Hormonantwort im Körper, die für die Muskeldickenzunahme verantwortlich ist. Das erfordert eine Menge Disziplin und fühlt sich anfangs unnatürlich an, doch es geht im Training nicht darum, „es hinter sich zu bringen", sondern die Muskeln zum Wachsen zu bringen! Jede langsame ausgeführte Bewegung bringt Sie diesem Ziel ein Stück näher, während jede hektische Bewegung Zeitverschwendung ist und darüber hinaus die Verletzungsgefahr erhöht.

Sie müssen sich deshalb nicht mit einer Stoppuhr durch das Studio bewegen, wenngleich ich bei

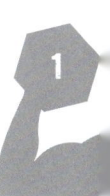

KRAFTTRAINING – SCHNELLER MUSKELAUFBAU

der Nutzung einer Uhr immer sehr effektive Trainingseinheiten absolviert habe. Sie können das Training auch ohne Stoppuhr kontrollieren. Achten Sie vor allem darauf, Schwung zu vermeiden, und die Bewegungen über zwei volle Atemzüge (Hantel anheben = 2 x ein- und ausatmen, Hantel wieder absenken = 2 x ein- und ausatmen) auszuführen.

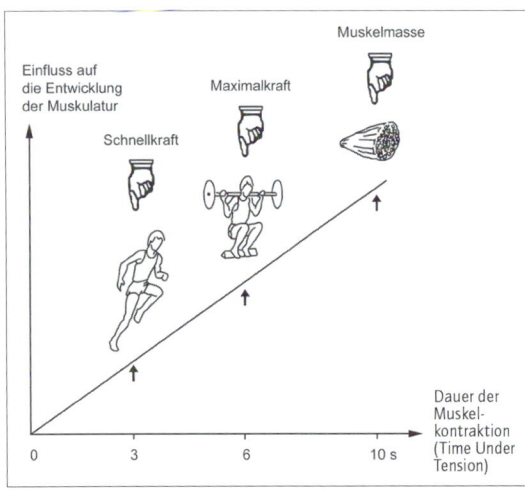

Abb. 7: Einfluss der Kontraktionsdauer auf die Muskelmassenzunahme (aus Weineck, 2010, S. 457)

Für eine maximale Zeit unter Spannung (MTUT) lassen Sie sich 4-5 Sekunden pro Bewegungsphase (exzentrischer und konzentrischer Phase) Zeit. Das heißt, fünf Sekunden wird der Körper (oder die Hantel) abgesenkt und fünf Sekunden wird der Körper (oder die Hantel) wieder angehoben. Das entspricht insgesamt 10 Sekunden pro Wiederholung. Im Fitnesssport wird diese Phaseneinteilung auch **Kadenz** genannt. Eine „Fünferkadenz" entspricht im Fitness- und Bodybuildingjargon ebenfalls der hier beschriebenen fünfsekündigen Phaseneinteilung bei konzentrischen und exzentrischen Bewegungen. Allerdings wird dieses Vokabular nicht international verwendet. Ein Profi-Footballspieler der NFL (National Football League, die US-amerikanische Profiliga), der täglich Krafttraining auf höchstem sportlichen Niveau betreibt, wird mit diesem Begriff nichts anfangen können. Aus diesem Grund wird in diesem Buch die eindeutige Beschreibung „fünf Sekunden während der exzentrischen Bewegung" beziehungsweise „fünf Sekunden während der konzentrischen Bewegung" genutzt.

Problem mit den Vorbildern in der Bodybuildingszene

Generell stellen Videos oder Fernsehaufnahmen eine sehr gute Methode dar, um Techniken von Eliteathleten zu lernen. Das „Nachmachen" ist eine angeborene Fähigkeit des Menschen. Ein Kind macht das Verhalten seiner Eltern nach, obwohl es den Instruktionen der Eltern noch nicht Folge leisten kann, weil es noch keine Worte versteht. Wenn zwei Menschen, gleichgültig welchen Alters, eine Sportart ausführen sollen, die sie nie noch nie vorher gemacht haben, wird die Person, die die entsprechende Aktivität schon einmal im Fernsehen oder auf Videos verfolgt hat, die Sportart automatisch besser meistern als die andere Person. Sogar Affen lernen aus vorgemachtem Verhalten. In der Wissenschaft heißt dieses Phänomen **Lernen am Modell**. Das „Lernen am Modell" ist eine angeborene Fähigkeit, durch die unsere Lernprozesse wesentlich gesteuert werden.

DIE SIEBEN SCHRITTE ZUM OPTIMALEN TRAININGSPLAN

Beim Fitness- beziehungsweise Hypertrophietraining ist das jedoch ein Problem. Denn die großen Namen im Bodybuilding, deren Videos man im Internet zur Genüge findet, trainieren mit schlechter Technik hinsichtlich der Bewegungsgeschwindigkeit. Sie spritzen sich Anabolika und können daher auch die Übung „schnell hinter sich bringen" und trotzdem mit ausreichendem Muskelwachstum rechnen.

Die technische Ausführung hinsichtlich der korrekten Körperpositionen der berühmten Bodybuilder ist sehr gut. Die Athleten halten die Gewichte immer im idealen Winkel, um gelenkschonend zu arbeiten und trotzdem hohe Gewichte zu bewältigen. Hier lohnt es sich, einige Videos zu analysieren. Die Bewegungsgeschwindigkeit der berühmten Bodybuilder ist allerdings größtenteils schlecht.

Wenn Sie, lieber Leser, keine Steroide nutzen, sollten Sie sich die Bewegungsgeschwindigkeit dieser Athleten nicht zum Vorbild nehmen. Um das noch einmal klarzustellen: Wenn man die Bewegungen im Kraftsport schnell ausführt, wie auf den meisten Videos der Profibodybuilder aus den USA zu sehen ist, werden die Muskeln auch zum Muskelwachstum gereizt. Es ist kein „falsches" Training. Tatsache ist, das man mit einer langsameren Bewegungsausführung in derselben Zeit mehr Muskelaufbau erreichen würde.

Wenn eine langsame Bewegungsführung der beste Weg zum Muskelaufbau ist, wieso vernachlässigen dann gerade prominente Bodybuilder diese Technik, obwohl sie ihren Lebensunterhalt mit ihren Muskeln verdienen? Die Antwortet liegt auf der Hand: Alle prominenten Bodybuilder, die an Wettkämpfen wie dem „Mr. Olympia" teilnehmen, nutzen Steroide.

Ich sehe es als erwiesen an, dass selbst im Spitzensport systematisch gedopt und gelogen wird, wenn politische Interessen oder große Geldsummen dahinter stehen. Das belegte zuletzt eindrucksvoll die Reportage von Hajo Seppelt mit dem Titel „Geheimsache Doping – Wie Russland seine Sieger macht". In dieser Dokumentation wird mit Zeugenaussagen, Video- und Tondokumenten bewiesen, dass die erfolgreichen Sportler Russlands zwar von der Welt Anti-Doping Agentur WADA getestet werden, diese Tests allerdings von den Verbandsfunktionären und korrupten Analysten im Labor ausgetauscht werden. Der Athlet müsse nur die Referenznummer der Urinprobe, die er abgegeben hat, per SMS an den Funktionär senden und der kümmere sich um den Rest. Teilweise kann eine Dopingkontrolle sogar verhindert werden (Quelle: Seppelt, H. (Autor), 03.12.2014. *Geheimsache Doping. Wie Russland seine Sieger macht.* [Mit Sviridenko Olga, Sviridenko Mikhail, Bausch Wolfgang, Chan Julienne, Schmidt Sandra, Dausel Marco, Caje Henning, Müller Frank, Kley Marius, Pelz Manfred, Schenk Jenny, Pönsgen Gisbert, Jan Eduard & Remberg Philipp], ARD. Verfügbar unter http://www.ardmediathek.de/tv/Sportschau/Geheimsache-Doping-Wie-Russland-seine-/Das-Erste/Video?documentId=25114280&bcastId=53524 Minute 21:15 bis 21:25 und Minute 23:30 bis 23:42.).

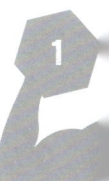

KRAFTTRAINING – SCHNELLER MUSKELAUFBAU

Bei diesem Beispiel geht es zwar vor allem um Sportler aus der Leichtathletik. Im Bereich Kraftsport hat die Bodybuildingikone Arnold Schwarzenegger bereits mehrfach öffentlich dargestellt, dass jeder Athlet zu seiner Zeit von Steroiden Gebrauch gemacht hat (Quelle: Schwarzenegger & Petre (2013)). Ich möchte mit diesem Abschnitt deshalb das paradoxe Erscheinungsbild aufklären:

Die Wissenschaft und die Erfahrungen vieler dopingfreier Trainer und Sportler – gleichgültig, ob Profi oder Freizeitathlet – belegen eindeutig, dass langsame, dynamische Bewegungen mit Gewichten zu hohem Muskelzuwachs führen. Die aus den USA bekannten Bodybuilder, die so große Muskeln haben, dass sie nicht mehr wie Menschen aussehen, machen jedoch in ihren Trainingsvideos sehr schnelle und ruckartige Bewegungen. Das ungeheure Muskelwachstum der Bodybuilder mit Comickörper kann daher nur einem unsachgemäßen Missbrauch von anabolen Medikamenten entspringen.

Es handelt sich um ein sensibles Thema, da Internet, Foren, Videos und das Fernsehen einen großen Einfluss auf die Wahrnehmung des Menschen haben. Gerade junge Leute saugen das Verhalten ihrer Vorbilder rasch auf und speichern es direkt im Unterbewusstsein ab. Meistens denken sie nur wenig darüber nach, was sie da tun. Ältere Menschen überlegen sich etwas gründlicher, wen sie sich als Vorbild nehmen. Wenn Sie bereits Bodybuildingfan sind, wollen Sie meine Kritik an der Bewegungsgeschwindigkeit und die Dopingvorwürfe gegen Ihre Vorbilder wahrscheinlich nicht wahrhaben. Dazu trägt zusätzlich der Effekt des „Social Proofs" bei.

Social Proof besagt, dass jemand etwas glaubt, nur weil alle anderen es glauben. Dazu gibt es ein klassisches Experiment, welches schon nachgestellt und immer wieder bewiesen wurde. In diesem Experiment ließ man eine in das Experiment eingeweihte Person laut „Vergewaltigung!" schreien, um die Aufmerksamkeit und Hilfe einer anderen, nicht eingeweihten Person zu bekommen, die zufällig am Ort des Geschehens vorbeigeht. Die nicht eingeweihte Person ist nach dem Hilfeschrei verunsichert und überlegt, ob sie helfen soll oder nicht. Zu diesem Zeitpunkt gehen zwei weitere, eingeweihte Personen am „Tatort" vorbei und ignorieren die um Hilfe schreiende Person. Als die nicht eingeweihte Person das Verhalten der beiden anderen Fußgänger sieht, entschließt sich die Person, auch weiterzugehen, während die schreiende Person immer lauter wird und vorgibt, zu weinen (Quelle: Cialdini (2007).

Beim Bodybuilding wird das systematische Doping weiterhin vertuscht. Da es immer noch einen Großteil von Menschen gibt, die glauben, dass übertriebene Muskelmasse auch ohne Steroide möglich ist, wirkt der Social-Proof-Effekt hier sehr gut. Diesen macht sich auch die Nahrungsergänzungsmittelindustrie zunutze. Dazu lesen Sie mehr in Kap. 5 „Ernährung – Muskeln ohne Pulver".

Schauen Sie Sportlern mit großen Muskeln beim Training zu, die keine Drogen nehmen.

DIE SIEBEN SCHRITTE ZUM OPTIMALEN TRAININGSPLAN

Sie werden sehen, dass die Athleten die Übungen viel langsamer ausführen (wenn diese Personen den Schwerpunkt beim Krafttraining auf Hypertrophietraining gelegt haben). Es geht nicht darum, dass diese Menschen die Bewegungen nicht schneller ausführen könnten. Sie wissen, dass langsame Bewegungen zu mehr Hormonproduktion und zu einer höheren Proteinsyntheserate führen und lassen sich deshalb Zeit beim Anheben und Absenken der Gewichte – auch wenn das wesentlich mehr Disziplin und Anstrengung erfordert! Woher Sie wissen, ob ein Sportler verbotene Substanzen nimmt? Tja, das ist ja das Schwierige ...

Manchmal sehe ich auch Videos, in denen prominente Bodybuilder das MTUT-Prinzip erwähnen und teilweise als Trainer ihren Kunden vermitteln. Diese Personen merken offenbar, dass die Diskrepanz zwischen Wahrheit und Schein zu groß wird.

Körperliche Fitness und Leistungsfähigkeit sind wichtig. Die Gesundheit ist aber das Wichtigste. In diesem Buch geht es nicht darum, Muskeln mit Drogen oder durch hormonelle Substanzen schneller wachsen zu lassen. Ich kenne viele Sportler persönlich, die sich gedopt haben. Einige haben mit dem Doping sportliche Erfolge erhaschen können. Wenn ich abends bei den Siegerpartys dann in die Gesichter der Teilnehmer geblickt habe, konnte ich kaum Freude in denjenigen der Personen sehen, die mit illegalen Mitteln nachgeholfen haben. Viel glücklicher und ausgelassener schienen mir die Personen zu sein, die sich ihre Erfolge ehrlich und hart erarbeitet haben. Sie können stolz auf ihre Leistung sein. Und sie werden auch in 20 Jahren noch gesund und glücklich sein, während die Personen, die Dopingmittel missbrauchten, aufgrund der Nebenwirkungen der Substanzen höchstwahrscheinlich schwere gesundheitliche Beschwerden haben.

Lassen Sie sich hinsichtlich der Bewegungsgeschwindigkeit von den Internetvideos nicht blenden. In diesem Buch lernen Sie wirksame Trainingstechniken für schnellen Muskelaufbau ohne verbotene Hilfsmittel. Beachten Sie deshalb beim Hypertrophietraining immer folgende Regel: Vermeiden Sie Schwung und machen Sie gaaaanz langsame Bewegungen.

Zusammenfassung Schritt fünf

Die Bewegungsgeschwindigkeit muss dem Ziel entsprechend kontrolliert werden. Bei den Schwerpunkten Schnell- und Maximalkraft geben Sie „volle Fahrt" und versuchen, die Bewegungen so schnell wie möglich durchzuführen. Die Schwerpunkte Kraftausdauer und Hypertrophie sollten Sie hingegen „lieber langsam" angehen.

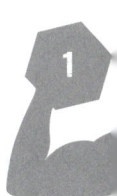

KRAFTTRAINING – SCHNELLER MUSKELAUFBAU

1.8 Schritt sechs: Planen Sie die perfekte Trainingszeit

Die *Trainingszeit* ist die Abstimmung von Trainingshäufigkeit (Wie oft absolviere ich Krafttraining pro Woche?), Trainingsumfang (Wie lange dauert eine Trainingseinheit?) und Erholungszeit zwischen den Tagen. Wenn man beim Krafttraining die Trainingszeit falsch abstimmt, bleibt entweder der Kraftzuwachs aus, weil der Trainingsreiz zu schwach war, oder es kommt zu **Übertraining** oder Verletzungen, weil der Trainingsreiz zu hoch war. Übertraining ist ein Begriff aus der Sportwissenschaft, der einen Zustand beschreibt. Ein Sportler erreicht diesen Zustand meistens durch eine schlechte Trainingsplanung (zum Beispiel zu häufiges Trainieren, zu intensives Trainieren), zu wenig Schlaf, schlechte Ernährung (zum Beispiel täglich Kekse) oder Stress (zum Beispiel im familiären Bereich oder in der Schule/im Studium/bei der Arbeit). Das Übertraining geht mit Symptomen einer Krankheit einher, wie beispielsweise verminderter Leistungsfähigkeit, Muskelabbau, Appetitlosigkeit, Gereiztheit und vieles mehr.

Die perfekte Trainingszeit muss unter Berücksichtigung der folgenden beiden Faktoren geplant werden:

1. **Adäquater Trainingsreiz**
   - Die Trainingsreize müssen eine bestimmte Schwelle an Intensität überschreiten, um eine Leistungssteigerung bzw. Muskelwachstum auszulösen.
   - Bei unregelmäßigem Training und zu geringer Intensität bleibt das Wachstum aus. Die Muskeln verkümmern.
   - Zu viel Training bringt Übertraining.

2. **Ausreichende Regeneration**
   - Die Leistungssteigerung bzw. das Muskelwachstum erfolgt während der Erholungsphase nach dem Training.

a) Zu Punkt 1 – adäquater Trainingsreiz

Die Schwelle, wie viel Training Sie benötigen und wie viel Training zu viel wäre, wird anhand mehrerer Faktoren gemessen. Wie fit sind Sie zur Zeit? Haben Sie schon einmal Kraftsport gemacht? Wenn ja, wie lange? Welche anderen Sportarten machen Sie neben dem Kraftsport und wie lange? Wie alt sind Sie? Welches Ziel haben Sie? Haben Sie Verletzungen oder chronische Schäden, die es zu berücksichtigen gilt? Je mehr Erfahrung Sie im Sport haben und je höher Ihr körperliches beziehungsweise sportliches Ziel liegt, desto mehr Trainingshäufigkeit und -umfang sollten Sie einplanen.

DIE SIEBEN SCHRITTE ZUM OPTIMALEN TRAININGSPLAN

Beispiel 1: Ein 34-jähriger Mann ist von Beruf Banker und möchte Krafttraining machen, um seine Rücken- und Knieschmerzen in den Griff zu bekommen und abzunehmen. Allzu großer Muskelzuwachs ist nicht erwünscht, die Figur sollte athletisch und trainiert wirken. Er wird sich 2 x wöchentlich Zeit für das Krafttraining nehmen und geht unregelmäßig (nur bei schönem Wetter) eine Runde durch den Stadtwald laufen.

Für den Mann eignet sich der Schwerpunkt Kraftausdauertraining am besten. Er sollte funktionale Übungen wählen und mit zwei Sätzen pro Übung beginnen. Die Trainingshäufigkeit von zwei Einheiten pro Woche ist in Ordnung, aber sollte auf mindestens drei Einheiten pro Woche erhöht werden, um sein Ziel zu erreichen. Der Trainingsumfang sollte mindestens 45 Minuten betragen.

Beispiel 2: Eine 24-jährige Studentin möchte an einem Triathlon teilnehmen. Sie hat in ihrer Kindheit Leichtathletik betrieben und möchte zusätzlich zum Lauf-, Rad- und Schwimmtraining auch Krafttraining absolvieren, um ihre Leistung zu verbessern und die Gelenke vor der hohen Belastung zu schützen.

LEISTUNGS-NIVEAU	EMPFOHLENE TRAININGS-HÄUFIGKEIT ALLER SPORT-AKTIVITÄTEN	EMPFOHLENER TRAININGS-UMFANG DES KRAFT-TRAININGS
Anfänger	2-3 x pro Woche Krafttraining	45-60 min exklusive Aufwärmen
Fortgeschritten	4 x pro Woche, davon mind. 2 x Krafttraining	60-90 min exklusive Aufwärmen
Leistungs-sportler	5 x pro Woche, davon mind. 2 x Krafttraining	90-120 min inklusive Aufwärmen
Topathlet	Mehrfach täglich, davon mind. 3 x Krafttraining	90 min + inklusive Aufwärmen

Die Trainingshäufigkeit der Studentin ist allein schon wegen des Triathlontrainings hoch. Das Krafttraining steht nicht im Fokus des Trainingsziels, sondern die triathlonspezifischen Einheiten. Die junge Frau sollte 2 x wöchentlich Kraftausdauertraining betreiben, wobei sie wahrscheinlich 2 x täglich trainieren muss, damit auch das Triathlontraining in der Woche umgesetzt werden kann. Sie sollte vier Sätze pro Übung machen. Der Trainingsumfang sollte durchschnittlich 90 Minuten betragen.

An diesen Beispiel sieht man, wie unterschiedlich die Trainingszeiten hinsichtlich Umfang und Häufigkeit ausfallen können, obwohl beide Personen nach derselben Trainingsart (Kraftausdauer) trainieren sollten. Jeder Mensch hat unterschiedliche Voraussetzungen und Ziele, auf die es bei der Trainingsplanung unbedingt zu achten gilt.

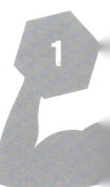

KRAFTTRAINING – SCHNELLER MUSKELAUFBAU

Optimale Anzahl an Übungen und Sätzen

Die Anzahl der Übungen und Sätze pro Training beeinflusst den Trainingsumfang maßgeblich. Auch hier gilt: je höher das Leistungsniveau, desto höher der Trainingsumfang.

LEISTUNGS-NIVEAU	EMPFOHLENE ÜBUNGSZAHL	EMPFOHLENE SATZZAHL
Anfänger	4 Übungskombinationen pro Training	2 Supersätze pro Übungskombination
Fortgeschritten	4-6 Übungskombinationen pro Training	2-3 Supersätze pro Übungskombination
Leistungssportler	4-8 Übungskombinationen pro Training	2-6 Supersätze pro Übungskombination
Topathlet	4-8 Übungskombinationen und mehr pro Training	2-6 Supersätze pro Übungskombination

Anfänger beginnen mit vier Übungen und zwei Sätzen pro Übung. Fortgeschrittene absolvieren bis zu sechs Übungen und drei Sätze, während Leistungssportler sowie Topathleten bis zu acht Übungen und 2-6 Sätze pro Übung durchführen.

Im Zweifel ist hier die Rücksprache mit einem Trainer, Physiotherapeuten oder Sportmediziner hilfreich. Das gilt vor allem, wenn Sie Verletzungen oder chronische körperliche Schäden berücksichtigen müssen. Der Fitnesstest in Kap. 2 wird Ihnen helfen, eine Einstufung Ihrer Leistungsfähigkeit vorzunehmen. Damit können Sie Ihre Planung und die Wahl eines Trainingsplans wesentlich vereinfachen.

Wie viel Trainingszeit reicht aus?

Zuallererst müssen Sie feststellen, wie viel Zeit Sie sich für das Krafttraining pro Woche nehmen werden. Werden Sie nur 1 x die Woche für eine Stunde trainieren? Oder können Sie sich vier Tage Zeit nehmen, an denen Sie sich jeweils zwei Stunden ausführlich Ihrem Körper widmen?

Wenn Sie sich die Frage stellen: „Wie viel Zeit reicht denn aus?", kann ich Ihnen antworten: Mit nur 1 x wöchentlichem Training können Sie bereits eine Kraftsteigerung bewirken. Ich rate Ihnen jedoch von lediglich einmaligem Krafttraining pro Woche dringend ab! Das hat zwei Gründe:

Erstens ist der Körper für Bewegung gemacht und sollte häufiger als einmal die Woche bewegt werden. Die Gelenke des Körpers sind von sogenanntem *bradytrophem Gewebe* (das heißt schlecht oder langsam durchblutet) umgeben. Nur regelmäßige Bewegung sorgt für einen ordentlichen Durchfluss von Nährstoffen in diesem Gewebe und damit für die Gesunderhaltung aller Gelenke des Körpers (darunter die Knie-, Ellbogen- oder Fußgelenke).

Mehrere Trainingseinheiten wirken sich außerdem noch besser auf den Verdauungsstoffwechsel aus. Bei häufigem Training ist der Kalorienverbrauch täglich um ein Vielfaches höher. Das macht es nicht nur leichter, abzunehmen, es erlaubt uns auch, mehr leckere Speisen zu uns zu nehmen.

DIE SIEBEN SCHRITTE ZUM OPTIMALEN TRAININGSPLAN

Davon abgesehen, ist regelmäßiger Sport an mehreren Tagen in der Woche geeigneter, um Stress abzubauen und soziale Kontakte zu pflegen. Wer im Studio trainiert, kann darüber hinaus auch öfter seine sozialen Kontakte pflegen und mit Freunden trainieren.

Wenn Sie gar keine Zeit für Training haben

Einmaliges Training vs. mehrfaches Training pro Woche

Gerade in Bezug auf den Zeitaufwand beim Krafttraining wurde in den letzten Jahren viel geforscht, damit Muskelaufbau auch bei einem engen Terminkalender wahrgenommen werden kann. **HIT-Fitness** (HIT = **H**igh-**I**ntensity **T**raining) ist ein spezielles Trainingskonzept für das Ziel Hypertrophie und derzeit sehr populär. Beim HIT-Konzept wird, im Gegensatz zum Mehrsatztraining, nur ein Satz pro Muskelgruppe durchgeführt. Dieser allerdings, wie der Name verrät, mit höchster Intensität. Die Intensität wird darüber gesteuert, dass man jede Wiederholung extrem langsam durchführt und alle Muskeln des Körpers hintereinander trainiert. Der dadurch verursachte Stress setzt sehr viele Hormone frei, die zum Muskelwachstum führen.

Die beiden Trainingssysteme **Mehrsatz** und **HIT** bilden zur Zeit die am häufigst angewendeten Prinzipien im Krafttraining. Die Forschungsergebnisse haben immer wieder das gleiche Ergebnis gezeigt: Alle Probanden haben in den Untersuchungszeiträumen im Wesentlichen gleich an Kraft und Muskelmasse zugenommen. Gleichgültig, ob sie nach HIT- oder Mehrsatzprinzip gearbeitet haben. Deshalb stellt sich nicht mehr die Frage, welches System besser oder schlechter ist, sondern vielmehr: Welches dieser Trainingskonzepte ist für den Anwender das bessere oder schlechtere? Um alle Muskeln hintereinander mit extrem langsamer Geschwindigkeit zu trainieren, ist ein Höchstmaß an Motivation und Disziplin nötig, die in jedem Training und über einen entsprechend langen Zeitraum aufgebracht werden müssen. Meine Erfahrungen zeigen, dass die meisten Personen das HIT-Training nach drei Wochen abbrechen, weil die Trainingsintensität zu hoch ist. Ich empfehle, Mehrsatztraining an mehreren Tagen pro Wochen durchzuführen, weil viel Bewegung gesund ist. HIT ist eine Alternative für Menschen, die gar keine Zeit haben und trotzdem Muskelmasse aufbauen wollen. Bewegungsmangel ist dann trotzdem gegeben.

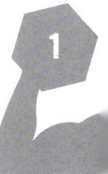

KRAFTTRAINING – SCHNELLER MUSKELAUFBAU

Dass der menschliche Körper nach Bewegung giert, zeigt nicht nur, dass er sich bei Bewegungsmangel mit Schmerzen meldet. Fast jeder Mensch hatte schon einmal Rücken- oder Nackenschmerzen, weil er zu lange am Schreibtisch gesessen hat. Man sieht an den teilweise absurden Szenarien, die ein Mensch bereit ist, einzugehen, um seinen Bewegungsdrang zu befriedigen, dass wir für Bewegung gemacht sind. Wie kommt es sonst, dass so viele Menschen freiwillig(!) viele Minuten auf einem Laufband in geschlossenen Räumen joggen? Ohne das Gefühl von Freiheit, das beim Laufen im Wald entfacht wird; ohne Wettkampfambitionen, die beim Laufen gegen andere Menschen aufkommen; ohne den Reiz, ästhetische Bewegungen auszuleben, die beim Laufen bei Spielsportarten Freude bereiten. Man läuft für sich selbst, für seinen Körper, für seinen Geist – man läuft, um des Laufens willen. Irgendetwas muss dem Körper an Bewegung also grundlegend gefallen. Je häufiger Sie sich bewegen (und damit ist nicht nur Krafttraining gemeint), desto besser.

Zweitens sind Trainingseinheiten, die bei nur einmal wöchentlicher Anwendung zu Kraftzuwachs führen sollen, extrem intensiv. Eine solche Intensität kann nicht langfristig durchgehalten werden. Nach spätestens drei Wochen verlieren die meisten Menschen die Lust am Hochintensitätstraining (HIT), weil die Belastungen zu hoch sind.

Ich empfehle Ihnen ausdrücklich, dass Sie sich für einen Mehrsatztrainingsplan entscheiden und mehrfach pro Woche Krafttraining absolvieren.

Auf diese Weise werden Sie Krafttraining über einen langen Zeitraum durchführen und können Ihren effektiven Kraftzuwachs und eine langfristige Gesunderhaltung sicherstellen.

b) Zu Punkt 2: Ausreichende Regeneration

Training löst den Reiz zum Muskelwachstum aus. Tatsächlich wachsen die Muskeln aber in den Trainingspausen, wenn wir regenerieren, also im Sitzen, Liegen, Schlafen oder anderen erholsamen Aktivitäten nachgehen. Das Prinzip ist etwas paradox: Erst machen wir etwas kaputt, um anschließend, nachdem es wieder aufgebaut wurde, einen Vorteil daraus zu ziehen.

Muskelwachstum ist, einfach ausgedrückt, ein Prozess, bei dem der Körper Strukturen „repariert", nachdem sie durch Training „geschädigt" worden sind. Der Reparaturprozess wird auch **Adaption** oder **Anpassung** genannt. Man kann sagen, dass der Körper sich nach einem Training denkt: „Das nächste Mal möchte ich auf diese Art von Stress besser vorbereitet sein, also werde ich die Muskeln auf derartige zukünftige Belastungen anpassen."

Verantwortlich für diesen Vorgang sind Prozesse auf zellulärer Ebene (also Stoffwechselvorgänge). Physiologen und Anatomisten streiten sich bis heute über Details dieser Prozesse. Die wesentlichen Fakten stehen jedoch fest und werden in der Grafik „Prinzip des Muskelwachstums" vereinfacht dargestellt werden.

DIE SIEBEN SCHRITTE ZUM OPTIMALEN TRAININGSPLAN

TRAININGSART	INTENSITÄT	PAUSENZEIT
Maximalkraft	Hoch	72 Stunden pro Muskelgruppe
Schnellkraft	Hoch	48 Stunden pro Muskelgruppe
Hypertrophie	Mittel bis hoch	48-72 Stunden pro Muskelgruppe
Kraftausdauer	Niedrig bis mittel	24-48 Stunden pro Muskelgruppe

Ungeplantes Training würde dem Körper jedoch keine Zeit für die Erholung, also das eigentliche Muskelwachstum, lassen. Es gibt Richtlinien, an denen man sich orientieren kann. Es gilt: Je intensiver das Training ist, desto länger muss die Pause sein.

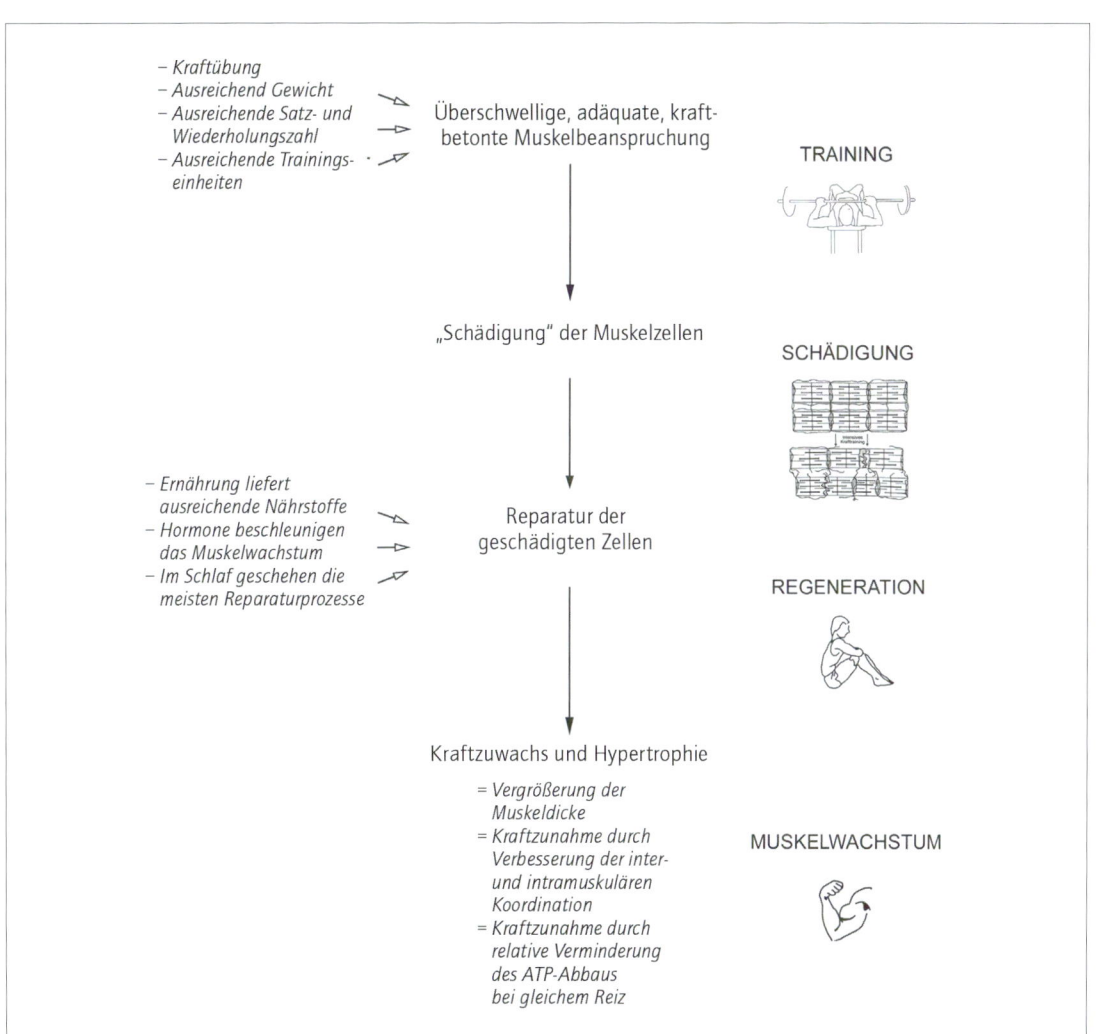

Abb. 8: Prinzip des Muskelwachstums

KRAFTTRAINING – SCHNELLER MUSKELAUFBAU

Abstimmung des Zeitpunkts der hauptsächlich beteiligten Muskelgruppe

Für eine optimale Abstimmung von Training und Regeneration werden beim Krafttraining die Muskeln an unterschiedlichen Tagen unterschiedlich stark belastet. Es wäre beispielsweise fatal, 3 x pro Woche die Beinmuskulatur den Hauptanteil der Arbeitsleistung tragen zu lassen. In diesem Fall würde es zum Übertraining oder zu Verletzungen (zum Beispiel Ermüdungsbruch oder Knorpelschaden am Knie) kommen, da die Muskeln und der passive Bandapparat nicht genügend Zeit zur Erholung haben. In der Tabelle „Gute und schlechte Trainingseinteilungen bei 3 x wöchentlichem Krafttraining" wird das Beispiel noch einmal verdeutlicht.

Bei dem Trainingsplan mit schlechter Muskelgruppenaufteilung wird zwar der gesamte Körper trainiert, da es sich bei allen Übungen um ganzkörperorientierte (funktionale) Übungen handelt. Die hauptsächlich beteiligte Muskelgruppe sind jedoch an jedem Tag die Beine. Die Beinmuskulatur würde überlastet werden, während die anderen Muskelgruppen zwar einen gewissen Reiz haben, richtiger Kraftzuwachs jedoch ausbleiben würde.

TAG	SCHLECHTE WOCHEN-AUFTEILUNG	GUTE WOCHEN-AUFTEILUNG
Tag 1	Kniebeuge, Overhead Squad, Ausfallschritte mit Langhantel, Burpees	Kniebeuge, Overhead Squad, Ausfallschritte, Burpees, Sprünge
Tag 2	Ausfallschritte mit Kurzhanteln, Kreuzheben, Kettlebellschwünge, Sprünge auf einen Kasten	Liegestütze, Plank, Schleudern mit dem Trainingsseil, Schiffchen, Schlingentrainer-Crunch, Rotation mit Medizinball
Tag 3	Plyometrische Sprünge, diagonales Medizinballheben, Snatch	Klimmzüge, Kreuzheben, Oberkörper und Beine anheben in Bauchlage, Rudern, Bridging

Im Übungsteil dieses Buchs finden Sie die Übungen eingeteilt nach „hauptsächlich trainierter Muskelgruppe". Mithilfe dieser Einteilung sehen Sie sofort, welche Übungen man zusammen trainieren kann. Der Begriff „hauptsächlich trainierte Muskelgruppe" ist wichtig, da gerade funktionale Übungen den gesamten Körper mit in die Bewegung einbeziehen. Trotzdem gibt es eine Muskelgruppe, die die Hauptarbeit leistet.

Personen, die neben dem Krafttraining eine weitere Sportart betreiben (zum Beispiel Fußball im Verein), müssen das Training zusätzlich auf die Trainingseinheiten im Verein abstimmen. Das Training der Beine vor einem Spieltag wäre in diesem Fall der Inbegriff der Selbstsabotage.

Wieso werden nicht alle Muskeln alle 72 Stunden trainiert? Das liegt zum einen daran, dass der

DIE SIEBEN SCHRITTE ZUM OPTIMALEN TRAININGSPLAN

Zeitaufwand für das Training des gesamten Körpers sehr groß ist. Nehmen wir an, eine durchschnittliche Trainingseinheit dauert 45 Minuten. In diesen 45 Minuten den ganzen Körper ausreichend zu trainieren, ist sehr schwer, es sei denn, man möchte nur Kraftausdauertraining machen. Deshalb ist es meistens sinnvoller, an jedem Trainingstag den Schwerpunkt auf eine andere, hauptsächlich trainierten Muskelgruppe zu legen. So kann dieser Muskelgruppe mehr Zeit gewidmet werden und der Trainingseffekt ist besser.

Zum anderen ist ein Ganzkörpertraining für Vereinssportler hinderlich. Ein Basketballer sollte einen Tag vor einem Spieltag (oder gar am selben Tag) auf keinen Fall seine Schultern trainieren, da die Koordination der Arme massiv gestört werden würde. Gerade Vereinssportler müssen den Krafttrainingsplan so abstimmen, dass vor Wettkämpfen die in der Sportart hauptsächlich beteiligte Muskelgruppe nicht durch vorangehendes Krafttraining ermüdet wird.

Zusammenfassung Schritt sechs

Die Abstimmung von Trainingshäufigkeit und -umfang ist ein sehr individueller Prozess. Machen Sie den Fitnesstest, damit Sie eine Einschätzung bekommen, welche Zeitplanung sich für Ihre Bedürfnisse am besten eignet.

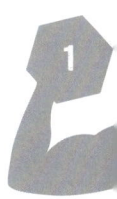

1.9 Stoffwechsel und Hormone: So wachsen Muskeln noch schneller

Der Stoffwechsel und die Ernährung haben maßgeblichen Einfluss auf den Kraftzuwachs beziehungsweise Muskelauf- oder -abbau. Mit der Ernährung beschäftigen wir uns in Kap. 5. Den Stoffwechsel beeinflussen wir über das Training.

Stoffwechsel ist ein Begriff, um alle Prozess im Körper zu beschreiben, die mit der Verwandlung von „Stoffen" zusammenhängen, die der Organismus für seine Zwecke nutzen kann. Der Fachbegriff ist **Metabolismus** vom griechischen Wort **metabolismós**, das übersetzt genau **Stoffwechsel** bedeutet. Wenn Sie beispielsweise eine Scheibe Brot essen, wird das Brot im Körper zersetzt und in andere Stoffe umgewandelt. Erst dann kann der Organismus mit den Inhaltsstoffen weiter arbeiten. Ein sehr bekannter Stoff ist Sauerstoff. Man atmet Luft ein und der darin enthaltene Sauerstoff wird im Körper umgewandelt (man spricht auch von „verstoffwechselt") und für lebensnotwendige Prozesse genutzt. Zu den Stoffwechselprozessen gehören viele essenzielle Abläufe, wie die Atmung, die Energiegewinnung als auch das Wachstum von Zellen.

Die Proteinbiosynthese – der Inbegriff des Muskelwachstums

Die **Proteinbiosynthese** ist der Stoffwechselprozess, der Stoffe des Körpers und aus der Nahrung zusammenführt und in Muskeln verwandelt. Der Begriff **Synthese** stamm aus dem Altgriechischen und bedeutet **zusammenfassen**. Die Proteinbiosynthese ist allgemein ein Begriff, der einen Ablauf beschreibt. Bei diesem Ablauf handelt es sich um aufbauende Prozesse bzw. Wachstumsprozesse. Beispiele für solche Wachstumsprozesse sind das Haarwachstum, Nagelwachstum und eben auch das Muskelwachstum.

Muskeln bestehen aus Proteinstrukturen. Damit Muskeln überhaupt wachsen können, müssen ihnen neue Proteine über die Blutbahn geliefert und dort verarbeitet werden. Mit einem beschleunigten Stoffwechsel und der damit verbundenen, schnelleren Proteinsynthese wird auch die Geschwindigkeit erhöht, mit der neue Proteine zu den Muskeln befördert werden. Steigt die Konzentration an muskelaufbauenden Hormonen im Blut, wird auch die Proteinbiosyntheserate gesteigert.

DIE SIEBEN SCHRITTE ZUM OPTIMALEN TRAININGSPLAN

Damit wird auch klar, wieso es essenziell ist, mehr Proteine über die Nahrung zu sich zu nehmen, als ein Nichtsportler verzehrt. Darauf gehen wir noch genauer in Kap. 5 „Ernährung" ein.

Neben den Stoffen, die wir über die Nahrung aufnehmen, stellt der Körper auch selbst Stoffe her, die das Muskelwachstum beschleunigen. Ein weitläufig bekannter Stoff, der das Muskelwachstum entscheidend beschleunigt, ist das **Testosteron**. Je mehr Testosteron sich in unserem Organismus befindet, desto schneller steigt die Kraft beziehungsweise wachsen die Muskeln. Interessant ist jetzt, dass wir Einfluss auf die Proteinbiosynthese und die Hormonproduktion nehmen können. Wenn Sie das Training nach den hier beschriebenen sieben Schritten planen, werden Sie eine Menge Testosteron und andere Hormone für schnelles Muskelwachstum freisetzen. Wenn Ihr Ziel das Hypertrophietraining ist, dann sollten Sie die folgenden Tipps unbedingt berücksichtigen, um die Muskeln noch schneller wachsen zu lassen.

Hormone – verantwortlich für schnelles Muskelwachstum

Hormone sind für beeindruckende Abläufe im Körper zuständig. Sie regeln unter anderem das Gefühl, glücklich und zufrieden zu sein (Endorphine), nach dem Schlafen wach zu werden (Serotonin) oder in Notsituationen ungeahnte Kräfte zu mobilisieren, um zum Beispiel vor Feuer zu flüchten (Adrenalin). Diese Prozesse sind automatisiert und zählen zu den grundlegenden Funktionen eines Menschen. Man kann einige Hormonproduktionen jedoch durch bestimmte Verhaltensweisen beeinflussen. So werden zum Beispiel durch Sporttreiben Endorphine freigesetzt. Sie brauchen nur eine Runde Joggen zu gehen und schon haben Sie den Prozess in Gang gesetzt und werden sich glücklicher fühlen.

Die Hormone Testosteron, IGF-1 (englisch für Insulin-like Growth Factors, zu Deutsch: insulinähnliches Wachstumshormon) und HGH (Human Growth Hormone, zu Deutsch: menschliches Wachstumshormon) haben sehr starken Einfluss auf den Muskelauf- und Fettabbau. Diese Hormone werden vom Körper selbst produziert, sobald man eine Hantel nur anschaut und an Trainingsabläufe denkt, wenn auch nur in kleinen Mengen. Mit den richtigen Übungen können Sie mehr Testosteron, IGF-1 und HGH produzieren, um die Muskeln schneller wachsen zu lassen.

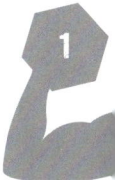

KRAFTTRAINING – SCHNELLER MUSKELAUFBAU

Doping und Anabolika

Zum Verständnis: Die Förderung eines anabolen Stoffwechsels ist auch der Grund, wieso **Anabolika** (abstammend vom griechischen Wort **anabolismós** für **Aufwurf**) so beliebt sind. Es handelt sich um den effektivsten Weg, ohne viel Aufwand schnell Muskeln aufzubauen. Man muss sich nicht die Mühe machen und die richtigen Übungen zur richtigen Zeit durchführen, sondern setzt lediglich eine Spritze mit dem Hormon Testosteron in den Arm. Das funktioniert sehr gut und schnell und wird in der Medizin zum Muskelaufbau nach schweren Verletzungen genutzt. Bei verletzten Personen reichen geringe Dosierungen zur Wiedererlangung der Kraft, wie sie vor dem Unfall war. Gesunde Privatanwender müssten höhere Dosierungen nutzen, damit es sichtbare Effekte gibt. Solche Dosierungen, wie sie im Bodybuilding häufig genommen werden, sind stark gesundheitsgefährdend und darüber hinaus illegal und werden daher in diesem Buch nicht behandelt.

Kraftübungen sind unser natürliches Anabolika

Vor allem das Training der Bein-, Brust- und Rückenmuskulatur hat durch seinen massiven Einfluss auf die muskelaufbauenden Stoffwechselprozesse entscheidende Wirkung auf das Wachstum aller(!) Körperregionen! Das bedeutet konkret, dass Sie beim Ziel Hypertrophie insbesondere die Muskelaufbau-Grundübungen, wie Kniebeugen, Kreuzheben, Klimmzüge oder Bankdrücken, nutzen sollten, damit Sie die Hormonproduktion und die Proteinbiosynthese verdreifachen! Das entspricht der Wirkung von Anabolika, nur dass wir die Prozesse selbst und völlig legal in Gang setzen. Man spricht von einer **endogenen Hormonausschüttung**. **Endogen** ist ein griechisches Wort und bedeutet **von innen heraus**. Das Gegenteil ist exogen und käme der Injektion von Anabolika gleich.

Vielleicht werden Sie nun protestieren: „Ich will aber auch dicke Arme, breite Schultern und schöne Waden bekommen! Ganz zu schweigen von harten, flachen Bauchmuskeln!" Indirekt wird allein durch das Training der Grundübungen auch Ihr Bizeps wachsen – selbst wenn einige der Übungen den Bizeps nicht hauptsächlich in die Bewegung mit einbeziehen.

Die Arme wachsen nicht automatisch mit, wenn man die Grundübungen durchführt. Das hat eine Studie des Natural Science and Engineering Research Councils (NSERC) in Kanada im Jah-

DIE SIEBEN SCHRITTE ZUM OPTIMALEN TRAININGSPLAN

re 2010 bestätigt (Quelle: West et al. (2010)). Die Grundübungen schütten zwar mehr Hormone im Körper aus, aber deshalb nimmt die Kraft und Muskelmasse im Bizeps nicht automatisch zu. Wenn die Armmuskulatur wachsen soll, muss sie auch trainiert werden!

Warum also so ein Wind um die vermeintlich „mächtigen" Grundübungen Kniebeuge, Kreuzheben, Klimmzüge und Bankdrücken? Ganz einfach: Die vier „mächtigen" Übungen veranlassen den Körper dazu, viel mehr Wachstumshormone zu produzieren, als „kleine" Übungen wie Bizepscurls. Die Hormone versetzen den Körper in einen „anabolen Zustand", der für aufbauende (anabole) Prozesse wie Muskelwachstum ideal ist. Muskeln werden dank der dreifach beschleunigten Proteinsynthese schneller aufgebaut und die Verwertung von Nährstoffen aus der Nahrung verbessert sich. Sogar Körperfett wird durch den erhöhten Stoffwechselumsatz rascher abgebaut. Je mehr Hormone Sie im Blut haben, desto mehr profitieren Sie von den positiven Eigenschaften der Hormone auf die körperliche Veränderung. Ihre Arm-, Schulter-, Bauch- oder Wadenmuskeln wachsen nicht automatisch mit, wenn Sie Grundübungen wie Kniebeugen ausführen – aber sie werden schneller wachsen, sobald Sie sie trainieren!

Genau hier liegt der Trick: Die meisten erfolglosen Menschen im Studio, die große Probleme beim Aufbau von Muskelmasse haben, verzichten auf die Grundübungen. Sie machen lieber Bizepscurls als Kniebeugen, da ein Bizepscurl die Arme vermeintlich besser trainiert, als eine Übung für die Beine. Merken Sie sich daher:

Die Durchführung der „mächtigen" Grundübungen Kniebeuge, Kreuzheben, Klimmzüge und Bankdrücken führt zu einer größeren Hormonantwort und verdreifacht die Proteinbiosynthese. Das versetzt den Körper in einen „anabolen Zustand". In diesem Zustand ist das Muskelwachstum beschleunigt, sobald auch kleinere Muskelgruppen, wie die Armmuskulatur, trainiert werden.

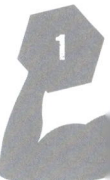

KRAFTTRAINING – SCHNELLER MUSKELAUFBAU

1.10 Schritt sieben: Machen Sie den Fitnesstest

Die Grundlagen für die Erstellung des optimalen Trainingsplans haben Sie gelernt. Sie können sich nun einen eigenen Plan erstellen. Noch einfacher wird es aber, wenn Sie den Fitnesstest machen, den ich in diesem Buch erstellt habe. Der Fitnesstest bietet den großen Vorteil, das er eine Einschätzung Ihres derzeitigen Leistungsniveaus feststellt. Sie erfahren, ob Sie Anfänger, Fortgeschritten, Leistungssportler oder Topathlet sind. Das ist hilfreich, wenn Sie bei den Übungen beispielsweise einen Hinweis finden, dass sich die Technik nur für fortgeschrittene Athleten eignet.

Der Fitnesstest berechnet auch für Sie Ihren Trainingsschwerpunkt. Sollten Sie auf Maximalkraft, Schnellkraft, Kraftausdauer oder Hypertrophie-Schwerpunkt trainieren? Und sind ganzkörperorientierte oder funktionale Übungen die besten für Ihre Bedürfnisse? Mit dem Ergebnis des Fitnesstests wird Ihnen schon einmal ein Großteil an Übungen empfohlen, die Sie am schnellsten zum Ziel führen. Außerdem werden die Übungen, die Sie nicht brauchen, herausgefiltert.

Da wir keine persönliche Beratung über ein Buch vornehmen können, sollten Sie die Grundlagen der Trainingslehre nutzen, um auch nach Absolvierung des Fitnesstests Ihren Trainingsplan zu individualisieren. So können Sie kleine Änderungen bei der Satz- oder Wiederholungszahl und bei der Übungsauswahl und -anzahl vornehmen. Orientieren Sie sich bei diesen Werten aber unbedingt an dem für Sie passenden Trainingsplan.

Gehen Sie jetzt den letzten Schritt bei der Erstellung Ihres optimalen Trainingsplans. Der Fitnesstest befindet sich auf den folgenden Seiten und ist in einer Minute absolviert (S. 71). Nach der Auswertung erhalten Sie dann eine Empfehlung mit dem passenden Plan. Wenn Sie sich die Arbeit des Auswertens ersparen wollen, geht es wesentlich schneller, wenn Sie den Fitnesstest online auf meiner Website unter www.christiankierdorf.de/fitnesstest machen. Das Programm berechnet für Sie das Ergebnis automatisch nach den Regeln in diesem Buch.

Zusammenfassung Schritt sieben

Der letzte Schritt auf dem Weg zum optimalen Trainingsplan ist der Fitnesstest. Mit diesem wird Ihr Leistungsstand, der Kraft- (Maximalkraft, Schnellkraft, Kraftausdauer oder Hypertrophie) sowie der Übungsschwerpunkt (ganzkörperorientiert oder funktionell) berechnet, damit Sie schnell einen passenden Trainingsplan für sich finden und gegebenenfalls anpassen können.

1.11 Zusammenfassung: Die sieben Schritte zum optimalen Trainingsplan

Mit den sieben Schritten zum optimalen Trainingsplan werden Sie einen sehr guten Trainingsplan zusammenstellen können, der Ihre Muskeln schnell wachsen lässt. Alle sieben Schritte werden hier noch einmal zusammengefasst:

1. **Bestimmen Sie das Ziel** – Das Ziel gibt vor, nach welcher Krafttrainingsart (Maximalkraft, Schnellkraft, Kraftausdauer oder Hypertrophie) und mit welcher Übungsmethode (funktionale oder klassische) Sie trainieren sollten.

2. **Wählen Sie die besten Übungen** – Generell wird zwischen funktionalen und klassischen Kraftübungen unterschieden. Bestimmte Übungen eignen sich besser für bestimmte Ziele.

3. **Verwandeln Sie Zeit in Muskeln** – Es sollten immer Supersätze angewendet werden, damit die Trainingszeit optimal genutzt wird.

4. **Bauen Sie eine Beziehung auf** – Das Trainingsgewicht und die Wiederholungszahl stehen in enger Beziehung zueinander. Die Wiederholungszahl wird von der Krafttrainingsart vorgegeben, danach richtet man das Trainingsgewicht.

5. **Agieren Sie mit voller Fahrt oder lieber langsam** – Das Bewegungstempo ist bei jedem Ziel unterschiedlich und hat entscheidenden Einfluss auf den Trainingserfolg.

6. **Planen Sie die perfekte Trainingszeit** – Die Trainingszeit aufeinander abzustimmen, hängt eng mit dem persönlichen Leistungszustand zusammen. Der Fitnesstest hilft Ihnen, Ihr Leistungsniveau zu bestimmen.

7. **Machen Sie den Fitnesstest** – Welcher Trainingsplan passt zu Ihnen? Anhand der Testergebnisse können Sie schnell den richtigen Trainingsplan für Ihre Bedürfnisse auswählen. Testen Sie sich jetzt!

KAPITEL 2

2 FITNESSTEST UND TRAININGSPLÄNE

Mit dem Fitnesstest finden Sie heraus, welcher Trainingsplan zu Ihnen passt und auf welchem Leistungsniveau Sie sich befinden. Danach können Sie den passenden Trainingsplan zu Ihrem Leistungsstand aus diesem Buch auswählen und sofort mit dem Training beginnen.

Der beste Trainingsplan ist immer der, der am ehesten auf Ihre persönlichen Bedürfnisse und Lebensumstände zugeschnitten ist. Denn das bewirkt, dass Sie den Trainingsplan auch kontinuierlich anwenden. Nichts ist so wichtig wie Kontinuität im Krafttraining. Gleichgültig, mit welchem System man trainiert – es muss eine Zeit lang durchgezogen werden, damit der Körper mit der entsprechenden Adaption reagiert. Es gibt bisher keine Alternative zu dem Grundsatz, dass der menschliche Organismus für den Aufbau von Muskeln einige Zeit benötigt. Selbst wenn man verbotene Substanzen (Doping) zu sich nimmt, hat man keinen Muskelzuwachs über Nacht.

Da ein Trainingsplan nur dann von einer Person kontinuierlich angewendet wird, wenn er mit den Werten, Zielen und Lebensumständen dieser Person übereinstimmt, ist es wichtig, zu wissen, wie man einen passenden Trainingsplan für sich findet. Sie, lieber Leser, starten natürlich mit anderen Werten, Voraussetzungen und Zielen in dieses Buch, als ein anderer Leser. Deshalb habe ich einen Fitnesstest entwickelt, mit dem Sie individuell prüfen können, welcher Trainingsplan am besten zu Ihnen passt. Absolvieren Sie jetzt den Fitnesstest und wählen Sie dann anhand des Ergebnisses den richtigen Trainingsplan, damit Sie sofort mit dem Training beginnen können.

FITNESSTEST UND TRAININGSPLÄNE

2.1 Fitnesstest

Datum: _____

Geschlecht
☐ Männlich ☐ Weiblich

Alter
13-99 Jahre

1. **Wann haben Sie das letzte Mal Krafttraining gemacht? (nur eine Antwort)**
   ☐ Heute ☐ Gestern ☐ Diese Woche ☐ Letzte Woche ☐ Letzten Monat
   ☐ Vor mehr als zwei Monaten ☐ Vor mehr als sechs Monaten ☐ Vor einem Jahr ☐ Noch nie

2. **Haben Sie im letzten Monat regelmäßig Krafttraining betrieben, das heißt jede Woche die geplanten Trainingseinheiten eingehalten? (nur eine Antwort)**
   ☐ Ja ☐ Nein

3. **Wie lange betreiben Sie bereits Krafttraining? (nur eine Antwort)**
   ☐ Ich fange (wieder) neu damit an ☐ 1-2 Jahre ☐ 3-4 Jahre ☐ 4+ Jahre

4. **Wann trainieren Sie beziehungsweise wollen Sie demnächst trainieren gehen (nur Krafttraining)? (mehrere Antworten möglich)**

MO.	DI.	MI.	DO.	FR.	SA.	SO.
☐ Morgens	☐ Morgens	☐ Morgens	☐ Morgens	☐ Morgens	☐ Morgens	☐ Morgens
☐ Mittags	☐ Mittags	☐ Mittags	☐ Mittags	☐ Mittags	☐ Mittags	☐ Mittags
☐ Abends	☐ Abends	☐ Abends	☐ Abends	☐ Abends	☐ Abends	☐ Abends

5. **Wie lange dauern Ihre Trainingseinheiten durchschnittlich beziehungsweise sollen sie dauern? (nur eine Antwort)**
   ☐ 15 min ☐ 30 min ☐ 45 min ☐ 60 min ☐ 75 min ☐ 90 min
   ☐ 105 min ☐ 120 min ☐ Länger

6. **Machen Sie andere Sportarten neben Krafttraining? (nur eine Antwort)**
   ☐ Ja ☐ Nein

KRAFTTRAINING – SCHNELLER MUSKELAUFBAU

7. **Wenn ja, welche? (mehrere Antworten möglich)**
   - ☐ Spielsport (Basketball, Fußball, Handball, Hockey, Tennis, Volleyball)
   - ☐ Joggen/Laufen in der Freizeit
   - ☐ Ausdauertraining mit Trainingsplan
     (Triathlon, Radfahren, Schwimmen, Marathon, 5.000-m-Lauf)
   - ☐ Crossfit
   - ☐ Bodybuilding/Fitness
   - ☐ Kraftsport (Powerlifting, olympisches Gewichtheben)
   - ☐ Akrobatische Sportarten (Turnen, Tricking, Parkour, Breakdance)
   - ☐ Leichtathletik Kurzstrecke und Wurf (100-m-Sprint, 200-m-Sprint, Kugelstoßen, Diskus)
   - ☐ Kampfsport

8. **Wie organisieren Sie Ihren Sport? (mehrere Antworten möglich)**
   - ☐ Ich bin in einem Verein angemeldet
   - ☐ In meiner Freizeit

   PS: Fitnessstudios sind keine Vereine!

9. **Was ist Ihr Hauptziel beim Krafttraining? (nur eine Antwort möglich)**
   - ☐ Ich möchte mich in meiner Sportart verbessern. (Außer Krafttraining)
   - ☐ Ich möchte mich gesund fühlen und einen Ausgleich zum Alltag haben.
   - ☐ Ich möchte meine Verletzung(en) auskurieren und wieder fit werden.
   - ☐ Ich möchte noch stärker werden, um im Kraftsport besser zu werden.
   - ☐ Ich möchte meine Fitness steigern und gut aussehen.

10. **Wie viele Liegestütze (siehe Seite 357) schaffen Sie? (nur eine Antwort)**
    Männer: ☐ 0-10 ☐ 11-30 ☐ 31-60 ☐ 61+
    Frauen: ☐ 0-4 ☐ 5-8 ☐ 9-20 ☐ 21+

11. **Wie viele Klimmzüge mit dem ganzen Körpergewicht ohne Schwung (siehe Seite 358) schaffen Sie? (nur eine Antwort)**
    Männer: ☐ 0-5 ☐ 6-10 ☐ 11-15 ☐ 16+
    Frauen: ☐ 0-3 ☐ 4-6 ☐ 7-9 ☐ 10+

FITNESSTEST UND TRAININGSPLÄNE

12. **Wie viel Trainingsgewicht trauen Sie sich maximal bei einer Kniebeuge (siehe Seite 348) zu?** (nur eine Antwort)

    Männer: ☐ 10-40 kg ☐ 40-60 kg ☐ 60-80 kg ☐ 60-90+

    Frauen: ☐ 10-30 kg ☐ 30-40 kg ☐ 30-60 kg ☐ 40-70+

13. **Wie lange schlafen Sie durchschnittlich während der Woche (inklusive etwaige Nickerchen)?** (nur eine Antwort)

    ☐ 1-4 Stunden ☐ 4-5 Stunden ☐ 6-8 Stunden ☐ 9-10 Stunden ☐ 11+ Stunden

14. **Rauchen Sie?** (nur eine Antwort)

    ☐ Ja ☐ Nein ☐ Gelegentlich

15. **Wie sieht Ihr Konsumverhalten bezüglich Alkohol aus?** (nur eine Antwort)

    ☐ Ich trinke keinen Alkohol

    ☐ Ich trinke Alkohol in unregelmäßigen Abständen (zum Beispiel 1-2 x im Monat)

    ☐ Ich trinke regelmäßig Alkohol (zum Beispiel jedes Wochenende oder täglich)

Körpergröße: _____ cm

Körpergewicht: _____ kg

Körperfettanteil: _____ %

Auswertung Fitnesstest

Ich empfehle Ihnen ausdrücklich, zuerst den Fitnesstest durchzuführen und anschließend die Auswertung zu lesen! Bei Tests dieser Art gilt die Regel, dass die Testperson die möglichen Testergebnisse nicht vorher lesen sollte. Andernfalls besteht die große Gefahr, dass sich die Testperson selbst sabotiert und die Antworten unterbewusst verfälscht, um ein Wunschergebnis zu produzieren. Im Idealfall lassen Sie sich die Fragen und Antworten von einer anderen Person vorlesen, ohne vorher die Auswertung gelesen zu haben. So erhalten Sie das ehrlichste Testergebnis.

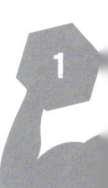

KRAFTTRAINING – SCHNELLER MUSKELAUFBAU

Für die Auswertung des Fitnesstests zählen Sie die Summe der Ergebnisse zusammen. Dabei erhalten Sie für jede Antwort einen Buchstaben (A, B, C, D) oder eine Buchstabenkombination (Z1, Z2, Z3, Z4, Z5, Z1KA, Z1M, Z1S, Z5H, Z5KA). Eventuell werden auch Buchstaben abgezogen („Minus C"). Zählen Sie, wie viele As, Bs, Cs und so weiter Sie gesammelt haben. Mit der Buchstaben- beziehungsweise der Zahlenkombination, die die meisten Antworten erhalten haben, setzen Sie einen Code zusammen. Der Code beginnt mit der Buchstabenkombination (zum Beispiel Z1), wird durch einen Buchstaben fortgesetzt (zum Beispiel B) und endet mit der Angabe, wie oft Sie Krafttraining in der Woche durchführen möchten (zum Beispiel 3 x). Ein möglicher Code könnte folgendermaßen aussehen: Z1-B-3. In der Liste auf Seite 80 können Sie den passenden Trainingsplan zu Ihrem Code heraussuchen.

Bedeutung des Trainingsplancodes

Die Buchstaben (A, B, C, D) stehen für das Leistungsniveau. Der Buchstabe D steht für Anfängerniveau, C für Fortgeschrittene. Der Buchstabe B zeigt, dass die Antworten auf einen Leistungssportler hindeuten und Antwort A ist die Definition eines Topathleten, mit Ergebnissen, die auch ein Profisportler angeben würde.

Die Z-Kombinationen (Z1, Z2, Z3, Z4, Z5, Z1KA, Z1M, Z1S, Z5H, Z5KA) zeigen, welches Ziel überwiegend verfolgt wird. Dabei sind die Ziele in der Reihenfolge der Tabelle auf Seite 80 sortiert. Ziel 1 (Z1) steht somit für das Ziel „sportartspezifisches Krafttraining". Wer das Ziel „Krafttraining zur Gesunderhaltung und als Ausgleich für den Alltag" hat, sammelt Antworten mit dem Code Z2. „Krafttraining in der Reha" ist Ziel 3 mit dem Code Z3. Kraftsportler sollten den Code Z4 für das Ziel 4, „Krafttraining für Kraftsportler", gesammelt haben, während Fitness und Bodybuilding mit Ziel 5 den Code Z5 erhält.

Bei manchen Zielen werden unterschiedliche Krafttrainingsarten (Kraftausdauer, Maximalkraft, Schnellkraft, Hypertrophie) empfohlen. Sofern eine Antwort im Fitnesstest auf eine bestimmte Kraftart eines Ziels zurückschließen lässt, wird dies mit einer weiteren Buchstabenkombination gekennzeichnet. Z1KA steht für das Ziel 1 mit dem Schwerpunkt Kraftausdauer. Z1M für Ziel 1 Maximalkraft, Z1S für Ziel 1 Schnellkraft. Beim Ziel 5, Fitness und Bodybuilding, wird die empfohlene Krafttrainingsart mit Z5H für Hypertrophie und Z5KA für Kraftausdauer gekennzeichnet.

Beispiel: Sollten Sie solche erweiterten Z-Kombinationen in Ihrer Auswertung finden, nutzen Sie die erweiterte Z-Kombination für Ihren Code. Beispiel: Sie haben 3 x eine Antwort mit dem Wert „Z1" gesammelt und 1 x mit dem Wert „Z1KA". Dann lautet Ihr endgültiger Code nicht „Z1-B-3", sondern „Z1KA-B-3".

FITNESSTEST UND TRAININGSPLÄNE

Die letzte Zahl im Code ist die Anzahl der Trainingstage, die Sie bei Frage vier angegeben haben. Zählen Sie einfach die Tage, an denen Sie ein Häkchen für Training gesetzt haben. Wenn Sie an einem Tag mehrfach trainieren wollen, können Sie dies auch tun. Beachten Sie bitte nur, dass vier Trainingstage die maximale Anzahl von Trainingseinheiten in diesem Buch darstellt. Sie können also höchstens eine „4" an das Ende des Codes setzen. Es gibt in diesem Buch keine Trainingspläne mit mehr als vier Trainingstagen, dazu hat der Platz nicht mehr gereicht. Außerdem können Personen, die mehr als viermal in der Woche trainieren, höchstwahrscheinlich schon sehr gut eigene Trainingspläne erstellen.

Die Körpergröße, das Gewicht und der Körperfettanteil sind optionale Werte und haben keinen Einfluss auf das Ergebnis. Formeln zur Beurteilung der körperlichen Fitness, die das Körpergewicht und die Körpergröße nutzen – das bekannteste Beispiel ist der **Body-Mass-Index (BMI)** –, können nur Anhaltspunkte über mögliches Über- oder Untergewicht von Nichtsportlern geben. Für Sportler sind solche Formeln ungeeignet, da sie große Muskelmasse oder höhere Knochendichte nicht berücksichtigen. Es ist aus sportpsychologischen Zwecken jedoch sinnvoll, diese Werte bei einem Fitnesstest festzuhalten. Für die Ernährungsanalyse in diesem Buch werden diese Werte hingegen zwingend benötigt.

Den Fitnesstest finden Sie auch auf meiner Website. Wenn Sie den Fitnesstest online ausfüllen, sparen Sie sich die Mühe, Ihren Fitnesstest selbst auszuwerten. Sie finden den Test unter www.christian-kierdorf.de/fitnesstest

Antworten zur Auswertung

1. **Wann haben Sie das letzte Mal Krafttraining gemacht? (nur eine Antwort)**
   Gilt für Männer und Frauen:
   Heute = ABCD; gestern = ABCD; diese Woche = ABCD; letzte Woche = ABCD;
   letzten Monat = CD; vor mehr als zwei Monaten = CD; vor mehr als sechs Monaten = CD;
   vor einem Jahr = D; noch nie = D

2. **Haben Sie im letzten Monat regelmäßig Krafttraining betrieben, das heißt jede Woche die geplanten Trainingseinheiten eingehalten? (nur eine Antwort)**
   Gilt für Männer und Frauen:
   Ja = ABC; nein = CD

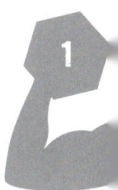

KRAFTTRAINING – SCHNELLER MUSKELAUFBAU

3. **Wie lange betreiben Sie bereits Krafttraining? (nur eine Antwort)**
   Gilt für Männer und Frauen:
   Ich fange (wieder) neu damit an = D; 1-2 Jahre = CD; 3-4 Jahre = BC; 4+ Jahre = AB

4. **Wann trainieren Sie beziehungsweise wollen Sie demnächst trainieren gehen (nur Krafttraining)?**
   Gilt für Männer und Frauen:
   _____ x pro Woche

5. **Wie lange dauern Ihre Trainingseinheiten durchschnittlich beziehungsweise sollen sie dauern? (nur eine Antwort)**
   Gilt für Männer und Frauen:
   15 min = D; 30 min = D; 45 min = ABCD; 60 min = ABCD; 75 min = ABCD; 90 min = ABCD; 105 min = ABCD; 120 min = ABCD; länger = ABCD

6. **Machen Sie andere Sportarten neben Krafttraining? (nur eine Antwort)**
   Gilt für Männer und Frauen:
   Ja = ABC; Nein = D

7. **Wenn ja, welche? (mehrere Antworten möglich)**
   Spielsport = Z 1 KA
   Joggen/Laufen in der Freizeit = Z 2
   Ausdauertraining mit Trainingsplan = Z 1 KA
   Crossfit = Z 1 KA
   Bodybuilding/Fitness = Männer: Z 5 H, Frauen: Z 5 KA
   Kraftsport = Z 4 M
   Akrobatische Sportarten = Z 1 KA
   Leichtathletik Kurzstrecke und Wurf = Z 1 S
   Kampfsport = Z1S

8. **Wie organisieren Sie Ihren Sport? (mehrere Antworten möglich)**
   Gilt für Männer und Frauen:
   Ich bin in einem Verein angemeldet = ABC; in meiner Freizeit = BCD

FITNESSTEST UND TRAININGSPLÄNE

9. **Was ist Ihr Hauptziel beim Krafttraining? (nur eine Antwort möglich)**

    Ich möchte mich in meiner Sportart verbessern. (Außer Krafttraining) = Z1

    Ich möchte mich gesund fühlen und einen Ausgleich zum Alltag haben = Z2

    Ich möchte meine Verletzung(en) auskurieren und wieder fit werden = Z3

    Ich möchte noch stärker werden, um im Kraftsport besser zu werden = Z4

    Ich möchte meine Fitness steigern und gut aussehen = Z5

10. **Wie viele Liegestütze (siehe Seite 357) schaffen Sie? (nur eine Antwort)**

    Männer: 0-10 = D; 11-30 = C; 31-60 = B; 61+ = A

    Frauen: 0-4 = D; 5-8 = C; 9-20 = B; 21+ = A

11. **Wie viele Klimmzüge mit dem ganzen Körpergewicht ohne Schwung (siehe Seite 358) schaffen Sie? (nur eine Antwort)**

    Männer: 0-5 = D; 6-10 = C; 11-15 = B; 16+ = A

    Frauen: 0-3 = D; 4-6 = C; 7-9 = B; 10+ = A

12. **Wie viel Trainingsgewicht trauen Sie sich maximal bei einer Kniebeuge (siehe Seite 348) zu? (nur eine Antwort)**

    Männer: 10-40 kg= D; 40-60 kg = C; 60-80 kg = B; 60-90+ kg = A

    Frauen: 10-30 kg = D; 30-40 kg = C; 30-60 kg = B; 40-70+ = A;

13. **Wie lange schlafen Sie durchschnittlich während der Woche (inklusive etwaige Nickerchen)? (nur eine Antwort)**

    Gilt für Männer und Frauen:

    1-4 Stunden = D; 4-5 Stunden = CD; 6-8 Stunden = BCD; 9-10 Stunden = ABCD;

    11+ Stunden = AB

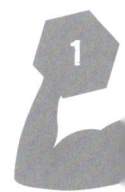

KRAFTTRAINING – SCHNELLER MUSKELAUFBAU

14. **Rauchen Sie? (nur eine Antwort)**

    Gilt für Männer und Frauen:

    Ja = Minus ABCD; Nein = ABCD; Gelegentlich = Minus A

15. **Wie sieht Ihr Konsumverhalten bezüglich Alkohol aus? (nur eine Antwort)**

    Gilt für Männer und Frauen:

    Ich trinke keinen Alkohol = ABCD

    Ich trinke Alkohol in unregelmäßigen Abständen = Minus A

    Ich trinke regelmäßig Alkohol = Minus ABC

Beispiel Auswertungsbogen

In diesem Beispiel wurde der Fitnesstest von einer Frau ausgefüllt. Das Ergebnis lautet Z1-C-3, weil zu diesen Buchstaben beziehungsweise Z-Kombinationen die meisten Antworten gegeben wurden und die Dame an drei Tagen in der Woche trainieren möchte.

MÄNNER			FRAUEN		
ANZAHL Z-KOMBINATIONEN	ANZAHL BUCHSTABEN	ANZAHL WÖCHENTLICHE TRAININGSEINHEITEN (FRAGE 4)	ANZAHL Z-KOMBINATIONEN	ANZAHL BUCHSTABEN	ANZAHL WÖCHENTLICHE TRAININGSEINHEITEN (FRAGE 4)
Z1 Z2 Z3 Z4 Z5	A B C D		Z1 Z2 Z3 Z4 Z5	A B C D	

Beispiel Code:
Z1-C-3
beziehungsweise
Z1KA-C-3
(weil einmal die Z-Kombination Z1KA bei der Auswertung vorkam)

FITNESSTEST UND TRAININGSPLÄNE

Ihre Auswertung

Nutzen Sie den folgenden Auswertungsbogen, um Ihren Fitnesstest auszuwerten und Ihren persönlichen Trainingsplancode zu erhalten. Sie können den Test auch online unter www.christian-kierdorf.de/fitnesstest ausfüllen. So ersparen Sie sich das Auszählen.

MÄNNER										FRAUEN								
ANZAHL Z-KOMBI-NATIONEN					ANZAHL BUCH-STABEN				ANZAHL WÖCHENT-LICHE TRAININGS-EINHEITEN (FRAGE 4)	ANZAHL Z-KOMBI-NATIONEN					ANZAHL BUCHSTABEN				ANZAHL WÖCHENT-LICHE TRAININGS-EINHEITEN (FRAGE 4)
Z1	Z2	Z3	Z4	Z5	A	B	C	D		Z1	Z2	Z3	Z4	Z5	A	B	C	D	

Ihr Code:

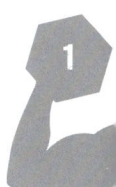

KRAFTTRAINING – SCHNELLER MUSKELAUFBAU

2.2 Liste mit Codes und zugehörigen Trainingsplänen

In dieser Liste können Sie mit dem Code, den Sie nach Auswertung des Fitnesstests erhalten haben, den passenden Trainingsplan heraussuchen.

Code	Ort	Seite	Code	Ort	Seite	Code	Ort	Seite
Z1-A-1 =	Athen	S. 109	Z1KA-D-3 =	Valletta	S. 84	Z2-B-1 =	Athen	S. 109
Z1-A-2 =	Kapstadt	S. 110	Z1M-A-1 =	Seoul	S. 99	Z2-B-2 =	Kapstadt	S. 110
Z1-A-3 =	Salzburg	S. 111	Z1M-A-2 =	Marseille	S. 100	Z2-B-3 =	Salzburg	S. 111
Z1-A-4 =	Barcelona	S. 112	Z1M-A-3 =	Bangkok	S. 101	Z2-B-4 =	Barcelona	S. 112
Z1-B-1 =	Athen	S. 109	Z1M-A-4 =	Prag	S. 102	Z2-C-1 =	Florenz	S. 93
Z1-B-2 =	Kapstadt	S. 110	Z1M-B-1 =	Seoul	S. 99	Z2-C-2 =	Rio	S. 94
Z1-B-3 =	Salzburg	S. 111	Z1M-B-2 =	Marseille	S. 100	Z2-C-3 =	La Paz	S. 95
Z1-B-4 =	Barcelona	S. 112	Z1M-B-3 =	Bangkok	S. 101	Z2-D-1 =	Miami	S. 83
Z1-C-1 =	Florenz	S. 93	Z1M-B-4 =	Prag	S. 102	Z2-D-3 =	Valletta	S. 84
Z1-C-2 =	Rio	S. 94	Z1M-C-1 =	Minsk	S. 87	Z3-A-1 =	Kyoto	S. 114
Z1-C-3 =	La Paz	S. 95	Z1M-C-2 =	Milagro	S. 88	Z3-A-2 =	Antalya	S. 115
Z1-D-1 =	Miami	S. 83	Z1M-C-3 =	Granada	S. 89	Z3-A-3 =	Helsinki	S. 116
Z1-D-2 =	Miami	S. 83	Z1S-A-1 =	Havanna	S. 104	Z3-A-4 =	Köln	S. 117
Z1-D-3 =	Valletta	S. 84	Z1S-A-2 =	Turin	S. 105	Z3-B-1 =	Kyoto	S. 114
Z1KA-A-1 =	Athen	S. 109	Z1S-A-3 =	San Marino	S. 106	Z3-B-2 =	Antalya	S. 115
Z1KA-A-2 =	Kapstadt	S. 110	Z1S-A-4 =	Vaduz	S. 107	Z3-B-3 =	Helsinki	S. 116
Z1KA-A-3 =	Salzburg	S. 111	Z1S-B-1 =	Havanna	S. 104	Z3-B-4 =	Köln	S. 117
Z1KA-A-4 =	Barcelona	S. 112	Z1S-B-2 =	Turin	S. 105	Z3-C-1 =	São Paolo	S. 96
Z1KA-B-1 =	Athen	S. 109	Z1S-B-3 =	San Marino	S. 106	Z3-C-2 =	Sidney	S. 97
Z1KA-B-2 =	Kapstadt	S. 110	Z1S-B-4 =	Vaduz	S. 107	Z3-C-3 =	Lissabon	S. 98
Z1KA-B-3 =	Salzburg	S. 111	Z1S-C-1 =	Nairobi	S. 90	Z3-D-1 =	Neapel	S. 85
Z1KA-B-4 =	Barcelona	S. 112	Z1S-C-2 =	Kairo	S. 91	Z3-D-2 =	Neapel	S. 85
Z1KA-C-1 =	Florenz	S. 93	Z1S-C-3 =	Nelson	S. 92	Z3-D-3 =	Lima	S. 86
Z1KA-C-2 =	Rio	S. 94	Z2-A-1 =	Athen	S. 109	Z4-A-1 =	Seoul	S. 99
Z1KA-C-3 =	La Paz	S. 95	Z2-A-2 =	Kapstadt	S. 110	Z4-A-2 =	Marseille	S. 100
Z1KA-D-1 =	Miami	S. 83	Z2-A-3 =	Salzburg	S. 111	Z4-A-3 =	Bangkok	S. 101
Z1KA-D-2 =	Miami	S. 83	Z2-A-4 =	Barcelona	S. 112	Z4-A-4 =	Prag	S. 102

FITNESSTEST UND TRAININGSPLÄNE

Z4-B-1 = Seoul	S. 99	Z5-C-3 = Lissabon	S. 98
Z4-B-2 = Marseille	S. 100	Z5-D-1 = Neapel	S. 85
Z4-B-3 = Bangkok	S. 101	Z5-D-2 = Neapel	S. 85
Z4-B-4 = Prag	S. 102	Z5-D-3 = Lima	S. 86
Z4M-A-1 = Seoul	S. 99	Z5H-A-1 = Kyoto	S. 114
Z4M-A-2 = Marseille	S. 100	Z5H-A-2 = Antalya	S. 115
Z4M-A-3 = Bangkok	S. 101	Z5H-A-3 = Helsinki	S. 116
Z4M-A-4 = Prag	S. 102	Z5H-A-4 = Köln	S. 117
Z4M-B-1 = Seoul	S. 99	Z5H-B-1 = Kyoto	S. 114
Z4M-B-2 = Marseille	S. 100	Z5H-B-2 = Antalya	S. 115
Z4M-B-3 = Bangkok	S. 101	Z5H-B-3 = Helsinki	S. 116
Z4M-B-4 = Prag	S. 102	Z5H-B-4 = Köln	S. 117
Z4M-C-1 = Minsk	S. 87	Z5H-C-1 = São Paolo	S. 96
Z4M-C-2 = Milagro	S. 88	Z5H-C-1 = Sidney	S. 89
Z4M-C-3 = Granada	S. 89	Z5H-C-3 = Lissabon	S. 98
Z4S-A-1 = Havanna	S. 104	Z5H-D-1 = Neapel	S. 85
Z4S-A-2 = Turin	S. 105	Z5H-D-2 = Neapel	S. 85
Z4S-A-3 = San Marino	S. 106	Z5H-D-3 = Lima	S. 86
Z4S-A-4 = Vaduz	S. 107	Z5KA-A-1 = Athen	S. 109
Z4S-B-1 = Havanna	S. 104	Z5KA-A-2 = Kapstadt	S. 110
Z4S-B-2 = Turin	S. 105	Z5KA-A-3 = Salzburg	S. 111
Z4S-B-3 = San Marino	S. 106	Z5KA-A-4 = Barcelona	S. 113
Z4S-B-4 = Vaduz	S. 107	Z5KA-B-1 = Athen	S. 109
Z5-A-1 = Kyoto	S. 114	Z5KA-B-2 = Kapstadt	S. 110
Z5-A-2 = Antalya	S. 115	Z5KA-B-3 = Salzburg	S. 111
Z5-A-3 = Helsinki	S. 116	Z5KA-B-4 = Barcelona	S. 112
Z5-A-4 = Köln	S. 117	Z5KA-C-1 = Florenz	S. 93
Z5-B-1 = Kyoto	S. 114	Z5KA-C-2 = Rio	S. 94
Z5-B-2 = Antalya	S. 115	Z5KA-C-3 = La Paz	S. 95
Z5-B-3 = Helsinki	S. 116	Z5KA-D-1 = Miami	S. 83
Z5-B-4 = Köln	S. 117	Z5KA-D-2 = Miami	S. 83
Z5-C-1 = São Paolo	S. 96	Z5KA-D-3 = Valletta	S. 84
Z5-C-2 = Sidney	S. 97		

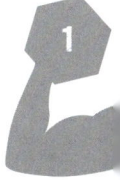

KRAFTTRAINING – SCHNELLER MUSKELAUFBAU

2.3 Trainingspläne

Die Trainingspläne in diesem Buch dienen unterschiedlichen Zielen. Für jedes Ziel gibt es Übungen, die sich besser oder schlechter zum Erreichen des Ziels eignen. Bestimmen Sie deshalb unbedingt Ihr Ziel, bevor Sie sich für einen Trainingsplan entscheiden.

Die Trainingspläne sind nach Leistungsniveaus (Anfänger, Fortgeschrittene, Leistungssportler, Topathleten) geordnet. Beim Bestimmen Ihres Leistungsniveaus hilft Ihnen der Fitnesstest auf Seite 70ff. Die Anzahl der Übungen, Sätze und die Wiederholungszahl ist bereits an das Trainingslevel angepasst. Bei Leistungssportlern und Topathleten finden Sie zwar denselben Trainingsplan, aber unterschiedliche Satzzahlen. Die höheren Werte sind für Topathleten gedacht. Leistungssportler können sich zunächst an den niedrigen Werten orientieren, wobei Sie nach wenigen Wochen die höheren Werte nehmen sollten, um zum Topathlet zu werden. Beispiel: Im Trainingsplan „Seoul" für Leistungssportler und Topathleten auf Seite 99 werden für die Übung „Kniebeuge" 3-4 Sätze empfohlen. Leistungssportler absolvieren drei Sätze, während Topathleten vier Sätze durchführen sollten.

Es gibt Trainingspläne für unterschiedliche Anzahl an Trainingstagen. Sofern Sie noch eine andere Sportart neben dem Krafttraining betreiben, sollten Sie die Trainingstage hinsichtlich der Regeneration entsprechender Muskelgruppen unbedingt abstimmen.

Jeder Trainingsplan hat einen einzigartigen Namen (zum Beispiel „Miami"). Der Name dient lediglich zur Identifizierung des Plans und hat keine weitere Bedeutung.

FITNESSTEST UND TRAININGSPLÄNE

2.4 Trainingspläne für Anfänger

Schwierigkeitsgrad: Anfänger
Name des Trainingsplans: Miami
Krafttrainingsart: Kraftausdauer
Übungsgruppe: Funktionale Übungen
Trainingstage: 1-2. Sollte an zwei Tagen trainiert werden, werden an beiden Tagen dieselben Übungen durchgeführt.
Passende Codes: Z1-D-1, Z1KA-D-1, Z2-D-1, Z5KA-D-1, Z1-D-2, Z1KA-D-2, Z2-D-2, Z5KA-D-2

Miami

Übung	Bild	Sätze	Wiederholungen
Kniebeuge (Seite 348) im Supersatz mit Planke (Seite 366)		2	34 WH
		2	30 s halten
Rudern am Schlingentrainer (Seite 356) im Supersatz mit Brücke (Seite 368)		2	34 WH
		2	30 s halten
Diagonales Medizinballheben (Seite 382) im Supersatz mit seitlicher Planke (Seite 370)		2	34 WH
		2	15 s auf jeder Seite halten
Renegade Row kniend ohne Liegestütze (Seite 374) im Supersatz mit Oberkörper anheben in Bauchlage (Seite 369)		2	34 WH
		2	30 s halten

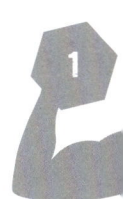

KRAFTTRAINING – SCHNELLER MUSKELAUFBAU

Schwierigkeitsgrad: Anfänger
Name des Trainingsplans: Valletta
Krafttrainingsart: Kraftausdauer
Übungsgruppe: Funktionale Übungen
Trainingstage: 3
Passende Codes: Z1-D-3, Z1KA-D-3, Z2-D-3, Z5KA-D-3

Valletta

TAG 1 SCHWERPUNKT: BEINE UND RUMPF				TAG 2 SCHWERPUNKT: BRUST UND SCHULTERN				TAG 3 SCHWERPUNKT: RÜCKEN UND RUMPF			
Übung	Bild	Sätze	WH	Übung	Bild	Sätze	WH	Übung	Bild	Sätze	WH
Kettlebellschwünge mit beiden Händen (S. 372) Supersatz mit Planke (S. 366)		2 / 2	34 WH / 30 s halten	Liegestütze im Stand am Schlingentrainer (S. 357) Supersatz mit Rotation am Schlingentrainer (S. 379)		2 / 2	34 WH / 34 WH	Rudern am Schlingentrainer (S. 356) Supersatz mit Brücke am Schlingentrainer (S. 368)		2 / 2	34 WH / 34 WH
Kniebeuge am Schlingentrainer (S. 348) Supersatz mit Crunches (S. 412)		2 / 2	34 WH / 34 WH	Wallball aus halber Kniebeuge (S. 383) Supersatz mit Unterarmstütz am Schlingentrainer (S. 366)		2 / 2	34 WH / 30 s lang	Standwaage (S. 376) Supersatz mit Seitheben in Ausfallschritt (S. 375)		2 / 2	30 s je Seite halten / 34 WH pro Seite
Ausfallschritte mit dem Medizinball (S. 381) Supersatz mit Brücke mit dem Medizinball (S. 368)		2 / 2	34 WH pro Seite / 30 s halten	Schleudern mit dem Trainingsseil (S. 385) Supersatz mit Rotation mit dem Medizinball (S. 378)		2 / 2	30s / 18 WH pro Seite	Reverse Butterfly am Schlingentrainer (S. 401) Supersatz mit Anheben in Bauchlage (S. 369)		2 / 2	34 WH / 30 s halten
Diagonales Medizinballheben (S. 382) Supersatz mit seitlicher Planke (S. 370)		2 / 2	34 WH / 15 s je Seite halten	Burpees (S. 391) Supersatz mit Dipposition halten (S. 361)		2 / 2	25 WH / 30 s halten	Hängen an der Klimmzugstange (S. 358) Supersatz mit einarmigem Rudern am Schlingentrainer (S. 380)		2 / 2	30 s halten / 34 WH pro Seite

FITNESSTEST UND TRAININGSPLÄNE

Schwierigkeitsgrad: Anfänger
Name des Trainingsplans: Neapel
Krafttrainingsart: Hypertrophie
Übungsgruppe: Klassische Übungen
Trainingstage: 1-2. Sollte an zwei Tagen trainiert werden, werden an beiden Tagen dieselben Übungen durchgeführt.
Passende Codes: Z3-D-1, Z5-D-1, Z5H-D-1, Z3-D-2, Z5-D-2, Z5H-D-2

Neapel

Übung	Bild	Sätze	Wiederholungen
Kniebeuge (S. 348) im Supersatz mit Wadenheben (S. 409)		2 2	10 WH 10 WH
Kreuzheben (S. 350) im Supersatz mit Crunches (S. 412)		2 2	10 WH 10 WH
Bankdrücken (S. 394) im Supersatz mit Rudern mit Langhantel (S. 354)		2 2	10 WH 10 WH
Klimmzüge (S. 358) im Supersatz mit Schulterdrücken mit Langhantel (S. 396)		2 2	10 WH 10 WH

KRAFTTRAINING – SCHNELLER MUSKELAUFBAU

Schwierigkeitsgrad: Anfänger
Name des Trainingsplans: Lima
Krafttrainingsart: Hypertrophie
Übungsgruppe: Klassische Übungen
Trainingstage: 3
Passende Codes: Z3-D-3, Z5-D-3, Z5H-D-3

Lima

TAG 1 BRUST, SCHULTER, TRIZEPS, RUMPF				TAG 2 SCHWERPUNKT: BEINE UND WADEN				TAG 3 SCHWERPUNKT: RÜCKEN UND BIZEPS			
Übung	Bild	Sätze	WH	Übung	Bild	Sätze	WH	Übung	Bild	Sätze	WH
Bankdrücken (S. 394) Supersatz mit Crunches (S. 412)		2 2	10 WH 10 WH	Kniebeuge (S. 348) Supersatz mit Wadenheben (S. 409)		2 2	10 WH 10 WH	Rudern mit der Langhantel (S. 354) Supersatz mit seitlicher Planke (S. 370)		2 2	10 WH 10 WH
Butterfly am Kabelzug (S. 411) Supersatz mit Reverse Crunches (S. 413)		2 2	10 WH 10 WH	Kreuzheben (S. 350) Supersatz mit Wadenheben (sitzend, wenn möglich) (S. 409)		2 2	10 WH 10 WH	Klimmzüge (mit Hilfe) (S. 359) Supersatz mit Brücke (S. 368)		2 2	10 WH 30 s halten
Schulterdrücken mit der Langhantel (S. 396) Supersatz mit Frontheben (S. 399)		2 2	10 WH 10 WH	Ausfallschritte (S. 352) Supersatz mit Beinbeugen an der Maschine (S. 407)		2 2	10 WH jede Seite 10 WH	Rudern mit Kurzhanteln (S. 395) Supersatz mit vorgebeugtem Seitheben (S. 400)		2 2	10 WH 10 WH
Trizepsstrecken am Schlingentrainer (S. 403) Supersatz mit Seitheben (S. 398)		2 2	10 WH 10 WH	Step-up (S. 408) Supersatz mit Kniebeben (S. 404)		2 2	10 WH/ Seite 10	Reverse Butterfly am Schlingentrainer (S. 401) Supersatz mit Bizepscurls (S. 402)		2 2	10 WH 10 WH

FITNESSTEST UND TRAININGSPLÄNE

2.5 Trainingspläne für Fortgeschrittene

Schwierigkeitsgrad: Fortgeschrittene
Name des Trainingsplans: Minsk
Krafttrainingsart: Maximalkraft
Übungsgruppe: Klassische Übungen
Trainingstage: 1
Passende Codes: Z1M-C-1, Z4M-C-1

Minsk

Übung	Bild	Sätze	Wiedeholungen
Kniebeuge (S. 348) im Supersatz mit Wadenheben (S. 409)		3	5 WH
		3	5 WH
Kreuzheben (S. 350) im Supersatz mit Planke (S. 366)		3	5 WH
		3	10 s halten und alles fest anspannen
Bankdrücken (S. 394) im Supersatz mit Rudern mit Langhantel (S. 354)		3	5 WH
		3	5 WH
Klimmzüge (S. 358) im Supersatz mit Dips (S. 361)		3	5 WH
		3	5 WH
Schulterdrücken (S. 396) im Supersatz mit Brücke (S. 368)		3	5 WH
		3	10 s halten und alles fest anspannen

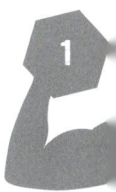

KRAFTTRAINING – SCHNELLER MUSKELAUFBAU

Schwierigkeitsgrad: Fortgeschrittene
Name des Trainingsplans: Milagro
Krafttrainingsart: Maximalkraft
Übungsgruppe: Klassische Übungen
Trainingstage: 2
Passende Codes: Z1M-C-2, Z4M-C-2

Milagro

TAG 1 ALLE MUSKLEN				TAG 2 ALLE MUSKELN			
Übung	Bild	Sätze	WH	Übung	Bild	Sätze	WH
Kniebeuge (S. 348) Supersatz mit		3	5 WH	Ausfallschritte (S. 352) Supersatz mit		3	5 WH
Wadenheben (S. 409)		3	5 WH	Brücke (S. 368)		3	10 s halten
Kreuzheben (S. 350) Supersatz mit		3	5 WH	Beinbeugen an der Maschine (S. 407) Supersatz mit		3	5 WH
Crunches sehr schwer (S. 412)		3	5 WH	Knieheben (S. 404)		3	5 WH
Bankdrücken (S. 394) Supersatz mit		3	5 WH	Schulterdrücken mit der Langhantel (S. 396) Supersatz mit		3	5 WH
Reverse Crunches (S. 413)		3	5 WH	Anheben in Bauchlage (S. 369)		3	10 s halten
Dips (S. 361) Supersatz mit		3	5 WH	Schulterdrücken mit Kurzhanteln (S. 396) Supersatz mit		3	5 WH
Crunches seitlich (S. 412)		3	5 WH	Rückenstrecken am Gerät (S. 405)		3	5 WH
Klimmzüge (S. 358) Supersatz mit		3	5 WH	Frontheben (S. 399) Supersatz mit		3	5 WH
Planke (S. 366)		3	10 s halten	Seitheben (S. 398)		3	5 WH
Rudern (S. 354) Supersatz mit		3	5 WH	Bizepscurls (S. 402) Supersatz mit		3	5 WH
Rotation mit dem Medizinball (S. 378)		3	5 WH	vorgebeugtem Seitheben (S. 400)		3	5 WH

FITNESSTEST UND TRAININGSPLÄNE

Schwierigkeitsgrad: Fortgeschrittene
Name des Trainingsplans: Granada
Krafttrainingsart: Maximalkraft
Übungsgruppe: Klassische Übungen
Trainingstage: 3
Passende Codes: Z1M-C-3, Z4M-C-3

Granada

TAG 1 SCHWERPUNKT: BEINE UND WADEN					TAG 2 BRUST, SCHULTERN UND TRIZEPS					TAG 3 SCHWERPUNKT: RÜCKEN UND BIZEPS			
Übung	Bild	Sätze	WH	Übung	Bild	Sätze	WH	Übung	Bild	Sätze	WH
Kniebeuge (S. 348) Supersatz mit Wadenheben (S. 409)		3 3	5 WH 5 WH	Bankdrücken (S. 394) Supersatz mit Crunches (S. 412)		3 3	5 WH 5 WH	Klimmzüge, weit gegriffen (S. 358) Supersatz mit Rückenstrecken am Gerät (S. 405)		3 3	5 WH 5 WH
Kreuzheben (S. 350) Supersatz mit Wadenheben (sitzend, wenn möglich) (S. 409)		3 3	5 WH 5 WH	Dips (S. 361) Supersatz mit Reverse Crunches (S. 413)		3 3	5 WH 5 WH	Rudern mit Kurzhanteln (S. 395) Supersatz mit vorgebeugtem Seitheben (S. 400)		3 3	5 WH 5 WH
Beinstrecken am Gerät (S. 406) Supersatz mit Beinbeugen am Gerät (S. 407)		3 3	5 WH 5 WH	Schulterdrücken mit der Langhantel (S. 396) Supersatz mit seitlichem Crunch (S. 412)		3 3	5 WH 5 WH	Klimmzüge, eng gegriffen (S. 358) Supersatz mit Brücke (S. 368)		3 3	5 WH 10 s halten
				Frontheben (S. 399) Supersatz mit Seitheben (S. 398)		3 3	5 WH 5 WH	Bizepscurls (S. 402) Supersatz mit Reverse Butterfly am Schlingentrainer (S. 401)		3 3	5 WH 5 WH

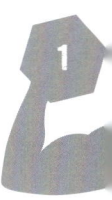

KRAFTTRAINING – SCHNELLER MUSKELAUFBAU

Schwierigkeitsgrad: Fortgeschrittene
Name des Trainingsplans: Nairobi
Krafttrainingsart: Schnellkraft
Übungsgruppe: Funktionale Übungen
Trainingstage: 1
Passende Codes: Z1S-C-1

Nairobi

Übung	Bild	Sätze	Wiederholungen
Sprung aus Kniebeuge (S. 365) im Supersatz mit		3	7 WH
Anheben in Bauchlage (S. 369)		3	45 s halten
Sprung auf Kasten (S. 365) im Supersatz mit		3	7 WH
seitlicher Planke (S. 370)		3	30 s je Seite halten
Schocken (S. 389) im Supersatz mit		3	7 WH
Planke (S. 366)		3	45 s halten
Wallball (S. 383) im Supersatz mit		3	7 WH
Brücke mit Medizinball (S. 368)		3	45 s halten
Burpees (S. 391) im Supersatz mit		3	7 WH
Rotation mit dem Medizinball (S. 378)		3	7 WH je Seite

FITNESSTEST UND TRAININGSPLÄNE

Schwierigkeitsgrad: Fortgeschrittene
Name des Trainingsplans: Kairo
Krafttrainingsart: Schnellkraft
Übungsgruppe: Funktionale Übungen
Trainingstage: 2
Passende Codes: Z1S-C-2

Kairo

TAG 1				TAG 2			
Übung	Bild	Sätze	WH	Übung	Bild	Sätze	WH
Sprung aus Kniebeuge (S. 365) Supersatz mit Brücke (S. 368)		3 3	7 WH 45 s halten	Sprung aus Ausfallschritt am Schlingentrainer (S. 392) Supersatz mit Planke (S. 366)		3 3	7 WH 45 s halten
Sprung auf Kasten (S. 365) Supersatz mit Anheben in Bauchlage (S. 369)		3 3	7 WH 45 s halten	Pistol Squad Sprung am Schlingentrainer (S. 410) Supersatz mit Schlingentrainer-Crunch (S. 366)		3 3	7 WH 34 WH
Schocken (S. 389) Supersatz mit Seitheben im Ausfallschritt (S. 375)		3 3	7 WH 7 WH je Seite	Wallball (S. 383) Supersatz mit seitlicher Planke (S. 370)		3 3	7 WH 30 s je Seite halten
Einwurf (S. 388) Supersatz mit Butterfly, schnellkräftig (S. 411)		3 3	7 WH 7 WH	Burpee (S. 391) Supersatz mit Rotation mit dem Medizinball (S. 378)		3 3	7 WH 7 WH

KRAFTTRAINING – SCHNELLER MUSKELAUFBAU

Schwierigkeitsgrad: Fortgeschrittene
Name des Trainingsplans: Nelson
Krafttrainingsart: Schnellkraft
Übungsgruppe: Funktionale Übungen
Trainingstage: 3
Passende Codes: Z1S-C-3

Nelson

TAG 1				TAG 2				TAG 3			
Übung	Bild	Sätze	WH	Übung	Bild	Sätze	WH	Übung	Bild	Sätze	WH
Sprung aus Kniebeuge (S. 365) Supersatz mit Brücke am Schlingentrainer (S. 368)		3 3	7 WH 45 s halten	Wallball (S. 383) Supersatz mit Planke (S. 366)		3 3	7 WH 45 s halten	Umsetzen Techniktraining (S. 362) Supersatz mit Seitheben im Ausfallschritt (S. 375)		3 3	20 WH 34 WH je Seite
Sprung auf Kasten (S. 365) Supersatz mit Anheben in Bauchlage (S. 369)		3 3	7 WH 45s halten	Schocken (S. 389) Supersatz mit Crunches (S. 412)		3 3	7 WH 34 WH	Stoßen Techniktraining (S. 363) Supersatz mit Knieheben (S. 404)		3 3	20 WH 7 WH
Burpees (S. 391) Supersatz mit Rollout mit dem Medizinball (S. 390)		3 3	8 WH 25 WH	Einwurf (S. 388) Supersatz mit Standwaage (S. 376)		3 3	7 WH 45 s halten je Seite	Kettlebell-schwünge beidarmig (S. 372) Supersatz mit seitlicher Planke (S. 370)		3 3	34 WH 45 s halten
Sprung aus Ausfallschritt (S. 392) Supersatz mit Hängen an der Klimmzugstange zur Entlastung der Wirbelsäule (S. 358)		3 3	7 WH je Seite 20 s halten	Burpees (S. 391) Supersatz mit Rotation mit dem Medizinball (S. 378)		3 3	7 WH 7 WH je Seite	Liegestütze (S. 357) Supersatz mit Crunches seitlich (S.412)		3 3	7 WH 34 WH je Seite

FITNESSTEST UND TRAININGSPLÄNE

Schwierigkeitsgrad: Fortgeschrittene
Name des Trainingsplans: Florenz
Krafttrainingsart: Kraftausdauer
Übungsgruppe: Funktionale Übungen
Trainingstage: 1
Passende Codes: Z1-C-1, Z1KA-C-1, Z2-C-1, Z5KA-C-1

Florenz

Übung	Bild	Sätze	Wiederholungen
Kettlebellschwünge beidarmig (S. 372) im Supersatz mit Brücke am Schlingentrainer (S. 368)		3	34 WH
		3	45 s halten
Kniebeuge (S. 348) im Supersatz mit Planke (S. 366)		3	34 WH
		3	45 s halten
Kreuzheben (S. 350) im Supersatz mit seitlicher Planke (S. 370)		3	7 WH
		3	30 s je Seite halten
Wallball (S. 383) im Supersatz mit Brücke mit Medizinball (S. 368)		3	34 WH
		3	45 s halten
Liegestütze am Schlingentrainer (S. 357) im Supersatz mit Rudern am Schlingentrainer (S. 356)		3	34 WH
		3	34 WH

KRAFTTRAINING – SCHNELLER MUSKELAUFBAU

Schwierigkeitsgrad: Fortgeschrittene
Name des Trainingsplans: Rio
Krafttrainingsart: Kraftausdauer
Übungsgruppe: Funktionale Übungen
Trainingstage: 2
Passende Codes: Z1-C-2, Z1KA-C-2, Z2-C-2, Z5KA-C-2

Rio

TAG 1				TAG 2			
Übung	Bild	Sätze	WH	Übung	Bild	Sätze	WH
Kreuzheben (S. 350) Supersatz mit Planke (S. 366)		3 3	34 WH 45 s halten	Ausfallschritte (S. 352) Supersatz mit Brücke (S. 368)		3 3	34 WH je Seite 45 s halten
Kniebeuge (S. 348) Supersatz mit Schlingentrainer-Crunch (S. 366)		3 3	34 WH 34 WH	Kettlebellschwünge beidarmig (S. 372) Supersatz mit Brücke am Schlingentrainer (S. 368)		3 3	34 WH 34 WH
Rudern mit der Langhantel (S. 354) Supersatz mit Rotation am Schlingentrainer (S. 379)		3 3	34 WH 18 WH je Seite	Wallball (S. 383) Supersatz mit Rotation mit dem Medizinball (S. 378)		3 3	34 WH 18 WH je Seite
Klimmzüge mit Hilfe (S. 359) Supersatz mit seitlicher Planke (S. 370)		3 3	34 WH 45 s halten	Schleudern mit dem Trainingsseil (S. 385) Supersatz mit Seitheben im Ausfallschritt (S. 375)		3 3	45 s 34 WH je Seite
Liegestütze am Schlingentrainer (S. 357) Supersatz mit Rudern am Schlingentrainer (S. 356)		3 3	34 WH 34 WH	Diagonales Medizinballheben Supersatz (S. 382) mit Reverse Butterfly am Schlingentrainer (S. 401)		3 3	18 WH je Seite 34 WH

FITNESSTEST UND TRAININGSPLÄNE

Schwierigkeitsgrad: Fortgeschrittene
Name des Trainingsplans: La Paz
Krafttrainingsart: Kraftausdauer
Übungsgruppe: Funktionale Übungen
Trainingstage: 3
Passende Codes: Z1-C-3, Z1KA-C-3, Z2-C-3, Z5KA-C-3

La Paz

TAG 1 SCHWERPUNKT: BEINE UND RUMPF				TAG 2 SCHWERPUNKT: SCHULTERN UND BRUST				TAG 3 SCHWERPUNKT: RÜCKEN UND RUMPF			
Übung	Bild	Sätze	WH	Übung	Bild	Sätze	WH	Übung	Bild	Sätze	WH
Kniebeuge (S. 348) Supersatz mit Planke (S. 366)		3　3	34 WH　45 s halten	Über-Kopf-Kniebeuge (S. 386) Supersatz mit seitlicher Planke (S. 370)		3　3	34 WH　30 s je Seite halten	Rudern am Schlingentrainer (S. 356) Supersatz mit Brücke am Schlingentrainer (S. 368)		3　3	34 WH　34 WH
Kreuzheben einbeinig (S. 377) Supersatz mit Unterarmstütz am Schlingentrainer (S. 366)		3　3	34 WH je Seite　45 s halten	Schleudern (S. 385) Supersatz mit seitlicher Planke am Schlingentrainer (S. 370)		3　3	45 s　34 WH je Seite	Klimmzüge mit Hilfe (S. 359) Supersatz mit Seitheben im Ausfallschritt (S. 375)		3　3	34 WH　34 WH je Seite
Ausfallschritt mit Medizinball (S. 381) Supersatz mit Kettlebell-schwüngen beidarmig (S. 372)		3　3	34 WH je Seite　34 WH	Liegestütze am Schlingentrainer (S. 357) Supersatz mit Rotation am Schlingentrainer (S. 379)		3　3	34 WH　34 WH	Renegade Row (S. 374) Supersatz mit Brücke (S. 368)		3　3	34 WH je Seite　45 s halten
Burpees (S. 391) Supersatz mit Roll-out mit Medizinball (S. 390)		3　3	34 WH　20 s lang	Turkish Get-up (S. 360) Supersatz mit Rotation mit dem Medizinball (S. 378)		3　3	18 WH je Seite　18 WH je Seite	Reverse Butterfly am Schlingentrainer (S. 401) Supersatz mit Standwaage (S. 376)		3　3	34 WH　45 s halten

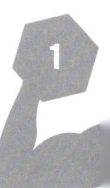

KRAFTTRAINING – SCHNELLER MUSKELAUFBAU

Schwierigkeitsgrad: Fortgeschrittene
Name des Trainingsplans: São Paulo
Krafttrainingsart: Hypertrophie
Übungsgruppe: Klassische Übungen
Trainingstage: 1
Passende Codes: Z3-C-1, Z5-C-1, Z5H-C-1

São Paolo

Übung	Bild	Sätze	Wiederholungen
Kniebeuge (S. 348) im Supersatz mit		3	10 WH
Wadenheben (S. 409)		3	10 WH
Kreuzheben (S. 350) im Supersatz mit		3	10 WH
Crunches (S. 412)		3	10 WH
Beinbeugen am Gerät (S. 407) im Supersatz mit		3	10 WH
Beinstrecken am Gerät (S. 406)		3	10 WH
Bankdrücken (S. 494) im Supersatz mit		3	10 WH
Rudern mit Langhantel (S. 354)		3	10 WH
Klimmzüge (S. 358) im Supersatz		3	10 WH
mit Dips (S. 361)		3	10 WH
Schulterdrücken (S. 396) im Supersatz mit		3	10 WH
Butterfly (S. 411)		3	10 WH

FITNESSTEST UND TRAININGSPLÄNE

Schwierigkeitsgrad: Fortgeschrittene
Name des Trainingsplans: Sidney
Krafttrainingsart: Hypertrophie
Übungsgruppe: Klassische Übungen
Trainingstage: 2
Passende Codes: Z3-C-2, Z5-C-2, Z5H-C-1

Sidney

TAG 1 SCHWERPUNKT: BEINE UND UNTERER RÜCKEN				TAG 2 SCHWERPUNKT: OBERKÖRPER, BAUCH UND ARME			
Übung	Bild	Sätze	WH	Übung	Bild	Sätze	WH
Kniebeuge (S. 348) Supersatz mit		3	10 WH	Bankdrücken (S. 494) Supersatz mit		3	10 WH
Wadenheben (S. 409)		3	10 WH	Rudern mit der Langhantel (S. 354)		3	10 WH
Kreuzheben (S. 350) Supersatz mit		3	10 WH	Klimmzüge (S. 358) Supersatz mit		3	10 WH
Crunches (S. 412)		3	10 WH	Dips (S. 361)		3	10 WH
Beinbeugen (S. 407) Supersatz mit		3	10 WH	Schulterdrücken mit der Langhantel (S. 396) Supersatz mit		3	10 WH
Anheben in Bauchlage (S. 369)		3	10 WH	Bizepscurls (S. 402)		3	10 WH
Beinstrecken am Gerät (S. 406) Supersatz mit		3	10 WH	Trizepsstrecken am Schlingentrainer (S. 403) Supersatz mit		3	10 WH
Rückenstrecken am Gerät (S. 405)		3	10 WH	seitlicher Planke am Schlingentrainer (S. 370)		3	10 WH je Seite

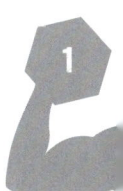

KRAFTTRAINING – SCHNELLER MUSKELAUFBAU

Schwierigkeitsgrad: Fortgeschrittene
Name des Trainingsplans: Lissabon
Krafttrainingsart: Hypertrophie
Übungsgruppe: Klassische Übungen
Trainingstage: 3
Passende Codes: Z3-C-3, Z5-C-3, Z5H-C-3

Lissabon

TAG 1 BRUST, BIZEPS UND HINTERE SCHULTERN				TAG 2 BEINE, UNTERER RÜCKEN UND BAUCH				TAG 3 RÜCKEN, TRIZEPS UND SCHULTERN			
Übung	Bild	Sätze	WH	Übung	Bild	Sätze	WH	Übung	Bild	Sätze	WH
Bankdrücken (S. 494) Supersatz mit Reverse Butterfly am Schlingentrainer (S. 401)		3 3	10 WH 10 WH	Kniebeuge (S. 348) Supersatz mit Wadenheben (S. 409)		3 3	10 WH 10 WH	Klimmzüge, breiter Griff (S. 358) Supersatz mit Schulterdrücken mit der Langhantel (S. 396)		3 3	10 WH 10 WH
Butterfly (S. 411) Supersatz mit vorgebeugtem Seitheben (S. 400)		3 3	10 WH 10 WH	Ausfallschritte (S. 352) Supersatz mit Wadenheben (sitzend, wenn möglich) (S. 409)		3 3	10 WH je Seite 10 WH	Rudern mit der Langhantel (S. 354) Supersatz mit Liegestütz auf dem Medizinball (S. 357)		3 3	10 WH 10 WH
Dips (S. 361) Supersatz mit Bizepscurls mit Kurzhanteln (S. 396)		3 3	10 WH 10 WH	Kreuzheben (S. 350) Supersatz mit Crunches (S. 412)		3 3	10 WH 10 WH	Klimmzüge, enger Griff (S. 358) Supersatz mit Frontheben (S. 399)		3 3	10 WH 10 WH je Seite
Liegestütze liegend am Schlingentrainer (S. 357) Supersatz mit Bizepscurls mit der Langhantel (S. 402)		3 3	10 WH 10 WH	Beinbeugen an Gerät (S. 407) Supersatz mit Beinstrecken am Gerät (S. 406)		3 3	10 WH 10 WH	Trizepsstrecken am Schlingentrainer (S. 403) Supersatz mit Seitheben (S. 398)		3 3	10 WH 10 WH

FITNESSTEST UND TRAININGSPLÄNE

2.6 Trainingspläne für Leistungssportler und Topathleten

Schwierigkeitsgrad: Leistungssportler und Topathleten
Name des Trainingsplans: Seoul
Krafttrainingsart: Maximalkraft
Übungsgruppe: Klassische Übungen
Trainingstage: 1
Passende Codes: Z1M-B-1, Z4-B-1, Z4M-B-1, Z1M-A-1, Z4-A-1, Z4M-A-1

Seoul

Übung	Bild	Sätze	Wiederholungen
Umsetzen und Stoßen (S. 362/363) im wöchentlichen Wechsel mit Reißen (S. 364) Supersatz mit Kniehebeln (S. 404)		3-4	3 WH
		3-4	3 WH
Kniebeuge (S. 348) im Supersatz mit Wadenheben (S. 409)		3-4	3 WH
		3-4	3 WH
Kreuzheben (S. 350) im Supersatz mit Planke (S. 360)		3-4	3 WH
		3-4	10 s halten und alles fest anspannen
Bankdrücken (S. 304) im Supersatz mit Rudern mit Langhantel (S. 354)		3-4	3 WH
		3-4	3 WH
Klimmzüge (S. 358) im Supersatz mit Dips (S. 361)		3-4	3 WH
		3-4	3 WH
Schulterdrücken (S. 396) im Supersatz mit Brücke (S. 368)		3-4	3 WH
		3-4	10 s halten und alles fest anspannen

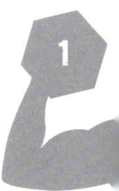

KRAFTTRAINING – SCHNELLER MUSKELAUFBAU

Schwierigkeitsgrad: Leistungssportler und Topathleten
Name des Trainingsplans: Marseille
Krafttrainingsart: Maximalkraft
Übungsgruppe: Klassische Übungen
Trainingstage: 2
Passende Codes: Z1M-B-2, Z4-B-2, Z4M-B-2, Z1M-A-2, Z4-A-2, Z4M-A-2

Marseille

	TAG 1				TAG 2		
Übung	Bild	Sätze	WH	Übung	Bild	Sätze	WH
Umsetzen und Stoßen (S. 362 und S. 363) Supersatz mit Knieheben (S. 404)		3-4 3-4	3 WH 3 WH	Reißen (S. 364) Supersatz mit Rotation mit dem Medizinball (S. 378)		3-4 3-4	3 WH 3 WH
Kniebeuge (S. 348) Supersatz mit Wadenheben (S. 409)		3-4 3-4	3 WH 3 WH	Bankdrücken (S. 394) Supersatz mit Schiffchen (S. 371)		3-4 3-4	3 WH 10 s und alles fest anspannen
Kreuzheben (S. 350) Supersatz mit seitliche Planke (S. 370)		3-4 3-4	3 WH 10 s je Seite halten und alles fest anspannen	Schulterdrücken mit der Langhantel (S. 396) Supersatz mit Dips (S. 361)		3-4 3-4	3 WH 3 WH
Ausfallschritte (S. 352) Supersatz mit Brücke (S. 368)		3-4 3-4	3 WH 10 s und alles fest anspannen	Klimmzüge (S. 358) Supersatz mit vorgebeugtem Seitheben (S. 400)		3-4 3-4	3 WH 3 WH
Beinstrecken am Gerät (S. 406) Supersatz mit Beinbeugen am Gerät (S. 407)		3-4 3-4	5 WH 5 WH	Rudern mit der Langhantel (S. 354) Supersatz mit Planke (S. 366)		3-4 3-4	3 WH 10 s und alles fest anspannen

FITNESSTEST UND TRAININGSPLÄNE

Schwierigkeitsgrad: Leistungssportler und Topathleten
Name des Trainingsplans: Bangkok
Krafttrainingsart: Maximalkraft
Übungsgruppe: Klassische Übungen
Trainingstage: 3
Passende Codes: Z1M-B-3, Z4-B-3, Z4M-B-3, Z1M-A-3, Z4-A-3, Z4M-A-3

Bangkok

TAG 1 BEINE UND UNTERER RÜCKEN				TAG 2 BRUST UND SCHULTERN				TAG 3 RÜCKEN UND BAUCH			
Übung	Bild	Sätze	WH	Übung	Bild	Sätze	WH	Übung	Bild	Sätze	WH
Umsetzen und Stoßen (S. 362 und S. 363) im wöchentlichen Wechsel mit Reißen (S. 364) Supersatz mit Rotation mit dem Medizinball (S. 378)		3-4 3-4	3 WH 3 WH je Seite	Bankdrücken (S. 394) Supersatz mit Schiffchen (S. 371)		3-4 3-4	3 WH 10 s und alles fest ansp.	Rudern mit der Langhantel (S. 354) Supersatz mit Brücke (S. 368)		3-4 3-4	3 WH 10 s und alles fest ansp.
Kniebeuge (S. 348) Supersatz mit Wadenheben (S. 409)		3-4 3-4	3 WH 3 WH	Dips (S. 361) Supersatz mit Planke (S. 366)		3-4 3-4	3 WH 10 s und alles fest ansp.	Klimmzüge, breit gegriffen (S. 358) Supersatz mit Anheben in Bauchlage (S. 369)		3-4 3-4	3 WH 10 s und alles fest ansp.
Kreuzheben (S. 350) Supersatz mit Wadenheben (wenn möglich sitzend, sonst stehend) (S. 409)		3-4 3-4	3 WH 3 WH	Schulterdrücken (S. 396) Supersatz mit Reverse Butterfly am Schlingentrainer (S. 401)		3-4 3-4	3 WH 3 WH	Rudern mit Kurzhanteln (S. 395) Supersatz mit Brücke am Schlingentrainer (S. 368)		3-4 3-4	3 WH 10 s und alles fest ansp.
Beinstrecken am Gerät (S. 406) Supersatz mit Beinbeugen am Gerät (S. 407)		3-4 3-4	3 WH 3 WH	Seitheben (S. 398) Supersatz mit Frontheben (S. 399)		3-4 3-4	3 WH 3 WH	Klimmzüge, eng gegriffen (S. 358) Supersatz mit Rückenstrecken am Gerät (S. 405)		3-4 3-4	3 WH 3 WH

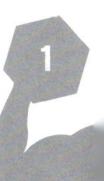

KRAFTTRAINING – SCHNELLER MUSKELAUFBAU

Schwierigkeitsgrad: Leistungssportler und Topathleten
Name des Trainingsplans: Prag
Krafttrainingsart: Maximalkraft
Übungsgruppe: Klassische Übungen
Trainingstage: 4
Passende Codes: Z1M-B-4, Z4-B-4, Z4M-B-4, Z1M-A-4, Z4-A-4, Z4M-A-4

Prag
Teil 1 von 2

TAG 1 SCHWERPUNKT: BRUST UND BAUCH				TAG 2 SCHWERPUNKT: BEINE UND UNTERER RÜCKEN			
Übung	Bild	Sätze	WH	Übung	Bild	Sätze	WH
Bankdrücken (S. 394) Supersatz mit Schiffchen (S. 371)		3-4 3-4	3 WH 10 s halten und alles fest anspannen	Umsetzen und Stoßen (S. 362 und S. 363) im wöchentlichen Wechsel mit Reißen (S. 364) Supersatz mit Wadenheben (S. 409)		3-4 3-4	3 WH 3 WH
Schrägbankdrücken (S. 394) Supersatz mit Reverse Crunches (S. 413)		3-4 3-4	3 WH 3 WH	Kniebeuge (S. 348) Supersatz mit Wadenheben (sitzend, wenn möglich) (S. 409)		3-4 3-4	3 WH 3 WH
Dips (S. 361) Supersatz mit Roll-out (S. 390)		3-4 3-4	3 WH 3 WH	Kreuzheben (S. 350) Supersatz mit Anheben in Bauchlage (S. 369)		3-4 3-4	3 WH 10 s halten und alles fest anspannen
Butterfly (S. 411) Supersatz mit Planke (S. 366)		3-4 3-4	3 WH 10 s und alles fest anspannen	Ausfallschritte (S. 352) Supersatz mit Rückenstrecken am Gerät (S. 405)		3-4 3-4	3 WH 3 WH

FITNESSTEST UND TRAININGSPLÄNE

Schwierigkeitsgrad: Leistungssportler und Topathleten
Name des Trainingsplans: Prag
Krafttrainingsart: Maximalkraft
Übungsgruppe: Klassische Übungen
Trainingstage: 3
Passende Codes: Z1M-B-4, Z4-B-4, Z4M-B-4, Z1M-A-4, Z4-A-4, Z4M-A-4

Prag
Teil 2 von 2

TAG 3 SCHWERPUNKT: RÜCKEN UND HINTERE SCHULTERN				TAG 4 SCHWERPUNKT: SCHULTERN UND RUMPF SEITLICH			
Übung	Bild	Sätze	WH	Übung	Bild	Sätze	WH
Klimmzüge, breit gegriffen (S. 358) Supersatz mit vorgebeugtem Seitheben (S. 400)		3-4 3-4	3 WH 3 WH	Schulterdrücken mit der Langhantel (S. 396) Supersatz mit Schiffchen seitlich (S. 371)		3-4 3-4	3 WH 10 s jede Seite und alles fest anspannen
Rudern mit der Langhantel (S. 354) Supersatz mit Reverse Butterfly am Schlingentrainer (S. 401)		3-4 3-4	3 WH 3 WH	Schulterdrücken mit Kurzhanteln (S. 396) Supersatz mit Rotation mit dem Medizinball (S. 378)		3-4 3-4	3 WH 3 WH je Seite
Klimmzüge, eng gegriffen (S. 358) Supersatz mit Bizepscurls mit der Langhantel (S. 402)		3-4 3-4	3 WH 10 s je Seite halten und alles fest anspannen	Seitheben (S. 398) Supersatz mit Rotation am Schlingentrainer (S. 379)		3-4 3-4	3 WH 3 WH jede Seite
Rudern mit Kurzhanteln (S. 395) Supersatz mit Bizepscurls mit Kurzhanteln (S. 396)		3-4 3-4	3 WH 10 s und alles fest anspannen	Frontheben (S. 399) Supersatz mit Planke seitlich (S. 370)		3-4 3-4	3 WH 10 s jede Seite und alles fest anspannen

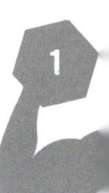

KRAFTTRAINING – SCHNELLER MUSKELAUFBAU

Schwierigkeitsgrad: Leistungssportler und Topathleten
Name des Trainingsplans: Havanna
Krafttrainingsart: Schnellkraft
Übungsgruppe: Funktionale Übungen
Trainingstage: 1
Passende Codes: Z1S-B-1, Z4S-B-1, Z1S-A-1, Z4S-A-1

Havanna

Übung	Bild	Sätze	Wiederholungen
Umsetzen und Stoßen (S. 362 und S. 363) im wöchentlichen Wechsel mit Reißen (S. 364) Supersatz mit Schiffchen bzw. Klappmesser (S. 371)		3-4	7 WH
		3-4	7 WH
Schnellkraft-Kniebeuge an der Multipresse (S. 387) im Supersatz mit Knieheben (S. 404)		3-4	7 WH
		3-4	7 WH je Seite
Drop Jump (S. 393) im Supersatz mit Planke schwer (S. 366)		3-4	7 WH
		3-4	10 s halten und alles fest anspannen
Sprung aus Ausfallschritt am Schlingentrainer (S. 392) im Supersatz mit Rotation mit Medizinball (S. 378)		3-4	7 WH
		3-4	7 WH je Seite

FITNESSTEST UND TRAININGSPLÄNE

Schwierigkeitsgrad: Leistungssportler und Topathleten
Name des Trainingsplans: Turin
Krafttrainingsart: Schnellkraft
Übungsgruppe: Funktionale Übungen
Trainingstage: 2
Passende Codes: Z1S-B-2, Z4S-B-2, Z1S-A-2, Z4S-A-2

Turin

TAG 1				TAG 2			
Übung	Bild	Sätze	WH	Übung	Bild	Sätze	WH
Umsetzen und Stoßen (S. 362 und S. 363) Supersatz mit Knieheben im Stand mit Widerstand am Fuß (S. 404)		3-4 3-4	7 WH 7 WH je Seite	Reißen (S. 364) Supersatz mit Schiffchen bzw. Klappmesser (S. 371)		3-4 3-4	7 WH 7 WH
Schnellkraft-Kniebeuge an der Multipresse (S. 387) Supersatz mit Reverse Crunch (Seite 413)		3-4 3-4	7 WH 7 WH	Schocken (S. 389) Supersatz mit Brücke auf dem Medizinball (S. 368)		3-4 3-4	7 WH 10 s und alles fest anspannen
Drop Jump (S. 393) Supersatz mit Einwurf (S. 388)		3-4 3-4	7 WH 7 WH	Sprung aus Ausfallschritt am Schlingentrainer (S. 392) Supersatz mit Rudern am Schlingentrainer (S. 356)		3-4 3-4	7 WH je Seite 7 WH
Wallball (S. 383) Supersatz mit Rotation mit dem Medizinball (S. 378)		3-4 3-4	7 WH 7 WH je Seite	Sprung aus Kniebeuge am Schlingentrainer (S. 365) Supersatz mit Liegestütz (mit Crunch) am Schlingentrainer (S. 357)		3-4 3-4	7 WH 7 WH

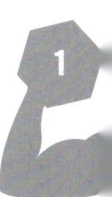

KRAFTTRAINING – SCHNELLER MUSKELAUFBAU

Schwierigkeitsgrad: Leistungssportler und Topathleten
Name des Trainingsplans: San Marino
Krafttrainingsart: Schnellkraft
Übungsgruppe: Funktionale Übungen
Trainingstage: 3
Passende Codes: Z1S-B-3, Z4S-B-3, Z1S-A-3, Z4S-A-3

San Marino

TAG 1				TAG 2				TAG 3			
Übung	Bild	Sätze	WH	Übung	Bild	Sätze	WH	Übung	Bild	Sätze	WH
Umsetzen und Stoßen (S. 362 und S. 363) im wöchentlichen Wechsel mit Reißen (S. 364) Supersatz mit Kniehebeen im Stand (S. 404)		3-4 3-4	7 WH 7 WH je Seite	Sprünge aus Kniebeuge (S. 365) Supersatz mit seitlicher Planke (S. 370)		3-4 3-4	7 WH 10 s je Seite	Liegestütze (S. 357) Supersatz mit Wadenheben (S. 409)		3-4 3-4	7 WH 7 WH
Schnellkraft-Kniebeuge an der Multipresse (S. 387) Supersatz mit Reverse Crunch (S. 413)		3-4 3-4	7 WH 7 WH	Drop Jump (S. 393) Supersatz mit Schiffchen bzw. Klappmesser (S. 371)		3-4 3-4	7 WH 7 WH	Unterarmstütz am Schlingentrainer (S. 366) Supersatz mit Kettlebell-schwünge einarmig (S. 372)		3-4 3-4	7 WH 7 WH je Seite
Wallball (S. 383) Supersatz mit Rotation mit dem Medizinball (S. 378)		3-4 3-4	7 WH 7 WH je Seite	Sprung aus Ausfallschritt am Schlingentrainer (S. 392) Supersatz mit Brücke am Schlingentrainer (S. 368)		3-4 3-4	7 WH 7 WH	Rudern am Schlingentrainer (S. 356) Supersatz mit Standwaage (S. 376)		3-4 3-4	7 WH 10s je Seite
Schocken (S. 389) Supersatz mit Rotation am Schlingentrainer (S. 379)		3-4 3-4	7 WH 7 WH je Seite	Burpees (S. 391) Supersatz mit Brücke (S. 368)		3-4 3-4	14 WH 7 WH	Turkish Get-up (nicht schnell!) (S. 360) Supersatz mit Reverse Butterfly (S. 401)		3-4 3-4	5 WH je Seite 7 WH

FITNESSTEST UND TRAININGSPLÄNE

Schwierigkeitsgrad: Leistungssportler und Topathleten
Name des Trainingsplans: Vaduz
Krafttrainingsart: Schnellkraft
Übungsgruppe: Funktionale Übungen
Trainingstage: 4
Passende Codes: Z1S-B-4, Z4S-B-4, Z1S-A-4, Z4S-A-4

Vaduz
Teil 1 von 2

TAG 1 SCHWERPUNKT: BEINE UND SCHULTERN				TAG 2 SCHWERPUNKT: BRUST UND UNTERER RÜCKEN			
Übung	Bild	Sätze	WH	Übung	Bild	Sätze	WH
Umsetzen und Stoßen (S. 362 und S. 363) Supersatz mit Knieheben im Stand mit Widerstand am Fuß (S. 404)		3-4 3-4	7 WH 7 WH je Seite	Turkish Get-up (nicht schnell!) (S. 360) Supersatz mit Standwaage (S. 376)		3-4 3-4	5 WH je Seite 10 s je Seite und alles fest anspannen
Schnellkraft-Kniebeuge an der Multipresse (S. 387) Supersatz mit Reverse Crunch (S. 413)		3-4 3-4	7 WH 7 WH	Liegestütze (S. 357) Supersatz mit Brücke auf dem Medizinball (S. 368)		3-4 3-4	7 WH 10 s und alles fest anspannen
Drop Jump (S. 393) Supersatz mit Einwurf (S. 388)		3-4 3-4	7 WH 7 WH	Schleudern mit dem Trainingsseil (S. 385) Supersatz mit Brücke (mit Gerät) (S. 368)		3-4 3-4	7 WH je Seite 10 s halten und alles fest anspannen
Wallball (S. 383) Supersatz mit Rotation mit dem Medizinball (S. 378)		3-4 3-4	7 WH 7 WH je Seite	Diagonales Medizinballheben (S. 382) Supersatz mit Anheben in Bauchlage (S. 369)		3-4 3-4	7 WH je Seite 10 s halten und alles fest anspannen

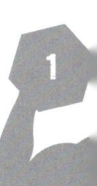

KRAFTTRAINING – SCHNELLER MUSKELAUFBAU

Schwierigkeitsgrad: Leistungssportler und Topathleten
Name des Trainingsplans: Vaduz
Krafttrainingsart: Schnellkraft
Übungsgruppe: Funktionale Übungen
Trainingstage: 4
Passende Codes: Z1S-B-4, Z4S-B-4, Z1S-A-4, Z4S-A-4

Vaduz
Teil 2 von 2

TAG 3 SCHWERPUNKT: BEINE, SCHULTERN UND SEITL. RUMPF				TAG 4 SCHERPUNKT: RÜCKEN UND BAUCH			
Übung	Bild	Sätze	WH	Übung	Bild	Sätze	WH
Reißen (S. 364) Supersatz mit Crunches seitlich (S. 412)		3-4 3-4	7 WH 7 WH	Klimmzüge (S. 358) Supersatz mit Schiffchen bzw. Klappmesser (S. 371)		3-4 3-4	7 WH 10 s und alles fest anspannen
Schocken (S. 389) Supersatz mit seitlichem Schiffchen (S. 371)		3-4 3-4	7 WH 7 WH je Seite	Rudern am Schlingentrainer (S. 356) Supersatz mit Unterarmstütz am Schlingentrainer (S. 366)		3-4 3-4	7 WH 7 WH
Sprung aus Ausfallschritt am Schlingentrainer (S. 392) Supersatz mit seitlicher Planke (S. 370)		3-4 3-4	7 WH je Seite 10 s je Seite und alles fest anspannen	Renegade Row (S. 374) Supersatz mit Crunch (ohne Armschwung!) (S. 412)		3-4 3-4	7 WH je Seite 7 WH
Pistol Squad Sprung Schlingentrainer (S. 410) Supersatz mit Seitheben in Ausfallschritt (S. 375)		3-4 3-4	7 WH je Seite 7 WH je Seite	Reverse Butterfly am Schlingentrainer (S. 401) Supersatz mit Roll-out mit dem Medizinball (langsam, nicht schnell!) (S. 390)		3-4 3-4	7 WH 5 WH

FITNESSTEST UND TRAININGSPLÄNE

Schwierigkeitsgrad: Leistungssportler und Topathleten
Name des Trainingsplans: Athen
Krafttrainingsart: Kraftausdauer
Übungsgruppe: Funktionale Übungen
Trainingstage: 1
Passende Codes: Z1-B-1, Z1KA-B-1, Z2-B-1, Z5KA-B-1, Z1-A-1, Z1KA-A-1, Z2-A-1, Z5KA-A-1

Athen

Übung	Bild	Sätze	Wiederholungen
Umsetzen und Stoßen (S. 362 und S. 363) im wöchentlichen Wechsel mit Reißen (S. 364) Supersatz mit Rotation mit dem Medizinball (S. 378)		3-4	34 WH
		3-4	18 WH je Seite
Kniebeuge mit Schulterdrücken (S. 384) im Supersatz mit Schiffchen (S. 371)		3-4	34 WH
		3-4	60 s halten
Turkish Get-up (S. 360) im Supersatz mit Brücke (mit Gerät) (S. 368)		3-4	18 WH je Seite
		3-4	60 s halten
Rudern mit dem Schlingentrainer (S. 356) im Supersatz mit Liegestütze am Schlingentrainer (S. 357)		3-4	34 WH
		3-4	34 WH
Schleudern mit dem Trainingsseil (S. 385) im Supersatz mit Klimmzüge mit Hilfe bzw. am Gerät (S. 359)		3-4	60 s lang
		3-4	34 WH

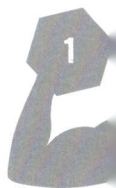

KRAFTTRAINING – SCHNELLER MUSKELAUFBAU

Schwierigkeitsgrad: Leistungssportler und Topathleten
Name des Trainingsplans: Kapstadt
Krafttrainingsart: Kraftausdauer
Übungsgruppe: Funktionale Übungen
Trainingstage: 2
Passende Codes: Z1-B-2, Z1KA-B-2, Z2-B-2, Z5KA-B-2, Z1-A-2, Z1KA-A-2, Z2-A-2, Z5KA-A-2

Kapstadt

TAG 1				TAG 2			
Übung	Bild	Sätze	WH	Übung	Bild	Sätze	WH
Umsetzen und Stoßen (S. 362 und S. 363) Supersatz mit Schiffchen (S. 371)		3-4 3-4	34 WH 60 s halten	Reißen (S. 364) Supersatz mit Rotation mit dem Medizinball (S. 378)		3-4 3-4	34 WH 18 WH je Seite
Kniebeuge mit Schulterdrücken (S. 384) Supersatz mit Brücke (mit Gerät) (S. 368)		3-4 3-4	34 WH 60 s halten	Renegade Row (S. 374) Supersatz mit Rotation am Schlingentrainer (S. 379)		3-4 3-4	34 WH 18 WH je Seite
Wallball (S. 383) Supersatz mit Brücke mit Medizinball (S. 368)		3-4 3-4	34 WH 60 s halten	Rudern am Schlingentrainer (S. 356) Supersatz mit Planke am Schlingentrainer (S. 357)		3-4 3-4	34 WH 60 s halten
Liegestütze am Schlingentrainer (S. 357) Supersatz mit Kettlebellschwünge, einarmig (S. 372)		3-4 3-4	34 WH 18 WH je Seite	Schleudern (S. 385) Supersatz mit seitlicher Planke (S. 370)		3-4 3-4	60 s lang 30 s je Seite
Turkish Get-up (S. 360) Supersatz mit Anheben in Bauchlage (S. 369)		3-4 3-4	18 WH je Seite 60 s halten	Klimmzüge (mit Hilfe) (S. 359) Supersatz mit Burpees (S. 391)		3-4 3-4	34 WH 34 WH

FITNESSTEST UND TRAININGSPLÄNE

Schwierigkeitsgrad: Leistungssportler und Topathleten
Name des Trainingsplans: Salzburg
Krafttrainingsart: Kraftausdauer
Übungsgruppe: Funktionale Übungen
Trainingstage: 3
Passende Codes: Z1-B-3, Z1KA-B-3, Z2-B-3, Z5KA-B-3, Z1-A-3, Z1KA-A-3, Z2-A-3, Z5KA-A-3

Salzburg

TAG 1 SCHWERPUNKT: BEINE UND RUMPF				TAG 2 SCHWERPUNKT: BRUST UND SCHULTERN				TAG 3 SCHWERPUNKT: RÜCKEN UND RUMPF			
Übung	Bild	Sätze	WH	Übung	Bild	Sätze	WH	Übung	Bild	Sätze	WH
Umsetzen und Stoßen (S. 362 und S. 363) im wöchentlichen Wechsel mit Reißen (S. 364) Supersatz mit Schiffchen (S. 371)		3-4 3-4	34 WH 60 s halten	Turkish Get-up (S. 360) Supersatz mit Brücke (mit Gerät) (S. 368)		3-4 3-4	34 WH 60 s halten	Einarmiges Rudern am Schlingentrainer (S. 380) Supersatz mit seitlicher Planke am Schlingentrainer (S. 370)		3-4 3-4	18 WH je Seite 18 WH je Seite
Kniebeugen mit Schulterdrücken (S. 384) Supersatz mit Planke (S. 366)		3-4 3-4	34 WH 60 s halten	Liegestütz am Schlingentrainer (S. 357) Supersatz mit Brücke am Schlingentrainer (S. 368)		3-4 3-4	34 WH 34 WH	Rudern mit der Langhantel (S. 354) Supersatz mit seitlicher Planke (S. 370)		3-4 3-4	34 WH 30 s halten je Seite
Wallball (S. 383) Supersatz mit Rotation mit dem Medizinball (S. 378)		3-4 3-4	34 WH 18 WH je Seite	Schleudern mit dem Trainingsseil (S. 385) Supersatz mit Anheben in Bauchlage (S. 369)		3-4 3-4	60 s lang 60 s halten	Seitheben im Ausfallschritt (S. 375) Supersatz mit Roll-out (S. 390)		3-4 3-4	18 WH je Seite 30 s lang
Diagonales Medizinball-heben (S. 382) Supersatz mit Rotation am Schlingentrainer (S. 379)		3-4 3-4	18 WH je Seite 18 WH je Seite	Unterarmstütz am Schlingentrainer (S. 366) Supersatz mit Kettlebell-schwüngen einarmig (S. 372)		3-4 3-4	60 s lang 18 WH je Seite	Renegade Row (S. 374) Supersatz mit Schiffchen seitlich (S. 371)		3-4 3-4	18 WH je Seite 30 s halten je Seite

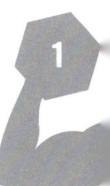

KRAFTTRAINING – SCHNELLER MUSKELAUFBAU

Schwierigkeitsgrad: Leistungssportler und Topathleten
Name des Trainingsplans: Barcelona
Krafttrainingsart: Kraftausdauer
Übungsgruppe: Funktionale Übungen
Trainingstage: 4
Passende Codes: Z1-B-4, Z1KA-B-4, Z2-B-4, Z5KA-B-4, Z1-A-4, Z1KA-A-4, Z2-A-4, Z5KA-A-4

Barcelona
Teil 1 von 2

TAG 1 SCHWERPUNKT: BEINE UND RUMPF ROTATIONEN				TAG 2 SCHWERPUNKT: BRUST UND UNTERER RÜCKEN			
Übung	Bild	Sätze	WH	Übung	Bild	Sätze	WH
Umsetzen und Stoßen (S. 362 und S. 363) im wöchentlichen Wechsel mit Reißen (S. 364) Supersatz mit Rotation mit dem Medizinball (S. 378)		3-4 3-4	34 WH 18 WH je Seite	Liegestütze am Schlingentrainer (S. 357) Supersatz mit Brücke am Schlingentrainer (S. 368)		3-4 3-4	34 WH 34 WH
Kniebeuge mit Schulterdrücken (S. 384) Supersatz mit Seitheben im Ausfallschritt (mit Gerät) (S. 375)		3-4 3-4	34 WH 18 WH je Seite halten	Liegestütze (auf Medizinball) (S. 357) Supersatz mit Brücke mit dem Medizinball (und Gerät) (S. 366)		3-4 3-4	34 WH oder 60 s halten 60 s halten
Kreuzheben (S. 350) Supersatz mit Rotation am Schlingentrainer (S. 379)		3-4 3-4	34 WH 18 WH je Seite	Dips (mit Hilfe) (S. 361) Supersatz mit Anheben in Bauchlage (mit Medizinball) (S. 369)		3-4 3-4	34 WH 60 s halten
Burpees (S. 391) Supersatz mit Ausfallschritt mit Medizinball in Vorhalte und Rotation (S. 381)		3-4 3-4	34 WH 18 WH je Seite	Wallball (vorwärts werfen) (S. 383) Supersatz mit Standwaage (S. 376)		3-4 3-4	60 s lang 30 s je Seite

FITNESSTEST UND TRAININGSPLÄNE

Schwierigkeitsgrad: Leistungssportler und Topathleten
Name des Trainingsplans: Barcelona
Krafttrainingsart: Kraftausdauer
Übungsgruppe: Funktionale Übungen
Trainingstage: 4
Passende Codes: Z1-B-3, Z1KA-B-3, Z2-B-3, Z5KA-B-3, Z1-A-3, Z1KA-A-3, Z2-A-3, Z5KA-A-3

Barcelona
Teil 2 von 2

TAG 3 SCHWERPUNKT: RÜCKEN UND BAUCH				TAG 4 SCHWERPUNKT: SCHULTERN UND RUMPF SEITLICH			
Übung	Bild	Sätze	WH	Übung	Bild	Sätze	WH
Rudern mit der Langhantel (S. 354) Supersatz mit Planke (S. 366)		3-4 3-4	34 WH 60 s halten	Über-Kopf-Kniebeuge (S. 386) Supersatz mit Schiffchen seitlich (S. 371)		3-4 3-4	34 WH 30 s je Seite
Klimmzüge (mit Hilfe oder am Gerät) (S. 359) Supersatz mit Schiffchen (S. 371)		3-4 3-4	34 WH 60 s halten	Turkish Get-up (S. 360) Supersatz mit Roll-out (S. 390)		3-4 3-4	34 WH 30 s lang
Rudern am Schlingentrainer (S. 356) Supersatz mit Planke mit diagonalen Crunches am Schlingentrainer (S. 366)		3-4 3-4	34 WH 34 WH	Diagonales Medizinballheben (S. 382) Supersatz mit Crunches seitlich (S. 412)		3-4 3-4	18 WH je Seite 18 WH je Seite
Reverse Butterfly am Schlingentrainer (S. 401) Supersatz mit Unterarmstütz am Schlingentrainer (S. 366)		3-4 3-4	34 WH 60 s	Schleudern (S. 385) Supersatz mit seitlicher Planke (S. 370)		3-4 3-4	60 s lang 30 s je Seite

KRAFTTRAINING – SCHNELLER MUSKELAUFBAU

Schwierigkeitsgrad: Leistungssportler und Topathleten
Name des Trainingsplans: Kyoto
Krafttrainingsart: Hypertrophie
Übungsgruppe: Klassische Übungen
Trainingstage: 1
Passende Codes: Z3-B-1, Z5-B-1, Z5H-B-1, Z3-A-1, Z5-A-1, Z5H-A-1

Kyoto

Übung	Bild	Sätze	Wiederholungen
Kniebeuge (S. 348) Supersatz mit		3-4	10 WH
Wadenheben (S. 409)		3-4	10 WH
Kreuzheben (S. 350) im Supersatz mit		3-4	10 WH
Crunches (S. 412)		3-4	10 WH
Bankdrücken (S. 394) im Supersatz mit		3-4	10 WH
Reverse Crunches (S. 413)		3-4	10 WH
Dips (S. 361) im Supersatz mit		3-4	10 WH
Klimmzüge (S. 359)		3-4	10 WH
Butterfly (S. 411) im Supersatz mit		3-4	10 WH
Rudern mit der Langhantel (S. 354)		3-4	10 WH
Schulterdrücken (S. 396) im Supersatz mit		3-4	10 WH
Bizepscurls (S. 402)		3-4	10 WH

FITNESSTEST UND TRAININGSPLÄNE

Schwierigkeitsgrad: Leistungssportler und Topathleten
Name des Trainingsplans: Antalya
Krafttrainingsart: Hypertrophie
Übungsgruppe: Klassische Übungen
Trainingstage: 2
Passende Codes: Z3-B-2, Z5-B-2, Z5H-B-2, Z3-A-2, Z5-A-2, Z5H-A-2

Antalya

TAG 1 SCHWERPUNKT: UNTERKÖRPER				TAG 2 SCHWERPUNKT: OBERKÖRPER			
Übung	Bild	Sätze	WH	Übung	Bild	Sätze	WH
Kniebeuge (S. 348) Supersatz mit		3-4	10 WH	Bankdrücken (S. 394) Supersatz mit		3-4	10 WH
Wadenheben (S. 409)		3-4	10 WH	Crunches (S. 412)		3-4	10 WH
Ausfallschritte (S. 352) Supersatz mit		3-4	10 WH jede Seite	Schulterdrücken (S. 396) Supersatz mit		3-4	10 WH
Wadenheben (sitzend, wenn möglich) (S. 409)		3-4	10 WH	Butterfly (S. 411)		3-4	10 WH
Kreuzheben (S. 350) Supersatz mit		3-4	10 WH	Rudern mit der Langhantel (S. 354) Supersatz mit		3-4	10 WH
Rotation mit dem Schlingentrainer (S. 379)		3-4	10 WH jede Seite	Planke (S. 366)		3-4	45 s halten
Beinbeugen am Gerät (S. 407) Supersatz mit		3-4	10 WH	Klimmzüge (S. 358) Supersatz mit		3-4	10 WH
Anheben in Bauchlage (S. 369)		3-4	10 WH	Dips (S. 361)		3-4	10 WH
Beinstrecken am Gerät (S. 406) Supersatz mit		3-4	10 WH	Bizepscurls (S. 402) Supersatz mit		3-4	10 WH
Rückenstrecken am Gerät (S. 405)		3-4	10 WH	Trizepsstrecken am Schlingentrainer (S. 403)		3-4	10 WH

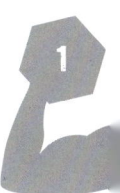

KRAFTTRAINING – SCHNELLER MUSKELAUFBAU

Schwierigkeitsgrad: Leistungssportler und Topathleten
Name des Trainingsplans: Helsinki
Krafttrainingsart: Hypertrophie
Übungsgruppe: Klassische Übungen
Trainingstage: 3
Passende Codes: Z3-B-3, Z5-B-3, Z5H-B-3, Z3-A-3, Z5-A-3, Z5H-A-3

Helsinki

TAG 1 – BRUST, SCHULTERN, TRIZEPS UND BAUCH		Sätze	WH	TAG 2 – BRUST UND RUMPF SEITLICH		Sätze	WH	TAG 3 – RÜCKEN, BIZEPS UND UNTERER RÜCKEN		Sätze	WH
Übung	Bild	Sätze	WH	Übung	Bild	Sätze	WH	Übung	Bild	Sätze	WH
Bankdrücken (S. 394) Supersatz mit Crunches (S. 412)		3-4 3-4	10 WH 10 WH	Kniebeuge (S. 348) Supersatz mit Wadenheben (S. 409)		3-4 3-4	10 WH 10 WH	Klimmzüge, breit (S. 358) Supersatz mit Brücke (S. 368)		3-4 3-4	10 WH 30 s halten
Butterfly (S. 411) Supersatz mit Reverse Crunches (S. 413)		3-4 3-4	10 WH 10 WH	Kreuzheben (S. 350) Supersatz mit Wadenheben (sitzend) (S. 409)		3-4 3-4	10 WH 10 WH	Rudern mit der Langhantel (S. 354) Supersatz mit Brücke am Schlingentrainer (S. 368)		3-4 3-4	10 WH 10 WH
Dips (S. 361) Supersatz mit Planke (S. 366)		3-4 3-4	10 WH 30 s halten	Ausfallschritte (S. 352) Supersatz mit seitlicher Planke (S. 370)		3-4 3-4	10 WH 30 s je Seite	Klimmzüge, eng (S. 358) Supersatz mit Anheben in Bauchlage (S. 369)		3-4 3-4	10 WH 30 s halten
Schulterdrücken (S. 396) Supersatz mit Trizepsstrecken am Schlingentrainer (S. 403)		3-4 3-4	10 WH 10 WH	Step-up (S. 408) Supersatz mit seitlichem Crunch (S. 412)		3-4 3-4	10 WH 10 WH je Seite	Rudern am Schlingentrainer (S. 356) Supersatz mit Rückenstrecken am Gerät (S. 405)		3-4 3-4	10 WH 30 WH
Seitheben (S. 398) Supersatz mit Frontheben (S. 399)		3-4 3-4	10 WH 10 WH	Beinbeugen am Gerät (S. 407) Supersatz mit Beinstrecken am Gerät (S. 406)		3-4 3-4	10 WH 10 WH	Bizepscurls (S. 402) Supersatz mit vorgebeugtem Seitheben (S. 400)		3-4 3-4	10 WH 10 WH

FITNESSTEST UND TRAININGSPLÄNE

Schwierigkeitsgrad: Leistungssportler und Topathleten
Name des Trainingsplans: Köln
Krafttrainingsart: Hypertrophie
Übungsgruppe: Klassische Übungen
Trainingstage: 4
Passende Codes: Z3-B-4, Z5-B-4, Z5H-B-4, Z3-A-4, Z5-A-4, Z5H-A-4

Köln
Teil 1 von 2

TAG 1 SCHWERPUNKT: UNTERKÖRPER				TAG 2 SCHWERPUNKT: OBERKÖRPER VORDERSEITE			
Übung	Bild	Sätze	WH	Übung	Bild	Sätze	WH
Kniebeuge (S. 348) Supersatz mit		3-4	10 WH	Bankdrücken (S. 394) Supersatz mit		3-4	10 WH
Wadenheben (S. 409)		3-4	10 WH	Reverse Crunches (S. 413)		3-4	10 WH
Kreuzheben (S. 350) Supersatz mit		3-4	10 WH	Dips (S. 361) Supersatz mit		3-4	10 WH
Wadenheben (sitzend, wenn möglich) (S. 409)		3-4	10 WH	Planke (S. 366)		3-4	45 s halten
Ausfallschritte (S. 352) Supersatz mit		3-4	10 WH jede Seite	Liegestütze (langsam!) (S. 357) Supersatz mit		3-4	10 WH
Wadenheben (S. 409)		3-4	10 WH jede Seite	Crunches (S. 412)		3-4	10 WH
Beinbeugen am Gerät (S. 407) Supersatz mit		3-4	10 WH	Butterfly (S. 411) Supersatz mit		3-4	10 WH
Beinstrecken am Gerät (S. 406)		3-4	10 WH	Trizepsstrecken am Kabelzug oder am Schlingentrainer (S. 403)		3-4	10 WH

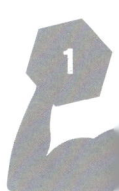

KRAFTTRAINING – SCHNELLER MUSKELAUFBAU

Schwierigkeitsgrad: Leistungssportler und Topathleten
Name des Trainingsplans: Köln
Krafttrainingsart: Hypertrophie
Übungsgruppe: Klassische Übungen
Trainingstage: 4
Passende Codes: Z3-B-4, Z5-B-4, Z5H-B-4, Z3-A-4, Z5-A-4, Z5H-A-4

Köln
Teil 2 von 2

| _____ TAG 1 _____ | | | | _____ TAG 2 _____ | | | |
SCHWERPUNKT: OBERKÖRPER RÜCKSEITE				SCHWERPUNKT: SCHULTERN UND RUMPF SEITLICH			
Übung	Bild	Sätze	WH	Übung	Bild	Sätze	WH
Klimmzüge mit breitem Griff (S. 358) Supersatz mit Brücke schwer (S. 368)		3-4 3-4	10 WH 45 s halten	Schulterdrücken mit der Langhantel (S. 396) Supersatz mit Schiffchen seitlich (S. 371)		3-4 3-4	10 WH 30 s je Seite
Rudern mit der Langhantel (S. 354) Supersatz mit Brücke am Schlingentrainer (S. 368)		3-4 3-4	10 WH 45 s halten	Schulterdrücken mit Kurzhanteln (S. 396) Supersatz mit Crunches seitlich (S. 412)		3-4 3-4	10 WH 10 WH je Seite
Klimmzüge mit engem Griff (S. 358) Supersatz mit Rückenstrecken am Gerät (S. 405)		3-4 3-4	10 WH 10 WH	Frontheben (S. 399) Supersatz mit Planke seitlich (S. 370)		3-4 3-4	10 WH 30 s je Seite
Rudern mit Kurzhanteln (S. 395) Supersatz mit Bizepscurls (S. 402)		3-4 3-4	10 WH je Seite 10 WH	Seitheben (S. 398) Supersatz mit Rotation am Schlingentrainer (S. 379)		3-4 3-4	10 WH 10 WH

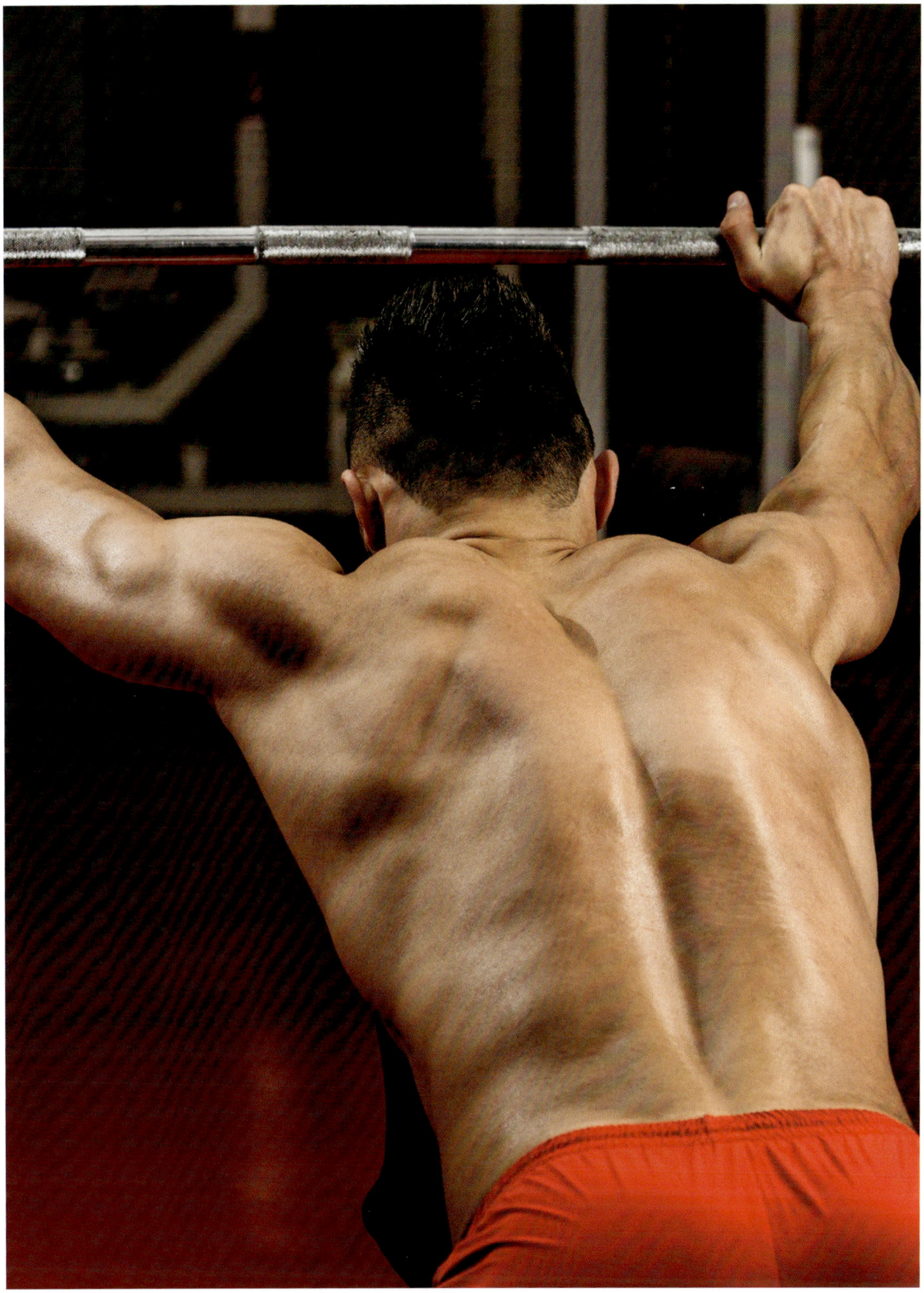

FITNESSTEST UND TRAININGSPLÄNE

2
MOTIVATION

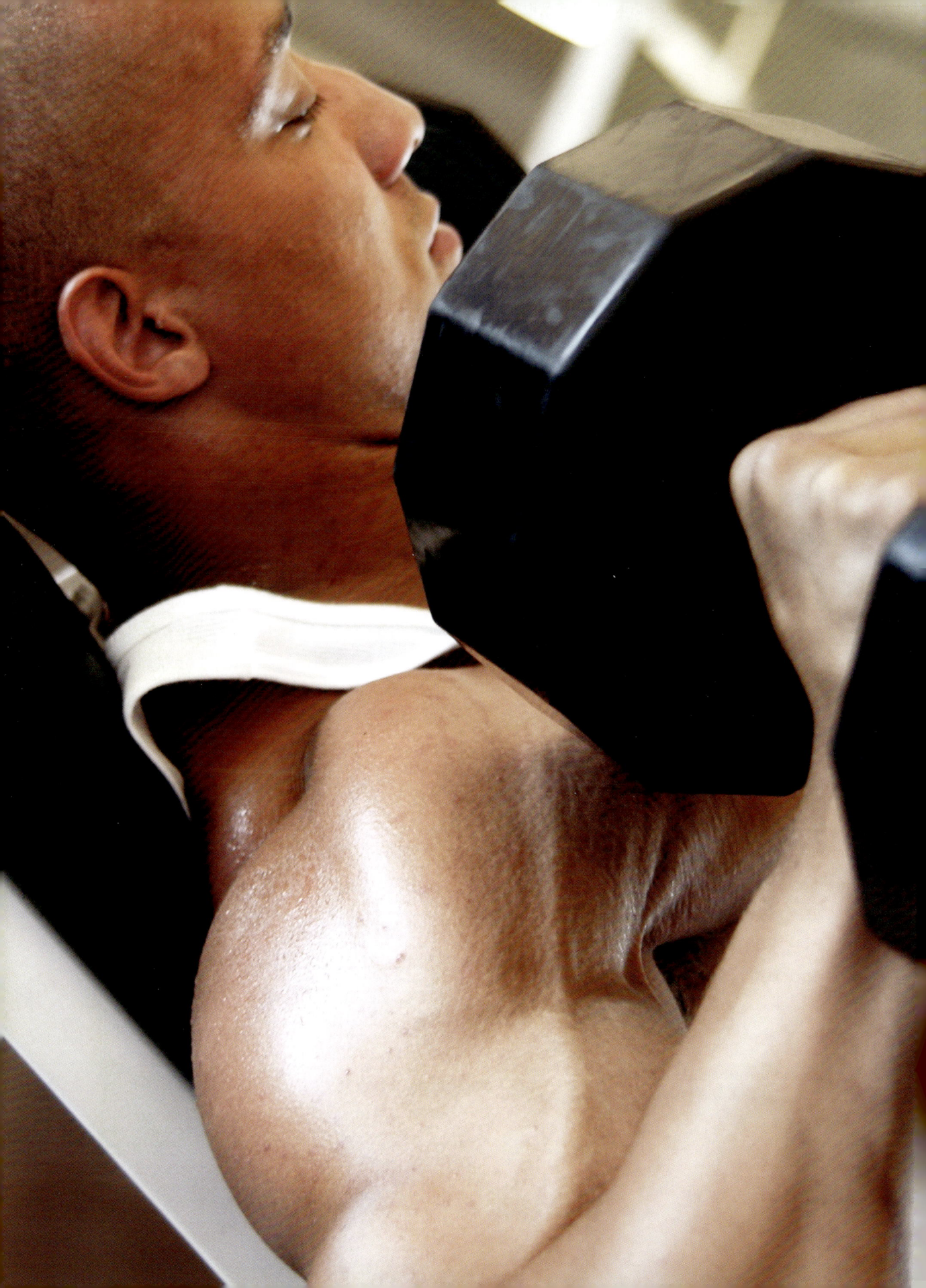

KAPITEL 3

3 MOTIVATION IM KRAFTTRAINING

Motivationsprozesse gehen dem physischen Training und jeder Ernährungsstrategie immer voraus. Schließlich ist es doch der Kopf (auch genannt unser Gehirn, die Psyche oder der Geist), der über unsere Handlungen, Bewegungen und Wahrnehmungen entscheidet. Mit den hier vorgestellten Übungen werden Sie Ihre Motivation steigern und Ihre Fortschritte, statistisch gesehen, um 11-15 % beschleunigen.

Manche Leser dieses Buchs sind sicherlich bereits sehr motiviert. Sie werden hart trainieren und sind bereit, die Ernährung umzustellen. Sie suchen nach weiteren Instrumenten, Tipps und Techniken, um Ihrem Ziel näherzukommen. Für diese Personen ist das Kapitel „Motivation" trotzdem wertvoll, um ihre Energien zu bündeln und zu steuern. Sie werden schneller Ihre Ziele verwirklichen können, wenn Sie wissen, warum Sie derart motiviert sind. Denn wenn Sie wissen, warum Sie motiviert sind, können Sie Ihre Handlungen besser lenken.

Andere Leser würden gerne fitter und muskulöser sein, haben aber ein Problem damit, vier Trainingseinheiten pro Woche über einen längeren Zeitraum wahrzunehmen. Dies ist aber die Grundlage für den Erfolg beim Muskelaufbau.

Vielleicht gehören Sie auch schon zu den eher erfahreneren Athleten, die sich ein gewisses Leistungsniveau erarbeitet haben. Sie möchten weiterhin am Ball bleiben und wünschen sich Fortschritte, haben aber nach langjähriger Trainingserfahrung Probleme damit, sich gleichermaßen leicht zu motivieren, wie es Ihnen früher gelungen ist.

MOTIVATION IM KRAFTTRAINING

3.1 Das Training der Profis

Übungen zur Motivationssteigerung werden *mentales Training* genannt. Wir werden mit den Übungen gezielt Einfluss auf Ihre Handlungen nehmen. Damit können Sie unter anderem eine Ernährungsumstellung leichter umsetzen und Kräfte mobilisieren, die Sie so intensiv trainieren lassen, wie Sie es nie für möglich gehalten haben. Es handelt sich nicht um Hexenwerk, sondern um ein funktionierendes Konzept, das von Profisportlern, Managern, Piloten und Feuerwehrmännern seit Jahrzehnten genutzt wird.

Die meisten Leute sind ein bisschen verschreckt, wenn sie von Psychologie hören. Das hat damit zu tun, dass oft von Problemen ausgegangen wird, wenn Psychologen im Einsatz sind. Das ist jedoch nicht unsere Intention bei der Anwendung von mentalem Training. Wir nutzen diese Maßnahmen, wie auch Profis die Betreuung von Motivationcoaches oder Psychologen nutzen. Nämlich, um die Leistung zu steigern.

Wir beschäftigen uns mit Techniken, auf die zum Beispiel auch Tiger Woods, der beste Golfspieler aller Zeiten, schwört. Bereits im jugendlichen Alter begann Woods mit mentalem Training. Er engagierte seinen Mentaltrainer sogar als seinen Caddy, damit er auch während eines Turniers neben ihm auf dem Platz stehen konnte.

Michael Jordan, der als bester Basketballspieler aller Zeiten gilt und zum Sportler des Jahrhunderts der 1990er-Jahre noch vor Muhammad Ali gewählt wurde, vertraut ebenfalls auf geistiges Training. Zielsetzung und Motivation waren für Jordan essenzielle Bestandteile seiner Profilaufbahn.

Die Liste mit Sportprofis, die Mentaltrainer engagieren, ist lang und das ist Ihnen wahrscheinlich bewusst. Es geht nicht um die Sportarten oder die Personen als solche. Neben den Sportlern nutzen auch Feuerwehrmänner, Piloten, Chirurgen und andere Berufsgruppen das mentale Training. Die Ziele sind vielleicht andere. Aber sie haben alle gemeinsam, dass sie nicht nur physisch, sondern auch psychisch trainieren, um in den entscheidenden Momenten Höchstleistung abzurufen.

3.2 Das Funktionsprinzip auf neuronaler Ebene

Mentales Training ist der nächste Schritt zu Ihrem Erfolg. Wie ein Trainingsplan für schnellen Muskelaufbau habe ich auch einen **Trainingsplan für mentale Stärke** entwickelt. Damit durchbrechen Sie auch die letzte Limitierung, die Sie bisher davon abgehalten hat, Ihre Träume zu erfüllen.

Ich nutze den Begriff „mentales Training" als Überbegriff für die Anwendung verschiedener psychologischer Techniken. Das ist zu vergleichen mit der Nutzung des Begriffs „Krafttraining". Sowohl „funktionales Training", „HIT" als auch das „Volumenprinzip" fallen unter den Begriff Krafttraining. In gleicher Weise fasse ich unter dem Begriff **mentales Training** zum Beispiel **Visualisierungs-, Zielsetzungs-** oder

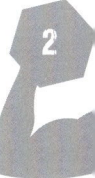

123

KRAFTTRAINING – SCHNELLER MUSKELAUFBAU

Konzentrationsübungen zusammen. Das Prinzip bleibt dabei immer dasselbe: Mentales Training bedeutet, bestimmte Gedankengänge so realistisch wie möglich zu erleben. Dies führt zu Veränderungen auf neuronaler Ebene und beeinflusst unser Verhalten.

Diese Gedankengänge sind auf spezielle, in diesem Fall sportliche, Ziele gerichtet. Während des mentalen Trainings ist man körperlich nicht oder nur wenig aktiv. Gegebenenfalls werden bei Technikübungen die Bewegungen leicht nachgestellt. Mentales Training findet üblicherweise im Sitzen oder Liegen statt.

Der Fokus liegt beim mentalen Training auf der Beantwortung bestimmter Fragen, bestimmte Abläufe gedanklich zu erleben oder Erfahrungen abzurufen, um diese aufzubereiten. Das mentale Training **ergänzt** auf diese Weise sportliches Training bzw. leistungssportliches Verhalten, da es die dafür erforderlichen Techniken bzw. Handlungen optimiert. Mentales Training kann das eigentliche sportliche Training **nicht ersetzen**.

Während des mentalen Trainings werden Impulse an das Gehirn gesendet. Die Impulse führen dazu, dass Nervenverknüpfungen (sogenannte *Synapsen*, vom griechischen *syn*, für „zusammen" und *haptein* für „greifen") neu geknüpft oder gefestigt werden. Jeder Lernprozess führt auf diese Art der neuronalen Verarbeitung dazu, dass sich unser Gehirn Abläufe, Gerüche oder ein bestimmtes Verhalten einprägt.

Wenn ein Kind das Fahrradfahren neu erlernt, werden bestimmte Impulse an die Großhirnrinde gesendet, die zu einer Neuverknüpfung der Synapsen im Gehirn führt. Je häufiger das Kind das Fahrradfahren übt, desto stabiler werden die Verknüpfungen. Der neu gelernte Ablauf „prägt" sich im Gehirn des Kindes ein. Jeden Tag, an dem das Kind übt, fängt es nicht von vorne an, sondern kann auf das Neugelernte zurückgreifen, bis es irgendwann das Ziel, sicher alleine zu fahren, erreicht hat.

Üblicherweise werden Lernprozesse, gleichgültig welcher Art – ob für eine Prüfung oder das Fahrradfahren – nachts, während wir schlafen, gefestigt. Im Traum wird Gelerntes noch einmal erlebt und gestärkt. Das nochmalige Erleben im Traum führt dazu, dass die Synapsenverbindungen ausgeprägt werden und sich das Gelernte in unserem Gedächtnis abspeichert. Fast derselbe Vorgang läuft beim mentalen Training ab, nur dass Sie im Gegensatz zum Traum selbst bestimmen, was Sie lernen werden!

Würde das Kind das Fahrradfahren mit mentalem Training zusätzlich zum praktischen Training ein paar Mal durchgehen, würde es noch schnellere Fortschritte machen. Während des mentalen Trainings werden die gleichen Impulse an das Gehirn gesendet, obwohl man die Bewegung nicht praktisch durchführt.

Einen solchen Effekt werden wir erzielen, wenn wir motiviertes Verhalten in unserem Gehirn einprägen und festigen. Zunächst werden Sie die

MOTIVATION IM KRAFTTRAINING

entsprechenden Handlungen neu lernen. Anschließend werden Sie das motivierte Verhalten mit mentalem Training festigen.

Mit mentalem Training können Sie Lernprozesse auch in wachem Zustand durchgehen und, so soft Sie möchten, wiederholen. Das beschleunigt die Lernprozesse, die nötig sind, um eine motivierte Haltung zu festigen.

3.3 Wie Sie dauerhaft motiviert bleiben

Mehr Motivation zum Training und zu einer guten Ernährung muss gelernt und gefestigt werden. Wir müssen lernen, regelmäßig auf eine bestimmte Art und Weise, die förderlich für unser Ziel ist, zu handeln.

In erster Linie führt die praktische Anwendung des neuen Trainings- und Ernährungsverhaltens zu einem Lernprozess und entsprechender Motivation, diese Prozesse beizubehalten. Mit mentalem Training können Sie diesen Prozess aber noch beschleunigen und Ihr volles Potenzial ausschöpfen. Mentales Training weckt also nicht nur größere Motivation in Ihnen, sondern führt auch dazu, dass die entsprechenden Motivationsprozesse gelernt und gefestigt werden. Sämtliche Motivationsprozesse, die wir mit mentalem Training entfachen, werden zusätzlich schneller und dauerhaft abgespeichert. So bleibt Ihre Motivation langfristig hoch.

Man kann sich zu vielen Dingen motivieren: zum Lernen für eine Prüfung, zu einem großen Hausputz oder zum Abarbeiten der Steuererklärung. Bei jedem dieser Ziele müssen andere Motivationsprozesse in Gang gesetzt werden, um aktiv zu werden und das entsprechende Ziel – die Prüfung zu bestehen, das Haus zu putzen oder die Steuererklärung abzugeben – zu erreichen.

Wir haben das Ziel, schnell Muskeln aufzubauen. Damit die Übungen auch den gewünschten Effekt haben und keine Zeitverschwendung sind, ist es wichtig, zu wissen, auf welche Prozesse wir Einfluss nehmen müssen. Die entscheidenden Prozesse, die das Muskelwachstum wirksam beeinflussen, sind regelmäßiges Krafttraining und eine angepasste Ernährung.

Wir werden uns in diesem Buch zum Beispiel nicht dazu motivieren, mehr Geld für Proteinpulver auszugeben. Proteinpulver wird zwar von der Industrie als wirksames Instrument zum Muskelaufbau propagiert. Tatsächlich wirkt es aber nur ergänzend beim Muskelaufbau. Die Nahrungsmittel, die Sie täglich zu sich nehmen, haben einen viel größeren Einfluss auf Ihren Erfolg beim Muskelwachstum. Deshalb müssen wir uns bei den Motivationsübungen auf Ziele konzentrieren, die Ihr Ernährungsverhalten beeinflussen.

Um schnell Muskeln aufzubauen, müssen Sie intensiv trainieren und sich großartig ernähren. Das bedeutet, dass das Ziel ist, Ihre Motivation auf die Einhaltung des Trainings- und Ernährungsplans zu lenken.

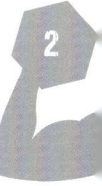

KRAFTTRAINING – SCHNELLER MUSKELAUFBAU

Für uns geht es darum, dass Sie motiviert sind, das Training regelmäßig wahrzunehmen. Dazu machen wir zunächst eine Übung, die dazu führt, dass Sie Lust auf das Training bekommen. Sie „lernen", mehr Spaß am Training zu haben. Zusätzlich wollen wir mit bestimmten Übungen erreichen, dass Sie die Abläufe, die die Realisierung des Trainings fördern, planen und festigen. Sie lernen also, das Training immer einzuhalten.

Wenn Sie nicht schon eine Einstellung wie Arnold Schwarzenegger besitzen, der einmal sagte, er würde sein Training unter allen Umständen beenden, selbst wenn sein Auto vor der Tür gestohlen wird, helfen Ihnen die Übungen in diesem Buch, Ihr Training konsequent wahrzunehmen.

Ein wichtiger Aspekt ist auch, zu lernen, Ihre Emotionen unter Kontrolle zu haben. Kennen Sie die Situation, wenn ein Fußballer ein „Frustfoul" begeht und sich dadurch eine Rote Karte einhandelt? Er schwächt damit sein Team und verdirbt sich die Aussicht, das Spiel zum Positiven zu wenden. Nüchtern betrachtet, lag es sicherlich nicht in seiner Absicht, das eigene Team zu schwächen und eine mehrwöchige Spielsperre zu provozieren. Doch im Affekt seines Gefühlsausbruchs beging er das Foul trotzdem. Seine Emotionen in diesem Fall unter Kontrolle zu haben, kann durchaus hilfreich sein.

Die Kontrolle über seine Emotionen zu haben, entscheidet darüber, ob auch der talentierteste Sportler seine beste Leistung in den entscheidenden Momenten abrufen kann oder nicht.

Die entscheidenden Momente für uns sind die Momente, wenn es darum geht, die Finger von den Süßigkeiten zu lassen oder wenn Sie überlegen, ob Sie zum Training gehen oder sich lieber auf die Couch legen.

Der Verzehr von Süßigkeiten ist eine typische emotionale Reaktion. Süßigkeiten (als Synonym auch für andere Genussmittel, wie auch Knabbereien, Fast Food oder Alkohol) sind eine Form des Genusses, den wir mit positiven Gefühlen verbinden. Wenn Sie einen Film genießen möchten, wird das durch den Genuss von Süßigkeiten unterstützt. Das ist völlig legitim und eine schöne Sache.

Aber vielleicht kennen Sie auch das Gefühl, dass Sie ein schlechtes Gewissen haben, nachdem Sie zur Schokolade, der Chipstüte oder der Bierflasche gegriffen haben? Das schlechte Gewissen stellt sich nur dann ein, wenn Ihr Verhalten sich nicht mit Ihren eigentlichen Zielen deckt. Eigentlich wollten Sie nicht dem emotionalen Moment nachgeben, doch es ist trotzdem passiert.

Übungen zur emotionalen Kontrolle werden Ihnen helfen, eine Ernährungsumstellung bzw. eine Diät umzusetzen.

Unsere Handlungsregulation (unser „Verhalten") ändern wir durch Veränderungen auf zwei Ebenen: der **kognitiven** und der **emotionalen Regulationsebene**.

Die **kognitive** (vom lateinischen *cognoscere* für *erkennen*, *erfahren* oder *kennenlernen*) **Regula-**

MOTIVATION IM KRAFTTRAINING

tionsebene betrifft alle bewusst gesteuerten und willentlich geplanten Handlungsvorgänge. Die **emotionale Handlungsebene** beschreibt alle Handlungen, die von Gefühlen, Stimmungen oder Affekten gesteuert werden. Generell steht die kognitive über der emotionalen Ebene. Das heißt, man kann mit rationalem Denken etwaige Handlungen aus einem Gefühl heraus beeinflussen. Doch es gibt immer wieder Handlungen, die ohne Einwirkung des kognitiven Systems ablaufen.

Mit den Übungen des mentalen Trainingsplans beeinflussen wir sowohl die emotionale als auch die kognitive Regulationsebene, da diese beiden Ebenen wichtig für die Regulierung unserer Aufgaben sind. Das wird Ihnen helfen, den Trainings- und Ernährungsplan dieses Buchs einzuhalten.

Die Übungen des Mentaltrainingsplans sind darauf ausgelegt, dass Sie im Sinne des Muskelaufbaus richtig handeln. Die Übungen helfen Ihnen, die kognitive und emotionale Regulationsebene zu beeinflussen, um immer den Weg ins Studio zu finden und sich protein- und nährstoffreich zu ernähren.

3.4 Wirkung auf das Unterbewusstsein

Die Motivationsübungen wirken alle auf Ihr Unterbewusstsein. Denn erst wenn sich etwas Gelerntes im Unterbewusstsein manifestiert, wird sich Ihr Verhalten auch dauerhaft verändern. Die Motivation, die wir entfachen wollen, soll sozusagen automatisch da sein. Wie beim Zähneputzen: Denken Sie vor dem Zähneputzen immer darüber nach, ob Sie es tun werden oder nicht? Nein? Gut. So soll es auch sein, wenn das Training ansteht.

Das Unterbewusstsein ist ein sehr mächtiger Bestandteil Ihres Gehirns. Im Unterbewusstsein finden all die Prozesse statt, die wir nicht bewusst wahrnehmen. Das Unterbewusstsein trägt im Englischen auch den treffenderen Begriff *unconscious*, für Unbewusstsein.

In Ihrem Unterbewusstsein sind beispielsweise auch die Prozesse abgespeichert, die Sie vielleicht bis jetzt davon abgehalten haben, mit Vollgas zu trainieren oder sich durchgehend exzellent zu ernähren.

Arnold Schwarzenegger liebte und lebte seinen Sport, als er noch aktiv als Profibodybuilder war. Die sportliche Mentalität war bei ihm „in Fleisch und Blut" übergegangen. Anders gesagt, bedeutet das, dass sich die Prozesse in seinem Unterbewusstsein effektiv mit Training, Ernährung und Regeneration auseinandergesetzt haben, ohne dass er groß darüber nachdenken musste. Das nötige Verhalten lief teilweise so automatisch ab, wie bei Ihnen das Zähneputzen.

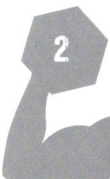

Auch wir möchten, dass unser Unterbewusstsein automatisch die richtigen Entscheidungen trifft, wenn es darum geht, schnell Muskeln aufzubauen und Fett zu verlieren. Das können wir mit den entsprechenden Übungen bewirken.

127

KRAFTTRAINING – SCHNELLER MUSKELAUFBAU

Wie bereits beschrieben, eignet sich mentales Training hervorragend dafür, mit dem Unterbewusstsein zu kommunizieren. Anhand der Gehirnaktivität während des mentalen Trainings kann man sehen, dass der Körper auf einer ähnlichen Ebene arbeitet wie im Traum. Während wir träumen, ist die Verbindung zu unserem Unterbewusstsein am stärksten. Im Traum bzw. im Schlaf wird Gelerntes fest in unserem Gedächtnis abgespeichert und ins Unterbewusstsein integriert.

Mithilfe der Übungen des mentalen Trainingsplans lenken wir die Aufmerksamkeit Ihres Unterbewusstseins auf leistungssportliches Denken – also regelmäßiges Training, proteinreiche und gesunde Ernährung und ausreichende Regeneration –, um entsprechend förderliche Verhaltensweisen zu automatisieren.

3.5 Motivationstechniken

Im Trainingskapitel wenden wir Techniken wie das MTUT-Prinzip an. Im Ernährungskapitel erkläre ich die „Low-Carb-", „Low-Fat-" und „Sporternährungstechnik". Auch im Motivationskapitel möchte ich Sie über die Techniken aufklären, die zur Umsetzung der Ziele genutzt werden.

Der Schwerpunkt liegt im Gebrauch von **Visualisierungstechniken** unter Berücksichtigung aller Sinneskanäle. **Visualisierung** bedeutet, sich Gedankengänge bildlich so realistisch wie möglich auszumalen. Vor allem die Nutzung aller **Sinnesmodalitäten** während der Übung ist elementar, damit die Übungen auch Wirkung erzielen. Der Begriff **Sinnesmodalität** ist der Fachbegriff für einen Sinn, wie zum Beispiel das Sehvermögen. Erst dann werden die Gedanken realistisch wahrgenommen und effektiv vom Gehirn verarbeitet. Das bedeutet, während eines Gedankengangs sollte nicht nur ein Bild gesehen werden. Auch, was man hört und schmeckt, sollte wahrgenommen werden.

Zu den Sinnesmodalitäten zählt die visuelle (sehen), auditive (hören), taktile (Hautberührungen), olfaktorische (riechen) und gustatorische (schmecken) Wahrnehmung. Die Aktivierung der Reize findet beim mentalen Training nicht durch Reize von außen heraus statt, sondern durch Erinnerungen oder Visionen. Es handelt sich trotzdem um „echte" Wahrnehmungen. Schließlich ist die Verarbeitung der Information im Gehirn bei Wahrnehmungsprozessen immer gleich –, ob bei Erinnerungen, Zukunftsvisionen oder bei „echten" Reizen von außen, die momentan geschehen.

Alle Sinne bzw. alle Sinnesmodalitäten während des mentalen Trainings zu nutzen, ist Übungssache. Das ist vergleichbar mit den Beckenbewegungen beim Krafttraining (sie Seite 325). Es handelt sich um Grundlagentechniken, die für die Anwendung der eigentlichen Übungen elementar sind. Je besser Sie die Grundlagentechniken beherrschen, desto besser ist die Zieltechnik.

Im folgenden Kapitel beschäftigen wir uns deshalb mit Übungen, die Ihre Sinneswahrnehmung während des mentalen Trainings schulen.

MOTIVATION IM KRAFTTRAINING

Es handelt sich also um vorbereitende Technikübungen. Diese können Sie mit den Übungen zur Verbesserung der Beckenbewegungen im Kapitel „Grundlagentechniken" vergleichen, die ebenfalls als Grundlage zur Bewältigung der eigentlichen Kraftübungen dienen. Legen Sie großen Wert auf die Schulung der Grundlagen in Form des Trainings der Sinneswahrnehmung, um schnelle Fortschritte zu erzielen und Fehler zu vermeiden.

Eine weitere Technik, die wir anwenden werden, ist die **Zielsetzung**. **Zielsetzung** wird in der (Sport-)Psychologie als eigenständige Technik bezeichnet, da es erst bei richtiger Ausführung dazu führt, dass Ziele auch erreicht werden.

Die richtige Anwendung von Zielsetzungstechniken erfolgt nach einigen Regeln, die wir im entsprechenden Kapitel behandeln. Dabei orientieren wir uns grundlegend an dem Ziel, „schnell Muskeln aufzubauen" und „sich gut zu ernähren". Da diese Ziele jedoch zu unspezifisch sind, wird man, wenn überhaupt, nur schleppend Erfolg damit haben. Damit würde man der Zielsetzung, „schnell" Muskeln aufzubauen, nicht gerecht. Besser ist es, detailliertere Ziele zu setzen, die dem großen Ziel, „schnell Muskeln aufzubauen", dienlich sind. Um das große Ziel, „schnell Muskeln aufzubauen", zu erreichen, sollte man deshalb detaillierte Ziele formulieren, wie zum Beispiel:

▶ Statt: „Ich werde hart trainieren" (unspezifisch), formuliere ich: „Ich wende in jedem Training das MTUT-Prinzip an." (spezifisch)

▶ Statt: „Ich werde mit hoher Intensität trainieren", sage ich: „Ich werde erst eine Pause einlegen, nachdem ich einen Supersatz (zwei Übungen hintereinander) absolviert habe."

▶ Statt: „Ich versuche, das Trainingsgewicht kontinuierlich zu steigern", sage ich: „Heute lege ich wenigstens 2,5 kg mehr auf die Hantel."

Mit den hier vorgestellten Regeln zur Zielsetzung werden Sie Ihre Ziele effektiver formulieren. Sie können die Zielsetzungsstrategien dann für Ihr Training und Ihre Ernährung, aber auch für Ziele in der Schule, im Studium, im Beruf, bei der Familie oder bei Freunden einsetzen.

Weitere Techniken, wie das **Priming** oder der **Einfluss des Verantwortungsgefühls** auf die Handlungsregulation, ergänzen den Trainingsplan für mentale Stärke. Es handelt sich dabei um schnell umsetzbare Techniken mit großem Effekt. Beim **Priming** geht es darum, die Umgebung, in der Sie sich befinden, zu beeinflussen. Das Kapitel zum Thema **Verantwortung** bildet den Abschluss der Motivationsübungen und wird Ihre neu gelernten Kompetenzen zu einem gewaltigen Feuer aus Tatendrang bündeln.

3.6 Wirkung der Übungen auf die Motivation

Sie haben die Begriffe **Unterbewusstsein**, **Sinnesmodalitäten**, **Zielsetzung**, **Synapsen**, **Gehirnaktivität** und **mentales Training** kennengelernt. Das Kapitel heißt „Motivation" und jetzt erkläre ich Ihnen, wieso die hier vorgestellten

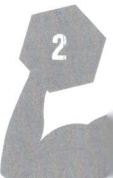

KRAFTTRAINING – SCHNELLER MUSKELAUFBAU

Übungen sich positiv auf Ihre Motivation auswirken werden.

Motivation ist generell der Begriff, den man als Grund für menschliches Verhalten benutzt. Dabei geht es nicht nur um die Motivation, Sport zu treiben oder zur Arbeit zu gehen. Auch das Aus-dem-Bett-Aufstehen, um auf Toilette zu gehen, ist eine motivierte Handlung.

„Das Wort Motivation stammt vom lateinischen Wort ‚movere', was so viel bedeutet wie ‚bewegen'. Motivation ist der allgemeine Begriff für alle Prozesse, die der Initiierung, der Richtungsgebung und der Aufrechterhaltung physischer und psychischer Aktivitäten dienen" (Zimbardo & Gerrig, 2008, S. 503).

Natürlich ist das „Auf-die-Toilette-Gehen" eine andere Form der Motivation, als sich von der Couch zum Training zu bewegen. Es gibt viele Abstufungen und Definitionen der Motivation.

Für uns ist die Art der Motivation entscheidend, die uns dazu bringt, konsequent und hart zu trainieren und eine Diät durchzuziehen, wie das morgendliche Zähneputzen.

Um die Motivation eines Menschen langfristig im positiven Sinne (Als positive Motivationsgrundlage sehe ich hier, dass der Mensch Lust hat, sich zu bewegen und Sport zu machen und daraufhin handelt. Eine negative Motivation hingegen wäre es, wenn ein Mensch durch Erpressung zum Sport gezwungen wird.) zu beeinflussen, müssen vor allem ihre intrinsischen Motivationsstrukturen gefördert werden. **Intrinsische** (vom lateinischen *intrinsecus* für *inwendig*, *innerlich* oder *hineinwärts*) Motivation ist meistens dauerhaft und führt daher dazu, dass Sie auch Ihr Training dauerhaft wahrnehmen.

Die intrinsische Motivation ist die Motivation, die von „innen" heraus kommt. Das bedeutet in Bezug auf Sport, dass Ihnen die sportliche Tätigkeit an sich Spaß macht. Sie finden es beispielsweise gut, das Eisen der Hanteln zu spüren, nach einem intensivem Satz Kniebeugen außer Atem zu sein oder die Neugier, was man noch alles aus seinem Körper an Muskelwachstum und Leistung rausholen kann.

Das Gegenteil von intrinsischer Motivation wird als **extrinsisch** bezeichnet, vom lateinischen Wort *extrinsecus*, was so viel bedeutet wie *von außen her* oder *nicht aus eigenem Antrieb heraus*. Extrinsische Motivation bedeutet im Sport, dass die sportliche Handlung instrumentell eingesetzt wird. Das heißt, dass Sie die sportliche Handlung durchführen, um einen Zweck zu erfüllen.

Das klassische Beispiel einer extrinsischen Motivation im Sport ist der Profifußball. Die Motivation des Profifußballers, sich fast jeden Tag an das körperliche Limit zu quälen, wird von sehr hohen Gehaltszahlungen und Sponsorengeldern, also „von außen", unterstützt.

Im Krafttraining wäre ein Beispiel für eine extrinsische Motivation, wenn das Krafttraining genutzt wird, um Rückenschmerzen zu behandeln.

MOTIVATION IM KRAFTTRAINING

Das Muskelaufbautraining macht in diesem Fall womöglich nicht viel Spaß, sondern dient vor allem dem Zweck, die Muskeln zu trainieren, damit die Rückenschmerzen aufhören.

Wichtig ist: Weder die intrinsische noch die extrinsische Motivation ist besser oder schlechter! Es gibt keine bessere oder schlechtere Motivation. Jede Art von Motivation ist ein Beweggrund! Jeder Mensch ist immer intrinsisch und extrinsisch motiviert. Die Frage ist, welche Motivationsebene überwiegt. Sie können den Schwerpunkt Ihrer Motivationsebene beeinflussen.

Neben der intrinsischen und extrinsischen Motivation gibt es vier weitere Motivationsebenen. Insgesamt wird unser Verhalten von sechs Motivationsebenen gesteuert:

1. **intrinsische** und **extrinsische** Motivationsebene,
2. **„Hin-zu-"** und **„Weg-von-"**Motivationsebene,
3. **emotionale** und **rationale** Motivationsebene.

Der Begriff **„Hin-zu-"Motivation** ist eine Abkürzung für „hin zu etwas". Sie wollen etwas erreichen, weil es Ihnen gefällt oder Sie es begehren. Das Gegenteil ist die **„Weg-von-etwas"-Motivation**. Sie wollen etwas vermeiden, weil es Ihnen missfällt. Fitnesstraining ist ein klassisches Beispiel für den Konflikt zwischen „Hin-zu-" und „Weg-von-"Motivation. Eine übergewichtige Person ist in aller Regel „weg-von-" motiviert. Vielleicht aufgrund von Schmähungen anderer Menschen, vielleicht aufgrund von gesundheitlichen Problemen. Das primäre Ziel besteht darin, den derzeitigen Zustand zu verändern, also „weg vom jetzigen Zustand" zu kommen. Doch auch die „Hin-zu-"Motivation spielt beim Fitnesstraining eine Rolle, schließlich finden es die meisten Menschen begehrenswert, einen schlanken Körper mit starken Muskeln und einem Sixpack zu bekommen.

Bei der **emotionalen Motivation** bewirken Gefühle den Auslöser zur Handlung. Wenn Sie trainieren gehen, weil Sie „Frust abbauen möchten", überwiegt die emotionale Motivation. Häufiger kommt dies jedoch vor, wenn Sie zu Süßigkeiten, Fast Food oder Knabbereien greifen. Wenn Sie nachmittags plötzlich „Lust auf Schokolade" bekommen, haben sich nicht gedacht: „Wenn ich jetzt Schokolade esse, werden Endorphine im Körper freigesetzt, die mich entspannen werden." Es handelt sich um eine unterbewusste Reaktion, um das Bedürfnis nach Entspannung und Zufriedenheit zu bekommen. Ihr Unterbewusstsein hat schon seit der Kindheit abgespeichert, dass der Verzehr einer Tafel Schokolade die entsprechende Wirkung erzielt. Nachgedacht haben Sie beim Griff zur Schokolade aber nicht. Es war das emotionale Bedürfnis, welches Sie zum Griff zur Schokolade motiviert hat. Sie hatten einfach „Lust" auf Schokolade.

Der emotionalen Motivationsebene steht die **rationale Motivation** gegenüber. Diese setzt ein, wenn Sie über die Konsequenzen einer Handlung genau Bescheid wissen und daraufhin „aus Vernunft" handeln. Wenn Sie sich vor dem Griff zur Tafel Schokolade in Erinnerung rufen, dass

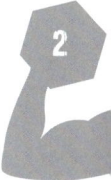

der Verzehr zur Verlangsamung des Stoffwechsels, Verstopfung der Arterien, Einlagerung von Bauchfett, Abbruch muskelaufbauender Stoffwechselprozesse, Trägheit, Freisetzung freier Radikaler und vielen weiteren negativen Konsequenzen führt und Sie daraufhin die Schokolade liegen lassen, haben Sie rational gehandelt.

Merken Sie sich: Es gibt keine bessere oder schlechte Motivationsebene. Das Wissen um die verschiedenen Motivationsebenen sorgt für Klarheit. Dadurch werden Ihnen die Gründe Ihrer Handlungen bewusster. Sie können Ihre Handlungen dann leichter bewerten und gegebenenfalls Ihren eigentlichen Zielen anpassen.

3.7 Motivation fördern

Mit mentalem Training lernen Sie Ihre persönlichen Motivationsmechanismen kennen und können die wirksamsten Prozesse verstärken.

Michael Jordan liebt Basketball. Das kann man in fast jedem längeren Interview von ihm nachlesen. Doch an manchen Stellen hatte Michael Jordan sicherlich auch externe Beweggründe, um sich bis ans Limit zu pushen, zum Beispiel, um eine große Bonuszahlung zu kassieren.

Und das ist nicht falsch oder schlecht! Höchstwahrscheinlich aber wäre Michael Jordan nicht zum besten Basketballer aller Zeiten geworden, wenn er sich ausschließlich an Bonuszahlungen erfreut hätte. Wenn Michael Jordan nur des Geldes wegen motiviert gewesen wäre, wäre er nach ein paar Millionen Dollar gesättigt gewesen. Um zum besten Basketballer der Welt zu werden, muss man jedoch über Jahre hinweg außergewöhnliche Leistungen bringen. Michael Jordan liebte Basketball. Er liebte das Gefühl, in der letzten Sekunde des Spiels den entscheidenden Korb zu werfen, der seiner Mannschaft den Sieg brachte. Er wollte „hin zu" diesem überwältigenden Gefühl, das er nur „von innen heraus" erleben konnte. Er wusste ganz genau, was ihn beim Sport motivierte. Er konzentrierte sich auf die Motivationsstrukturen, die bei ihm am besten wirkten. Deshalb hat er über Jahre hinweg hart trainiert und große Erfolge gefeiert.

Dasselbe gilt für Arnold Schwarzenegger, der das Wettkampfbodybuilding viele Jahre dominiert hat. Er wollte der beste Bodybuilder der Welt sein. Das erreichte er zum ersten Mal im Jahre 1969. Danach beendete er aber nicht seine Wettkampfkarriere. Die Liebe zum Sport trieb ihn an, jahrelang hart zu trainieren. Insgesamt gewann er noch 12 x den „Mr. Olympia"-Titel, der den besten Bodybuilder der Welt auszeichnet. Legendär bleiben seine Aussagen in seinem Film *Pumping Iron*, in dem er beschreibt, wie er den „Pump" in den Adern seiner Muskeln genießt. Er beschreibt, das Training sei das schönste Gefühl, das es neben Sex auf der Welt geben würde.

Jeder Mensch hat andere Beweggründe für seine Handlungen. Was Schwarzenegger dazu bewegt, seine Muskeln fast täglich mit den schweren Gewichten zu traktieren (Blut in den Muskeln), ist nicht derselbe Grund, der Michael Jordan moti-

MOTIVATION IM KRAFTTRAINING

vierte (in letzter Sekunde den entscheidenden Korb werfen), sich jedes Jahr nach einem Titelgewinn wieder für die nächste Saison fit zu machen. Doch beide haben eines gemeinsam: Sie wussten, was sie am stärksten motiviert.

Lernen Sie so viele Ihrer Motivationsgründe wie möglich kennen. Gleichgültig, ob die Motive intrinsischer, extrinsischer, „hin-zu", „weg-von", emotionaler oder rationaler Natur sind. Die Übungen des Mentaltrainingsplans sind darauf ausgelegt, einen Schwerpunkt auf die intrinsische Motivation zu legen, da diese Form der Motivation meistens die langfristigere ist. Doch nur die Kombination aller Motivationsstrukturen führt dazu, dass Sie Ihre volles Potenzial entfalten können. Erforschen Sie Ihre Motivationsgründe. Dann können Sie diejenigen Motive verstärken, die bei Ihnen die stärkste Wirkung erzielen und Sie werden dauerhaft motiviert bleiben.

3.8 Neugier ist das Warm-up des mentalen Trainings

Die meisten Leute sind noch vorsichtig, wenn es um den Einsatz von mentalen Techniken geht. Ich rede zwar immer davon, dass Profisportler sie verwenden, aber kaum ein Trainer von der Fußballmannschaft im Dorf um die Ecke wendet Übungen zur mentalen Stärke an. Es ist etwas Unbekanntes und vor unbekannten Dingen haben die Menschen meistens Angst. Wären mentale Übungen so populär wie der Cooper-Test, gäbe es weniger Zweifel. Der „Cooper-Test" ist ein Ausdauerleistungstest, der zum Beispiel in der Schule, bei der Polizei und der Bundeswehr zur Einordnung der Ausdauerleistungsfähigkeit der Personen einer Gruppe genutzt wird. Den Namen trägt der Test von seinem Erfinder, dem Sportmediziner Kenneth H. Cooper.

Mentales Training durchzuführen, klingt vor Ihren Kollegen, Freunden und Bekannten erst einmal komisch, oder? Die Aussage „ich gehe ins Fitnessstudio" wird von den meisten Menschen akzeptiert. Auch von denen, die kein Fitnesstraining absolvieren. Die Aussage „ich mache mentales Training" führt eher zu fragenden Blicken.

Junge Menschen wenden am seltensten mentales Training an. Das liegt daran, dass für mentales Training schon eine stabile und differenzierte Handlungs- oder Bewegungsvorstellung vorhanden sein muss (vgl. Mayer & Hermann, 2011). Doch gerade wenn man im jungen Alter mit mentalem Training beginnt, können die Techniken zur Exzellenz verfeinert werden.

Es liegt an Ihnen, sich auf etwas Neues einzulassen. Viele Profisportler nutzen diese Techniken, um ihre Leistungen zu verbessern. Warum also auch nicht Sie? Sie absolvieren ja nun schließlich auch einen professionellen Trainingsplan.

Wichtig ist, dass Sie diese neuen Techniken mit Neugier betrachten. Wenn man mit seinem Unterbewusstsein kommuniziert, kommen da manchmal Sachen raus, die im ersten Moment keinen Sinn ergeben. Genau das ist aber manchmal der Schlüssel, der einem einen neuen Weg

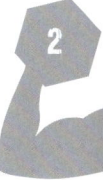

zeigt. Genau diese Wege sind es vielleicht, nach denen Sie gesucht haben, um ein neues Level zu erreichen.

Für das körperliche Training ist es wichtig, dass Sie sich aufwärmen. Auch beim mentalen Training kann man von einem Warm-up im übertragenen Sinne sprechen. Das Warm-up besteht nicht darin, die Muskeln, Gelenke und Bänder aufzuwärmen, sondern alle Sinnesmodalitäten und die Neugierde zu aktivieren.

3.9 Die Sinnesmodalitäten

Für die effektive Umsetzung von Visualisierungsübungen müssen Sie alle Sinne mit in Ihre Visualisierung einfließen lassen. Die **fünf Sinnesmodalitäten** (weitere Synonyme für Sinnesmodalitäten: **Sinneskanäle, Wahrnehmungskanäle, Sinnesorgane, Sinnessysteme** oder einfach **Sinne**) lauten:

- **visuell** (Sehen),
- **auditiv** (Hören),
- **taktil** (Fühlen),
- **gustatorisch** (Schmecken),
- **olfaktorisch** (Riechen),

In dem Wort „Visualisierungsübung" steckt bereits das Wort „visuell". Trotzdem sollen bei Visualisierungen alle Sinnesmodalitäten genutzt werden, nicht nur das Sehen. Wieso heißt es trotzdem „Visualisierung"?

Der Mensch denkt in Bildern. Wenn ich Ihnen sage: „Denken Sie an eine Zitrone", werden Sie zu 100 % eine gelbe Frucht vor dem inneren Auge sehen. Sie werden nicht an die Buchstaben „Zitrone" denken, wie sie in diesem Buch stehen. Hauptsächlich wird das Denken des Menschen von visuellen Reizen bestimmt. Deshalb spricht man bei mentalen Übungen hauptsächlich von „Visualisierungsübungen", obwohl auch alle(!) anderen Sinnesmodalitäten mit in die Übung einfließen sollen.

Für jedes der fünf Sinnessysteme gibt es weitere Untergliederungen, die man **Submodalitäten** nennt. Es handelt sich dabei um qualitative Unterscheidungen der Ausprägung eines Reizes. Ein einfaches Beispiel ist die Lautstärke, die eine Submodalität des auditiven Sinneskanals darstellt. In der qualitativen Ausprägung wird zwischen **laut und leise** unterschieden. Ein Geräusch, das Sie wahrnehmen, kann also entweder laut oder leise sein.

Es gibt aber auch Submodalitäten, auf die Sie vielleicht bisher nicht so oft geachtet haben. Sie können sich zum Beispiel beim Sehen darauf konzentrieren, jedes Detail zu beachten. Nehmen Sie die Gestaltung der Schriftart in diesem Buch wahr. Ich habe mich für die Schriftart „Quay Sans" entschieden. Kommt Ihnen die Schriftart vielleicht bekannt vor? Es handelt sich um eine Schriftart „ohne Serifen", das heißt ohne schwunghafte Verzierungen an den Buchstabenkanten, wie es beispielsweise bei der populären Schriftart „Times New Roman" der Fall ist. Die ähnlich aussehenden Zeichen 0 (Zahl) und O (Buchstabe) kann man anhand ihrer Linienführung unterscheiden, auch wenn Sie direkt nebeneinander stehen: OOOO. Bei einigen Schriftarten ist es schwierig, das kleine l vom großen I zu unterscheiden. Erkennen Sie, um welche Buchstaben es sich handeln soll?

Nun lenken Sie Ihre Aufmerksamkeit während des Lesens auf Ihre Umgebung. Lesen Sie den Text weiter, aber nehmen Sie wahr, welche Farben Sie um sich herum sehen. Welche Farben haben die Kleidungsstücke, die Sie tragen? Welche Gegenstände können Sie in Ihrem Blickfeld wahrnehmen, während Sie weiterlesen? Sie können sich sofort orientieren, ohne den Lesefluss unterbrechen zu müssen, wenn Sie Ihre visuelle Aufmerksamkeit nicht mehr aufs Detail, sondern auf das große Ganze richten.

Auch während des mentalen Trainings werden die Bilder, die Sie sehen, immer anders aussehen. Mal achten Sie auf Details (foveales Sehen – der Name kommt von der Fovea centralis (Sehgrube), einer Einsenkung im Auge des Menschen, die für das Scharfstellen des Auges zuständig ist), mal sehen Sie eher das große Ganze (peripheres Sehen – *Peripher* stammt vom altgriechischen Wort *periphérein* ab und bedeutet *herumtragen* oder *sich (herum-)drehen*. **Peripheres Sehen** ist der Fachbegriff für die Wahrnehmung der Umgebung). Diese Art des Sehens fasst man unter dem Begriff Foveal-periphere-Perspektive zusammen. Die Foveal-periphere-Perspektive ist eine der qualitativen Unterscheidungen der visuellen Sinneswahrnehmung, so wie die Lautstärke beim auditiven Sinneskanal.

Die Submodalitäten der fünf Sinne

Es ist sehr wichtig, dass Sie sich für jegliche Art der Wahrnehmung sensibilisieren. Dazu sind die Übungen des folgenden Kapitels gedacht. Ich habe Ihnen eine Liste mit allen Submodalitäten zusammengestellt, damit Sie wissen, worauf Sie achten müssen.

1. **Visuell** (Sehen)
    - Art des Bildes: Bewegtes Bild (z. B. als Film) oder Standbild (z. B. als Foto).
    - Größe des Bildes bzw. des Films: Groß oder klein.
    - Position des Films: Nah oder fern, links oben oder über die ganze rechte Hälfte usw.
    - Tempo des Films: Langsam oder schnell, mittel oder stockend usw.
    - Richtung des Films: Vorwärts oder rückwärts.
    - Farbigkeit: Schwarz-weiß oder farbig. Originalfarben oder andere Farben. Fallen besondere Farben auf?

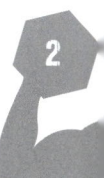

KRAFTTRAINING – SCHNELLER MUSKELAUFBAU

- Lichtquellen: Helligkeit, Ausleuchtung, Lichteinfall.
- Bildqualität: Klarheit, Kontrast, Schärfe.
- Assoziierte-dissoziierte-Perspektive: Assoziiert (Bild bzw. Film wird aus Ich-Perspektive gesehen) oder dissoziiert (Sie sehen sich selbst aus der dritten Person oder aus der Sicht einer anderen Person).
- Foveal-periphere-Perspektive: Foveal (Fokus auf Details) oder peripher (Konzentration auf Umgebung).
- Rahmung: Gibt es einen Rahmen um das Bild bzw. den Film? Wie sieht er aus?

2. **Auditiv** (Hören)
    - Art der Geräuschquelle: Stimme, Musik, Klänge, Geräusche usw.
    - Lautstärke der Geräuschquelle: Laut oder leise.
    - Standort der Geräuschquelle: Fern oder nah.
    - Tonhöhe.
    - Bei Sprache: Gestaltung der Sprache: melodisch oder monoton, Geschwindigkeit, Rhythmus usw.
    - Tonalität der Sprache: Voll, dünn, heiser, nasal, verzerrt, Echo usw.
    - Harmonie und Klang.

3. **Taktil** (Fühlen) und kinästhetisch (Körperempfinden)
    - Material: Rau oder glatt, nass oder trocken usw.
    - Temperatur: Heiß oder frostig, warm oder kalt usw.
    - Empfinden: Schmerz oder wohltuend, kribbelnd oder kitzelnd verkrampft usw.
    - Druck: Druckausübung von innen oder außen.
    - Körperhaltung: Ihre Körperhaltung im Bild.
    - Bestimmte Gefühle: „Schmetterlinge im Bauch" oder „Blut in den Adern gefroren" usw.
    - Position von bestimmten Gefühlen: „Schmetterlinge im Bauch" ist im Zentrum des Körpers, „Blut in den Adern gefroren" ist überall usw.
    - Temperatur der bestimmten Gefühle: „Schmetterlinge im Bauch" fühlen sich warm an, „Blut in den Adern gefroren" fühlt sich kalt an usw.
    - Allgemeines körperliches Befinden: Angestrengt, außer Puste oder entspannt und gelassen usw.

MOTIVATION IM KRAFTTRAINING

4. **Olfaktorisch** (Riechen)
   - Art des Geruchs: Süß, sauer, modrig, frisch, fruchtig, faulig, beißend usw.
   - Intensität des Geruchs: Stark, schwach, mittel usw.
   - Dauer des Geruchs: Kurzzeitig, dauerhaft; „Jetzt wird es intensiv"; „Jetzt geht es wieder."
   - Entfernung des Geruchs: Nah, fern; „Das kommt von da drüben" usw.
   - Position des Geruchs: „Hier in der Ecke riecht es faulig". „Hier drüben geht es." usw.

5. **Gustatorisch** (Schmecken)
   - Art des Geschmacks: Süß, sauer, fruchtig, faulig usw.
   - Intensität des Geschmacks: Stark, schwach, mittel usw.
   - Dauer des Geschmacks: Kurzzeitig, durchgehend usw.

Achtung: Die Liste der Submodalität ist nicht endlich! Zu einigen Submodalitäten gibt es weitere Reize, was die Abkürzung „usw." bedeutet.

3.10 Training der Sinnesmodalitäten

Bei dieser Übung geht es darum, dass Sie lernen, Ihre Sinne während des mentalen Trainings einzusetzen und zu sensibilisieren. Nehmen Sie so viel wahr, wie Sie können.

Am Ende der Übung ist eine Liste gedruckt, in der Sie die Erfahrungen, die Sie gemacht haben, eintragen können. Es ist keine Pflicht, die Liste auszufüllen. Wichtiger ist, es, dass Sie die Übung überhaupt durchgehen.

Nehmen Sie sich ein bisschen Zeit für die erste Übung. Um Sie herum sollte es ruhig sein, sodass Sie sich entspannen können. Mentales Training während einer kurzen Fahrt mit der Stadtbahn oder während Sie auf jemanden im Café warten, ist nicht empfehlenswert. Machen Sie es sich lieber in einem Liegestuhl, auf der Couch, im Bett oder in einem Sessel bequem.

Schließen Sie die Augen nach jedem Satz und lassen Sie die Aufgabe gründlich auf sich wirken. Nehmen Sie alle Antworten Ihres Unterbewusstseins sofort wahr. Manchmal sind die spontansten Eindrücke die wichtigsten.

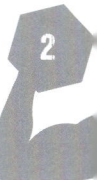

KRAFTTRAINING – SCHNELLER MUSKELAUFBAU

Übungsbeginn

1. Denken Sie an eine Szene, wie Sie beim Krafttraining sind. Schließen Sie jetzt die Augen und nehmen Sie alles wahr, was Ihnen dazu einfällt.
   - Was sehen Sie, wenn Sie an sich beim Krafttraining denken?
   - Sehen Sie einen Film oder ein Foto? Eine kurze Szene einer Übung oder das gesamte Training?
   - Wie groß ist das Bild? Wo sehen Sie das Bild? Ist es ein großes Bild genau vor Ihnen, oder eher ein keines Bild links oben in der Ecke?
   - Aus welcher Perspektive sehen Sie das Bild? Erleben Sie eine Filmszene aus der Ich-Perspektive oder sehen Sie sich aus der dritten Person auf einem Foto bei einer Übung?
   - Ist das Bild farbig oder schwarz-weiß? Wenn es Farben gibt, sind diese grell oder trüb? Sind es die Originalfarben oder Fantasiefarben?
   - Ist das Bild klar oder verschwommen? Ist es hell oder dunkel? Gibt es einen Rahmen um das Bild?
   - Schließen Sie jetzt die Augen und nehmen Sie alles wahr, was mit visuellen Reizen zu tun hat.

2. Was haben Sie gehört, als Sie an das Bild gedacht haben?
   - Waren es Geräusche, Stimmen oder beides?
   - Haben Sie laute oder leise Geräusche gehört? Von wo kamen die Geräusche?
   - Konnten Sie alle Geräusche erkennen? Benennen oder beschreiben Sie drei Geräusche, die Sie wahrgenommen haben.
   - Konnten Sie erkennen, wovon die Gespräche handelten, die Sie mitbekommen haben? Haben Sie selbst gesprochen? Wie haben Sie oder die Personen gesprochen? Mit rauer Stimme oder verschnupft, hat vielleicht jemand gehustet oder sich geräuspert?
   - Schließen Sie jetzt die Augen und konzentrieren Sie sich auf alle auditiven Reize.

3. Haben Sie etwas geschmeckt oder gerochen?
   - Was haben Sie gerochen? Was haben Sie geschmeckt? Nach was hat es gerochen/geschmeckt?
   - Haben Sie etwas angefasst? Wie hat sich das Material angefühlt? Haben Sie fest zugedrückt oder locker darüber gestrichen?

MOTIVATION IM KRAFTTRAINING

▶ Hat etwas anderes oder eine Person Ihren Körper berührt? Wie hat sich die Berührung angefühlt? Gab es eine Intention bei der Berührung?

▶ Schließen Sie jetzt die Augen und konzentrieren Sie sich auf Ihren Geschmacks-, Geruchs- und Tastsinn.

4. Wie haben Sie sich emotional gefühlt, als Sie die Szene noch einmal erlebt haben?

▶ Hatten Sie Spaß, als Sie sich in der Szene gesehen haben? Oder waren Sie traurig? Haben Sie sich eher frei oder gezwungen gefühlt? Beschreiben Sie das Gefühl.

▶ Bewegt sich das Gefühl oder bleibt es dauerhaft an einer Stelle?

▶ Wie fühlen Sie sich jetzt?

▶ Können Sie das Gefühl lokalisieren? Bewegt es sich? Spüren Sie etwas in Ihrem Kopf, in Ihrem Bauch oder überall?

▶ Schließen Sie jetzt die Augen und legen Sie Ihre Aufmerksamkeit auf Ihre Gefühle.

Übungsende

Notizen

Hier haben Sie die Gelegenheit, sich die Dinge zu notieren, die Sie bei der Übung wahrgenommen haben:

Visuell (Sehen):   **Gustatorisch** (Schmecken):

_____   _____

Auditiv (Hören):   **Olfaktorisch** (Riechen):

_____   _____

Taktil (Fühlen):   **Emotional** (Gefühle):

_____   _____

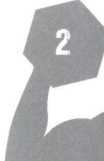

KRAFTTRAINING – SCHNELLER MUSKELAUFBAU

3.11 Ihre besondere Fähigkeit

Jeder Mensch hat naturgemäß eine Vorliebe für einen bestimmten Sinn. Das heißt, die eine Person achtet besonders darauf, was andere Menschen sagen und nimmt alle Geräusche um sich herum aufmerksam wahr. Die andere Person beobachtet lieber und erinnert sich besser an die Einrichtung in einem Raum oder was andere Menschen für Kleidung getragen haben.

Ob diese Vorgaben genetisch bedingt sind oder aus Lernprozessen aus der Kindheit resultieren, spielt keine Rolle. Fakt es, dass jeder Mensch eine Vorliebe für einen bestimmten Sinn hat.

Finden Sie Ihre besondere Fähigkeit! Wenn Sie besonders gut Gerüche wahrnehmen und Sie zum Beispiel beim ersten Gedanken an Ihr Training Schweißgeruch in der Nase haben, ist das etwas Besonderes, denn das riecht nicht jeder am Anfang. Wenn Sie jedoch während der vorigen Übung ständig das klingende Eisen der Gewichte im Ohr hatten und Sie sich generell am besten an Gespräche, Geräusche und Musik erinnern konnten, verfügen Sie wahrscheinlich über eine außergewöhnlich ausgeprägte auditive Sinneswahrnehmung.

Ihre besondere Fähigkeit finden Sie heraus, wenn Sie einmal Ihr letztes mentales Erlebnis zusammenfassen und darauf achten, **wie** Sie dieses Erlebnis beschreiben. Die Wortwahl, die Sie zur Beschreibung des mentalen Erlebnisses benutzen, spiegelt wider, welcher Ihrer Sinne am aufmerksamsten war.

Beispiel: Ich frage drei Leute danach, was sie mir sagen können, wenn sie die Augen schließen und an eine Szene beim Training denken (also dieselbe Übung machen, die wir eben gemacht haben).

▶ **Person A:** Ich habe ein großes, farbiges BILD vor mir, wie ich in meinem Studio trainiere. Draußen scheint die Sonne HELL durch die Fenster herein und ich SEHE ein BILD von mir, wie ich an der Klimmzugstange hänge. Ich trage meine kurze ROTE Hose und trainiere mit freiem Oberkörper. Ich BEOBACHTE mich, wie ich mich gerade von oben nach unten absinken lasse. Für eine weitere Wiederholung reicht es nicht mehr, also lasse ich mich zu Boden fallen.

▶ **Person B:** Ich HÖRE, wie die Stahlgewichte beim Beladen der Hanteln aneinanderprallen. Weiter entfernt STÖHNT jemand bei seinem Satz. Auch ich RUFE mir selbst „komm jetzt" als Selbstbestärkung zu, bevor mein nächster Satz beginnt. Die Gewichte KLATSCHEN bei jeder Wiederholung zusammen, bis sie am Ende des Satzes auf den Boden PRALLEN.

▶ **Person C:** Der Schweiß läuft in Strömen über mein Gesicht und BRENNT in meinen Augen. Meine Zunge FÜHLT sich sauer von der Anstrengung an. Ich ATME schwer und muss meine Hände auf den Oberschenkeln stützen. Ich SPÜRE leichten Schwindel. Doch das befriedigende GEFÜHL, alles rausgeholt zu haben, ist es wert.

MOTIVATION IM KRAFTTRAINING

Die Tendenzen, zu welchem Sinn man bei der Wahrnehmung neigt, erkennt man an den **„sensory-specific words"**. Person A ist visuell orientiert, was man an den Schlagwörtern „Bild", „hell" oder „beobachten" erkennt. Person B hat Tendenzen zur auditiven Wahrnehmung („hört", „stöhnt", „rufen"), während Person C eher seinen taktilen Sinneskanal („spürt", „brennt", „fühlt") nutzt.

Es gibt keine bessere oder schlechtere Fähigkeit. Alle Sinne sind gleich wertvoll. Es ist nur wichtig, dass Sie Ihre besondere Fähigkeit kennen, um alles aus Ihrem mentalen Training rauszuholen!

Fangen Sie beim mentalen Training immer mit Ihren Stärken an und verstärken Sie jede Art der Wahrnehmung. Verlassen Sie sich darauf, dass Ihr Unterbewusstsein sich zunächst mit Ihrer besonderen Fähigkeit meldet.

Zusammenfassung Kapitel 3

Jede Person wird von unterschiedlichen Gedankengängen motiviert, die intrinsischer, extrinsischer, „hin-zu", „weg-von", emotionaler oder rationaler Natur sein können. Wenn Sie Ihre persönlichen Beweggründe kennenlernen, können Sie die motivierende Kraft dahinter verstärken. Zur Verstärkung wird „mentales Training" angewendet. Mentales Training ist das Wiederholen von Gedankengängen unter Einbeziehung aller Sinne. Durch den Wiederholungsprozess werden bestimmte Verhaltensweisen, wie regelmäßiges Krafttraining und gesunde Ernährung, gelernt und gefestigt. Mit mentalem Training werden motivierende Verhaltensweisen ins Unterbewusstsein übergehen und automatisiert ablaufen, sodass man das „motivierte Verhalten" dauerhaft abruft, ohne sich darauf konzentrieren zu müssen.

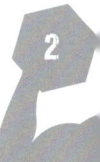

KAPITEL 4

4 MOTIVATIONSÜBUNGEN

Es ist an der Zeit, dass Sie die Grenze der Belanglosigkeit überschreiten. Wenn Sie schon trainieren, dann soll es sich auch lohnen! Sie wollen die Fortschritte im Spiegel sehen, Ihre Leistungsfähigkeit steigern und Erfolge ernten. Sie wissen schließlich, dass da noch mehr in Ihnen steckt. Es wartet nur darauf, herauszukommen. Jetzt ist die Zeit gekommen, dass Sie die Glut, die Sie bereits entzündet haben, in ein loderndes Feuer verwandeln, um Ihr volles Potenzial endlich auszuschöpfen.

Im folgenden Kapitel finden Sie Übungen, die Ihre Motivation steigern werden. Die Formulierungen sind auf das Krafttraining bezogen. Generell können die Übungen auf jeden Sport- beziehungsweise Lebensbereich übertragen werden.

Jeder mentalen Übung folgt ein Abschnitt mit einer beispielhaften Antwort beziehungsweise einem beispielhaften Ablauf der Übung. So, wie Sie auch Fotos zur Beschreibung der Übungen im Trainingskapitel finden, sollen die Übungsbeispiele einen Anhaltspunkt darüber geben, wie die Übung, richtig durchgeführt, aussehen soll. Im Gegensatz zu den Trainingsbildern, die Sie möglichst exakt imitieren sollen, ist beim mentalen Training allerdings Ihre eigene Antwort wichtig. Die Antworten, die Ihnen beim mentalen Training einfallen, können sich vollkommen von den Übungsbeispielen unterscheiden! Mit den Übungsbeispielen soll lediglich die Richtung der Antwort zum besseren Verständnis dargestellt werden.

MOTIVATIONSÜBUNGEN

4.1 Motivationsübung 1 – Entfachen Sie die Lust

Mit der ersten Übung zum mentalen Training schüren wir Ihre Stärken. Wenn Sie sich Ihre eigenen Stärken bewusst machen, füllt das Ihr Energielevel und Sie bekommen Lust, direkt mit der Mission Muskelaufbau weiterzumachen.

Doch auch die stärkste Kette ist nur so belastbar wie ihr schwächstes Glied. Sie müssen sich auch mit Ihren Schwächen beschäftigen, sonst wird die Energie, die Sie investieren, von der schwächsten Stelle der Kette eingeschränkt.

Man beschäftigt sich lieber mit seinen Vorlieben, die auch bisher dazu beigetragen haben, die Intensität im Training hochzuhalten und den Sport weiter zu betreiben. Doch gerade, wenn Sie sich mit den Dingen beschäftigen, die Ihnen nicht so gut gefallen, wird sich die Energie, die Sie investieren, doppelt lohnen.

Wenn Sie sich beim Autofahren nur mit dem Gasgeben beschäftigen, weil Ihnen das am meisten Spaß macht, können Sie auch nicht das höchste Tempo genießen. Irgendwie muss das Gefährt ja auch wieder gestoppt werden. Das Bremsen und Schalten gehört genauso dazu. Um also letztendlich das Autofahren voll auskosten zu können, müssen Sie sich also sowohl mit dem Gasgeben als auch mit dem Bremsen beschäftigen.

Übungsbeginn Motivationsübung 1 – Entfachen Sie die Lust

1. Was mögen Sie beim Krafttraining am liebsten?
   - ▶ Schließen Sie jetzt die Augen und beantworten Sie die Frage.

2. An welchen Bereichen macht es Ihnen am meisten Spaß zu arbeiten?
   - ▶ Zum Beispiel an der allgemeinen Leistungsfähigkeit, an einer bestimmten Körperregion oder an der Ernährung …
   - ▶ Schließen Sie jetzt die Augen und beantworten Sie die Frage.

3. Warum mögen Sie genau diese Bereiche?
   - ▶ Schließen Sie jetzt die Augen und beantworten Sie die Frage.

4. Was gibt es Ihnen, wenn Sie an den Bereichen, die Sie am Krafttraining mögen, arbeiten?
   - ▶ Schließen Sie jetzt die Augen und beantworten Sie die Frage.

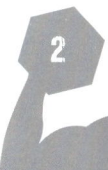

KRAFTTRAINING – SCHNELLER MUSKELAUFBAU

5. Gibt es Bereiche am Krafttraining, die Sie nicht mögen?
   ▶ Schließen Sie jetzt die Augen und beantworten Sie die Frage.

6. Was sind Ihre größten Stärken beim Krafttraining?
   ▶ Schließen Sie jetzt die Augen und beantworten Sie die Frage.

7. Was sind Ihre größten Schwächen beim Krafttraining?
   ▶ Schließen Sie jetzt die Augen und beantworten Sie die Frage.

8. In welcher Verbindung stehen die Bereiche, die Sie mögen, zu Ihren Stärken und Schwächen?
   ▶ Schließen Sie jetzt die Augen und beantworten Sie die Frage.

9. Was könnten Sie für Vorteile daraus ziehen, wenn Sie an den Bereichen arbeiten, die Sie nicht so gerne mögen?
   ▶ Schließen Sie jetzt die Augen und beantworten Sie die Frage.

10. Welche Art von Verbindung gibt es zwischen den Bereichen, die Sie am Krafttraining besonders mögen und denen, die Sie nicht mögen?
    ▶ Damit ist nicht der Zusammenhang der Stärken und Schwächen gemeint, sondern was Sie mögen und was Sie nicht mögen.
    ▶ Schließen Sie jetzt die Augen und beantworten Sie die Frage.

Übungsende

Beispielhafte Antworten zur Motivationsübung 1 – Entfachen Sie die Lust

Was mögen Sie beim Krafttraining am liebsten?

„Dass es den Stoffwechsel anregt und ich deshalb richtig viel essen kann. Große Muskelgruppen zu trainieren, macht mir Spaß, weil das die meisten Hormone ausschüttet und ich so am schnellsten Muskeln aufbaue. Das Gefühl, etwas geschafft zu haben. Mir gefallen Supersätze, weil ich dann weiß, wirklich alle Muskelgruppen trainiert und nichts ausgelassen zu haben. Das trainiert meinen Körper vollumfänglich und hält mich ein Leben lang gesund. Ich liebe das Gefühl von Fortschritt. Das Training an sich macht Spaß, wenn ich im sogenannten *Beast Mode* bin, mich nur auf mich und die nächste Übung konzentriere

MOTIVATIONSÜBUNGEN

und keine Störungen zulasse. Das Gefühl, die letzte Wiederholung eines schweren Satzes noch zu beenden und dabei jede einzelne Muskelfaser zu spüren, ist faszinierend. Das Aussehen im Spiegel und das Gefühl des Pumps nach einem Training gefällt mir sehr. Das gute Gewissen, dass ich mein Immunsystem durch das Training stärke und meine Knochen, Bänder und Sehnen durch das Training widerstandsfähiger sind, ist klasse."

An welchen Bereichen macht es Ihnen am meisten Spaß zu arbeiten?
„Große Muskelgruppen zu trainieren, macht mir am meisten Spaß. Danach bin ich erst richtig erschöpft und fühle mich gut. Außerdem weiß ich, dass ich dann am schnellsten weiterkomme. Ich mache am liebsten Kniebeugen, weil ich dann viel essen kann und was Großes geschafft habe. Es ist zwar eine Form der Hassliebe, da ich der bevorstehenden Anstrengung manchmal nicht so positiv gegenüberstehe, aber ich weiß, dass es mir gefällt, sobald ich einmal drin bin."

Warum mögen Sie genau diese Bereiche?
„Siehe oben."

Was gibt es Ihnen, wenn Sie an den Bereichen, die Sie am Krafttraining mögen, arbeiten?
„Das Gefühl von Fortschritt und Sicherheit. Selbstbewusstsein und Selbstvertrauen. Herausforderungen geschafft zu haben. Den Ausgleich für das Verzehren „böser" Nahrungsmittel (zum Beispiel Süßigkeiten). Mit ruhigem Gewissen auch mal einen Tag Süßigkeiten genießen zu können."

Gibt es Bereiche am Krafttraining, die Sie nicht mögen?
„Dass eine schlechte Ernährungsweise in Form von unästhetischem Aussehen und eventuell ausbleibendem Muskelwachstum bestraft wird. Oftmals mag ich den Aufwand nicht, das gesamte Trainingsequipment mit mir rumschleppen zu müssen, damit ich abends noch das Training umsetzen kann. Oder ich müsste nach einem morgendlichen Training den Rest des Tages alles mit mir schleppen. Der zeitliche Aufwand ist ebenfalls ein Aspekt. Ich habe zwar selten ein Training ausfallen lassen, aber das geht oft auf Kosten sozialer Unternehmungen mit Freunden oder der Familie. Außerdem stört mich, dass es kaum faire (dopingfreie) Wettkämpfe gibt."

Was sind Ihre größten Stärken beim Krafttraining?
„Meine größte Stärke ist der Wille, jedes Training wahrzunehmen. Das Wissen, das ich mittlerweile angesammelt habe, fördert meine Konzentration und lässt mich auf vieles achten, sodass ich Fehler vermeide und ständig Fortschritte mache."

Was sind Ihre größten Schwächen beim Krafttraining?
„Der Versuchung von Süßigkeiten zu widerstehen, also die emotionale Kontrolle bei der Ernährung."

In welcher Verbindung stehen die Bereiche, die Sie mögen, zu Ihren Stärken und Schwächen?
„Mir gefällt das Training an sich und das macht einen Grund für die Stärke aus, dass ich jedes

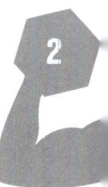

Training wahrnehme. Meistens ernähre ich mich am besten, wenn ich das Training immer wahrnehme und intensiv trainiere. Ich habe dann so viel Mühe in das Training investiert, dass ich mir den daraus resultierenden Erfolg nicht mit ein paar schönen Gefühle, die mir der Verzehr von Süßigkeiten geben würde, kaputt machen möchte. Die Schwäche, den Süßigkeiten zu widerstehen, wird also durch regelmäßiges und hartes Training kompensiert."

Was könnten Sie für Vorteile daraus ziehen, wenn Sie an den Bereichen arbeiten, die Sie nicht so gerne mögen?

„Ich könnte daran arbeiten, beim Einkaufen von Lebensmitteln und in gemütlichen Situationen (zum Beispiel einen Film gucken) werteorientiert zu handeln und zusätzlich meine Emotionen unter Kontrolle zu halten. Das würde mir helfen, auf Süßigkeiten zu verzichten. Ich denke, ich wäre dann gelassener, was das Training angeht und nicht so verbissen. Die Trainingsintensität würde gleich bleiben, sonst würde der Fortschritt und die Leistungsfähigkeit darunter leiden, aber ich wäre offener für kleine Gespräche während des Trainings und könnte mich eher mit Freunden zum Training verabreden. Außerdem würde ich mich einfach wohler fühlen, da das Gefühl des ‚Zwangs', das Training unbedingt einhalten müssen, ausbleiben würde."

Welche Art von Verbindung gibt es zwischen den Bereichen, die Sie am Krafttraining besonders mögen und denen, die Sie nicht mögen?

„Dass der Stoffwechsel durch intensives Training angeregt wird, steht im Zusammenhang damit, dass ich es nicht gut finde, auf viele leckere Nahrungsmittel verzichten zu müssen. Ein Trainingsplan, der zeitsparend ist (zum Beispiel mit Supersätzen) steht im Zusammenhang mit dem Zeitaufwand, den ich oftmals als störend empfinde. Wenn ich daran arbeite, meine Emotionen unter Kontrolle zu bringen, würde ich mich besser ernähren. Dann könnte ich wahrscheinlich ein paar Sätze weniger machen und trotzdem Muskelwachstum erfahren. Zugleich spare ich aber Zeit und werde mich einfach besser fühlen, weil es keine Gewissenskonflikte oder das Gefühl von Zwang gibt."

Ende des Beispiels. Die Ausführungen sind fiktiv und entsprechen nicht den Ansichten des Autors.

4.2 Motivationsübung 2 – Bleiben Sie sich selbst treu

Wenn es darum geht, erfolgreich im Sport zu sein, werden Sie an einer professionellen Zielsetzung nicht vorbeikommen. Oft wird dabei in der Literatur beschrieben, dass die Ziele „den Werten und Moralvorstellungen" der Person entsprechen müssen. Das ist richtig und lässt sich leicht schreiben. Was genau damit gemeint ist und wie Sie dafür sorgen, **wirklich** werteorientiert zu handeln, erfahren Sie hier.

MOTIVATIONSÜBUNGEN

Was ist ein Wert?

Der Begriff **Wert** wird umgangssprachlich und in verschiedenen wissenschaftlichen Disziplinen unterschiedlich definiert. Sie haben jedoch alle gemeinsam, dass der Mensch den Begriff „Wert" nutzt, um zu beschreiben, woran er sein Handeln orientiert.

Eine eindeutige Definition gibt es nicht. In jedem Lexikon oder Fachbuch werden Sie etwas anderes finden. Hier haben Sie eine Auswahl zweier Definitionen aus der Sportwissenschaft, die ich aufführe, damit es eine gemeinsame Verständnisgrundlage für die weitere Erläuterung gibt:

„Der Begriff Wert (z. B. Leistung, Fairness) wird verstanden . . . als Maßstab, der aufgrund seiner tatsächlichen oder auch nur beanspruchten Legitimität in einer Gesellschaft (Gruppe) zur Begründung und Rechtfertigung von Präferenzen dient. Demgegenüber sind ‚Werthaltungen' verinnerlichte Maßstäbe. Sie entstehen, indem sich Individuen Werte zu eigen machen, sie bei der Festlegung ihrer persönlichen Präferenzen zur Geltung bringen" (Mies, 1992, 9; zitiert nach Bahlke & Bockrath, 1996, S. 34f.) aus Gabler, 2002, S. 49.

„Ein Wert ist ein Begriff vom Wünschenswerten, explizit oder implizit, bezeichnend für ein Individuum oder charakteristisch für eine Gruppe. Er beeinflusst die Auswahl der verfügbaren Arten, Mittel und Ziele des Handelns" (Kluckhohn et al., 1963, S. 331) aus Rückert, 2009, S. 19.

Werte sind überdauernde Haltungseinstellungen bei einem Menschen und werden durch die Erziehung und das Umfeld, in dem man lebt, beeinflusst. Ein Kind aus der Dritten Welt wird andere Werte haben als ein wohlhabendes Kind einer Hollywoodfamilie.

Die Werte werden außerdem durch die Kultur beeinflusst. In mittelalterlichen Zeiten hatten die Menschen andere Werte als die Menschen der modernen Zeit.

Warum sollte ich meine Werte kennen?

Es geht also in dieser Übung darum, dass Sie sich Ihrer Werte, an denen Sie sich orientieren, bewusst werden. Nur dann ist eine erfolgreiche Absolvierung der weiteren Übungen möglich. Ihr angestrebtes Verhalten muss mit Ihren Werten kongruent (vom lateinischen Wort *congruentia* für *Übereinstimmung*) sein, damit Sie es auch langfristig einhalten.

Sollten Sie sich beispielsweise in der nächsten Motivationsübung Ziele setzen, die eigentlich gar nicht mit Ihren Werten übereinstimmen, werden Sie diese Ziele auch nicht lange verfolgen. Sie würden ständig das Gefühl haben, dass etwas nicht stimmt. Oder anders gesagt: Sie würden sich sagen: „Irgendwie gefällt mir das nicht so richtig." Das hätte zur Folge, dass Sie Ihre neuen Ziele schon bald wieder verwerfen, mit dem Gedanken: „Das bringt doch alles nichts."

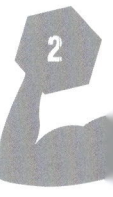

KRAFTTRAINING – SCHNELLER MUSKELAUFBAU

Ein Beispiel für einen inkongruenten Zustand zwischen Werten und Zielen könnte sein, dass Sie ein sehr gesundheitsbewusster Mensch sind, aber beim Sport zu illegalen Dopingmitteln greifen. Es könnte beispielsweise sein, dass der Wert Gesundheit in Ihrer Wertehierarchie weit oben steht. Ein Freund bietet Ihnen dann an, gemeinsam mit Anabolika die eigene Leistung zu steigern. Es handelt sich um Ihren besten Freund und Sie vertrauen ihm. Außerdem klingt es lukrativ, größere Leistungssprünge zu machen und sich optisch ohne viel Aufwand von den meisten Menschen am Strand zu unterscheiden.

Sie merken, wie das Anabolikum wirkt und Ihre Leistung steigert sich enorm. Das gefällt Ihnen. Sie merken aber auch, wie Sie aggressiver werden und sich Ihr Gesicht verändert. Es wird kantiger und auf Ihrer Haut sehen Sie mehr Pickel als üblich. Diese Begleiterscheinungen lassen Sie nachts nicht mehr los, sodass Sie am nächsten Tag mehr zum Thema Anabolika recherchieren. Dort lesen Sie, welche große Gefahren für die Gesundheit das Doping mit sich bringt. An diesem Tag lassen Sie die Spritze weg und überlegen, wie Sie Ihrem Freund sagen, dass Sie aus der „Kur" aussteigen. Ein großes Arbeitsprojekt, das Sie am weiteren regelmäßigen Training hindert, klingt plausibel für Sie. Eine andere Begründung, die Sie Ihrem Freund geben könnten, fällt Ihnen auch nicht ein.

In diesem Beispiel zeigt sich, dass die fiktive Person einen Konflikt mit dem eigenen Gewissen, bedingt durch die Werte- und Moralvorstellungen dieser Person, auszufechten hatte. Würde der Wert „Gesundheit" bei dieser Person nicht sehr weit oben in der Wertehierarchie stehen, würde die Person die Begleiterscheinungen des Dopingmissbrauchs, wie zum Beispiel die Pickel, zwar wahrnehmen, aber ignorieren. Erst das „Gewissen", also das Unterbewusstsein, hat die Person darauf aufmerksam gemacht, dass das jetzige Verhalten sich nicht mit den eigentlichen Wunschvorstellungen, wie diese Person ihr Leben gestalten möchte, deckt. Die Folge war, dass es sich weitere Gründe gesucht hat (Internetrecherche), um Klarheit zu schaffen. Der Druck, der darauf aufgebaut wurde, bewegte die Person dazu, sich wieder anders zu verhalten und die Anabolikakur abzubrechen.

Die Begründung, die die Person dem Freund erzählt, um die Kur abzubrechen, ist zwar eine Lüge. Doch die Person weiß wirklich nicht, wieso sie plötzlich das schlechte Gewissen hatte. Der Mensch weiß nicht immer genau, wie es um seine eigene Wertehierarchie bestellt ist. Wenn Sie sich im folgenden Kapitel große Ziele setzen und generell Ihr Verhalten langfristig verändern wollen, ist es deshalb unausweichlich, sich über die eigenen Werte ein klares Bild zu machen. Andernfalls verlieren Sie Zeit, da Sie sich Ziele setzen bzw. ein Verhalten angewöhnen wollen, das sich mit Ihren Werten nicht deckt.

MOTIVATIONSÜBUNGEN

Woher kommen die Werte, an denen man sich orientiert?

Werte entwickeln sich in frühester Kindheit und werden durch das soziale Umfeld, Freunde, Schule und vor allem die Eltern beeinflusst. Die Werte sind dabei in einer Hierarchie angeordnet. Das heißt, Sie haben einen wichtigsten Wert, an dem Sie sich immer orientieren. Danach kommt der Wert mit Priorität zwei. Dieser Wert ist dem ersten Platz untergeordnet, wobei sich die Werte auch ergänzen können. Dann folgt Platz drei und so weiter.

Bei Werten handelt es sich um tief sitzende psychologische Einstellungen zum Leben. Es ist zwar möglich, die Wertvorstellungen bzw. die Werthierarchie zu verändern, das ist hier jedoch nicht das Thema. Sie sollen sich lediglich Ihrer jetzigen Wertevorstellung bewusst werden, damit die folgenden Übungen danach ausgerichtet werden und auch funktionieren.

Welche Werte gibt es?

Es gibt keine endliche Liste an Werten, sodass man sich daraus ein paar Stichworte suchen könnte, die einem gefallen. Ein paar Wissenschaftler haben immer mal wieder einige Begriffe herausgefunden, doch niemand erhebt Anspruch auf Vollständigkeit. Und wenn doch, protestieren die Kollegen sofort.

Mir persönlich hat es trotzdem sehr geholfen, einige Beispiele an Werten kennenzulernen. Das hilft auch den meisten meiner Klienten, um darauf zu kommen, wie abstrakt man denken muss, um einen Wert auszumachen. Aus diesem Grund sind im Beispielabschnitt dieser Übung ein paar Werte genannt, die sich im sportlichen Umfeld immer wieder ausmachen lassen. Das heißt nicht, dass die Werte, an denen Sie sich orientieren, dabei sein müssen. Es kann sein, dass Sie sich an anderen Werten orientieren. Meistens aber können die (sportlichen) Handlungen des Menschen nach diesen Werten eingeordnet werden.

Die Liste mit Werten wird erst am Ende dieser Übung aufgezählt, damit Sie die Übungen unbefangen absolvieren können. Ob Sie erst die Übung durchführen oder sich erst die Liste mit Werten durchlesen, spielt keine Rolle. Es gibt keine bessere oder schlechtere Herangehensweise. Wichtig ist nur, dass Sie sich Zeit nehmen und die Übung auch durchziehen, anstatt nur über das Kapitel zu lesen. Es sei denn, Sie kennen Ihre Werte bereits.

Wie kommt man auf einen Wert?

Wir konzentrieren uns hier auf die Werte, an denen Sie sich orientieren, wenn Sie Sport treiben. Um die Werte eines Menschen zu erfahren, muss man danach fragen. Die Antworten müssen über mehrere „Warum?"-Fragen abstrahiert werden, um den Wert letztendlich zu definieren. Der Ablauf lässt sich an einem Beispiel verdeutlichen.

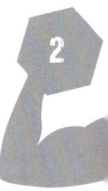

KRAFTTRAINING – SCHNELLER MUSKELAUFBAU

Wenn man einen Fußballer fragt, wieso er regelmäßig Fußball spielt, könnte seine Antwort lauten:

„Weil es mir gefällt, Tore zu schießen."

Dass „Toreschießen" kein Wert ist, kann man leicht nachvollziehen. Deshalb fragt man weiter: „**Warum** gefällt es dir, Tore zu schießen?"

„Mhh . . . weil es mir Spaß macht."

Die Antwort ist legitim und entspricht der Wahrheit. Es lässt sich aber noch kein Wert herauslesen. Deshalb fragt man weiter: „**Warum** macht es dir denn Spaß?"

„Es ist ein tolles Gefühl, . . . weil ich stolz darauf sein kann, etwas erreicht zu haben."

Wir kommen der Sache näher, denn wir wissen nun, dass der Fußballer mit Stolz erfüllt ist, wenn er Tore schießt. Daran knüpft man an: „**Warum** ist es dir wichtig, dass du stolz auf dich sein kannst?"

„Das ist eine gute Frage. Ich fühle mich dann wertvoller. Wie gesagt, ich finde es toll, etwas erreicht zu haben."

Mit dieser Antwort kommt man der Sache sehr nahe. Die Person fühlt sich wertvoll, wenn sie Tore schießt. Wertvoll wird das Toreschießen aber nur, wenn er mit anderen Menschen zusammen Fußball spielt. Er bekommt das Gefühl nur beim richtigen Fußballspielen, aber nicht, wenn er alleine auf einem Sportplatz auf ein leeres Tor schießt.

Anerkennung durch andere Menschen ist eine Ausdrucksform des Wertes, das **Anschlussmotiv** genannt wird. Es handelt sich dabei um einen Wert, der beschreibt, dass einer Person soziale Kontakte und der eigene Stellenwert in einer sozialen Gemeinschaft sehr wichtig sind. Wenn der Fußballer sich „wertvoll" fühlt, meint er damit die Wertschätzung innerhalb des sozialen Gefüges.

Das Beispiel zeigt, dass man einige Male nach dem „**Warum?**" fragen muss, um wirklich dahinterzukommen, welche Werte hinter den Handlungen stecken. Hat man dann den entsprechenden Wert herausgefunden, stellt sich ein Gefühl der Klarheit ein. Es fühlt sich richtig an und macht Sinn.

Wertehierarchie

Neben der Analyse der persönlichen Wertvorstellungen ist es nützlich, die Werte auch in eine Reihenfolge nach Wichtigkeit zu bringen. Sollte es zu einem Wertekonflikt kommen, entscheidet der höher priorisierte Wert darüber, welche Entscheidung letztendlich die sinnvollere ist.

Bei der Einreihung der Werte in eine Hierarchie sollte man jedoch nicht zu verbissen agieren. Während es sich bei den Wertvorstellungen selbst um tief sitzende **Dispositionen** (vom lateinischen Wort *dispositio* für *Zuweisung*, *Aufstellung*, *Fügung* oder *Plan*) handelt, ist die Wertehierarchie variabel. Je nach Lebensabschnitt hat mal der eine Wert mehr Priorität als der andere. So hat die Person, die wir im Anabolikabeispiel

MOTIVATIONSÜBUNGEN

beschrieben haben, dem Wert „Gesundheit" eine hohe Wertigkeit zugeordnet und wird diese im hohen Lebensalter wahrscheinlich auf Platz eins setzen und risikoreiche Unternehmungen oder Wagnisse vermeiden. Dieses Verhalten ist häufig bei älteren Menschen zu beobachten.

Es gibt keine guten oder schlechten Werte

Der wichtigste Hinweis vor Übungsbeginn ist der Folgende: **Es gibt keine guten oder schlechten Werte!**

Wenn Sie sich einfach Werte aussuchen, die vermeintlich als gut oder schlecht eingeordnet werden, wird das nicht die Werte widerspiegeln, nach denen Sie tatsächlich handeln. Erinnern Sie sich deshalb an die Grundlagen zur Durchführung von mentalen Übungen, bevor Sie die Übung starten:

Führen Sie die Übung mit Neugier aus. Nutzen Sie aufmerksam Ihre Sinne, um die Gefühle und Eindrücke einzufangen und mit diesen weiter zu arbeiten.

Übungsbeginn Motivationsübung 2 – Bleiben Sie sich selbst treu

1. Warum ist Ihnen das Krafttraining wichtig?
   - ▶ Merken Sie sich das Gefühl, das dabei in Ihnen hochkommt und nehmen Sie alles wahr, was Ihnen Ihr Unterbewusstsein als Antwort gibt.
   - ▶ Schließen Sie jetzt die Augen und beantworten Sie die Frage.

2. Sie haben womöglich mehrere Antworten Ihres Unterbewusstseins erhalten. Nehmen Sie sich **mindestens drei** dieser Antworten und fragen Sie nach dem **Warum?**, um eine Abstraktionsebene höher zu kommen.
   - ▶ Beenden Sie das Fragen nach dem **Warum?** erst, wenn sich ein Gefühl der Klarheit in Ihnen aufzeigt.
   - ▶ Schließen Sie jetzt die Augen und nehmen Sie aufmerksam die Antworten Ihres Unterbewusstseins auf die erste Antwort wahr.

3. Beschäftigen Sie sich mit der nächsten Antwort, die Ihnen Ihr Unterbewusstsein zu Beginn der Übung gegeben hat. Lässt sich diese Antwort unter demselben Wert einordnen wie die erste Antwort? Wenn nicht, fragen Sie auch hier nach dem **Warum?**
   - ▶ Schließen Sie jetzt die Augen und nehmen Sie aufmerksam die Antworten Ihres Unterbewusstseins wahr.

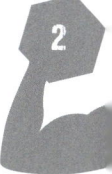

KRAFTTRAINING – SCHNELLER MUSKELAUFBAU

4. Fragen Sie sich nun bei der dritten Antwort nach dem **Warum**.
   ▶ Schließen Sie jetzt die Augen und nehmen Sie aufmerksam die Antworten Ihres Unterbewusstseins wahr.

5. Welcher der Werte, die Sie für sich herausgefunden haben, ist Ihnen am wichtigsten?
   ▶ Schließen Sie jetzt die Augen und nehmen Sie aufmerksam die Antworten Ihres Unterbewusstseins wahr.

6. Welcher Wert folgt auf Platz zwei?
   ▶ Schließen Sie jetzt die Augen und nehmen Sie aufmerksam die Antworten Ihres Unterbewusstseins wahr.

7. Welcher Wert ist zur Zeit auf Platz drei Ihrer Wertehierarchie angeordnet?
   ▶ Schließen Sie jetzt die Augen und nehmen Sie aufmerksam die Antworten Ihres Unterbewusstseins wahr.

8. Welchen Zusammenhang gibt es zwischen der Anordnung der Werte in genau dieser Reihenfolge?
   ▶ Schließen Sie jetzt die Augen und nehmen Sie aufmerksam die Antworten Ihres Unterbewusstseins wahr.

Übungsende

Beispielhafte Antworten zur Motivationsübung 2 – Bleiben Sie sich selbst treu

Warum ist Ihnen das Krafttraining wichtig?
„Ich fühle mich ausgeglichen und stark nach dem Krafttraining. Ich weiß, dass ich so weiterkomme und meine Leistungen in allen Bereichen verbessern kann, sowohl als Sportler als auch im Alltag und Beruf."

Nehmen Sie sich mindestens drei dieser Antworten und fragen Sie nach dem Warum?, um eine Abstraktionsebene höher zu kommen.

1. **Warum fühle ich mich ausgeglichen?**
„Ich bin entspannt und ausgepowert nach dem Krafttraining. Es tut einfach gut, sich ausgepowert zu haben und ein reines Gewissen zu haben, dass man alles gegeben hat."

MOTIVATIONSÜBUNGEN

Warum ist es mir wichtig, ausgepowert zu sein?

„Ich fühle mich sonst unausgeglichen, wenn ich keinen Sport mache oder das Training nicht hart genug war."

Warum fühlen ich mich sonst unausgeglichen, wenn ich nicht hart trainiere?

„Zum einen hängt das mit den physiologischen Auswirkungen des Krafttrainings zusammen. Nach dem Krafttraining werden Endorphine ausgeschüttet. Das entspannt den Körper ziemlich und das ist ein gutes Gefühl. Zum anderen fühle ich mich dann unausgeglichen, weil ich sonst das Gefühl habe, nicht weiterzukommen."

Warum ist es mir wichtig, weiterzukommen?

„Ich will nicht mehr so aussehen wie früher und möchte bessere Leistungen beim Sport bringen."

Warum möchte ich besser aussehen?

„Ich wurde früher in der Schule nicht gerade für meine Figur bejubelt. Ich fand es aber toll, wie andere durchtrainierte Mitschüler aussahen. Außerdem ist ein ästhetischer, sportlicher Körperbau generell anerkannt."

Warum ist es mir wichtig, anerkannt zu sein?

„Das ist mir einfach wichtig."

Anerkennung ist eine Form des Anschlussmotivs. Einer der Werte der fiktiven Person, die diese Fragen beantwortet, ist also „Anschluss".

2. **Warum fühle ich mich stark?**

„Das Gewichteheben selbst erfordert Stärke. Aber toll ist auch die mentale Stärke, die man damit beweist. Ich kann mich richtig stark fühlen, wenn ich weiß, dass ich alles aus mir herausgeholt habe und ‚mich' sozusagen ‚besiegt' habe."

Warum ist es mir wichtig, mich zu besiegen?

„Dann weiß ich, dass ich alles aus mir herausgeholt habe."

Warum ist es mir wichtig, dass ich alles aus mir raushole?

„Weil ich es für Zeitverschwendung halte, wenn ich ins Studio gehe, dort trainiere, aber nichts dabei herumkommt. Wenn ich nicht hart trainiere, wachsen die Muskeln schließlich nicht."

Warum ist es mir wichtig, dass meine Muskeln wachsen?

„Weil, . . . ja gut, das gehört mit zum Wert Anerkennung . . . oder? Viele Muskeln sehen schließlich gut aus und das gibt Anerkennung. Aber durch das Muskelaufbautraining habe ich gelernt, diszipliniert zu sein. Außerdem ist man dadurch auch leistungsfähiger im Beruf und im Alltag. Das ist toll."

Warum ist es mir wichtig, leistungsfähig im Alltag und Beruf zu sein?

„Das ist mir einfach wichtig."

Das Streben nach Leistung ist ein eigenständiges Motiv bei sportlichen Werten. Es scheint ein natürlicher Instinkt des Menschen zu sein, Leistungen zu steigern. Der Wert ist nicht bei jedem

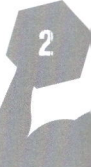

KRAFTTRAINING – SCHNELLER MUSKELAUFBAU

Menschen gleich stark ausgeprägt, nimmt aber bei Sportlern häufig eine hohe Priorität ein.

3. **Warum will ich weiterkommen?**

„Ich denke, diese Frage deckt sich mit dem Wert ‚Leistung'. Ich habe bis jetzt zwei Werte herausgefunden und es macht mir Spaß. Ich möchte mehr darüber erfahren, aber meine ursprünglichen Antworten geben nicht mehr her. Deshalb frage ich mich einfach noch einmal."

Warum ist mir das Krafttraining noch wichtig?

„Weil ich gesund bleibe und es mir Spaß macht, mit Freunden Sport zu treiben."

4. **Warum ist es mir wichtig, gesund zu bleiben?**

„Ich war einmal verletzt und da habe ich gemerkt, wie wichtig die Gesundheit ist. Ohne einen gesunden Körper kann ich mein Leben gar nicht so gestalten, wie es mir großen Spaß macht."

Warum kann ich mein Leben dann nicht so gestalten?

„Ich könnte nicht so viel Sport machen und das ist etwas, dass mir sehr wichtig ist, aus bereits genannten Gründen. Die Gesundheit ist sozusagen die Grundlage, um die anderen Werte zu verwirklichen."

Damit wurden nun drei Werte definiert: Anschluss, Leistung und Gesundheit. Nun geht es darum, diese Werte in ihrer Hierarchie zu ordnen. Damit sind die Aufgaben 2, 3 und 4 der Übung abgeschlossen. Es folgt Frage 5:

5. **Welcher der Werte, die Sie für sich herausgefunden haben, ist Ihnen am wichtigsten?**

„Ich denke, so wie ich mir die Fragen gestellt habe, ist auch die Hierarchie: 1. Anschluss, 2. Leistung 3. Gesundheit."

Welchen Zusammenhang gibt es zwischen der Anordnung der Werte in genau dieser Reihenfolge?

„Offenbar ist der Gesundheitswert so hoch gestuft, weil ich meine sozialen Kontakte über den Sport definiere. Wenn ich verletzt oder krank wäre, könnte ich diese nicht mehr so pflegen und genießen wie bisher."

Ende des Beispiels. Die Ausführungen sind fiktiv und entsprechen nicht den Ansichten des Autors.

Liste mit bekannten Werten

Die Werte, die in diesem Beispiel genannt worden sind, lauten **Anschluss**, **Leistung** und **Gesundheit**. Es folgt nun eine Liste mit bekannten Werten, die man im Sport häufig findet. Die Benennung der Werte kann bei Ihnen, wenn Sie selbst die Übung durchführen, anders lauten. Sie müssen nicht darauf drängen, die Werte aus der Liste bei sich wiederzufinden.

Wenn Sie zum Beispiel einen Wert „Liebe" für sich definieren, bei dem es um die Liebe zu Mitmenschen, Freunden und Familie geht, kommt das zwar dem Anschlussmotiv sehr nahe. Doch wenn es für Sie eine etwas andere Bedeutung hat und Sie den Wert deshalb als „Liebe" definieren, ist das in Ordnung.

Das ist einer der Gründe, wieso es keine endliche Liste mit Wertvorstellungen der Menschheit gibt. Die persönlichen Definitionen sind zu unterschiedlich. Das ist auch nicht schlimm. Wichtig ist nur, dass Sie Ihre Werte kennen und werteorientiert handeln, um sich wohl bei der Erfüllung Ihrer Träume fühlen.

- **Anschluss** – Anerkennung in sozialen Gruppen, sowie Aufrechterhaltung und Kennenlernen neuer Beziehungen und Bindungen zu anderen Menschen.
- **Fairness** – Orientierung nach Moralvorstellungen im Sinne eines fairen Umgangs mit sich selbst, anderen Menschen und Lebewesen.
- **Macht** – Macht zu besitzen, gleichgültig, ob über sich selbst, andere Personen oder Objekte.
- **Hilfe** – der Antrieb, Hilfeleistungen gegenüber anderen Individuen zu erbringen. Dabei handelt es sich aber um Hilfeleistungen, die man aus eigenem Antrieb beisteuern möchte. Wer Hilfeleistungen instrumentell einsetzt, z. B. weil er sonst ein schlechtes Gewissen hat, wenn er die Hilfeleistung auslässt, handelt nicht hilfsorientiert.
- **Leistung** – das Streben nach Leistung im Sport oder beruflichen und schulischen Aktivitäten.
- **Gesundheit** – Gesunderhaltung des eigenen Körpers und sämtlicher geistigen Fähigkeiten.
- **Liebe** – Liebe zu anderen Menschen, geliebt werden (ähnlich dem Anschlussmotiv).
- **Freiheit** – befreit sein von Zwängen, das Gefühl zu haben, sein Leben so zu gestalten, wie es einem gefällt und machen zu können, was einem gefällt.
- **Selbstverwirklichung** – Verwirklichung von Zielen, Träumen und Wünschen (ähnlich dem Leistungsmotiv).
- **Soziale Bedürfnisse** – ähnlich dem Anschluss- und Liebesmotiv.
- **Sicherheit** – Sicherheit in materieller und sozialer Hinsicht (genügend Geld verdienen, ein Zuhause haben, Freunde oder Familie zu haben, die für einen da sind und auf die man sich verlassen kann).
- **Kontrolle** – ähnlich dem Machtmotiv.
- **Mut** – Neugier, Tatendrang und geringes Angstpotenzial.

4.3 Motivationsübung 3 – Teilen Sie das Meer

Um Zielsetzungsmethoden kommen Sie bei einer professionellen und erfolgreichen Trainingsplanung nicht herum. **Zielsetzung** wird seit Jahren im Profisport gesetzt. Auch bei Projekten großer Firmen geht die Zielsetzung dem Projektstart immer voraus.

Die Vorteile der Zielsetzung liegen auf der Hand: Nachdem ein Ziel (richtig) gesetzt wurde, schaltet das Unterbewusstsein um und baut Druck auf. Unter Druck arbeitet der Mensch effizienter.

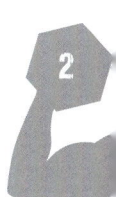

KRAFTTRAINING – SCHNELLER MUSKELAUFBAU

Ist der Druck zu klein oder zu niedrig, wirkt sich das negativ auf die Leistungsfähigkeit aus. Deshalb ist es wichtig, bei der Zielsetzung bestimmte Regeln zu beachten, um das richtige Maß zu finden.

Neben der verbesserten Leistungsfähigkeit ist ein weiterer Vorteil die Messbarkeit des Erfolgs, wenn man Ziele gesetzt hat. Wird ein Ziel nicht erreicht, weiß man, dass die Methode, die man zur Erlangung des Ziels gewählt hat, nicht funktioniert hat. Das ist besonders wertvoll, da in diesem Fall ein Lernprozess stattfindet und man daraufhin eine neue, eventuell bessere Methode wählen kann.

In unserem Fall müssen wir nicht nach neuen Zielen suchen. Mit dem Kauf dieses Buchs ist Ihr Ziel im Groben klar: Unser Ziel ist es, schnell Muskeln aufzubauen und Fett abzubauen.

Dabei handelt es sich jedoch nur um eine grobe Umschreibung Ihres Ziels. Es hat sich gezeigt, dass Ziele dann erfolgreich umgesetzt werden, wenn Sie speziellen Richtlinien folgen. Darunter versteht man zum Beispiel auch, dass man sich ein zeitliches Fenster für das Erreichen des Ziels setzt.

Grundlegende Regeln der Zielsetzung

Bei der Beschreibung „schnell Muskeln aufbauen" handelt es sich bei dem Wort „schnell" um keine konkrete zeitliche Vorgabe. Besser wäre: „in vier Wochen Muskeln aufbauen".

Die Maßnahme, eine **zeitliche** Vorgabe (auch **Terminierung** vom lateinischen Wort *terminare* für *beenden* genannt) für das Ziel zu setzen, hat einen unscheinbar hohen Stellenwert für den Erfolg. Erst wenn Sie wirklich ein zeitliches Limit für Ihr Ziel festgelegt haben, wird der Druck aufgebaut, der Sie effizienter arbeiten lässt. Dieser Druck kommt vom Unterbewusstsein. Zahlreiche Studien zeigen, dass der Mensch unter einer gewissen Form des zeitlichen Drucks besser arbeitet als ohne zeitlichen Druck. Ist der Druck jedoch zu hoch, scheitern die meisten. Um Druck aufzubauen, müssen Sie sich einen zeitlichen Rahmen setzen und diesen am besten vor Freunden, dem Chef, Teammitgliedern, dem Trainingspartner oder der Familie laut aussprechen. Das Ziel per Hand(!) auf ein Blatt Papier zu schreiben, wird in der Literatur ebenfalls oft erwähnt. Ich habe das aber selten gemacht und spreche lieber mit Freunden beziehungsweise Sportkollegen über meine Ziele. Mit meinen Kunden führe ich ebenfalls Gespräche.

Neben der zeitlichen Eingrenzung des Ziels ist auch die **Spezifizierung** des Ziels sehr wichtig. Wie viele Muskeln wollen Sie in vier Wochen denn aufbauen? In vier Wochen kann eigentlich jeder Mensch 1 g Muskeln ohne Probleme aufbauen. Das wird Ihren Erwartungen an den Erfolg aber wahrscheinlich nicht gerecht. 1 g Muskelmasse ist Ihnen zu wenig, oder? Deshalb muss es auch hier wieder konkreter werden. Was genau wollen Sie in den vier Wochen erreichen? 10 kg Muskelmasse aufzubauen? Okay, das ist eine spezifische Aussage!

MOTIVATIONSÜBUNGEN

Mit dem Ziel, in vier Wochen 10 kg Muskelmasse aufzubauen, gehen wir zum nächsten Punkt bei der Zielsetzung über: Das Ziel **realistisch** zu erfassen. Das ist ein komplexes Thema, denn wenn man seine Ziele nicht hoch steckt, wird man auch nie hoch hinauskommen. Ein unrealistisches Ziel zu setzen, ist aber sehr frustrierend, weil es unerreichbar bleiben wird und die Bemühungen daher umsonst sind.

Noch nie hat ein Mensch auf der Welt es geschafft, mit legalen Mitteln 10 kg Muskelmasse in vier Wochen aufzubauen. Es bleibt legitim, sich dieses Ziel zu setzen, wenn man hoch hinauswill. Die Frustration ist jedoch vorprogrammiert, sofern Sie auf illegale Dopingmittel verzichten wollen. Ob Sie doch zu Dopingmitteln greifen wollen, hängt von Ihren eigenen und den Wertvorstellungen Ihres Trainers ab. Auch solche Entscheidungen, die die eigenen Wert-, Ethik- und Moralvorstellungen und die des sozialen Umfelds berücksichtigen, müssen in die Zielsetzung einfließen, um ein allgemein **akzeptiertes** Ziel zu definieren.

Man muss akzeptieren, dass der Körper nur in einem bestimmten Tempo Muskeln aufbauen kann und sollte sich daran orientieren, ob man dieses Tempo bereit ist, auszuschöpfen, indem man Vollgas im Training gibt, ob man ein wenig langsamer vorankommt, dafür aber gemütlicher trainiert. Die Geschwindigkeit des menschlichen Muskelwachstums unterliegt unserer DNA. Wir können mit Krafttraining diese genetischen Vorgaben versuchen auszuschöpfen, wir können aber keine Wunder bewirken. So unmöglich, wie es für den Menschen ist, aus eigener Kraft zu fliegen wie ein Vogel, so unmöglich ist es, 10 kg Muskelmasse in vier Wochen aufzubauen.

Die hier aufgezählten Regeln werden auch **SMART-Regeln** genannt. **SMART** steht für:

Spezifisch („Ich will an Muskeln zunehmen" ist nicht so spezifisch wie: „Ich will an Maximalkraft gewinnen").

Messbar (die Muskelmasse sollte per Messgerät vor und nach der Trainingszeit gemessen werden, um den Fortschritt objektiv zu messen. Ein Maßband hilft nicht, da auch Fettzunahme zu einem größeren Körperumfang führen würde).

Akzeptiert (die Ziele sollten den eigenen Werten, Regeln, Normen und Moralvorstellungen und der Empfänger unterliegen).

Realistisch (das Ziel, „Fliegen zu lernen", ist einfach nicht realistisch) und

Terminiert (man sollte sich eine Zeitspanne vornehmen, in der man das Ziel erreichen will. Das baut Druck auf. Unter einem gewissen Druck arbeitet der Mensch am besten).

Mit den SMART-Regeln werden wir konkrete Ziele formulieren. Zum Beispiel: „5 kg Muskelmasse in einem Jahr aufbauen". Oder: „13 kg Fett in 26 Wochen abnehmen". Oder: „Bis zum Sommer ein Sixpack bekommen". Das sind alles Ziele, die den SMART-Regeln entsprechen und deshalb eine tolle Grundlage darstellen. Es geht aber noch besser:

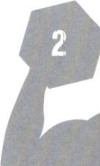

KRAFTTRAINING – SCHNELLER MUSKELAUFBAU

Ergebnisorientierte Ziele

Wer seine Ziele nur **ergebnisorientiert** definiert, setzt ausschließlich auf die „Alles-oder-nichts"-Methode. Entweder Sie schaffen Ihr Ziel oder nicht. Sobald sich abzeichnet, dass das Ziel nicht oder nur unter größten Mühen erreicht werden kann, brechen Sie ab. Das wollen wir nicht!

Gerade die Beeinflussung der körperlichen Konstitution ist ein komplexes Thema. Es ist nahezu unmöglich, den Körper derart kontrolliert zu beeinflussen, dass Sie nach x-Wochen auch x-kg Muskelmasse zunehmen bzw. Fett abnehmen. Der menschliche Körper unterliegt ständigen Schwankungen, was den Auf- und Abbau von Zellen angeht. Ein Jugendlicher mit 14 Jahren befindet sich allgemein im Wachstum und baut daher verhältnismäßig schneller Muskeln auf als ein 36-jähriger Erwachsener. Neben dem Alter beeinflusst auch die Genetik das Muskelwachstum maßgeblich. Jeder Mensch ist unterschiedlich und es gibt keine pauschalen Regeln, die zur punktgenauen Bestimmung körperlicher Veränderungen angewendet werden können. Da die Zunahme einer bestimmten Größe an Muskel- oder Abnahme an Fettmasse nicht akribisch planbar ist, wollen wir neben einem ergebnisorientierten Ziel auch **fähigkeits-** und **verhaltensorientierte** Ziele setzen.

Fähigkeitsorientierte Ziele

Am häufigsten muss ich meine Klienten darauf hinweisen, die Übungen langsam und kontrolliert durchzuführen. Erst wenn die Bewegungen sehr langsam ausgeführt werden, wachsen die Muskeln schnell! Ich bespreche also mit meinen Klienten als Ziel für die Zukunft, dass Sie sich in jedem Training auf eine sehr langsame Bewegungsausführung konzentrieren sollen, damit sich der Erfolg einstellt. Über dieses fähigkeitsorientierte Ziel gelangen wir an das große Ziel, 5 kg Muskeln innerhalb von sechs Monaten aufzubauen. Messen wir am Ende der sechs Monate, dass mein Klient „nur" 4,5 kg Muskelmasse zugenommen hat, ist das kein Misserfolg. Wir haben unsere Ziele erreicht, die wir mit den eigenen Fähigkeiten beeinflussen konnten und sind daher hochzufrieden mit dem Ergebnis, da wir wissen, dass Ziele, die die Veränderung der körperlichen Konstitution betreffen (zum Beispiel an Muskeln zunehmen), großen Schwankungen unterliegen.

Wenn Sie sich Ziele hinsichtlich Technik, Taktik, Kondition oder mentalen Einstellungen setzen, nennt man dies **Fähigkeitsziele**. Die Geschwindigkeit der Bewegungsausführung (schnelle oder langsame Bewegungen) ist beispielsweise eine technische Komponente des Krafttrainings.

Bei Fähigkeitszielen geht es um den Menschen und das Erlangen von technischen, mentalen, konditionellen oder taktischen Fähigkeiten. Nicht das Ergebnis, sondern der Mensch und sein sportliches Können steht im Vordergrund.

Fähigkeitsziele orientieren sich an der Lust am Können und daran, neue Fertigkeiten zu lernen. Fähigkeitsziele unterliegen zwar den Ergebniszielen und sollen helfen, diese zu erreichen. Bei

MOTIVATIONSÜBUNGEN

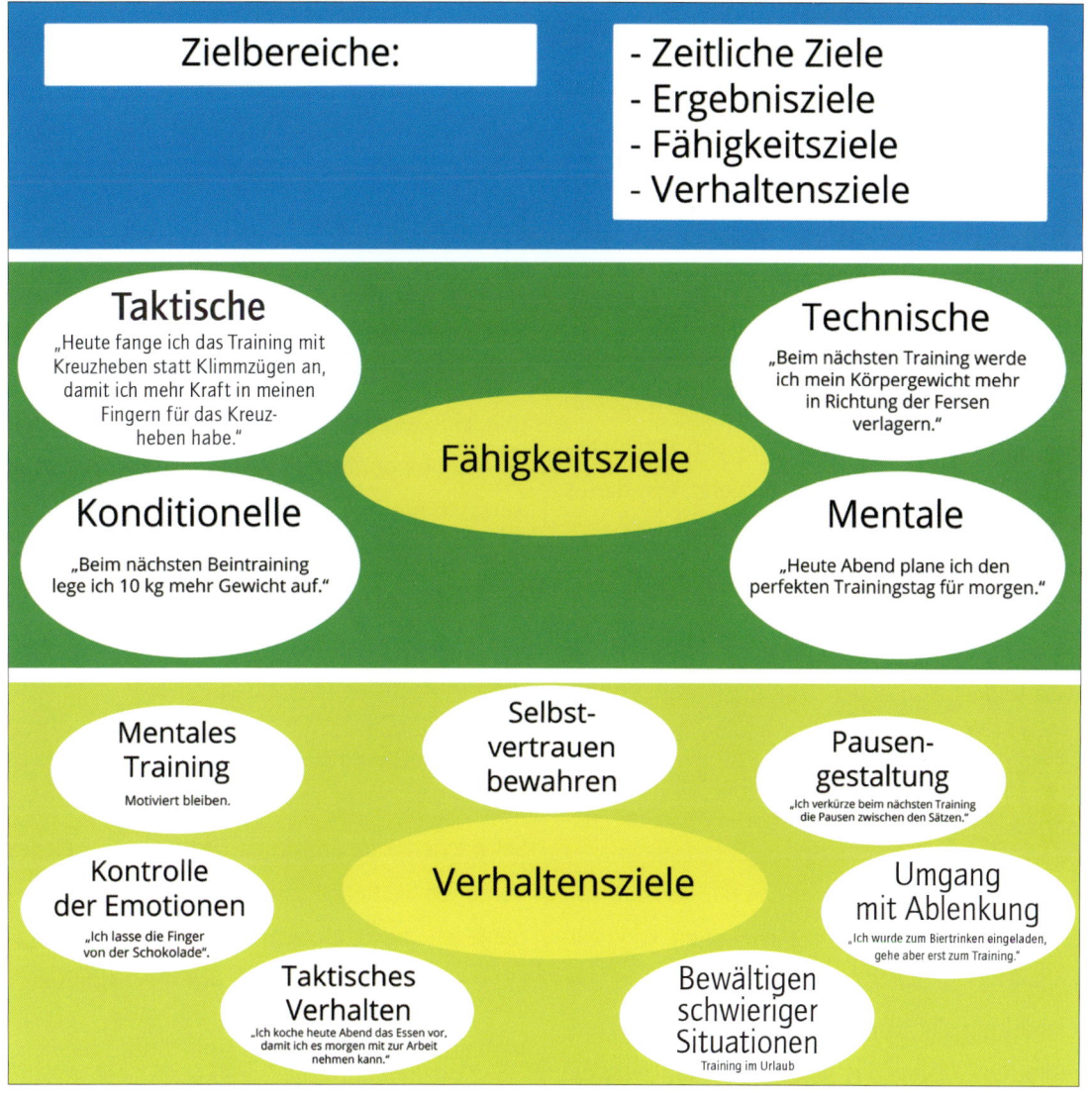

Abb. 9: Fähigkeits- und Verhaltensziele sind beim Krafttraining den ergebnis- und zeitorientierten Zielen vorzuziehen (verändert nach Baumann, 2011).

Ihnen geht es aber nicht um das „Alles-oder-nichts-Prinzip". Die besonders motivierende Wirkung liegt darin, dass auch bereits gelernte Fertigkeiten immer wieder verbessert werden können.

Sie haben die volle Kontrolle über die Fähigkeitszielen. Das ist ein großer Unterschied zu den Ergebniszielen, bei denen Sie externe Faktoren nicht beeinflussen können. Ob Sie ein Fähigkeitsziel erreichen, liegt hingegen allein bei Ihnen.

KRAFTTRAINING – SCHNELLER MUSKELAUFBAU

Für eine erfolgreiche Zielsetzung von fähigkeitsorientierten Zielen müssen Sie sich allerdings Ihrer Stärken und Schwächen bewusst sein! Nur dann können Sie ein Fähigkeitsziel wählen, das Ihre derzeitigen Stärken und Schwächen berücksichtigt und Sie dahin gehend verbessert. Im oben genannten Beispiel ging es um die Bewegungsgeschwindigkeit. Wenn Sie jedoch kein Problem mit der Bewegungsgeschwindigkeit haben, brauchen Sie sich in dieser Hinsicht kein Ziel zu setzen. Wenn es Ihnen hingegen Probleme bereitet, die Übungen über den vollen Bewegungsumfang auszuführen, bietet sich dieses Fähigkeitsziel für Sie an.

Wenn Sie die Motivationsübung 1 – „Entfachen Sie die Lust" (siehe Seite 143) noch nicht absolviert haben, ist nun der richtige Zeitpunkt dafür, um Ihre Stärken und Schwächen zu bestimmen und bei der Motivationsübung zur Zielsetzung optimale Ergebnisse zu erzielen.

Mit Fähigkeitszielen lenken Sie die Konzentration auf die Einhaltung von technischen, konditionellen, taktischen oder mentalen Vorgaben. Die Einhaltung der Vorgaben dient einem übergeordneten Ergebnisziel, wobei die Fähigkeitsziele mehr Erfolgserlebnisse versprechen, da sie kontrollierbarer sind.

Verhaltensorientierte Ziele

Sie kennen vielleicht die Situation, in der Sie überlegen, ob Sie heute wirklich noch trainieren gehen sollen, oder nicht. Sie suchen dann eventuell nach Gründen, wieso das Training doch einmal ausfallen könnte. Oder kennen Sie die Situation, in der Sie beim Training sind, aber sich überwiegend „hängen" lassen und nicht mit voller Intensität trainieren? Oder ist es vielleicht schwer für Sie, nachmittags die Finger von der Schokolade zu lassen?

Situationen, die eine besondere Kontrolle der Emotionen oder Gedanken erfordern, werden mit **Verhaltenszielen** bestimmt. Dabei geht es darum, ein Ziel zu wählen, wie man sich in solchen Situationen optimal verhalten möchte. Dazu gehört zum Beispiel, das Training an den eingeplanten Trainingstagen immer wahrzunehmen oder im Training die vorgegebene Trainingsintensität einzuhalten. Auch das Ernährungsverhalten wird von diesen Zielen beeinflusst.

Für die Festlegung Ihrer Verhaltensziele ist es ebenfalls wichtig, dass Sie Ihre Stärken und Schwächen kennen, damit Sie wissen, welches Verhalten Sie beeinflussen möchten. Hierzu empfehle ich Ihnen Motivationsübung 1 – „Entfachen Sie die Lust" auf Seite 143 durchzuführen.

Verhaltensorientierte Ziele sind für die Bereiche Ernährung und das Einhalten der Trainingseinheiten besonders wichtig. Wie auch die Fähigkeitsziele dienen die Verhaltensziele einem großen Ergebnisziel, lassen sich jedoch leichter beeinflussen und versprechen eine größere Erfolgsrate.

MOTIVATIONSÜBUNGEN

Übungsbeginn Motivationsübung 3 – Teilen Sie das Meer

1. Was möchten Sie im Kraftsport als Nächstes erreichen?
   ▸ Nehmen Sie Eindrücke wahr, die Ihnen Ihr Unterbewusstsein vermittelt.
   ▸ Die Antwort wird Ihnen vielleicht als Bild geliefert, oder wie andere Menschen Sie nennen.
   ▸ Schreiben Sie das Ziel beziehungsweise die Ziele gegebenenfalls per Hand auf ein Blatt Papier.
   ▸ Schließen Sie jetzt die Augen und beantworten Sie die Frage.

2. Bis wann möchten Sie dieses Ziel beziehungsweise die Ziele erreichen?
   ▸ Oftmals ist der erste spontane Gedanke der wertvollste und spiegelt das wider, was Sie wirklich wollen.
   ▸ Schließen Sie jetzt die Augen und beantworten Sie die Frage.

3. Machen Sie nun ein Bild oder einen Film von dem Ziel so groß wie möglich. Machen Sie das Bild bzw. den Film farbig, erhöhen Sie die Lautstärke der Geräusche und nehmen Sie so viele Gerüche und Geschmäcker wahr wie möglich. Sehen Sie dieses Bild beziehungsweise den Film in Ihrer Zukunft, in der Vergangenheit oder im Jetzt? Wo sehen Sie das Bild? Vor Ihnen, hinter Ihnen, links, rechts oder dort, wo Sie auch gerade sind?
   ▸ Schließen Sie jetzt die Augen und beantworten Sie die Fragen.

4. Was müssen Sie tun, um das Ziel bzw. die Ziele, so, wie Sie sie gerade gesehen haben, wahr werden zu lassen?
   ▸ Machen Sie sich gegebenenfalls Notizen, falls Ihnen mehrere Dinge einfallen.
   ▸ Schließen Sie jetzt die Augen und nehmen Sie alle Eindrücke wahr.

5. Was hält Sie davon ab, die Maßnahmen, die Sie gerade zum Erreichen Ihrer Ziele notiert haben, sofort umzusetzen?
   ▸ Schließen Sie jetzt die Augen und beantworten Sie die Frage.

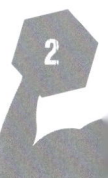

KRAFTTRAINING – SCHNELLER MUSKELAUFBAU

6. Wie können Sie diese Herausforderungen unter Berücksichtigung Ihrer Wertvorstellungen lösen?
   ▶ Machen Sie sich gegebenenfalls Notizen mit Lösungswegen, falls Ihnen mehrere einfallen.
   ▶ Schließen Sie jetzt die Augen und beantworten Sie die Frage.

7. Welche Ihrer Stärken helfen Ihnen, um Ihre Ziele zu erreichen?
   ▶ Schließen Sie jetzt die Augen und beantworten Sie die Frage.

8. Wie können Sie Ihre Fähigkeiten und Ihr Verhalten darauf konzentrieren, Ihre Stärken zu nutzen, um noch schnellere Fortschritte zu machen?
   ▶ Nehmen Sie aufmerksam die Bilder wahr, die Sie visualisieren.
   ▶ Benennen Sie die Fertigkeiten, die Sie wahrnehmen und das Verhalten, das Sie sehen. Machen Sie sich gegebenenfalls Notizen von den Fertigkeiten und Verhaltensweisen.
   ▶ Schließen Sie jetzt die Augen und beantworten Sie die Frage.

9. Welche Ihrer Schwächen haben Sie bisher davon abgehalten, schnellere Fortschritte zu machen?
   ▶ Nehmen Sie aufmerksam die Bilder wahr, die Sie visualisieren.
   ▶ Schließen Sie jetzt die Augen und beantworten Sie die Frage.

10. Wie können Sie Ihre Fähigkeiten und Ihr Verhalten darauf konzentrieren, Ihre Schwächen zu verbessern, um schnellere Fortschritte zu machen?
    ▶ Nehmen Sie aufmerksam die Bilder wahr, die Sie visualisieren.
    ▶ Benennen Sie die Fertigkeiten, die Sie wahrnehmen und das Verhalten, das Sie sehen.
    ▶ Machen Sie sich gegebenenfalls Notizen von den Fertigkeiten und Verhaltensweisen.
    ▶ Schließen Sie jetzt die Augen und beantworten Sie die Frage.

Übungsende

MOTIVATIONSÜBUNGEN

Beispielhafte Antworten zur Motivationsübung 3 – Teilen Sie das Meer

Was möchten Sie im Kraftsport als Nächstes erreichen?

„Ich sehe mich, wie ich breit und muskulös am Strand stehe. Ich habe einen geringen Körperfettanteil. Ich fühle mich gut, ausgeglichen und zufrieden. Ich sehe mich in Farbe vor einem schwach farbigen Hintergrund. Ich stehe einfach nur da. Ich habe einen freien Oberkörper und trage eine kurze Sporthose. Ich sehe mich leicht glänzend und die Muskeln leicht angespannt, als würde ich auf einer Bühne stehen. Nach einiger Zeit scheint es, als würde ich schweben und mich dabei langsam drehen, sodass ich mich von allen Seiten sehen kann. Ich nehme keinen besonderen Geruch war. Jetzt, wo ich darauf achte, kommt ein gewisser Meeresgeruch an meine Nase.

Ich möchte erreichen, noch mehr Muskelmasse aufzubauen, sodass es am Strand ein „Aha"-Erlebnis gibt, wenn die Leute sehen, dass ich mein Shirt ausziehe. Ich möchte so gut aussehen, dass ich auch bei Bodybuildingwettkämpfen überzeugen könnte."

Bis wann möchten Sie dieses Ziel bzw. die Ziele erreichen?

„Es fühlt sich nicht wie ein dringliches Ziel an. Spontan ist mir die Zahl ein Jahr in den Kopf gekommen."

Machen Sie nun ein Bild oder einen Film von dem Ziel so groß wie möglich. Machen Sie das Bild bzw. den Film farbig, erhöhen Sie die Lautstärke der Geräusche und nehmen Sie so viele Gerüche und Geschmäcker wahr wie möglich. Sehen Sie dieses Bild bzw. den Film in Ihrer Zukunft, in der Vergangenheit oder im Jetzt? Wo sehen Sie das Bild? Vor Ihnen, hinter Ihnen, links, rechts oder dort, wo Sie auch gerade sind?

„Ich hatte schon zuvor ein recht klares Bild vor Augen. Ich konzentriere mich auf die Position des Bildes. Das Bild liegt vor mir, leicht nach oben versetzt. Das Bild ist ganz klar in der Zukunft."

Was müssen Sie tun, um das Ziel beziehungsweise die Ziele, so wie Sie sie gerade gesehen haben, wahr werden zu lassen?

„Ich muss weiterhin intensiv trainieren. Ich muss die Gewichte noch kontinuierlicher steigern. Ich glaube, ich kann mit der Bewegungsgeschwindigkeit noch etwas rausholen, indem ich mich bei jedem Training dazu bringe, sehr langsam zu arbeiten. Um das Körperfett schneller zu reduzieren, könnte ich ein bisschen mehr Ausdauersport machen und den Kalorienverbrauch über die Ernährung optimieren."

Was hält Sie davon ab, die Maßnahmen, die Sie gerade zum Erreichen Ihrer Ziele notiert haben, sofort umzusetzen?

„Ich halte mich nur selbst davon ab, die Gewichte im Training kontinuierlich zu erhöhen und die Bewegung langsamer zu machen."

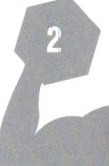

KRAFTTRAINING – SCHNELLER MUSKELAUFBAU

Wie können Sie diese Herausforderungen unter Berücksichtigung Ihrer Wertvorstellungen lösen?

„Ich kann mir ein Trainingstagebuch einrichten, um die Gewichte zu notieren. So werde ich mir bewusst, wann ich das Gewicht nicht oder nur minimal erhöht habe. Wenn ich außerdem noch häufiger Ausdauersport mache, könnte ich schneller vorankommen. Aber ich möchte das Problem mit dem Ausdauersport nicht sofort lösen. Das ginge nicht mit anderen Zielen einher, mich in meinem Beruf zu etablieren. Deshalb habe ich mir wahrscheinlich für die Erreichung des Ziels ein Jahr Zeit genommen. Bis dahin möchte ich mich auf den Aufbau von Muskelmasse konzentrieren und mithilfe eines Trainingstagebuchs die Fortschritte beschleunigen. Kontinuierliche Fettabnahme kann ich über die Ernährung regeln. Wenn es konkret auf den Sommer zugeht, nehme ich Ausdauereinheiten dazu."

Welche Ihrer Stärken helfen Ihnen, um Ihre Ziele zu erreichen?

„Die Disziplin, kein Training ausfallen zu lassen und im Training immer Vollgas zu geben. Außerdem das bereits gesammelte Wissen, das mir hilft, die Techniken richtig anzuwenden und die Ernährung richtig zu gestalten."

Welche Ihrer Stärken helfen Ihnen, um Ihre Ziele zu erreichen?

„So diszipliniert, wie ich in Sachen Training und Ernährung bin, kann ich auch ein Trainingstagebuch führen. Das hilft mir, einen besseren Überblick über die Gewichte zu haben und somit in Zukunft die Gewichte weiter steigern zu können."

Welche Ihrer Schwächen haben Sie bisher davon abgehalten, schnellere Fortschritte zu machen?

„Wenn ich manchmal zu viel esse, plättet mich das eher, als dass die Nahrung mir wieder Energie gibt. Ich sollte in diesen Fällen meine Emotionen unter Kontrolle halten und etwas weniger essen. Der Körper hat bereits genug Nährstoffe bekommen, um optimal zu arbeiten, aber ich verbinde viel Genuss mit der Nahrung, sodass ich mich zu großen Fressorgien hinreißen lasse, die mich in sportlicher Hinsicht eher behindern."

Wie können Sie Ihre Fähigkeiten und Ihr Verhalten darauf konzentrieren, Ihre Schwächen zu verbessern, um schnellere Fortschritte zu machen?

„Ich werde mentale Fähigkeiten nutzen, um regelmäßig an meinem emotionalen Verhalten während der Nahrungsaufnahme zu arbeiten. Mein Ziel ist es, täglich eine Übung zur emotionalen Kontrolle zu machen."

Ende des Beispiels. Die Ausführungen sind fiktiv und entsprechen nicht den Ansichten des Autors.

Teilen Sie das Meer

Das Kapitel zur Zielsetzung kann nicht besser abgeschlossen werden, als mit Arnold Schwarzeneggers Zielen, die er sich setzte, um Bodybuildingweltmeister (damals wurde dieser Titel *Mister Universum* genannt) zu werden.

Schwarzenegger hatte gerade den zweiten Platz beim *Mister Universum* gemacht und merkte,

MOTIVATIONSÜBUNGEN

dass er seine Gegner überschätzt hatte. Er merkte, dass er das Potenzial hatte, den ersten Platz zu machen und richtete sich sodann auf das neue Ziel aus, im nächsten Jahr zu gewinnen:

„Doch kaum hatte ich [nach meinem ersten Mister-Universum-Wettkampf, Anm.] Zeit zum Nachdenken, endete mein Freudentaumel [über meinen überraschenden zweiten Platz, Anm.] abrupt. Ich begriff, dass Chet Yorton auf dem Siegerpodest gelandet war, nicht ich. Er hatte den Sieg verdient, dennoch war ich überzeugt, einen großen Fehler gemacht zu haben. Was wäre passiert, wenn ich mit der festen Absicht, zu gewinnen, nach London gekommen wäre? Hätte ich mich besser vorbereitet? Wäre meine Vorstellung besser gewesen? Hätte ich gewonnen und wäre jetzt Mister Universum? Ich hatte meine Chancen unterschätzt. Ich mochte dieses Gefühl nicht und ärgerte mich sehr. Aber ich lernte meine Lektion.

Danach ging ich nie wieder zu einem Wettkampf, um nur daran teilzunehmen. Ich ging hin, um zu siegen. Und obwohl ich nicht immer gewann, war das die richtige Einstellung. Ich war wie ein wildes Tier. Wenn jemand vor einem Wettkampf meine Gedanken gelesen hätte, hätte er wahrscheinlich etwas gehört wie: ‚Ich habe den Sieg verdient. Er steht mir zu. Das Meer soll sich vor mir teilen. Geht mir alle aus dem Weg, ich habe eine Mission zu erfüllen. Tretet einfach beiseite und gebt mir den Pokal.' Ich sah mich auf dem Siegerpodest mit dem Pokal in der Hand. Alle anderen standen unten. Und ich blickte auf sie herab" (Schwarzenegger & Petre, 2013, S. 190-192).

4.4 Motivationsübung 4 – Planen Sie den perfekten Trainingstag

Die folgende Übung wird Ihnen helfen, keine Trainingseinheit mehr ausfallen zu lassen und jedes Training mit höchster Konzentration wahrzunehmen. Es wird sicherlich auch mal Trainingseinheiten geben, in denen man sich ein wenig schlapp fühlt und nicht 100 % Leistung bringen kann. Entscheidend für den erfolgreichen Muskelaufbau ist aber, dass Sie das Training absolviert haben, auch wenn Sie mal nur mit 80 % der vollen Leistungsfähigkeit agiert haben.

Trainingseinheiten wahrzunehmen ist Kopfsache

Der menschliche Körper unterliegt ständigen Leistungsschwankungen. Sowohl Sportler als auch Nichtsportler fühlen sich an einen Tag fit und am nächsten Tag etwas schlapp. Das ist normal, solche Leistungsschwankungen sind üblich und keine Ausrede dafür, das Training ausfallen zu lassen. Es handelt sich um eine beliebte Ausrede, wenn man sagt: „Heute lasse ich das Training ausfallen, ich fühle mich eh nicht so fit." Das ist eine fatale Entscheidung!

Zum einen fühlt man sich, wenn man gerade keinen Sport macht, sowieso nicht immer sehr fit. Der Körper agiert außerhalb von sportlichen Aktivitäten meist auf Sparflamme. Oder verbringen Sie den Alltag durchgehend mit einem Puls von 170 Schlägen pro Minute? Die meisten Menschen

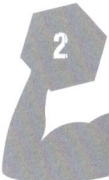

KRAFTTRAINING – SCHNELLER MUSKELAUFBAU

leben heute in einer „faulen" Gesellschaft. Wer heutzutage Bewegungsdrang verspürt, hat meistens ein Bewegungsdefizit. Der Körper muss sich einfach mal bewegen, wenn er den ganzen Tag gesessen hat: morgens beim Frühstück, im Auto oder in der Bahn zur Arbeit/zur Uni/zur Schule, in der Schule/Uni/Arbeit, auf dem Weg nach Hause, vor dem Computer zu Hause und vor dem Fernseher mit Freunden oder mit dem Partner – wir sitzen zu viel! Wer darauf wartet, bis er einen Bewegungsdrang verspürt, bewegt sich definitiv zu wenig. Es ist völlig normal, dass man sich schlapp fühlt – erst das Warm-up macht uns bereit für das Training. Schlapp zu sein, ist keine Option, das Training ausfallen zu lassen. Nur unser Kopf hält uns vom Training ab.

Der Körper von ambitionierten Sportlern ist daran gewöhnt, seine volle Leistungsfähigkeit erst während der sportlichen Einheit und erst nach einem gründlichen Warm-up abzurufen. Im Alltag agiert er auf Sparflamme. Das zeigt sich beispielsweise an der Ruheherzfrequenz von Sportlern und Nichtsportlern. Während Nichtsportler eine Ruheherzfrequenz von ca. 70 Schlägen pro Minute aufweisen, schlägt das Herz bei Sportlern nur durchschnittlich 50 x in Ruhe. Bei sehr stark ausdauertrainierten Sportlern, wie Rennradfahrern, sogar nur 30 x pro Minute. Das zeigt, dass auch das Training von Profisportlern im Kopf anfängt. Auch Profis sind „schlapp", wenn sie gerade keinen Sport machen. Aber sie wissen, dass sie sich besser fühlen werden, wenn der Körper nach dem Warm-up hochgefahren ist.

Auch Muskelkater ist keine Ausrede für das Ausbleiben des Trainings. Neben der Tatsache, dass ein guter Trainingsplan darauf ausgelegt ist, dass man keine Muskelpartie wieder trainiert, wenn sie noch von Muskelkater betroffen ist, hilft auch in diesem Fall ein gründliches Warm-up. Das Warm-up fördert die Durchblutung der Muskeln und wärmt sie auf. Aus dem Mehr an Blut schöpfen die Muskeln Nährstoffe, um sich schneller zu erholen. Die Wärme beschleunigt ebenfalls die regenerativen Prozesse und macht die Muskeln darüber hinaus geschmeidiger. Das Schmerzempfinden des Muskelkaters ist nach einem gründlichen Warm-up daher stark vermindert und ist keine Ausrede für eine ausbleibende Trainingseinheit.

Warten Sie nicht darauf, bis Sie keinen Muskelkater mehr haben, oder sich Ihr Körper mit Bewegungsdrang bei Ihnen meldet. Halten Sie Ihre geplanten Trainingseinheiten ein!

Es handelt sich allein um eine Kopfsache, das Training regelmäßig aufzusuchen. Auch an Tagen, an denen Sie sich nicht so komplett fit fühlen, wird der Körper spätestens nach einem gründlichen Warm-up bereit für sportlich anspruchsvolle Aktivitäten sein.

Das Wichtigste ist, dass Sie immer den Weg ins Studio finden, wenn Ihr Trainingsplan es vorgibt! Auch wenn Sie sich vorher vielleicht müde oder schlapp fühlen. Nach einem gründlichen Warm-up können Sie meist volle Leistung abrufen.

MOTIVATIONSÜBUNGEN

Dreht sich alles nur um das Training?

Es gibt Personen, bei denen der Ablauf, das Training diszipliniert wahrzunehmen, bereits perfekt stattfindet. Diese Personen haben keine Schwierigkeiten, vier oder mehr Trainingstage pro Woche zu absolvieren. Sobald droht, dass eine Trainingseinheit ausfallen könnte, breitet sich manchmal sogar eine Art Panik in ihnen aus und eine Alarmglocke ertönt im Kopf. Fällt dann tatsächlich einmal ein Trainingstag aus, setzt sofort ein schlechtes Gewissen ein, mit der Annahme, „Muskeln verloren zu haben".

Hinsichtlich des Muskelaufbaus ist es tendenziell hilfreicher, wenn man zu dieser Gruppe gehört und an nichts anderes als das Training denken kann. Eine solche Einstellung entwickelt sich schon in der Kindheit, zum Beispiel wenn die Eltern das Kind zum Sport gebracht haben. Arnold Schwarzenegger musste sich im Kindesalter von 9-14 Jahren jeden Morgen sein Frühstück mit Sport verdienen. Zuerst musste er beim Nachbarn die Milch holen (immerhin ein Marsch oder Lauf von einigen Kilometern) und anschließend Situps machen, bis ihm sein strenger Vater endlich erlaubte, am Frühstück teilzunehmen. Er beschreibt noch im hohen Alter, dass ihn diese Erlebnisse abgehärtet haben und dazu brachten, körperlich noch stärker werden zu wollen.

Wer bereits motiviert ist, regelmäßig hart zu trainieren, sollte das so lange wie möglich ausnutzen, um sportliche Vorteile daraus zu ziehen. Wenngleich ein „Trainingswahn" auch kontraproduktiv für die Verbesserung sportlicher Leistungen sein kann. Wer trainingsbesessen ist, hat es eher schwer, sich genügend Pausen zu nehmen und andere soziale Aktivitäten neben dem Training wahrzunehmen. Hier ist die nötige Regenerationszeit gefährdet und es besteht großes Potenzial, in den Zustand des Übertrainings zu kommen.

Das Ziel dieser Übung ist es zwar, dass Sie immer Ihr Training wahrnehmen, aber Sie werden davon nicht besessen werden. Eine besessene Einstellung ist bei den entsprechenden Personen schon früh verankert und wird mit der hier vorgestellten Motivationsübung nicht verfolgt.

An dieser Stelle soll weder Trainingswahn noch Trainingsfaulheit als gut oder schlecht bewertet werden. Es geht lediglich darum, Ihnen klarzumachen, dass die folgende Übung Ihnen in einem gesunden Rahmen hilft, Ihr Training öfter wahrzunehmen, wenn Sie bisher damit Probleme hatten. Denn letztendlich zählt nur, dass Sie kontinuierlich trainieren und Ihren Trainingsplan einhalten, wenn Sie schnell Muskeln aufbauen wollen.

Wer bereits stark motiviert ist, wird vielleicht feststellen, dass die Prozesse der folgenden Übungen zum Teil bereits täglich völlig automatisch in Ihrem Unterbewusstsein ablaufen. Machen Sie weiter so und achten Sie gegebenenfalls auf einen gesunden Abstand zum Sport, um Übertraining vorzubeugen und den sozialen Anschluss nicht zu verlieren.

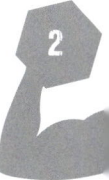

KRAFTTRAINING – SCHNELLER MUSKELAUFBAU

Eine neue Perspektive

Der Schlüssel, um das Training regelmäßig wahrzunehmen, liegt darin, den Weg vom Kopf aus ins Studio zu finden. Auf Ihren Körper können Sie nicht hören. Ihr Körper ist nicht bereit für das Training, wenn Sie noch auf der Arbeit im Bürostuhl sitzen. Um den Körper in Bereitschaft zu bringen, ist das Warm-up gedacht. Ihre Gedanken müssen sich schon vor Trainingsbeginn positiv mit einer erfolgreichen Einheit auseinandergesetzt haben. Dann ist der Weg ins Studio kein Problem.

Sie wissen ja selbst, dass es gut ist, vier Trainingseinheiten pro Woche wahrzunehmen. Es ist nicht nur gut für den Muskelaufbau, sondern auch für Ihre Gesundheit, Ihr Immunsystem, Ihre sozialen Kontakte, Ihre Gelenke, das allgemeine Wohlbefinden und so weiter. Sie gehen vielleicht jeden Abend mit dem festen Willen ins Bett, am nächsten Tag zum Training gehen zu wollen. Doch bei manchen Personen klappt es aus irgendwelchen Gründen doch nicht.

Die folgende Übung richtet sich an Personen, die dieses Problem lösen möchten. Die Lösung dieses Problems liegt darin, das Vorhaben aus einer anderen Perspektive zu betrachten. Damit können Sie Ihr Handlungsvorhaben – also das Vorhaben, das Training wahrzunehmen – völlig neu bewerten und lösen die hemmenden Prozesse, die Sie bisher vom Training abgehalten haben.

Durch das Ändern Ihrer bisherigen Handlungen nehmen wir eine sogenannte *Handlungsregulation* vor. Dazu bewerten wir die Situation eines Trainingstags aus einem anderen Blickwinkel. Ein neuer Blickwinkel wird Ihnen helfen, die Emotionen und Gefühle auszublenden, die bisher dafür verantwortlich waren, dass Sie das Training manchmal haben ausfallen lassen.

Für diese Übung ist es elementar wichtig, dass Sie die Perspektive, mit der Sie sich selbst während der Motivationsübung sehen, ändern können. Sie müssen zwischen der „Ich-Perspektive" und der Perspektive aus der „dritten Person" wechseln.

Die Ich-Perspektive oder auch „assoziierte Perspektive"

Der Fachbegriff für die Ich-Perspektive lautet **assoziierte Perspektive**. Man ist assoziiert, wenn man bei einer Visualisierungsübung die Bilder bzw. das Erlebte mit den eigenen Augen und Ohren wahrnimmt. Das bedeutet auch, dass Gefühle, die in den Momenten auftreten, direkt auf die Person wirken.

So, wie Sie jetzt mit Ihren eigenen Augen auf die Zeilen in diesem Buch schauen und sich entsprechende Gedanken zu dem, was Sie hier lesen, machen, so erleben Sie auch die **assoziierte Perspektive** während einer Motivationsübung. Sie werden über das nachdenken, was in diesem Moment mit Ihnen passiert bzw. was Sie in diesem Moment sehen. Auch Ihre Gefühle entsprechen der Situation, in der Sie sich gerade befinden.

Diese Art des Erlebens kennen Sie auch aus dem „echten" Leben. An manchen Tagen fühlen Sie

MOTIVATIONSÜBUNGEN

sich „voll da". Sie sind hoch konzentriert und fühlen jede Faser Ihres Körpers. Sie sind dann auch im echten Leben assoziiert.

Die Sicht aus der dritten Person oder auch „dissoziierte Perspektive"

Wenn Sie sich selbst von außen betrachten, nennt man das die **dissoziierte Perspektive**. Sie sehen sich und Ihren ganzen Körper von außen, zum Beispiel aus den Augen eines Freundes, eines Trainers, Ihrer Mutter oder einer Filmkamera. Auch wenn Sie sich in der **dissoziierten Perspektive** befinden, kommen Gefühle in Ihnen auf. Die Gefühle sind jedoch von anderer Art. Es sind Gefühle, die aufkommen, wenn Sie sich selbst sehen und nicht jene, die Sie aus der Ich-Perspektive erlebt haben.

Sie können sich jetzt zum Beispiel vorstellen, wie Sie sich von außen betrachten, wie Sie dieses Buch lesen. Sie sehen die Position, in der Sie sich befinden. Lesen Sie das Buch im Liegen oder im Sitzen? Wo befinden Sie sich, während Sie das Buch lesen? Aus der dissoziierten Perspektive sehen Sie alles, was sich um Sie herum befindet. Sie hören andere Geräusche als Ihr lesendes Ich, das sich gerade nicht von der Stelle bewegt. Merken Sie, dass es sich um eine völlig neue Perspektive handelt? Nehmen Sie die anderen Gedanken wahr, als die, die Sie in der Ich-Perspektive hatten?

Die dissoziierte Perspektive eignet sich hervorragend zur Handlungsregulation oder auch zum Erlernen neuer Sporttechniken! Indem Sie sich von außen betrachten und damit limitierende Faktoren, wie hemmende Gefühle oder zweifelnde Gedanken, ausblenden, sehen Sie, wie Sie das neue Verhalten bzw. die neue Sporttechnik umsetzen werden.

Den perfekten Trainingstag filmen

In der Motivationsübung zur Verbesserung Ihres Trainingsverhaltens geht es darum, Ihren perfekten Trainingstag zu planen, damit Sie ihn am nächsten Tag genauso umsetzen. Stellen Sie sich die Planung wie einen Film vor, den Sie aufnehmen und am nächsten Tag abspielen.

Dabei nutzen wir zuerst die dissoziierte Perspektive. Sie sind sozusagen der Regisseur und gehen die entscheidenden Szenen so lange durch, bis der Tag Ihnen genauso gefällt, wie Sie ihn haben wollen. Vom morgendlichen Ruf Ihres Weckers, dem besten Zeitpunkt zum Packen Ihrer Trainingstasche bis zur Planung Ihrer Mahlzeit nach dem Training – alles soll perfekt ablaufen, genau so, wie Sie es wollen und es am besten für Ihr Muskelwachstum ist. Die **dissoziierte Perspektive** führt dazu, dass Sie nicht von den Gefühlen und Emotionen behindert werden, die Sie womöglich von einer exzellenten Tagesplanung abhalten würden.

Der Ablauf muss dabei weitestgehend realistisch bleiben. Ihre eigenen Handlungen sollten komplett realistisch sein. Das Verhalten Ihrer Mitmenschen oder des Wetters können Sie in der Realität auch nicht bestimmen. Deshalb sollten

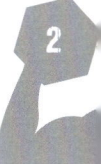

KRAFTTRAINING – SCHNELLER MUSKELAUFBAU

Sie diese Faktoren beim Visualisieren auch nicht zu ernst nehmen.

Anschließend müssen Sie denselben Ablauf noch einmal wiederholen – diesmal aber **assoziiert**. Sie sind nun der Schauspieler, der vor der Kamera steht und den Anweisungen des Regisseurs folgt. Die Wiederholung des Trainingstags aus der assoziierten Perspektive ist sehr wichtig! Erst dann wird der Ablauf in Ihr Unterbewusstsein integriert, sodass Sie ihn auch einhalten werden.

An dieser Stelle werden Sie auch merken, ob der geplante Tag tatsächlich so durchführbar für Sie ist, wie Sie es als Regisseur geplant haben. **Sollten Sie dann in der assoziierten Perspektive auf Hindernisse stoßen, die Ihren perfekten Plan gefährden, gehen Sie wieder zurück zur dissoziierten Perspektive und konstruieren einen neuen Ablauf.** Das ist das Tolle am mentalen Training: Es kostet Sie keine Mühe, noch einmal einen Schritt zurückzuspringen. Das Ziel ist es, einen Ablauf zu erstellen, bei dem Sie am nächsten Tag Ihr Training absolvieren.

Den perfekten Trainingstag umsetzen

Je häufiger Sie den perfekten Trainingstag mental wiederholen, desto wahrscheinlicher werden Sie Ihn am nächsten Tag erfolgreich durchführen. Man spricht nur vom mentalen Training, wenn man eine Visualisierungstechnik wie den „perfekten Trainingstag" einige Male wiederholt. Das ist so, als würden Sie Krafttraining machen wollen und nach einem Satz Liegestütze direkt wieder aufhören. In dem Fall wird es nicht zu einer körperlichen Verbesserung kommen. Auch beim mentalen Training sind Wiederholungen wichtig.

Zur Wiederholung des perfekten Trainingstags wenden wir das **Stufenmodell nach Eberspächer** aus dem Jahr 2001 an. Das Stufenmodell erlaubt es uns, den perfekten Trainingstag in einer „Kurzfassung" abzuspeichern, indem man „Knotenpunkte" herausarbeitet. Danach können wir den perfekten Trainingstag in nur wenigen Augenblicken noch einmal abrufen. Das erlaubt häufige Wiederholungen und ist sehr zeitsparend. Hier das Modell zur Erstellung des „perfekten Trainingstags" im Überblick:

1. Planen Sie einen perfekten Trainingstag aus der dissoziierten Perspektive. Achten Sie auf viele Details.

2. Planen Sie einen perfekten Trainingstag aus der assoziierten Perspektive. Achten Sie auf viele Details. Sollten Sie in dieser Phase merken, dass etwas nicht funktioniert, gehen Sie zurück zur dissoziierten Perspektive und planen Sie neu, bis der Tag perfekt ist.

3. Heben Sie so 4-6 „Knotenpunkte" hervor **(Chunking)**. Damit sind besondere Ereignisse, Gegenstände oder Handlungen gemeint, die während des perfekten Trainingstags geschehen.

4. Symbolische Markierung der „Knotenpunkte". Geben Sie den „Knotenpunkten" eine individuelle Bezeichnung, die Sie sich leicht merken können.

MOTIVATIONSÜBUNGEN

5. Mentales Training der symbolisch markierten Knotenpunkte. Wiederholen Sie die Knotenpunkte mindestens 5 x und rufen Sie sie bei Bedarf am Trainingstag selbst immer wieder ab.

Übungsbeginn Motivationsübung 4 – Planen Sie den perfekten Trainingstag

Wenn Sie die Übung das erste Mal machen, starten Sie am besten aus einer bequemen, entspannten Position heraus. Schließen Sie gegebenenfalls die Augen. Auch Notizen können Ihnen helfen, sich an wertvolle Einfälle zu erinnern. Führen Sie die Übung nach der folgenden Reihenfolge durch:

1. Planen Sie Ihren perfekten Trainingstag aus der dissoziierten Perspektive:
    ▶ Versetzen Sie sich in die Rolle einer dritten Person oder einer Kamera und sehen Sie sich, wie Sie Ihren morgigen Tag erleben. Das Ziel ist es, dass Sie den Tag so erleben, dass Sie ein erfolgreiches Training absolvieren.
    ▶ Konzentrieren Sie sich auf den Weg zum Training, nicht so sehr auf das Training selbst. Das Training wird geschehen, nachdem Sie geplant haben, wie Sie bis dorthin kommen.
    ▶ Planen Sie die Orte, Personen und Zeiten ein, die Sie an diesem Tag erleben werden. Sehen Sie neben den externen Faktoren vor allem sich selbst und Ihr eigenes Verhalten. Das ist das Wichtigste an der Übung.
    ▶ Gehen Sie den Ablauf in **normaler Geschwindigkeit** durch. Versuchen Sie, dabei so oft wie möglich ins Detail zu gehen und nehmen Sie so viele Sinneseindrücke wie möglich auf! Dazu ist es sinnvoll, das Erlebnis hauptsächlich mit **peripherem Sehen** zu erleben.
    ▶ Halten Sie den Film realistisch, was Ihre Handlungen angeht. Mit Dingen, die Sie auch in der echten Welt nicht beeinflussen können (Wetter, Verkehr, Reaktionen anderer Menschen), sollten Sie locker umgehen. Akzeptieren Sie, dass Sie in der Realität keinen Einfluss auf diese Faktoren haben und konzentrieren Sie sich daher auf das Wesentliche: Ihre eigenen Handlungen.

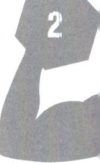

KRAFTTRAINING – SCHNELLER MUSKELAUFBAU

- ▶ Planen Sie den perfekten Trainingstag, wie er Ihnen am besten gefällt! Geben Sie sich nicht mit weniger zufrieden. Gehen Sie den Film so lange durch, bis er Ihnen in jedem wichtigen Detail so gefällt, wie Sie es haben wollen.
- ▶ Schließen Sie jetzt die Augen und planen Sie Ihren perfekten Trainingstag aus der dissoziierten Perspektive.

2. Planen Sie Ihren perfekten Trainingstag aus der assoziierten Perspektive:
   - ▶ Wenn Sie zufrieden mit dem Ablauf des Films sind, wechseln Sie die Perspektive und erleben Sie genau diesen Ablauf aus der Ich-Perspektive (assoziierte Perspektive). Nehmen Sie wieder so viel wahr, wie Sie können und erleben Sie den Ablauf in normaler Geschwindigkeit. Konzentrieren Sie sich auf den Ablauf, der Sie zu Ihrem Ziel führt, das Training durchzuführen und nicht zu sehr auf das Training selbst.
   - ▶ Geben Sie sich nicht mit weniger zufrieden als einem Ablauf, so, wie er Ihnen am besten gefällt! Achten Sie auf **Details**, wie Gerüche, Stimmlagen, das Wetter, Farben der Wände oder der Gegenstände, mit denen Sie zu tun haben, oder die Uhrzeit.
   - ▶ Sobald Sie allerdings merken, dass Ihnen an dem Ablauf etwas völlig widerstrebt oder ein unüberwindbares Hindernis erscheint, **brechen Sie den Ablauf ab**. Kehren Sie in diesem Fall zurück zur dissoziierten Perspektive und planen Sie neu. Planen Sie nicht aus der Ich-Perspektive um. Aus der dritten Person ergeben sich aufgrund der emotionalen Distanz mehr Möglichkeiten, die Ihnen aus der Ich-Perspektive möglicherweise verwehrt bleiben.
   - ▶ Gehen Sie erst zum nächsten Schritt über, wenn Sie den Ablauf aus der Ich-Perspektive mindestens einmal erlebt haben und mit diesem Ablauf völlig zufrieden sind.

3. Heben Sie „Knotenpunkte" hervor **(Chunking)**:
   - ▶ Schauen Sie sich Ihren Film noch einmal aus der assoziierten Perspektive an. Dieses Mal versuchen Sie, „Knotenpunkte" wahrzunehmen. Die „Knotenpunkte" können ganz unterschiedlich aussehen: ein Geräusch, ein Gegenstand, eine Bewegung, eine Uhrzeit oder eine Person.
   - ▶ Es ist hilfreich, die „Knotenpunkte" aufzuschreiben. Anschließend schauen Sie sich die „Knotenpunkte" an und analysieren, welche Punkte besonders prägnant und hilfreich für Sie sind. Streichen Sie die anderen „Knotenpunkte" heraus. Erstellen Sie eine neue Liste mit mindestens vier und maximal sechs „Knotenpunkten".

MOTIVATIONSÜBUNGEN

- ▶ Das Ziel der „Knotenpunkte" ist eine Verdichtung der Informationen. In der Fachsprache wird dieser Prozess auch **Chunking** genannt. Das **Chunking** hilft Ihnen, eine Vielzahl von Informationen in kurzer Zeit und wenigen Worten wieder abrufen zu können.

4. Geben Sie den „Knotenpunkten" eigene Markierungen (wie Namen, Symbole, Geräusche und so weiter):
   - ▶ Mit einer symbolischen Markierung geben Sie Ihren „Knotenpunkten" eine ganz individuelle Note. Auf diese Weise festigen Sie die Erinnerungen, da individuelle Bezeichnungen sich schneller und tiefer in Ihr Gedächtnis einprägen, als neutrale oder fremde Wörter.
   - ▶ Bei der Wahl einer symbolischen Markierung haben Sie alle Möglichkeiten. Wenn Sie zum Beispiel eine Person als „Knotenpunkt" festgelegt haben, dann können Sie dieser Person ihren persönlichen Spitznamen als symbolische Markierung geben.
   - ▶ Symbolische Markierungen sind kein Zwang. Sollte Ihnen keine symbolische Bezeichnung für einen Ihrer „Knotenpunkte" einfallen, dann belassen es einfach bei Ihrem urpsrünglichen Einfall.

5. Mentales Training der „Knotenpunkte" mit mindestens fünf Wiederholungen:
   - ▶ Wie auch beim Krafttraining ist es beim Mentaltraining wichtig, die Übungen zu wiederholen, um die Wirkung zu festigen. Je öfter Sie den perfekten Trainingstag durchgehen, desto wahrscheinlicher wird der Ablauf genauso geschehen, wie Sie es geplant haben.
   - ▶ Wiederholen Sie die symbolisch markierten „Knotenpunkte" mindestens 5 x. Die Übung eignet sich ideal, um sie abends vor dem Schlafengehen durchzuführen. Kurz vor dem Einschlafen kommuniziert das Gehirn am besten mit dem Unterbewusstsein. Das ist auch der Grund, wieso man zu diesem Zeitpunkt manchmal die verrücktesten Gedanken hat.
   - ▶ Auch das Wiederholen der „Knotenpunkte" am Trainingstag selbst ist eine gute Idee. Wenn Sie allerdings an diesem Tag erst die Planung durchführen wollen, ist Ihnen bereits wertvolle Zeit verloren gegangen. Häufig muss man schon vor dem Aufstehen die ersten Schritte unternehmen, um den perfekten Trainingstag umzusetzen. Dazu gehört zum Beispiel, den Zeitpunkt zu bestimmen, an dem der Wecker klingeln soll. Auch die Trainingstasche muss womöglich schon morgens gepackt werden. Diese wichtigen Entscheidungen können Sie nicht mehr treffen, wenn Sie erst am Tag selbst den perfekten Tag zum Beispiel auf dem Weg zur Arbeit, zur Uni oder Schule planen.

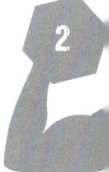

KRAFTTRAINING – SCHNELLER MUSKELAUFBAU

> ▶ Je häufiger Sie die „Knotenpunkte" des perfekten Trainingstags wiederholen, desto leichter wird es Ihnen fallen, den Trainingstag perfekt umzusetzen. Das Ziel ist es, dass in Zukunft die Planung des perfekten Trainingstags automatisch bei Ihnen abläuft. Idealerweise planen Sie dann schon am Vortag Ihren perfekten Trainingstag, der am nächsten Tag genauso, wie Sie es wollten, in die Tat umgesetzt wird.

Übungsende

Beispielhafte Antworten zur Motivationsübung 4 – Plane Sie den perfekten Trainingstag

Planen Sie Ihren perfekten Trainingstag aus der dissoziierten Perspektive

„Ich sehe mich im Bett liegen. Der Wecker klingelt um 7.30 Uhr. Ich habe den Wecker früher gestellt, weil ich noch zusätzliche Zeit einplanen muss, um meine Trainingstasche und Essen für vor und nach dem Training einzupacken. Jetzt, wo ich an die frühere Uhrzeit denke, plane ich auch ein, heute früher ins Bett zu gehen. Ich verpasse dabei sowieso nichts, es läuft nichts im Fernsehen und wenn ich im Bett noch etwas lese, fallen mir meistens schnell die Augen zu.

Der Wecker klingelt und ich sehe mich, wie ich ihn ausschalte. Ich stehe nicht direkt auf. Das ist ein komisches Gefühl für mich aus der anderen Perspektive. Ich sehe mich aus einer Perspektive von schräg oben herab im Bett liegen. Das Zimmer ist dunkel, aber die Kamera, durch die ich offenbar sehe, erkennt noch was. Ich frage mich, wieso ich nicht sofort aufstehe. Ob es nun ein paar Minuten später sind, ändert ja nichts an der Tatsache, dass ich aufstehe. Ich nehme mir vor, direkt aufzustehen. Das Liegenbleiben bringt mich nicht weiter.

Ich sehe mich aufstehen und die Tasche packen. Ich soll die Bewegungen ja nicht beschleunigen, also springt die Zeit manchmal zu den entscheidenden Momenten, die wichtig für das Training sind. Ich sehe mich über die Tasche gebeugt. Die Kamera zoomt in die Tasche und sieht meine Hände die nötigen Trainingsutensilien einpacken. Wasser, Handtuch, Unterwäsche, Socken, Trainingsschlaufen, Trainingsshirt, Trainingshose, Duschgel, eine Tüte für die benutzte Kleidung, einen Apfel und eine Packung hart gekochte Eier als Mahlzeit vor dem Training, eine Packung Tiefkühlgemüse, gefrorener Lachs als Mittagessen auf der Arbeit, eine Packung Thunfisch im eigenen Saft und Aufguss und eine Gabel für den Salat als Zwischenmahlzeit und einen Proteinshaker mit Proteinpulver darin für den Shake direkt nach dem Training.

MOTIVATIONSÜBUNGEN

Die Zeit springt wieder zu dem Zeitpunkt, wo ich die letzte Mahlzeit vor dem Training zu mir nehmen muss. Ich bin im Büro und sitze auf meinem Stuhl. Beinahe wäre ich in die Ich-Perspektive gerutscht, denn ich freue mich auf den Augenblick. Jetzt, da ich in der dritten Person bleibe, ist das Gefühl der Freude nicht so stark. Ich sehe mich den Apfel und die Eier essen, während ich am Computer offenbar ein Video zur Unterhaltung während des Essens eingeschaltet habe. Ich freue mich jetzt auf eine andere Weise über mein Verhalten. Ich freue mich, weil ich weiß, dass es das richtige Verhalten auf dem Weg zum Erfolg ist.

Die Zeit springt zu dem Moment, wo ich mich nun in die Tiefgarage begebe und dabei auf die Uhr schaue. Ich scheine spät dran zu sein.

Das gefällt mir nicht.

Ich weiß ganz genau, dass ich dann wieder in den Berufsverkehr komme und auf der Fahrt überlegen werde, ob ich das Training verkürze oder aufgrund des Zeitmangels direkt nach Hause fahre. Ich wollte abends schließlich noch mit meiner Freundin über den Weihnachtsmarkt gehen.

Ich spule deshalb zurück und ändere den Zeitpunkt, zu dem ich die letzte Mahlzeit vor dem Training zu mir nehme. Ich esse einfach eine halbe Stunde früher.

Die Zeit springt wieder und ich sehe mich meine Jacke vom Bürostuhl ziehen. Ich trage dabei ein Lächeln auf dem Gesicht, offenbar zufrieden, dass ich diesmal gut in der Zeit liege. Aus meiner Perspektive von außerhalb stellt sich ein positives Gefühl ein: „Du hast alles richtig gemacht", denke ich mir.

Auf dem Weg zum Auto gehe ich zügig, aber nicht hektisch, wie in der vorigen Szene. Ich überlege mir, ob ich beim nächsten Mal mit dem Fahrrad statt mit dem Auto zum Studio fahre. Dann wäre ich bereits warm und hätte noch mehr Bewegung. Die Entfernung lässt es locker zu. Aus dieser Perspektive spricht nichts dagegen. Wieso bin ich nicht schon früher darauf gekommen? Am Rhein entlangzufahren, ist außerdem nicht die schlechteste Aussicht, das wird auch noch Spaß machen.

Ich sehe mich im Studio ankommen. Die Kamera ist weit oben platziert, wie aus der Perspektive einer Überwachungskamera. Das Studio sieht wie immer aus. Die Farben sind grell und klar. Der graue Boden ist sauber, die Lichter scheinen die roten Wände hell an. Der Kühlschrank mit den Fertig-Proteinshakes hinter der Theke ist in Betrieb. Die nette Dame vom Empfang ist damit beschäftigt, einem vor mir eingetroffenen Kunden ein Handtuch zu überreichen. Der Geräuschpegel ist recht laut. Ich vernehme das Gemurmel anderer Clubmitglieder, obwohl ich in der Szene nur zwei weitere Personen im Eingangsbereich sehe.

Erst habe ich mich fröhlich grinsend alle Leute grüßen sehen. Doch das passiert in Wirklichkeit eigentlich nie. Ich lasse die Zeit zurückspulen und sehe mich dann, wie ich „normal" gelaunt ins

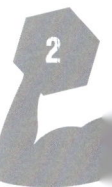

KRAFTTRAINING – SCHNELLER MUSKELAUFBAU

Studio komme. Ich nehme mir vor, beim nächsten Besuch die Dame an der Theke anzulächeln. Ich bin schließlich froh, hier zu sein und sie ist auch immer nett zu mir.

Nun folgt das Training in kurzen Abständen. Ich sehe nur die wichtigsten Übungen, die am Trainingstag anstehen. Rückentraining, das heißt Klimmzüge und Kreuzheben als Supersatz, gefolgt von Kurzhantelrudern und Hyperextensions. Danach mache ich Rudern an der Maschine mit breitem Griff und sitze am Gerät zum Rückenstrecken. Das anschließende Bizepstraining besteht aus Langhantelcurls im Stehen im Supersatz mit Reverse Butterfly am Kabel. Ich beende das Training mit Kurzhantel-Bizepscurls im Sitzen und Reverse Butterflys mit Kurzhanteln auf der Schrägbank. Ich freue mich jetzt auf das Training!

Nach dem Training trinke ich den Proteinshake und beeile mich, um innerhalb von 30 Minuten nach Hause zu kommen. Die Zeit springt zu der Szene, wo ich zur Tür hereinkomme und meine Freundin in den Arm nehme. Ich gehe anschließend in die Küche und mache den Herd an, um mir die Mahlzeit nach dem Training zu kochen. Meine Freundin redet über den anstehenden Weihnachtsmarktbesuch, während ich es kaum erwarten kann, meinen großen Hunger nach dem Training zu stillen. Das scheint alles knapp zu werden.

Das gefällt mir nicht.

Ich plane um und sehe mich, wie ich nach dem Besuch im Studio zum gegenüberliegenden Restaurant gehe und mir ein Rinderfilet mit gebratenem Gemüse und Spinat bestelle. Ich nehme mir vor, direkt morgens meiner Freundin mitzuteilen, dass wir uns direkt auf dem Weihnachtsmarkt treffen. Das spart Zeit und ich kann meine Mahlzeit nach dem Training wirklich genießen."

Planen Sie Ihren perfekten Trainingstag aus der assoziierten Perspektive.

„Der Wecker klingelt um 7.30 Uhr. Ich öffne die Augen und sehe an die Zimmerdecke. Ich nehme das Handy in die Hand. Es fühlt sich kalt an. Ich sehe nur verschwommen die Weckeranzeige und beende den Weckton. Ich bin versucht, die Augen wieder zu schließen. Ich erinnere mich daran, dass ich mir in der dissoziierten Perspektive vorgenommen habe, früher aufzustehen. Also setze ich mich schon mal im Bett aufrecht hin und stelle die Füße auf den Boden. Ich sitze ein Weilchen dort und warte, bis der Kreislauf halbwegs in Schwung kommt, um aufzustehen. Faszinierend, dass ich die Müdigkeit auch spüre, wenn ich nur daran denke . . .

Ich stehe auf und gehe aus dem Zimmer, um meine Freundin nicht zu wecken. Dabei fällt mir auf, dass es besser gewesen wäre, wenn ich den Großteil der Trainingstasche bereits am Vorabend gepackt hätte. Dann hätte ich nun ein wenig länger schlafen können und müsste die Tasche nicht im Schlafzimmer packen und meine Freundin hätte mehr Ruhe. Ich nehme mir vor, die Tasche bereits am Vorabend zu packen und sehe mich nun, wie ich an der Tasche vorbei ins Badezimmer gehe.

MOTIVATIONSÜBUNGEN

Die Zeit springt nun sehr schnell, weil ich mich sicher fühle, dass am nächsten Tag alles bis dahin so funktionieren wird, wie ich es plane. Ich sehe mich noch mittags in der Küche im Büro stehen, wie ich meine Pfanne mit Gemüse und Lachs umrühre. Dann sitze ich schon am Bürotisch und nehme die Mahlzeit vor dem Training, den Apfel und die gekochten Eier, zu mir. In der folgenden Szene sitze ich bereits im Auto zum Studio.

Ich sehe die Straße, die schon dunkel vor mir liegt. Die Laternen der zweispurigen Straße leuchten vor dem sternenklaren Himmel. Der Asphalt reflektiert die Bremslichter der anderen Autos, da es leicht regnet. Es wäre ein schöner Abend gewesen, wenn ich nicht wieder im Stau sitzen würde. Ein genervtes Gefühl kommt in mir auf und ich frage mich, wieso ich nicht das Fahrrad genommen habe. Weil es regnet wahrscheinlich. Das wird es aber ja nicht jeden Tag. Ich werde das Fahrrad fest in meine nächste Woche einplanen. Dazu muss ich ein paar Dinge im Rucksack transportieren. Den Rest kann ich im Büro lagern.

Ich sitze in einem Stau und fühle mich ein wenig schlapp. Aus der anderen Perspektive hatte ich mich auf das Training gefreut. Aus der Ich-Perspektive ist es eher das Gewissen, das zu mir spricht und sagt: „Komm, du bist schon auf dem Weg zum Training." Richtig bereit zu trainieren, fühle ich mich aber nicht.

Ich habe gelesen, dass es wichtig ist, zum Studio zu gelangen und das körperliche Befinden nach einem gründlichen Warm-up zu bewerten. Ich entscheide mich deshalb dazu, mein Gefühl darauf zu lenken, zumindest ein Warm-up zu machen und leichte Gewichte aufzulegen. Dann hätte ich ja schon einmal etwas getan und bleibe heute nicht völlig ohne Bewegung, auch wenn ich das Training nicht ganz durchziehe.

Ich spüre sofort, wie das den Druck von mir nimmt und ich mich wieder auf die Musik im Radio konzentriere. Ich wechsle die Audioquelle und höre meine derzeitigen Lieblingslieder von meinem Handy über Bluetooth laut im Auto. So langsam komme ich doch in Trainingsstimmung . . .

Im Studio angekommen, begrüße ich die Empfangsdame, wie auch aus der anderen Perspektive. Ich beginne zu lächeln und spüre keine Frucht vor Zurückweisung. Ich hatte es mir vorgenommen, zu lächeln und wollte das auch aus dieser Perspektive tun. Sie lächelt zurück. Das fühlt sich gut an und ich gehe mit Freude auf das Training in die Umkleidekabine."

Heben Sie die „Knotenpunkte" hervor (Chunking)

Knotenpunkte sind fett markiert.

„Der Wecker klingelt um **7.30 Uhr**. Ich öffne die Augen und sehe an die Zimmerdecke. Ich nehme das Handy in die Hand. [. . .] Dann hätte ich nun ein wenig länger schlafen können und müsste die **Tasche** nicht im Schlafzimmer packen und meine Freundin hätte mehr Ruhe. [. . .] Ich sehe mich noch mittags in der **Küche im Büro** stehen, wie ich meine Pfanne mit Gemüse und

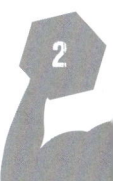

KRAFTTRAINING – SCHNELLER MUSKELAUFBAU

Lachs umrühre. Dann sitze ich schon am Bürotisch und nehme die Mahlzeit vor dem Training, den **Apfel** und die gekochten Eier, zu mir. In der folgenden Szene sitze ich bereits im Auto zum Studio. [...] Richtig bereit zu trainieren, fühle ich mich aber nicht.

Ich habe gelesen, dass es wichtig ist, zum Studio zu gelangen und das körperliche Befinden nach einem gründlichen **Warm-up** zu bewerten. Ich entscheide mich deshalb dazu, mein Gefühl darauf zu lenken, zumindest ein Warm-up zu machen und leichte Gewichte aufzulegen. Dann hätte ich ja schon einmal etwas getan und bleibe heute nicht völlig ohne Bewegung, auch wenn ich das Training nicht ganz durchziehe.

Ich spüre sofort, wie das den Druck von mir nimmt und ich mich wieder auf die **Musik** im Radio konzentriere. Ich wechsle die Audioquelle und höre meine derzeitigen Lieblingslieder von meinem Handy über Bluetooth laut im Auto. So langsam komme ich doch in Trainingsstimmung [...] Das fühlt sich gut an und ich gehe mit Freude auf das **Training** in die Umkleidekabine."

Die gesammelten „Knotenpunkte" im Überblick:

- 7.30 Uhr
- Tasche
- Küche im Büro
- Apfel
- Warm-up
- Musik
- Training

Die für mich persönlich hilfreichsten „Knotenpunkte":

- Tasche
- Küche im Büro
- Warm-up
- Musik
- Training

Geben Sie den Knotenpunkten eigene Markierungen (wie Namen, Symbole, Geräusche und so weiter)

KNOTENPUNKT	SYMBOLISCHE MARKIERUNG
Tasche	Sporttasche (ein Bild meiner schwarzen Sporttasche)
Küche im Büro	Cleverbusiness (der Name meiner Firma)
Warm-up und Musik	Musikmotivation (Einstimmung mit Musik vor dem Training)
Training	Eisen, Schmerz und Schweiß

Mentales Training der „Knotenpunkte" mit mindestens fünf Wiederholungen

„Ich wiederhole meine vier symbolischen Markierungen 5 x hintereinander und bekomme ein gutes Gefühl, dass morgen ein ausgezeichneter Tag werden wird."

Ende des Beispiels. Die Ausführungen sind fiktiv und entsprechen nicht den Ansichten des Autors.

MOTIVATIONSÜBUNGEN

Tipp: Ihr perfekter Ernährungstag

Die Technik zur Planung Ihres perfekten Trainingstags kann auch auf die Ernährung angewendet werden. Da die meisten meiner Klienten eher damit Probleme hatten, das Training regelmäßig einzuhalten, als sich diszipliniert zu ernähren, habe ich mich dazu entschlossen, die Motivationsübung zum perfekten Film für einen Trainingstag detailliert zu beschreiben. Wenn Sie Motivation hinsichtlich Ihres Ernährungsverhaltens aufbauen möchten, wenden Sie die Übung eins zu eins auf Ihre Ernährung an und planen Sie Ihren perfekten Ernährungstag.

Sie sehen bereits am hier dargestellten Beispiel zur Durchführung der Übung, dass die Ernährung auch in die Trainingsplanung einfließen kann. Konzentrieren Sie sich dann auf alle Mahlzeiten, die Sie am Trainingstag verzehren wollen.

4.5 Motivationsübung 5 – Kontrollieren Sie Ihre Emotionen

Wenn es so einfach wäre, auf Kommando diszipliniert zu sein, dann würde es wahrscheinlich nicht jedes Wochenende ein Seminar dazu geben, wie man es schafft, rauchfrei zu werden. Einem Raucher, der aufhören möchte zu rauchen, würde man sagen: Lass das Rauchen sein. Ohne Probleme könnte der Raucher die Zigaretten beiseitelegen. Auch Ernährungsberater und Personal Trainer hätten keine Jobs mehr, da die Menschen sich an ihre Ernährungs- und Trainingspläne halten würden.

Doch der Mensch ist Mensch, weil er denkt und fühlt. Menschen können mit Ihrem Gehirn Unfassbares leisten, zu dem kein anderes Lebewesen oder Computer bis jetzt in der Lage ist: Sprechen, Erfinden, Lernen oder kreatives Denken sind nur einige der faszinierenden Möglichkeiten.

Zum Menschsein gehört es aber auch, zu fühlen. Wir fühlen Trauer, wenn ein Familienmitglied sich das Bein bricht. Wir fühlen Eifersucht, wenn wir mitbekommen, dass ein anderer Mensch sich mit dem Menschen trifft, den wir gerne mögen. Wir fühlen uns entspannt, wenn wir einen guten Film schauen. Und irgendetwas müssen wir auch fühlen, was uns dazu treibt, manchmal das Training ausfallen oder die Ernährung schleifen zu lassen.

Sie wissen schließlich, dass regelmäßiges Training gut für Körper und Geist ist. Sie wissen, wie wichtig es ist, sich exzellent zu ernähren, um Ihre sportlichen Ziele zu erreichen. Trotzdem lassen Sie das Training manchmal ausfallen. Trotzdem greifen Sie manchmal außerplanmäßig zur Chipstüte.

Wieso ist das eigentlich so? Die Vorteile des Trainings und einer guten Ernährung liegen doch auf der Hand. Außerdem fühlen wir uns manchmal schlecht, wenn wir das Training ausfallen lassen oder Süßigkeiten verzehrt haben. Es sollte daher doch möglich sein, sich auf das Wesentliche zu konzentrieren, auf das, was wir eigentlich wollen. Was ist dafür verantwortlich, dass es nicht funktioniert?

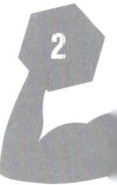

179

KRAFTTRAINING – SCHNELLER MUSKELAUFBAU

Menschliche Handlungen verstehen

Wenn wir außerplanmäßig Süßigkeiten essen, ist das eine Handlung. Um die Handlung beeinflussen zu können, müssen wir zunächst verstehen, um was für eine Art von **Handlung** es sich dabei handelt.

Psychologen ordnen heutzutage verschiedene Handlungen in verschiedene **Ebenen** ein. Eine Handlung wie essen und trinken wird zum Beispiel der **Ebene der Triebe** und **Grundbedürfnisse** zugeordnet. Weitere Ebenen nennen sich **Instinkte** und **Reflexe**, **Kognitionen**, **Motorik** und **Emotionen**.

Triebe und Grundbedürfnisse

Als *Triebe* bezeichnet man die genetisch veranlagten Motive, die sowohl bei Menschen als auch Tieren der fundamentalste Grund für Handlungen darstellen. Neben dem Sexualtrieb werden auch Hunger, Durst, Sauerstoff oder der Harndrang als *Trieb* bezeichnet, die uns zu entsprechenden Handlungen wie die Paarung, Essen, Trinken, Atmen und das Auf-die-Toilette-Gehen bewegen.

Die Triebe lösen Grundbedürfnisse „von innen heraus" aus, die befriedigt werden müssen, damit sich das Bedürfnis verringert. Wenn man Hunger hat, isst man, bis man satt ist. Dieses Verhalten ist nicht zu vergleichen mit dem Hunger, der aufkommt, wenn Sie an einer Eisdiele vorbeigehen und dabei ständig „Hunger" bekommen. Siehe dazu unter „Emotion" und „Konditionierung".

Auch Bedürfnisse nach Sicherheit (finanzielle Sicherheit und „ein Zuhause haben"), sozialen Kontakten (Freunde, Familie und Kollegen) oder Selbstverwirklichung werden als Grundbedürfnisse definiert. Solche Bedürfnisse sind bei jedem Menschen anders ausgeprägt und können sich im Laufe der Zeit ändern. Das bekannteste Modell zur Beschreibung der Grundmotive menschlichen Handelns ist die „Bedürfnistabelle nach Maslow".

Instinkte und Reflexe

Auch **Instinkte** beziehungsweise **Reflexe** werden als *angeborene Verhaltensmuster* bezeichnet. Damit sind Handlungen gemeint, die aufgrund von äußeren Reizen stattfinden. Jeder Mensch wird sich vor Feuer zurückziehen und mit der Handlung „Flucht" reagieren. Der Reflex, einer lebensbedrohlichen Flamme auszuweichen, wird umgangssprachlich als *Überlebensinstinkt* bezeichnet.

Auch in weniger gefährlichen Situationen handelt der Mensch mit reflexartigen Handlungen, zum Beispiel das Zusammenzucken des gesamten Körpers bei einem sehr lauten, knallenden Geräusch.

Kognitionen

Unter der **kognitiven Handlungsebene** versteht man alle Handlungen, die willentlich gesteuert und bewusst geplant sind. Wenn Sie also lernen, dass es schlecht ist, täglich Fast Food und Süßigkeiten zu essen, obwohl Sie ein Bedürfnis danach haben, dann handeln Sie auf kognitiver Ebene.

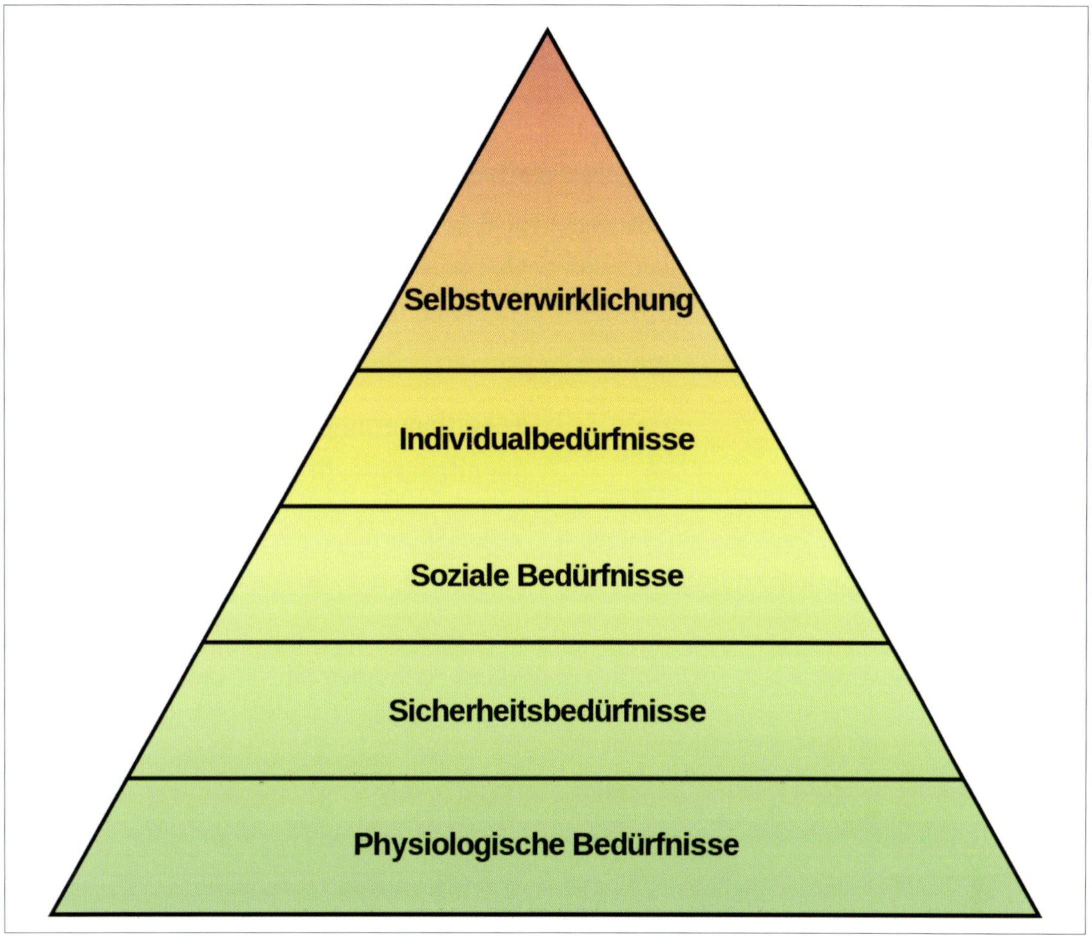

MOTIVATIONSÜBUNGEN

Abb. 10: Bedürfnispyramide nach Maslow, 1943 (Grafik von Philipp Guttmann)

Sie wenden das gelernte Wissen bewusst an, um Ihre Handlungen zu kontrollieren.

Im 17. Jahrhundert wurde das Verhalten des Menschen noch stärker mit Tieren gleichgesetzt. Menschliche Handlungen wurde mit einem „Automaten" verglichen. Jede menschliche Handlung würde geschehen, weil es so sein muss. Der freie Wille war noch nicht präsent bzw. akzeptiert.

Mittlerweile bezeichnet man den Menschen als frei denkendes Wesen, das in der Lage ist, zu lernen und seine Handlungen situationsangepasst umzusetzen. Das Wort **Kognition** stammt vom lateinischen Wort *cognoscere*, für *erkennen*, *erfahren* und *kennenlernen*, ab und wird im umfassenden Sinne als das „Denken" bezeichnet.

Motorik

Die **motorische Handlungsebene** beschreibt die Bewegungssteuerung des Menschen und findet überwiegend unterbewusst statt. Sie haben einfach ein Gefühl dafür, wie es ist, einen Berg hochzulaufen, die Balance auf einem Fahrrad zu

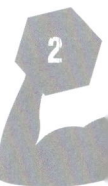

halten oder sich im Wasser zu bewegen und müssen nicht ständig darüber nachdenken.

Neue Bewegungen werden noch sehr bewusst wahrgenommen. Deshalb werden bei unbekannten Bewegungen häufig Fehler gemacht, weil mehr Muskeln als nötig angespannt werden und die Abstimmung der Koordination noch nicht stimmt. An dieser Stelle zeigt sich, wieso es wichtig ist, dass es ein Unterbewusstsein gibt, welches viele Denkvorgänge automatisch übernimmt. Gerade bei Spielsportarten ist es wichtig, dass die grundlegenden Bewegungen automatisch ablaufen, damit auch der Gegner beobachtet werden kann.

Emotionen

Alle Handlungen, die aus einem Gefühl, einem Affekt oder einer Stimmung heraus geschehen, finden auf der sogenannten *emotionalen Ebene* statt. Generell unterliegen die Emotionen der kognitiven Handlungsebene. Sie könnten also Ihre Emotionen mit Ihrem bewussten Verstand unter Kontrolle halten.

Dennoch können sich Emotionen auch verselbstständigen. Das ist insbesondere dann der Fall, wenn bestimmte Emotionen mit bestimmten Reizen verknüpft sind. Man spricht dann von einem **bedingten Reiz** (weitere Begriffe für einen bedingten Reiz sind **Konditionierungen** oder **Anker**).

Emotionale Handlungen treten häufig als schnelle Handlungen „im Affekt" auf. Kognitive Regulationen brauchen länger bis zur Handlungsumsetzung. Emotionale Handlungen wirken schneller. Nur Reflexe sind noch schneller.

Unplanmäßiger Süßigkeitenkonsum ist eine Handlung, der meistens eine Emotion vorausgeht. Der Zusammenhang zwischen einer Emotion, die eine bestimmte Handlung zur Folge hat, wird **Konditionierung** genannt.

Konditionierung beim Krafttraining – gut oder schlecht?

Stellen Sie sich vor, ein Mann geht an einer Eisdiele vorbei. Er hat kurz zuvor im Restaurant gegenüber so viel gegessen, dass ihm beinahe schlecht geworden ist. Nun geht er aus dem Restaurant hinaus, sieht die Eisdiele und überlegt sich, sich noch ein Eis zu gönnen.

Handelt es sich bei diesem Verhalten um die reine Befriedigung des Hungertriebs zur Lebenserhaltung? Wohl kaum. Es ist kein Hunger und kein Trieb, der den Mann zu der Handlung „Eisessen" bewegt. Es ist eine Emotion, die mit dem Blick auf die Eisdiele verankert wurde.

Eine solche **Verankerung** nennt man auch **bedingten Reiz** oder eine **Konditionierung**. Eine Konditionierung ist nicht angeboren. Eine Konditionierung ist ein Verhalten, das der Mensch lernt, indem ein bestimmter Reiz mit einer bestimmten Reaktion verankert wird. Solche Anker treten auf verschiedene Art und Weise auf und können zu jedem Zeitpunkt gelernt werden, ob Sie jung oder alt sind, ob es

MOTIVATIONSÜBUNGEN

Tag oder Nacht ist oder ob Sie in China oder Deutschland sind.

Konditionierte Reaktionen werden nicht immer durch eine Emotion ausgelöst, wie in dem Beispiel mit dem Mann, der Lust auf ein Eis hat, beschrieben. Auch Reflexe oder Triebe können zu konditionierten Reaktionen führen. Da es in unserem Fall allerdings um Reaktionen auf emotionale Zustände geht, konzentrieren wir uns auf die Analyse von emotionalen Konditionierungen.

Ein klassisches Beispiel für eine Konditionierung ist das Sirenengeheul des Zweiten Weltkriegs. Immer, wenn ein Flugangriff stattfand, haben laute Sirenen der Bevölkerung die bevorstehende Bombardierung als Warnung mitgeteilt. Das Alarmsignal wurde in den 1960er-Jahren „Fliegersignal" genannt. Heutzutage wird der Begriff allgemein als Alarmton oder Zivilschutzsignal bezeichnet, da Gefahren von Raketen und anderen Bomben nicht mehr nur von Flugzeugen ausgehen.

Allein das Erklingen der Sirenen hat Angst bei der Bevölkerung ausgelöst, da die bevorstehende Bombardierung verheerende Gewalt und Zerstörung englischer und deutscher Städte bedeutete. Doch auch nachdem der Zweite Weltkrieg beendet war, verfielen die Menschen, die das Heulen des Fliegersignals kennengelernt haben, in Angst und Schrecken, obwohl keine akute Gefahr mehr bestand.

Können Sie sich vom „Fliegeralarm" eine Vorstellung machen? Würden Sie heutzutage zusammenschrecken und in Panik ausbrechen, wenn Sie Sirenengeheul hören?

Der Fliegeralarm hat nur bei den Leuten eine Reaktion ausgelöst, die mit ihm eine heftige emotionale Reaktion, nämlich Angst, verbunden haben. In diesem Fall spricht man von einer klassischen Konditionierung.

Es gibt aber auch Anker weitaus friedlicherer Art. Eine Ankerreaktion kann eintreten, wenn Sie Ihre Eltern besuchen gehen. Sie erleben dann ein Gefühl des Vertrauens und der Geborgenheit. In Wirklichkeit sind Sie nicht viel mehr geborgen als in Ihren eigenen vier Wänden. Das Gefühl der Geborgenheit kommt dennoch auf, da der Anker des Vertrauens in die Eltern und damit auch in die Umgebung sich bereits in jüngster Kindheit gefestigt hat.

Wenn familiäre Angelegenheiten jedoch in letzter Zeit Stress bedeutet haben, dann kann bereits ein Anruf eines Familienmitglieds ein genervtes Gefühl verursachen. Auch hier hat eine Konditionierung stattgefunden. Wenn man dann allein den Namen des Anrufers auf dem Display des Mobiltelefons liest, führt das zu einer Gefühlsregung, obwohl man gar nicht weiß, was der Anruf bringen wird.

Es handelt sich um eine Tatsache, dass der Mensch und auch Tiere in der Lage sind, Verhalten auf diese Weise zu lernen. Ob die Anker dann gut oder schlecht ist, soll an dieser Stelle nicht bewertet werden. Anker, die Fluchtreflexe auslösen, sind in tatsächlichen Notsituationen hilfreich. Tritt der Fluchtreflex auf, wenn man während einer Zirkusshow einen Feuerschlucker

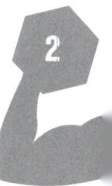

183

KRAFTTRAINING – SCHNELLER MUSKELAUFBAU

betrachtet, würde man den Anker womöglich als schlecht bewerten. Eine pauschalisierende Wertung verschiedener gelernter Reize gibt es daher nicht. Konditionierungen sind weder gut noch schlecht. In manchen Situationen würden Sie die konditionierte Reaktionen als hilfreich bezeichnen, manchmal jedoch als störend.

Auch in Bezug auf das Muskelaufbautraining müssen wir uns bewusst machen, dass Konditionierungen nicht generell als gut oder schlecht eingestuft werden können. Der Konsum von Süßigkeiten ist häufig mit Emotionen wie Genuss, Lust, Sinnlichkeit oder Freude an Gesellschaft anderer Menschen verankert. Das ist schlecht, wenn Sie während einer Diät auf Süßigkeiten verzichten wollen, aber gerne Lust beim Essen empfinden oder die Gesellschaft anderer Menschen suchen.

Wenn Sie es sich hingegen bei einem Film richtig gemütlich machen und das Erlebnis verstärken wollen, ist es toll, diese Wirkung mit den Süßigkeiten intensivieren zu können. Auch hier ist es abhängig von Ihrer Situation und Ihren Zielen, ob Sie eine derartige Konditionierung als gut oder schlecht bewertet bzw. ob Sie die Konditionierung beeinflussen wollen.

Welche Emotionen wir kontrollieren müssen, um den Muskelaufbau zu beschleunigen

Der erste Schritt der Übung besteht zunächst darin, herauszufinden, auf welche Situation Sie Einfluss nehmen möchten. Wenn Sie in Zukunft bei der Arbeit im Büro keine Süßigkeiten mehr konsumieren möchten, hat das meistens keine Folgen, die Sie später bereuen werden.

An Weihnachten geht es aber vielleicht mal darum, das festliche Mahl mit einem leckeren Dessert in Anwesenheit der Familie zu beenden. Nur die wenigsten werden in dieser Situation die Notwendigkeit sehen, das Bedürfnis des Süßigkeitenkonsums unterdrücken zu müssen. Sie können die Übung auf jede beliebige Situation anwenden, in der Sie Ihre emotionalen Reaktionen besser kontrollieren möchten, um Ihre Fortschritte im Muskelaufbautraining zu beschleunigen.

Aus meiner Erfahrung sind das meistens die folgenden Situationen:

- außerplanmäßiger Süßigkeitenkonsum,
- Ausfall von Trainingseinheiten,
- außerplanmäßiger Alkoholkonsum,
- emotionale Kontrolle beim Lebensmitteleinkauf,
- das Ausfallenlassen des Frühstücks.

Wichtig dabei ist: Die Übung wirkt **ergänzend** zu den anderen Übungen. Sie können mit der hier vorgestellten Technik zur Emotionskontrolle eine effektive Zielsetzung oder Trainingsplanung **nicht ersetzen**. Um zum Beispiel das Training regelmäßig wahrzunehmen, wenden Sie deshalb Übung 4, „Planen Sie den perfekten Trainingstag" (siehe Seite 165), **und** die hier vorgestellte Übung 5, „Kontrollieren Sie Ihre Emotionen", an.

MOTIVATIONSÜBUNGEN

Das Problem des außerplanmäßigen Süßigkeitenkonsums für den Muskelaufbau

Wie auch bei der Übung 4, „Planen Sie den perfekten Trainingstag", wird die hier beschriebene Übung anhand eines konkreten Beispiels beschrieben. Dabei konzentrieren wir uns auf den außerplanmäßigen Süßigkeitenkonsum.

Die Werbeindustrie setzt gezielt Konditionierungen ein, um ihre Produkte zu verkaufen. Eine Werbung einer großen Bäckereikette wird dann beispielsweise auf einem großen Plakat dargestellt, auf dem zu sehen ist, wie eine hübsche Frau lustvoll in ein Brötchen beißt. Die positiven Gefühle, die man mit einer hübschen Frau verbindet, sollen mit dem Konsum von Brötchen und dem nebenstehenden Logo der Firma verbunden werden.

Das ist erst mal nicht schlimm, das nächste Brötchen beim Frühstück könnte dann unterbewusst lustvoller und intensiver wahrgenommen werden. Doch für jemanden, der eine Diät macht und auf Brötchen verzichten möchte, wird es dadurch zur Herausforderung, am Frühstückstisch auf die „verführerischen" Brötchen zu verzichten.

Die heutige Gesellschaft wird mit Reizen überschwemmt, die den Verkauf von Fast Food, fett- und kohlenhydratreichen Nahrungsmitteln fördern. Als ernährungsbewusster Sportler ist es deshalb normal, dass es zu emotionalen Konflikten kommt. Obwohl es Ihren Zielen widerspricht, regelmäßig Süßigkeiten zu essen, werden Sie aufgrund der Reizlage immer wieder in Versuchung kommen.

Einige Menschen sind dazu in der Lage, ihre Emotionen völlig unter Kontrolle zu halten. In diesem Fall ist die kognitive Regulationsebene stark ausgeprägt.

Diese Übung hilft Ihnen, Ihre Emotionen in Situationen zu kontrollieren, die sich nicht mit den Zielen des Muskelaufbautrainings decken. Dazu zählt unter anderem das Problem, zu viele Süßigkeiten zu verzehren.

Ich verwende den Begriff Süßigkeiten als Synonym für alle Nahrungsmittel, die sehr zucker- und/oder fetthaltig sind und, bedingt durch diese Eigenschaften, negative Auswirkungen auf den Muskelauf- und Fettabbau haben. Zum Begriff **Süßigkeiten** zähle ich neben ausgewiesenen Süßwaren, wie Gummibärchen oder Schokoladentafeln, auch Gebäck, Brötchen, nougathaltigen Brotaufstrich, salzhaltige Snacks, Joghurt, Milchreis, Frühstückszerealien, Milch, Säfte und andere kalorienhaltige Getränke außer Proteinshakes.

Im Kapitel „Ernährung" wird genauer auf die empfohlene Ernährungsstrategie eingegangen. An dieser Stelle sei nur kurz erwähnt, dass die oben genannten Lebensmittel aufgrund ihrer Wirkung auf den Insulinspiegel des Menschen vor allem die Fetteinlagerung fördern. Das bedeutet nicht nur, dass die Fettverbrennung und weiteres Abnehmen für einige Zeit gestoppt wird, sondern auch, dass wieder mehr Fett in die

KRAFTTRAINING – SCHNELLER MUSKELAUFBAU

Zellen eingelagert wird. Statt Fett abzubauen, wird durch den Konsum dieser Lebensmittel also das Gegenteil erreicht: Fettzunahme.

In Bezug auf das Muskelwachstum ist Insulin eigentlich hilfreich. Durch den Verzehr von zu vielen zucker- und fetthaltigen Nahrungsmitteln werden jedoch Arterien und Venen verstopft, was sich massiv auf die Leistungsfähigkeit auswirkt. Eine schlechte Leistungsfähigkeit wirkt sich wiederum in Trägheit aus. Das bewirkt wiederum, dass die Gefahr besteht, dass das Training ausgelassen wird.

Des Weiteren bewirkt eine verminderte Leistungsfähigkeit durch zucker- und fetthaltige Nahrungsmittel, dass man im Training nicht alles aus sich rausholen kann. Das führt dazu, dass man weniger Gewichte nehmen muss und nur wenige Wiederholungen absolvieren kann. Das hat zur Folge, dass die Hormonproduktion und Proteinsynthese unter den Möglichkeiten bleibt. Das führt zu einem verminderten Muskelwachstum.

Nicht nur verstopfte Arterien und Venen führen zu einer schlechten Leistungsfähigkeit. Auch die Auswirkungen auf den Cholesterinspiegel führen unmittelbar dazu, dass sich mehr „schlechtes" Cholesterin im Blut befindet als „gutes". Des Weiteren verlangsamen Süßigkeiten den Stoffwechsel und sorgen für ein Völlegefühl. Weitere Mahlzeiten, die dem Körper wertvolle Proteine zum Muskelaufbau bereitstellen würden, können demnach nicht optimal verwertet werden. Das führt zu einem verminderten Muskelwachstum.

Kurzum: Süßigkeiten sind schlecht für das Ziel Muskelauf- und Fettabbau. An den meisten Tagen der Woche sollten Sie deshalb unbedingt auf Süßigkeiten verzichten. Selbst ein Schokoriegel am Tag stoppt bereits den Fettabbau und fördert, bei täglichem Konsum, wenn auch nur in geringen Mengen, die oben genannten Auswirkungen.

Unerwünschte Konditionierungen wegschleudern

Die hier vorgestellte Technik zur Verbesserung der emotionalen Kontrolle nennt sich „Steinschleuder". Die Steinschleuder bewirkt, dass Sie die alte Konditionierung „wegschleudern" und den Reiz mit einer anderen Emotion neu verankern.

Um den Erfolg in Training und Ernährung zu beschleunigen, können Sie, wie bereits beschrieben, die Übung auf jede Situation anwenden, in der Sie Ihr Verhalten verändern möchten.

Dazu ist es erforderlich, dass Sie Ihre Stärken und Schwächen kennen. Nehmen Sie sich die Schwächen, die Sie mit Übung 1, „Entfachen Sie die Lust" (siehe Seite 143), herausgefunden haben und fragen Sie sich, was die emotionalen Auslöser für diese Schwächen sind. Anschließend können Sie eine Ihrer Stärken gegen die Schwäche ersetzen.

Sie können auch eine völlig neue Ressource nutzen, die bisher nicht zu Ihren Stärken gezählt hat.

MOTIVATIONSÜBUNGEN

Das Wichtigste bei der folgenden Übung ist vielmehr, dass Sie sich große Mühe damit geben, die richtigen **Auslöser** für die Handlungen zu finden, mit denen Sie nicht zufrieden sind. Der Rest geschieht dann meistens von alleine. Ihr Unterbewusstsein wird Ihnen gerne dabei helfen.

Viele Personen verwechseln das Resultat des Verhaltens mit dem **Auslöser**. Nehmen wir an, Sie haben außerplanmäßig Süßigkeiten genascht. Sie fühlen sich **nach** dem Konsum der Süßigkeiten entspannt. Entspannung kann durchaus als Emotion gesehen werden, das ist jedoch nicht der Auslöser für das Verhalten gewesen, da sich das Gefühl der Entspannung erst **nach** dem Süßigkeitenkonsum eingestellt hat. Die Auslöser für Ihre Handlungen sind vielfältig und nur Sie selbst können sich beantworten, welche Emotion der Auslöser für Ihr Verhalten ist.

Nachdem Sie den Auslöser gefunden haben, werden Sie sich fragen, wie Sie sich stattdessen in den entsprechenden Situationen fühlen möchten. An dieser Stelle findet die neue Konditionierung statt. Eine reine Löschung (Extinktion) der Emotion ist weit weniger effektiv, da die heutigen Umweltbedingungen Sie schnell wieder an das alte Verhalten erinnern würden. Aus diesem Grund wollen wir die Emotion mit einem neuen Verhalten koppeln. Gerade bei der *Steinschleudertechnik* ist es sehr wichtig, dass Sie die Übung mehrere Male wiederholen. Bis zu 15 x können Sie daran arbeiten, eine wirkungsvolle Veränderung herbeizuführen. Dabei vergehen aber nicht einmal fünf Minuten.

Einmal kennengelernt, funktioniert die Steinschleudertechnik sehr schnell. Ihre erstmalige Anwendung wird ein wenig mehr Zeit in Anspruch nehmen, um sich den Ablauf klarzumachen. Danach können Sie die Übung in ein paar Sekunden durchführen. Je häufiger Sie die Übung dann wiederholen, desto eher wird das neue Verhalten eintreten.

Es kann auch sein, dass Sie nach einer weiteren Wiederholung zu anderen, verbesserten Gedanken kommen, die Sie nun anwenden möchten. Gehen Sie mit Neugier an die Übung heran und schauen Sie, was Ihnen Ihr Unterbewusstsein für Antworten liefert.

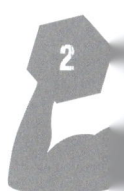

KRAFTTRAINING – SCHNELLER MUSKELAUFBAU

Übungsbeginn Motivationsübung 5 – Kontrollieren Sie Ihre Emotionen

1. Denken Sie an das letzte Mal, als Sie Süßigkeiten konsumiert haben, es aber eigentlich gar nicht machen wollten und danach womöglich ein schlechtes Gewissen hatten.
    - ▶ Schließen Sie jetzt die Augen und erinnern Sie sich.

2. Was sehen Sie für ein Bild vor sich, wenn Sie an den Auslöser für Ihr Verhalten denken?
    - ▶ Im besten Fall können Sie diesem Gefühl einen Namen geben. Das Wichtigste ist aber, dass Sie ein Bild zu dem Auslöser haben.
    - ▶ Schließen Sie jetzt die Augen und fragen Sie sich, welches Bild Sie sehen, wenn Sie sich nach dem **Auslöser** für Ihr Verhalten fragen.

3. An welcher Position sehen Sie das Bild mit dem Auslöser?
    - ▶ Ist es mittig, links oben, rechts unten oder woanders? Wie groß ist das Bild? Hat das Bild einen Rahmen?
    - ▶ Schließen Sie jetzt die Augen und beantworten Sie die Fragen.

4. Wie möchten Sie sich ab jetzt in der Situation fühlen beziehungsweise verhalten?
    - ▶ Schließen Sie jetzt die Augen und beantworten Sie die Frage.

5. Was sehen Sie für ein Bild, wenn Sie an das Gefühl beziehungsweise Verhalten denken, das von nun an auftreten soll?
    - ▶ Schließen Sie jetzt die Augen und nehmen Sie alle Eindrücke wahr.

6. Machen Sie das Bild des Gefühls bzw. Verhaltens riesengroß. Das Bild sollte mindestens Kinoleinwandgröße haben. Machen Sie die Farben so klar wie möglich, nehmen Sie Geräusche, Gerüche oder Geschmäcker wahr oder fügen Sie sie hinzu.
    - ▶ Schließen Sie jetzt die Augen und machen Sie das Bild so groß, wie es Ihnen möglich ist.

7. Das große Bild nennen wir unsere „Ressource" (Arbeitsmittel). Verkleinern Sie Ihre Ressource zu einem kleinen Punkt. Bringen Sie den kleinen Punkt in die Mitte des Bildes des Auslösers.
    - ▶ Schließen Sie jetzt die Augen und machen Sie die Ressource zu einem kleinen Punkt und bringen Sie die Ressource in die Mitte des Auslösers.

MOTIVATIONSÜBUNGEN

8. Schleudern Sie beide Bilder gleichzeitig weit von Ihnen weg. Schießen Sie die Bilder ins Universum, bis nichts mehr von den Bildern zu sehen ist. Das Bild des Auslösers wird dabei grau und immer kleiner, bis es weg ist.
    ▶ Schließen Sie jetzt die Augen und schießen Sie beide Bilder gleichzeitig so weit weg, bis beide nicht mehr da sind.

9. Holen Sie die Ressource wieder heran und zwar an die Position, an der sich zuvor der Auslöser befand. Die richtige Position ist entscheidend! Wenn sich der Auslöser vorher links oben befand, muss auch die Ressource beim Heranholen nach links oben gesetzt werden. Sobald das Bild mit der Ressource an der richtigen Position ist, pumpen Sie es wieder auf und machen es so groß, wie es geht.
    ▶ Schließen Sie jetzt die Augen und holen Sie die Ressource an die Position heran, wo sich vorher der Auslöser befand. Machen Sie das Bild der Ressource anschließend so groß, wie es geht.

10. Ein Durchgang der Übung ist nun abgeschlossen. Wo ist das Bild des Auslösers jetzt?
    ▶ Schließen Sie die Augen und beantworten Sie die Frage.

11. Wenn Sie sich nun fragen, an welcher Position das Bild des Auslösers sich befindet, wird es meistens an einer anderen Position und in anderer Entfernung erscheinen. Es wichtig, dass Sie die Übung mindestens 5 x wiederholen.
    ▶ Jeder Durchgang dauert ca. 10 Sekunden.
    ▶ Fragen Sie nach der Position des Auslösers, dann, wie Sie sich eigentlich fühlen möchten, schießen Sie die Bilder gemeinsam weg und holen Sie die Ressource wieder heran und machen Sie sie groß.
    ▶ Sobald man den Ablauf kennt, führen Sie ihn schnell durch.
    ▶ Schließen Sie jetzt die Augen und wiederholen Sie Übung fünf weitere Male.

Übungsende

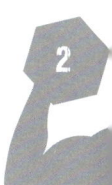

KRAFTTRAINING – SCHNELLER MUSKELAUFBAU

Beispielhafte Antworten zur Motivationsübung 5 – Kontrollieren Sie Ihre Emotionen

Denken Sie an das letzte Mal, als Sie Süßigkeiten konsumiert haben, es aber eigentlich gar nicht machen wollten und danach womöglich ein schlechtes Gewissen hatten.

„Ich erinnere mich, wie ich in der Küche stand und mir etwas zu essen gekocht habe. Ich kochte eine tolle Mahlzeit mit Reis, Putenfleisch und Gemüse. Während der Reis im Topf köchelte und das Fleisch in der Pfanne brutzelte, hatte ich nichts zu tun und ich konnte nicht widerstehen, mir aus der Süßigkeitenschublade ein paar Stücke Schokolade zu gönnen."

Was sehen Sie für ein Bild vor sich, wenn Sie an den Auslöser für Ihr Verhalten denken? Im besten Fall können Sie diesem Gefühl einen Namen geben. Das Wichtigste ist aber, dass Sie ein Bild zu dem Auslöser haben.

„Ich sehe einen riesigen Schokoriegel vor mir. Wenn ich dem einen Namen geben würde, wäre das Schokolade. Die Schokolade ist braun und liegt zur Hälfte in der Verpackung. Der Anfang der Schokolade ist bereits abgebrochen worden und ich spüre das große Verlangen, ein weiteres Stück abzubrechen."

An welcher Position sehen Sie das Bild mit dem Auslöser? Ist es mittig, links oben, rechts unten oder woanders? Wie groß ist das Bild? Hat das Bild einen Rahmen?

„Die Schokolade ist genau über meinem Kopf und füllt das gesamte Bild aus. Das Bild hat keinen Rahmen, der Hintergrund ist weiß."

Wie möchten Sie sich ab jetzt in der Situation fühlen bzw. verhalten?

„Ich möchte an der Stelle den Schmerz präsent haben, den ich mit dem unnötigen Süßigkeitenkonsum verbinde. Die kurze Explosion ist es nicht wert, meine Ziele nicht oder nur verspätet zu erreichen. Ich weiß, dass ich mich danach nicht gut fühlen werde und möchte das Gefühl danach präsent haben. Nach dem Süßigkeitenkonsum fühle ich mich schlecht, weil ich von meinem Ziel abgewichen bin. Außerdem denke ich immer danach: ‚Das war es jetzt? Dafür habe ich gerade meinen Fortschritt gebremst?'"

Was sehen Sie für ein Bild, wenn Sie an das Gefühl bzw. Verhalten denken, das von nun an auftreten soll?

„Ich sehe mich. Ich sehe mich von außen, wie ich auf einem Stuhl sitze und etwas lese, während ich auf das Essen warte."

MOTIVATIONSÜBUNGEN

Machen Sie das Bild des Gefühls bzw. Verhaltens riesengroß. Das Bild sollte mindestens Kinoleinwandgröße haben. Machen Sie die Farben so klar wie möglich, nehmen Sie Geräusche, Gerüche oder Geschmäcker wahr oder fügen Sie sie hinzu.

„Ich habe das Bild riesengroß gemacht. Dadurch hat sich der Blick aus der dritten Perspektive ein bisschen bewegt und ist um mich herumgefahren, sodass ich die Umgebung und mehr Details wahrnehme. Ich sitze auf einem Holzstuhl. Ich spüre meinen Rücken, weil sich der Holzstuhl nicht so bequem anfühlt. Ich sehe im Hintergrund eine Küche. Manchmal meine eigene Küche, manchmal die meiner Eltern. Ich nehme eine angenehme Stille wahr und nur das Blubbern des Kochtopfs. Ich mag die Stille. Sie beruhigt mich und beruhigt auch das Verlangen nach Süßigkeiten. Ich nehme keine Geschmäcker oder Gerüche wahr. Ein bisschen vielleicht das bratende Fleisch in der Pfanne. Jetzt, wo ich daran denke, wird der Geruch ein wenig intensiver."

Das große Bild nennen wir unsere „Ressource" (Arbeitsmittel). Verkleinern Sie Ihre Ressource zu einem kleinen Punkt. Bringen Sie den kleinen Punkt in die Mitte des Bildes des *Auslösers*.

„Ich hab das Bild mit der Situation, in der ich mich entspanne (die Ressource) zu einem kleinen schwarzen Punkt werden lassen und setze es in die Mitte des Bildes mit der Schokolade (den Auslöser)."

Schleudern Sie beide Bilder gleichzeitig weit von Ihnen weg. Schießen Sie die Bilder ins Universum, bis nichts mehr von den Bildern zu sehen ist. Das Bild des Auslösers wird dabei grau und immer kleiner, bis es weg ist.

„Beide Bilder sind weg. Ich sehe das Weltall mit ein paar Sternen."

Holen Sie die Ressource wieder heran und zwar an die Position, an der sich zuvor der Auslöser befand. Die richtige Position ist entscheidend! Wenn sich der Auslöser vorher links oben befand, muss auch die Ressource beim Heranholen nach links oben gesetzt werden. Sobald das Bild mit der Ressource an der richtigen Position ist, pumpen Sie es wieder auf und machen es so groß, wie es geht.

„Ich habe das Bild mit der Ressource (wo ich mich entspanne) herangeholt, an die vorige Position des Auslösers gesetzt und anschließend riesengroß werden lassen. Sobald das Bild mit der Ressource groß war, hat sich die Kamera wieder langsam um mich herumbewegt. Ich habe mir das Bild, wie ich mich entspanne, noch ein wenig angeschaut, um die Eindrücke mehr auf mich wirken zu lassen. Diesmal habe ich meine Atmung verstärkt wahrgenommen. Ich sehe, dass ich im Bild tief ein- und ausatme und mich entspanne."

Ein Durchgang der Übung ist nun abgeschlossen. Wo ist das Bild des Auslösers jetzt?

„Das Bild mit dem Auslöser ist weiter hinten und etwas weiter oben positioniert.

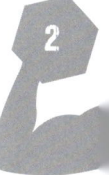

Wenn Sie sich nun fragen, an welcher Position das Bild des Auslösers sich befindet, wird es meistens an einer anderen Position und in anderer Entfernung erscheinen. Es wichtig, dass Sie die Übung mindestens 5 x wiederholen.

„Ich bin die Übung ein weiteres Mal durchgegangen. Beim zweiten Durchgang war ich bei der Vergrößerung der Ressource in der Ich-Perspektive und konnte mich noch deutlich mehr entspannen.

Beim dritten Durchgang befand sich die Schokolade noch viel weiter entfernt und links oben in der Ecke. Als ich die Bilder gleichzeitig wegschleuderte, wurde die Schokolade grau beziehungsweise schwarz-weiß.

Als ich die Ressource wieder heranholte, habe ich vermehrt darauf geachtet, was ich lesen werde, wenn ich in der entspannten Situation bin. Es war die Biografie von Arnold Schwarzenegger.

Beim vierten Durchgang habe ich das Bild mit dem Auslöser nur noch als kleinen weißen Punkt in der Ferne wahrgenommen. Es war keine Schokolade mehr erkennbar, sondern nur ein weißer Punkt, von dem ich wusste, dass es der Auslöser war.

Nachdem ich die Steinschleudertechnik ein letztes, fünftes Mal angewandt habe und die Ressource riesengroß machte, war das Essen fertig und ich habe mich sehr gut gefühlt."

Ende des Beispiels. Die Ausführungen sind fiktiv und entsprechen nicht den Ansichten des Autors.

4.6 Motivationsübung 6 – Nutzen Sie Ihre Umgebung

Priming ist ein Fachbegriff für etwas, das alle von uns schon einmal gemacht haben: Wir haben Poster an die Wand gehängt, die uns an etwas erinnern sollten.

Wenn Sie als Kind Poster Ihrer Idole an die Wand gehängt haben, aktiviert das unterbewusst immer diejenigen Gedanken, die Sie mit diesem Idol verbinden. Wenn es beispielsweise Ihr Kindheitstraum war, Fußballprofi zu werden, haben Sie womöglich einige Poster von Fußballern an die Wand gehängt. Das hat unterbewusst dazu geführt, dass Sie sich ständig mit dem Gedanken auseinandergesetzt haben. Wenn Ihre Freunde dann gefragt haben, ob Sie mit zum Fußballspielen auf die Wiese kommen, waren Sie sofort dabei. Vielleicht haben Ihre Eltern ein schlechtes Zeugnis von Ihnen an den Kühlschrank in der Küche gehängt. Auch das ist eine Form des Primings.

Priming ist ein Fachbegriff der Psychologie. Im Deutschen wird es mit dem Wort *Bahnung* übersetzt. Dabei kommt Priming aus dem englischen Verb *to prime*, das für *einspritzen* steht. Im Sinne einer „Einspritzung", wie Sie es von der Einspritzanlage Ihres Autos kennen, werden die Reize, denen der Mensch beim Priming ausgesetzt sind, direkt ins Unterbewusstsein gespritzt. Oder anders gesagt: Priming bedeutet, dass bestimmte Reize unbewusst wahrgenommen

MOTIVATIONSÜBUNGEN

werden und mit dem Reiz verbundene Erinnerungen aktivieren. Diese Erinnerungen führen dazu, dass der Mensch sich der Erinnerung entsprechend verhält.

Wichtig beim Priming ist, dass der Reiz ständig präsent sein muss. Wenn Ihre Eltern das schlechte Zeugnis von Ihnen in die Garage gehängt hätten, wo Sie als Kind eventuell nur 2-3 x die Woche vorbeikommen, ist der Reiz nicht präsent genug. Sie werden Sie natürlich an das Zeugnis erinnern, doch wird es nicht dazu führen, dass Sie mehr lernen.

Hängt das Zeugnis jedoch an einem Ort, an dem es ständig wahrgenommen wird, wie zum Beispiel am Kühlschrank, dann merkt man gar nicht den Effekt. Das Bild des Zeugnis wird vom Unterbewusstsein ständig wahrgenommen und erzeugt so einen gewissen Druck. Das Resultat ist eine Erhöhung der Aktivitäten, die mit dem Reiz verbunden sind. Im Falle des Zeugnisses werden es vermehrte Bemühungen beim Lernen sein.

Wirkung des Primings

Geprimte Reize wirken auf das Unterbewusstsein und lösen mit dem Reiz verbundene Erinnerungen aus. Die Erinnerung muss dabei nicht unmittelbar vorher gekoppelt worden sein. Auch allgemeingültige Erinnerungen werden durch Priming aktiviert.

In einem Experiment wurden beispielsweise die Versuchsteilnehmer in zwei Gruppen eingeteilt.

Die Teilnehmer sollten verschiedene, neutral gehaltene Aufgaben lösen. Mal eine Rechenaufgabe, mal einen Lückentext, mal eine Frage zum Allgemeinwissen. Die Teilnehmer der einen Gruppe sollte sich dabei in hellen Räumlichkeiten mit Fenstern und weißen Wänden aufhalten.

Die zweite Gruppe wurde ebenfalls in helle Räumlichkeiten mit Fenstern gesetzt. An den Wänden befanden sich aber überall Bilder, die alte Menschen zeigten. Mal einen Mann im Rollstuhl, eine Dame mit Krückstock, ein Herr mit Gehhilfe.

Sobald die Versuchsteilnehmer fertig mit ihren Aufgaben waren, beobachtete man, in welchem Tempo sich die Teilnehmer zum Ausgang des Gebäudes bewegten.

Alle Teilnehmer der zweiten Gruppe, die sich im Raum mit den alten Leuten an den Wänden befand, bewegten sich langsamer als die Vergleichsgruppe. Außerdem nutzten sie häufiger den Aufzug, statt die Treppen. Auch die Aufgaben wurden langsamer gelöst als in der Vergleichsgruppe.

Keiner der Gruppen wurde vor dem Experiment etwas davon erzählt, dass das Bewegungstempo im Anschluss der Übungen analysiert wurde. Auch die Aufgaben, die die Probanden während des Aufenthalts in dem „geprimten" Raum lösen sollten, waren, wie bereits erwähnt, neutral gewählt und beinhalteten keine Hinweise auf die Beobachtung der Bewegungsgeschwindigkeit.

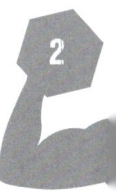

KRAFTTRAINING – SCHNELLER MUSKELAUFBAU

Das Experiment zeigt deutlich, dass alleine die Bilder der alten Menschen im Gedächtnis der Versuchspersonen der zweiten Gruppe dazu geführt haben, dass die Erinnerung „langsam" aktiviert wurde. Offenbar verbindet das Unterbewusstsein des Menschen langsame Bewegung mit alten Menschen. Diese Erinnerung wurde durch das Priming mit den Bildern an den Wänden aktiviert und hat sich auch auf das Verhalten der Personen übertragen. Experimente dieser Art belegen, dass der Mensch seine Umgebung immer wahrnimmt – wenn auch meistens unbewusst. Machen Sie sich diese Eigenschaft zunutze und primen Sie sich von nun an auf sportlichen Erfolg und eine exzellente Ernährung!

Warum der Mensch derart auf präsente Reize reagiert, ist wahrscheinlich darin begründet, dass er sich der Umgebung anpasst, in der er sich aufhält. Diese Verhalten kommt in der Natur sehr häufig vor. Vor allem von Säugetieren kennen wir bereits sehr viele Anpassungsvorgänge, die dazu dienen, das Überleben in der Natur zu sichern. Diese Gegebenheit können wir ausnutzen und unsere Umgebung unseren Zielen anpassen, um unser Verhalten entsprechend zu beeinflussen.

Idole, Vorbilder, Nahrungsmittel

Auch Arnold Schwarzenegger hat Priming angewendet. Als kleiner Junge von 12 Jahren hatte er keine Frauen in Bikinis an den Wänden kleben, wie alle seine Freunde dies taten, sondern Poster von Männern aus Bodybuildingzeitschriften.

Da Bodybuilding oder Poster in Zeitschriften in den 1960er-Jahren noch nicht so populär waren, machte sich seine Mutter große Sorgen, weil Ihr Sohn so viele nackte Männer an die Wände geklebt hatte.

Sie rief sogar einen Arzt zu sich nach Hause. Arnold musste vor der Tür warten, bis der Arzt das Zimmer begutachtet hatte. Anschließend sagte der Arzt aber, dass es sich um ein völlig normales Verhalten in diesem Alter handle.

Noch mit Mitte 20 hing Arnold Poster von Vorbildern in seinen Wohnungen auf. Darunter waren jetzt nicht mehr nur Bodybuilder, sondern auch, Sie ahnen es, Schauspieler und sogar ein Politiker. Ronald Reagan war in seiner Karriere auch Schauspieler in Western gewesen, bevor er Gouverneur von Kalifornien und später Präsident der Vereinigten Staaten von Amerika wurde.

Priming ist nur der Fachausdruck für etwas, was schon viele Menschen angewendet haben, um ihre Ziele stets präsent zu halten. Dabei können die Motive völlig unterschiedlich ausfallen: Bilder von Menschen (Idole), Skulpturen, Zeugnisse, Audio- oder Videosequenzen . . . im Prinzip können Sie alles nutzen, was Sie mit einem bestimmten Ziel beziehungsweise einer sehr schmerzvollen Erfahrung verbinden, dass Sie motiviert. Gleichgültig, welche Reizquelle Sie nutzen –, das Wichtigste ist, dass der Reize ständig präsent sein muss.

Wenn Sie also gerne mit Bildern arbeiten möchten, dann hängen Sie kein Bild an den Kühl-

MOTIVATIONSÜBUNGEN

schrank, wenn Sie nur zwei Stunden am Tag zu Hause sind. Richten Sie sich das Bild als Desktophintergrund oder Sperrbildschirm auf dem Handy ein – dann erst wird Ihr Bild präsent sein!

Üblicherweise werden im Kraft- und Fitnesssport Bilder von durchtrainierten Athleten genutzt, um zu primen. Das ist gut und ich kann Ihnen hiermit nur empfehlen, sich entsprechendes Bildmaterial zu besorgen. Das ist in der heutigen multimedialen Welt gar kein Problem mehr. Auf die Problematik der zahlreichen gedopten Bodybuilder, deren Videos das Internet und die Cover der führenden Bodybuildingzeitschriften überfluten, hatte ich bereits in Kap. 1 „Training" hingewiesen.

Möglicherweise nutzen Sie Priming bereits, da Sie sich viel mit Fitness, Sport und Ernährung beschäftigen. Wenn Sie viele Fachbeiträge, Bücher oder Videos zu diesem Thema schauen, ist und bleibt das Thema in Ihrem Unterbewusstsein verankert.

Viel wichtiger finde ich es jedoch, mit Reizen zu primen, mit denen Sie Ihre Schwächen verbessern! Ein Bild von einem durchtrainierten Körper als Handy-Hintergrundbild zum Beispiel führt dazu, dass Sie viel trainieren. Sofern Sie keine Probleme damit haben, Ihr Training regelmäßig wahrzunehmen, haben Sie Ihr volles Potenzial damit noch nicht ausgeschöpft.

Wenn Sie allerdings noch Probleme damit haben, die richtigen Nahrungsmittel einzukaufen, um Ihren Ernährungsplan perfekt durchzuziehen, dann sollten Sie an dieser Stelle mit dem Priming arbeiten. Suchen Sie sich tolle Bilder von Nahrungsmitteln heraus, die Sie gerne mögen (und die zu einer guten Ernährung passen), die Sie aber selten zubereiten. Wenn Sie sich zum Beispiel daran gewöhnen möchten, häufiger Eier in der Pfanne zu braten, hilft Ihnen ein gut fotografiertes Omelette als Bildschirmhintergrund weiter.

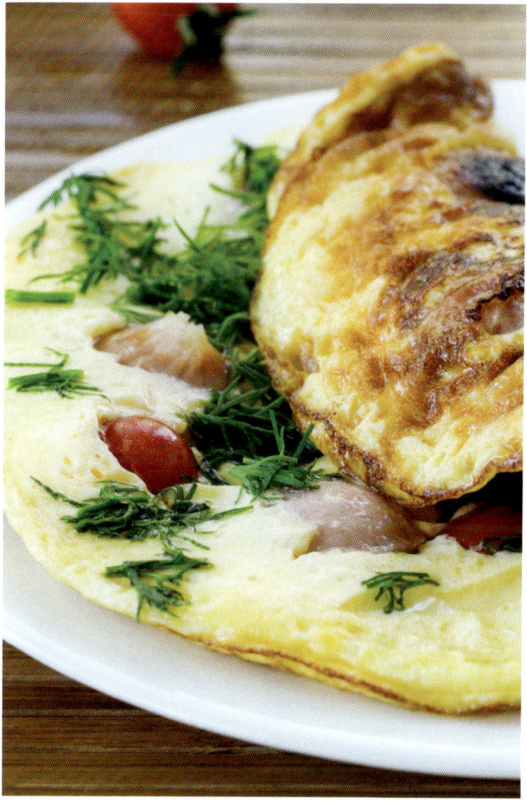

Bilder von Nahrungsmitteln gibt es in Hülle und Fülle. Obst, Fleisch und Gemüse wird von professionellen Fotografen toll in Szene gesetzt. Solche Bilder können Sie sogar als ernst gemeinte Dekoration in Ihrer Wohnung aufstellen, wenn Sie noch eine Idee für ein Wandgemälde mit wirklich tiefgründiger Bedeutung suchen.

KRAFTTRAINING – SCHNELLER MUSKELAUFBAU

Übungsbeginn Motivationsübung 6 – Nutzen Sie Ihre Umgebung

1. Welches Bild-, Video- oder Tonmaterial motiviert Sie, Ihre sportlichen Ziele zu erreichen? Gibt es einen oder mehrere Gegenstände, die Sie an Ihre Ziele erinnern?
    - Schließen Sie jetzt die Augen und nehmen Sie die Eindrücke mit allen Sinnen wahr.

2. Richten Sie Ihre Umgebung motivierend ein.
    - Richten Sie sich Bilder Ihres Motivationsmaterials als Hintergrundbilder auf dem Mobiltelefon, dem Computer oder Laptop ein.
    - Machen Sie ein Screenshot Ihres Lieblingsmotivationsvideos und nutzen Sie dieses als Motivation.
    - Hängen Sie Bilder in Ihrer Wohnung auf. Stellen Sie sich ein Bild auf den Schreibtisch im Büro und auf Ihren Nachttisch.
    - Richten Sie Ihr Motivationslied oder einen gesprochenen Text als Handyklingelton ein.
    - Legen Sie einen motivierenden Gegenstand in Ihr Auto, Ihren Rucksack, auf Ihren Schreibtisch im Büro oder die Flurkommode zu Hause.
    - Hängen Sie sich gegebenenfalls eine Kette mit einem kleinen motivierenden Gegenstand um den Hals oder tragen Sie ein Armband oder einen Ring.

3. Welches Bild-, Video- oder Tonmaterial löst Erinnerungen in Ihnen aus, die Ihren Körper betreffen und die Sie nie wieder erleben möchten? Gibt es einen oder mehrere Gegenstände, die Sie an diesen Schmerz erinnern?
    - Schließen Sie jetzt die Augen und beantworten Sie die Fragen.

4. Richten Sie Ihre Umgebung mit Dingen, die Sie unbedingt vermeiden möchten, ein.
    - Richten Sie sich Bilder der schmerzhaften Erinnerungen als Hintergrundbilder auf dem Mobiltelefon, dem Computer oder Laptop ein.
    - Machen Sie ein Screenshot der Videos, die Sie mit diesen Erinnerungen verbinden und nutzen Sie die Bilder zum Priming.
    - Hängen Sie Bilder in Ihrer Wohnung auf. Stellen Sie sich ein Bild auf den Schreibtisch im Büro und auf Ihren Nachttisch.

MOTIVATIONSÜBUNGEN

- ▶ Richten Sie Töne oder Lieder, die Sie mit der Erinnerung, die Sie vermeiden wollen, als Klingelton auf Ihrem Handy ein.
- ▶ Legen Sie einen Gegenstand, den Sie mit der Erinnerung verbinden, in ihr Auto, Ihren Rucksack, auf Ihren Schreibtisch im Büro oder die Flurkommode zu Hause.
- ▶ Hängen Sie sich gegebenenfalls eine Kette mit einem kleinen Gegenstand um den Hals oder tragen Sie ein Armband oder einen Ring, wenn Sie eine entsprechende Erinnerung mit diesen Gegenständen verknüpfen.

Übungsende

Beispielhafte Antworten zur Motivationsübung 6 – Nutzen Sie Ihre Umgebung

An dieser Stelle nenne ich Ihnen Beispiele aus dem echten Leben, bei denen die Person bewusst oder unterbewusst Priming einsetzt.

Beispiel 1: Hobby zum Beruf

Einige meiner Kollegen aus dem Sportstudium haben eine paradoxe Form des Primings genutzt. Sie sind Fitnesstrainer in konventionellen Fitnessstudios geworden. Sie beschweren sich meistens über den Chef und die Arbeitszeiten in den Abendstunden, wo die Freunde frei haben – aber sie genießen es alle, wenn sie den ganzen Tag über das Training und die Ernährung reden können und das Eisen um sich herum haben.

Beispiel 2: Nahrungsergänzungsmittel-Fetisch

Ein Freund von mir, Lorenz, wurde vom Kraftsportfieber gepackt. Ich erklärte ihm schon häufig, dass es ausreiche, Proteinpulver und höchstens noch BCAAs als ergänzende Nahrungsergänzungsmittel zu sich zu nehmen. Er wollte immer mehr kaufen, doch ich schickte ihm die Original-Studien per E-Mail, sodass er selbst merkte, dass es Geldverschwendung gewesen wäre, in weitere Produkte zu investieren.

Von diesem Zeitpunkt an bestellte sich Lorenz öfter denn je neues Proteinpulver. Wöchentlich fragte er, ob ich nicht diesen und jenen exotischen Geschmack kennen würde. Er bestellte sich die Proteindosen nach Hause und auf die Arbeit, sodass er ein Extraregal damit füllte. Ich fragte ihn einmal, was er denn mit den ganzen Dosen machen würde. Der Vorrat würde, selbst bei seinem hohen Konsum von 2-3 großen Shakes pro Tag, noch ein halbes Jahr lang reichen. Daraufhin sagte er sofort zu mir:

„Ich finde es toll, die ganzen Dosen um mich herum zu haben. Die schmecken nicht nur gut, sondern sehen auch super aus. Ich fühle mich dann immer direkt motiviert, trainieren zu gehen, wenn ich sie sehe."

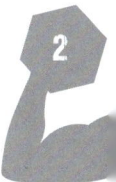

Für Lorenz waren die vielen Verpackungen von Muskelpulver und -pillen eine Form des Primings. Er sagte selbst, dass er sich sehr wohl fühle, wenn die Ergänzungsprodukte um ihn herumstehen. Solange er es sich leisten kann und seine Anwendung korrekt bleibt, hat er eine tolle Primingmethode gefunden.

Beispiel 3: Fürsorge

In meiner Trainerzeit in Frankfurt am Main lernte ich Jan kennen, einen Mann mit griechischer Abstammung, schwarzen Haaren und Ende 40. Jan, der eigentlich einen komplizierten griechischen Namen trug, den ich nicht aussprechen konnte, war gelernter Ingenieur, übergewichtig und arbeitete als Projektleiter einer Informatikfirma.

Wir trafen uns, als er nach einer Möglichkeit suchte, Kraftsport für einen gesunden und schmerzfreien Rücken zu machen. Aus einer Einheit wurden fünf Trainingseinheiten pro Woche. 2-3 davon bei mir. Die anderen Einheiten verbrachte er mit Laufen und Fußballspielen mit Freunden. Irgendwann saßen wir nach einem gemeinsamen Training zusammen auf der Treppe und er kramte sein Handy aus der Hose. Ich sah auf seinem Sperrbildschirm einen kleinen Jungen und fragte, wer das sei. Er sagte:

„Das ist mein Sohn. Er ist einer der Gründe, wieso ich so hart trainiere."

Ich fragte ihn: „Wieso ist er der Grund dafür?"

„Er hat Krebs und ist in Behandlung. Ich will hart trainieren, um zu jeder Zeit in der er mich braucht, bereit zu sein. Selbst wenn ich ihn ins Krankenhaus tragen muss, will ich dafür nicht zu schwach sein. Wenn er in den Rollstuhl muss, will ich bereit sein, ihn überall hinzufahren, wo er hin will . . ."

Jan hat in diesem Fall sein Handy-Hintergrundbild als Primingquelle genutzt. Heute ist Jan 30 kg Körpergewicht leichter. Er hat sich selbstständig gemacht und fühlt sich fit wie nie. Sein Sohn lebt immer noch und hat gute Chancen, die Krankheit zu besiegen.

4.7 Motivationsübung 7 – Übernehmen Sie Verantwortung

Dies ist die letzte und wichtigste „Übung" im Kapitel „Motivationsübungen". Es handelt sich im Prinzip nicht um eine Übung, sondern um einen Prozess. Wenn Sie diesen Prozess geschafft haben, werden Sie langfristig motiviert sein, Ihre Ziele zu erreichen.

Wissen ist nur Macht, wenn man es anwendet

Als ich mit dem Studium der Sportwissenschaften begann und die Dozenten für Trainings- und Ernährungswissenschaften kennenlernte, freute ich mich sehr darauf. Ich konnte endlich die Personen kennenlernen, die mir über die vielen Bücher, die ich bis dahin schon durchgearbeitet hatte, so viel beigebracht haben. Doch dann kam der Schock:

MOTIVATIONSÜBUNGEN

Der Doktor für Trainingswissenschaften war dick. Der Professor für Ernährung und Biochemie war Kettenraucher. Ich war völlig perplex. Mein Weltbild brach zusammen. Ich hörte in den Seminaren zwar zu, konnte diese Personen aber nicht mehr ernst nehmen. Schließlich dozierten diese Personen darüber, wie wichtig Sport und Ernährung für ein gesundes Leben sind. Sie selbst lebten jedoch offensichtlich völlig ungesund.

Dieses Erlebnis hat mir gezeigt, wie leicht es ist, sich hinter Wissen zu verstecken. Dann hat man auf Nachfrage, wieso man es anders macht, als man selbst predigt, genügend Ausreden für das eigene Scheitern parat. Was wirklich zählt, ist aber, das gelernte Wissen auch anzuwenden. Ich habe mich seitdem intensiv damit befasst, warum man nicht anwendet, was man lernt . . .

Wieso Diäten nicht funktionieren

Obwohl wir das Thema „Ernährung" in diesem Buch noch nicht behandelt haben, haben Sie höchstwahrscheinlich schon einmal Erfahrungen mit einer Diät gesammelt. Schließlich haben Sie sich dieses Buch gekauft, um einen schlanken, fettfreien und muskulösen Körper aufzubauen. Da kommt man am Thema Diät einfach nicht vorbei. Also sagen Sie mir:

Wieso hat Ihre letzte Diät nicht funktioniert?

Es gibt zwei Fälle, wieso eine Diät nicht funktioniert. Beim ersten Fall wird eine Diät gar nicht erst begonnen, weil man nicht an den Erfolg glaubt. Ich habe einmal einen 120 kg schweren Mann trainiert, der 1,80 m groß und 38 Jahre alt war. Er hatte Knie- und Rückenschmerzen, offensichtlich verursacht durch das Übergewicht von 40 kg. Ich sagte ihm natürlich, dass das Ziel sein muss, abzunehmen, sonst würde er nicht richtig schmerzfrei werden. In diesem Moment hatte er erst einmal kein Lächeln auf den Lippen.

Es war ein langer Weg für für meinen Klienten, doch da er ein Mensch wie jeder andere ist, gelten für ihn die gleichen Gesetze, wie bei anderen Menschen auch. Wenn er an Fettmaße zunehmen konnte, konnte er es auch wieder reduzieren. Es hat zwar zwei Jahre gedauert, aber innerhalb dieser zwei Jahre hat er 30 kg abgenommen, spielte wieder Fußball und joggte durch den Wald. Ohne Rücken- oder Knieprobleme.

Der zweite Fall, wieso eine Diät nicht funktioniert, ist der weitaus häufigere Fall: Man nimmt sich zu viel vor. Halten Sie sich vor Augen, wie Sie im Sommer in den Urlaub fliegen wollen. Sie haben einen Urlaub in der Karibik gebucht. Weißer Strand und klares Meer warten dort auf Sie. Sie möchten sich deshalb so schnell wie möglich in Strandform bringen. Eine Diät zur Körperfettreduktion wird da schon helfen. Also beginnen Sie damit, vom heutigen Tag bis zum Tag des Abflugs, nur noch einen Salat zum Mittag und eine Banane vor dem Training zu essen. Schließlich sind Obst und Salat ja gesund.

Menschen neigen dazu, es zu übertreiben. Sie sparen nicht 100 Kalorien pro Woche, sondern

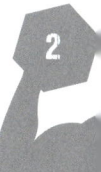

KRAFTTRAINING – SCHNELLER MUSKELAUFBAU

gleich 1.000 kcal. Ganz nach dem Motto „Mehr bringt mehr". Wenn jemand eine Diät anfängt, lautet der typische Satz: „Ich habe extra gestern nur einen Salat gegessen und sonst nichts!" Dabei ist das genau der falsche Weg. Richtig ist es, erst mal nur zwei Scheiben Brot – also circa 100-200 kcal – pro Woche einzusparen, anstatt plötzlich alle wichtigen Hauptmahlzeiten auszulassen. Im Kapitel „Ernährung" werden Sie genau erfahren, warum das so ist.

Ich habe viele Bekannte in meinem Umfeld, die mich nach meinem Ernährungsplan gefragt haben. Sie wollten meistens abnehmen, um sich für den Sommer in Form zu bringen. Ich weiß nicht, wie oft ich schon im Freundeskreis erklärt habe, wie eine Diät richtig funktioniert. Doch wirklich abgenommen haben nur die wenigsten Personen aus meinem Bekanntenkreis. Viele Menschen suchen dann die Schuld woanders. Sie sagen dann, dass es an der Methode liegt. „Die Methode funktioniert bei mir nicht", lautet dann die typische Aussage. Glauben Sie wirklich, dass ich meinen Freunden eine Methode genannt habe, die zwar bei meinen Klienten, aber nicht bei meinen Freunden funktioniert?

Verantwortung

Wieso funktionieren Diäten nicht? Wieso wenden die Personen aus meinem Freundeskreis nicht die Prinzipien an, die ich Ihnen bezüglich der Körperfettreduktion erklärt habe? Wieso glauben übergewichtige Menschen nicht daran, abnehmen zu können, obwohl es schon so viele Menschen vor ihnen geschafft haben? Wieso gibt es Menschen, die im Fitnessstudio die Bewegungen schnell ausführen, obwohl sie wissen, dass langsame Bewegungen die Muskeln schneller wachsen lassen? Wieso werden Trainingseinheiten ausgelassen?

Es liegt daran, dass Sie bisher noch keine Verantwortung für Ihre Handlungen übernommen haben. Verantwortung für das eigene Handeln zu übernehmen, bedeutet, das eigene Leben im Griff zu haben. Davor fürchten sich viele Menschen. Denn das bedeutet erstens, dass man die Schuld für Fehlschläge selbst übernehmen muss. Kaum ein Mensch gibt gerne Fehler zu. Es ist einfacher, wenn jemand oder etwas anderes Schuld am Scheitern hat.

Zweitens würde die Kontrolle über das eigene Leben bedeuten, dass man sein Leben selbst bestimmen kann. Das hört sich zunächst komisch an, schließlich können nur Sie selbst über Ihr Leben bestimmen. Doch ist das wirklich so? Ist es nicht die Schule, die Ihnen vorgibt, von 8 bis 14 Uhr im Klassenzimmer zu sitzen? Ist es nicht der Professor, der Ihnen sagt, was Sie an der Uni lernen sollen? Ist es nicht Ihr Chef, der Ihnen Arbeit zu tun gibt und bestimmt, wie viele Stunden Sie im Büro absitzen müssen? Die meisten Menschen sind es gewohnt, gesteuert zu werden und die Schuld auf etwas oder jemanden anderes abzuwälzen, wenn etwas nicht funktioniert. Da liegt es nahe, die Verantwortung auch abzugeben, wenn es mit dem Training und

MOTIVATIONSÜBUNGEN

der Ernährung nicht funktioniert. Dies ist die entscheidende Hürde, die Sie nehmen müssen, wenn Sie Ihre Ziele erreichen wollen.

Übernehmen Sie die Verantwortung für Ihr eigenes Handeln. Verantwortung zu übernehmen, ist ein wesentlicher Baustein, damit effektives Training und richtige Ernährung funktionieren. Die entsprechende Trainingstechnik oder Nährwerte von Nahrungsmitteln kennenzulernen, ist das eine –, sie auch langfristig anzuwenden, ist viel wichtiger und unterscheidet den erfolgreichen Menschen vom Verlierer.

Wie übernimmt man Verantwortung?

Verantwortung zu übernehmen, ist ein Prozess. Es gibt viele Etappen, die es zu meistern gilt, um letztendlich zum Ziel zu gelangen. Der wichtigste Schritt ist es, Verantwortung übernehmen zu wollen.

Es ist ein sehr bekanntes Phänomen, dass viele Menschen eigentlich keine Verantwortung übernehmen wollen. Das kann viele Gründe haben. Zum Beispiel die Angst davor, das eigene Leben selbst bestimmen zu können. Wer es gewohnt ist, in seinem Leben mehr gelenkt zu werden, anstatt selbst zu bestimmen, wo es langgeht, hat Angst davor, sich freizumachen. Das Sicherheits- und Kontrollbedürfnis (siehe „Liste mit bekannten Werten" aus Motivationsübung 2, siehe Seite 154/155) ist bei diesen Personen stark ausgeprägt. Sie müssen jetzt nicht Ihren Job kündigen, um sich freier zu fühlen. Es kommt vielmehr darauf an, die persönlichen Wertvorstellungen mit der Einstellung zu Selbstvertrauen, Verantwortung und Mut in Einklang zu bringen. Wer sich selbst nichts zutraut, will die Auswirkungen der eigenen Handlungen auch nicht verantworten.

Ein weiterer Grund, der verhindert, die volle Verantwortung für das eigene Handeln zu übernehmen, ist die Solidarität. Ein Erlebnis vom Psychologen Klaus Grochowiak (1996) verdeutlicht dies: Ein Angestellter eines großen Unternehmens ist auf der Schwelle, in den Vorstand befördert zu werden. Das war es, worauf hin er jahrelang gearbeitet hat. Ständig hat er sich mit seinem Vater, selbst früher Angestellter dieser Firma, zusammengesetzt, um die richtige Taktik für die Beförderung auszuarbeiten. Endlich deutet alles darauf hin, dass er im nächsten Monat befördert wird.

Als es jedoch zum letzten Treffen mit dem Vorstand kommt, verhält er sich auf einmal absurd und bizarr. Am Ende des Gesprächs kündigt er sogar seinen Job. Er findet schon bald einen neuen Job und steigt auch im neuen Unternehmen schnell die Karriereleiter auf. Doch als er auch beim neuen Unternehmen kurz vor der ersehnten Beförderung steht, kündigt er den Job ein weiteres Mal.

Er suchte den Psychologen Klaus Grochowiak auf und fragte, was bei ihm los sei. Grochowiaks erste Frage lautete: „Was hatte Ihr Vater für eine Position in dem Unternehmen?" Seine Antwort: „Mein Vater war Angestellter, genau wie ich."

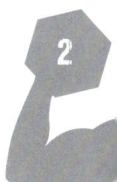

KRAFTTRAINING – SCHNELLER MUSKELAUFBAU

Damit war für Grochowiak alles klar. Der Mann konnte aus Solidarität zu seinen Eltern kein Manager werden. Sein Unterbewusstsein sagte ihm, dass dies einem Verrat an seinem Vater gleichkäme, weil er dann ja erfolgreicher wäre, als sein Vater damals. Damit wäre das Scheitern des Vaters in beruflicher Hinsicht bewiesen. Um dies zu vermeiden, sabotiere das Unterbewusstsein des Mannes sein Verhalten, als es in den entscheidenden Gesprächen darauf ankam. Das ging so weit, dass er sogar seine Karriere aufs Spiel setzte und kündigte. Noch einmal als Angestellter bei einer anderen Firma zu beginnen, war ihm vertraut. Was passiert wäre, wenn er den neuen Job im Vorstand angenommen und damit seinen Vater „verraten" hätte, hat ihm Angst gemacht.

Vielleicht sind auch Sie unterbewusst gehemmt und vermeiden deshalb, die richtige Ausführung der Kraftübungen. Vielleicht waren Ihre Eltern nie muskulös und klagen im Alter über Rücken- und Knieschmerzen. Vielleicht wollen Sie aus Solidarität vor Ihrem Freundeskreis kein Sixpack haben, weil Ihre Freunde eher gemütlich sind? Was würden Ihre Freunde wohl sagen, wenn Sie beim gemeinsamen Sportgucken auf das Bier verzichten? Auch hier setzt Angst ein. Die Angst vor dem Unbekannten.

Übungsbeginn Motivationsübung 7 – Übernehem Sie Verantwortung

Übernehmen Sie Verantwortung für Ihre Handlungen. Geben Sie nicht anderen Menschen die Macht, Ihr Leben zu bestimmen. Warten Sie nicht, bis schlimme Ereignisse eintreten, die Sie zum Handeln zwingen. Sie bestimmen, welche Ziele Sie haben und wann Sie sie erreichen. Dazu müssen Sie sich von bestehenden Problemen lösen. Diese Probleme geben Ihnen derzeit Sicherheit, weil Sie das Problem kennen. Ist das Problem gelöst, wissen Sie nicht, was auf Sie zukommen würde.

Das Gegenteil von Angst ist Vertrauen. Eine sehr gute Hilfe, Angst vor dem Unbekannten zu verlieren, ist Neugier. Neugier ist ein weiterer Urtrieb des Menschen. Neugier treibt uns dazu, „Neues zu entdecken, zu forschen, zu gestalten, Abenteuer zu bestehen und Risiken einzugehen. […] Neugier macht Unbekanntes zu Bekanntem. Deshalb erneuert sie sich immer wieder und lenkt die Suche auf neue Reize" (Baumann, 2011).

Nutzen Sie Ihre Neugier zur Aufklärung, um die Angst vor dem Unbekannten zu besiegen. Bücher wie dieses klären Sie über die Sachverhalte unbekannter Themen, wie gesunde Ernährung, auf und nehmen Ihnen so die Angst. Deshalb ist das Kapitel „Ernährung" sehr üppig, damit

MOTIVATIONSÜBUNGEN

es Ihnen hilft, sich mit einer vollkommen neuen Ernährungsweise vertraut zu machen und Ihre Gewohnheiten zu ändern.

Gespräche mit Personen, die geschafft haben, was Sie erreichen wollen, schaffen Vertrauen in das Vorhaben und machen Lust auf mehr. Sprechen Sie mit anderen Personen im Studio oder auf der Arbeit und fragen Sie nach deren Trainingsgewohnheiten. Sie werden neue Ideen und mehr Lust auf die nächste Trainingseinheit bekommen. Beschäftigen Sie sich mit dem Thema Ihrer Ziele mithilfe von Büchern, Artikeln, Gesprächen oder Videos, um so viel Vertrauen wie möglich zu den Themen Ernährung, Krafttrainng und Sportpsychologie aufzubauen.

Bleiben Sie am Ball. Verliert man den Bezug zu einem Thema, fällt man leicht in alte Muster zurück. Kindheitsgewohnheiten sind viel tiefer eingeprägt, als Dinge, die man gerade erst gelernt hat. Es besteht dann die Gefahr, dass Sie nach kurzer Zeit Ihre neue Ernährung wieder ändern. Sie essen dann wieder das, was Sie vor dem Lesen dieses Buchs gegessen haben. Das war womöglich auch das, was Ihre Mutter schon gekocht hat. Nutzen Sie deshalb Priming und lesen Sie durchgehend Artikel und Studien zum Krafttraining und Ernährung, damit Sie im Thema bleiben. Ersetzen Sie Angst durch Neugier und seien Sie gespannt darauf, was Sie alles erreichen können. Sie allein bestimmen, wann es losgeht und das ist jetzt!

Übungsende

Geben Sie jetzt Gas!

„Ich will jetzt Gas geben! Ich will jetzt gesund leben und sportlich erfolgreich sein. Ich fange sofort damit an!" Mit diesen Worten möchte ich Sie zum Abenteuer „Ernährung" einladen. Dort wird es viele Stellen geben, die Ihnen Schmerzen bereiten, weil Sie sehen werden, wie schlecht die Ernährungsgewohnheiten der westlichen Bevölkerung sind. Gewohnheiten zu ändern, ist so anstrengend, wie eine langsame Kniebeuge zu machen. Es ist jedoch der Weg zum Erfolg.

Sie haben alle Werkzeuge von mir bekommen, die für schnelles Muskelwachstum nötig sind. Sei es Priming, die richtige Kniebeugetechnik oder im folgenden Kapitel ein guter Ernährungsplan. Es liegt an Ihnen, diese Techniken auch anzuwenden und schon bald erfolgreich zu sein. Wollen Sie wirklich Erfolg haben und Verantwortung übernehmen? Wenn ja, dann lade ich Sie herzlich zum Kapitel „Ernährung" und damit zu Ihrem Durchbruch in sportlicher Hinsicht ein. Ich wünsche Ihnen viel Spaß dabei!

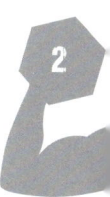

KRAFTTRAINING – SCHNELLER MUSKELAUFBAU

4.8 Zusammenfassung: Motivation im Krafttraining

Mit den Motivationsübungen bleiben Sie dauerhaft motiviert. Alle sieben Motivationsübungen werden hier noch einmal zusammengefasst:

1. **Entfachen Sie die Lust** – schüren Sie Ihre Stärken. Wenn Sie sich Ihre eigenen Stärken bewusst machen, füllt das Ihr Energielevel und Sie bekommen Lust, die Mission Muskelaufbau zu beginnen beziehungsweise fortzuführen.

2. **Bleiben Sie sich selbst treu** – definieren Sie Ihre Werte und Moralvorstellungen und erhalten Sie Klarheit über das, was Sie wirklich wollen.

3. **Teilen Sie das Meer** – mit professionellen Zielsetzungstechniken bekommen Ihre Handlungen Struktur, wodurch der Erfolgsprozess beschleunigt wird.

4. **Planen Sie den perfekten Trainingstag** – durch vorausschauende Tagesplanung mithilfe einer effektiven Visualisierungstechnik werden Sie jeden Trainingstermin einhalten.

5. **Kontrollieren Sie Ihre Emotionen** – Fehler bei der Ernährung sind meistens unkontrollierte emotionale Handlungen, die durch die Steinschleudertechnik verhindert werden können.

6. **Nutzen Sie Ihre Umgebung** – Bilder, Poster, Plakate oder Handyhintergründe beeinflussen unser Denken und unser Verhalten und können motivierend genutzt werden.

7. **Übernehmen Sie Verantwortung** – Ausreden schützen uns vor unbekannten Dingen, die uns Angst machen, weil wir Sie nicht kennen. Mit einer Ausrede geben Sie jede Mal Ihre Verantwortung ab. Mit Neugier und aufklärenden Maßnahmen, wie Lesen, Fragen und Zuhören, schöpfen Sie Vertrauen zu neuen Themen und verlieren die Angst vor dem Unbekannten.

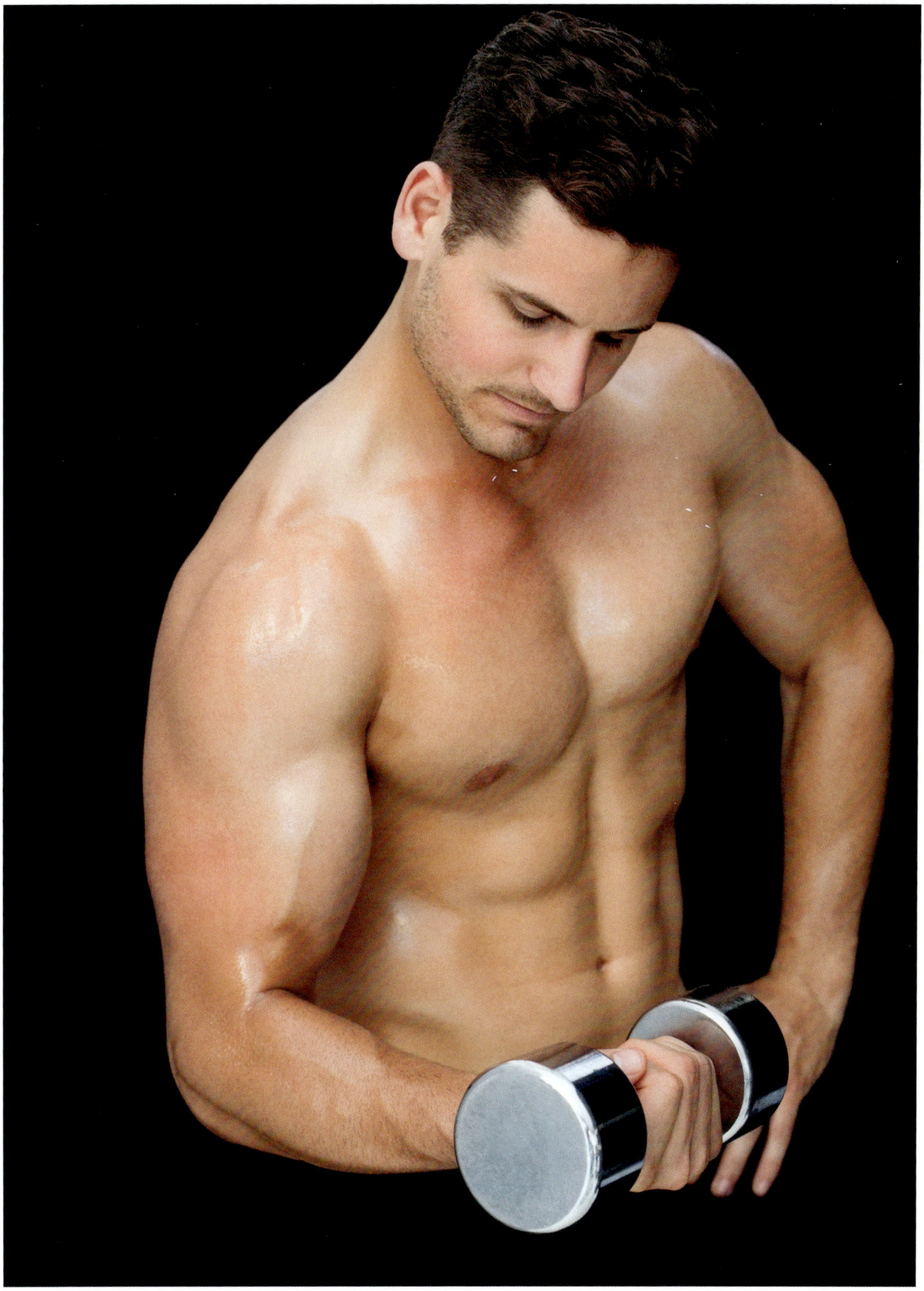

MOTIVATIONSÜBUNGEN

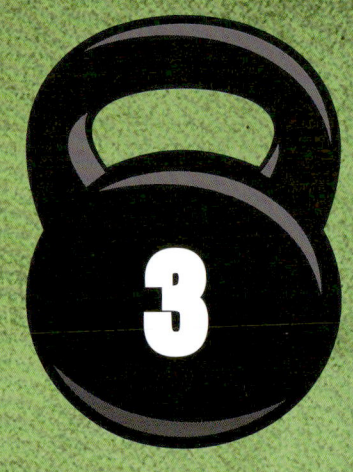

ERNÄHRUNG

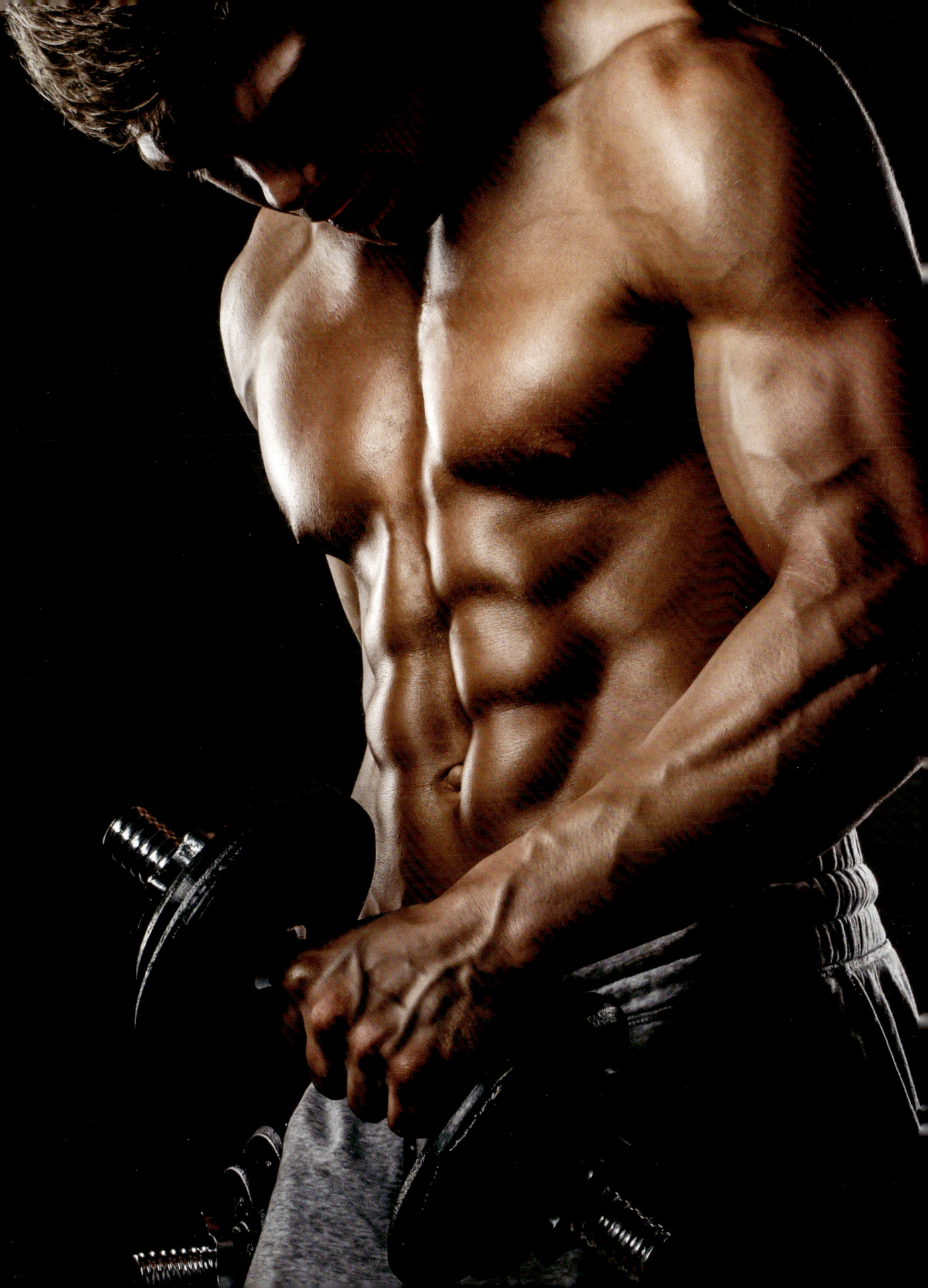

KAPITEL 5

5 MUSKELN OHNE PULVER

Krafttraining galt schon im alten Griechenland um 1800 v. Chr. als bewährtes Mittel, um Muskeln aufzubauen. Historischen Überlieferungen zufolge, erfand der damals bedeutendste Athlet, Milon von Kroton, das Krafttraining, indem er mit Baumstämmen und Tieren als Gewichten trainierte. Da er nach dem vielen Training stets großen Hunger hatte, war er berühmt dafür, mehr Fleisch und Wein im Vergleich zu anderen Bürgern zu verspeisen. Die Trainings- und Ernährungslehre hat sich im Laufe der Zeit stark verändert.

Heute nutzen wir handliche Hanteln statt brachialer Baumstämme und verzehren nährstoffhaltige Nahrungsmittel statt weichmachenden Wein. Zusätzlich versprechen synthetisch hergestellte Pillen und Pulver einen rasanten Muskelzuwachs. Aber glauben Sie wirklich, dass ein Pulver Ihren Körper über Nacht in Stahl verwandelt?

In diesem Kapitel zeige ich Ihnen, worauf es wirklich beim gesunden Aufbau eines fitten, attraktiven und starken Körpers ankommt. Ich gehe auf Fehler bei der Ernährung ein, die nicht nur Muskelwachstum verhindern, sondern auch gesundheitsschädigende Folgen haben können. In übersichtlichen Tabellen sehen Sie, welche Nahrungsergänzungsmittel schädlich sind und wie einfach es ist, sich im Alltag mit frischen, gesunden Lebensmitteln zu versorgen. Alle Ernährungspläne beruhen auf natürlichen Nahrungsmitteln und sind auf schnelles Muskelwachstum ausgerichtet. Eine solche Anleitung hätte sich Milon von Kroton wahrscheinlich auch gewünscht.

Als Vorwort zum Kapitel „Ernährung" muss festgehalten werden, dass das Wort „Diät" nicht ausschließlich eine Beschreibung für Methoden zur Körperfettreduktion darstellt. Im internationalen Sprachgebrauch wird das Wort Diät immer dann

MUSKELN OHNE PULVER

gebraucht, wenn ein Mensch sich bewusst an eine Ernährungsrichtlinie hält und dauerhaft eine spezielle Auswahl von Lebensmitteln trifft. Das Ziel der Richtlinien kann sowohl die Gewichtsreduktion als auch -zunahme und -stabilisierung sein.

5.1 Wieso ist die Ernährung wichtig beim Krafttraining?

In keiner anderen Sportart hat die Ernährung einen so großen Einfluss auf den Erfolg wie beim Krafttraining. Wo im Fußball oder Tennis neben konditionellen Faktoren das „Ballgefühl" zählt, müssen Sie für Fortschritte beim Krafttraining, neben dem Gefühl an der Hantel, auch in der Küche eine exzellente Leistung abliefern. Sie verbessern sich bei einer Sportart wie Schwimmen, indem Sie Ihre Technik verbessern. Auch beim Krafttraining ist die Technik der Übungen wichtig. Bleibt die passende Ernährung jedoch aus, bleibt auch das Muskelwachstum aus. Warum?

Muskel**wachstum** ist ein **Wachstumsprozess** auf zellulärer Ebene. Krafttraining setzt diesen Wachstumsprozess sehr effektiv in Gang, effektiver als jede andere Methode. Die nötigen Baustoffe, die anschließend für das Wachstum der Muskelzellen benötigt werden, müssen über die Nahrung zugeführt werden. Stellen Sie sich ein Haus mit zwei Stockwerken vor. Sie wollen ein drittes Stockwerk bauen. Sie brauchen dazu nicht nur Bauarbeiter, die den Bauprozess in Gang setzen, sondern auch Baumaterial, wie Mörtel und Steine. Der Stoffwechsel ist vergleichbar mit den Bauarbeitern. Der Stoffwechsel wird durch das Krafttraining in Gang gesetzt, um die Arbeit zu verrichten. Die Nahrung ist das Baumaterial der Muskeln, die dem Stoffwechsel (den Arbeitern) zur Verfügung gestellt werden muss.

Leider ist dabei nicht jedes Lebensmittel hilfreich. Es gibt einerseits Lebensmittel, die nicht genug Baustoff liefern. Andererseits gibt es Lebensmittel, die auf den Wachstumsprozess, den wir mit Krafttraining in Gang gesetzt haben, wie eine Vollbremsung auf der Autobahn wirken. Ein guter Ernährungsplan berücksichtigt nur die „guten" Nahrungsmittel für Muskelaufbau.

Beispiel eines schlechten Ernährungsplans

Mit dem folgenden Ernährungsplan werden Sie kein oder nur kaum Muskelwachstum erzielen:

TAGESZEIT	MAHLZEIT
Frühstück zu Hause	Fällt aus aufgrund von Zeitmangel.
Frühstück am Arbeitsplatz/ in der Schule/in der Uni	2 Brote mit Butter, Salami und Käse
Mittagessen	Spaghetti bolognese
Zwischenmahlzeit bei der Arbeit/beim Lernen/bei den Hausaufgaben	8 Kekse
Abendessen	Salat mit Gurken, Tomaten und Mais
Snack vor dem Fernseher	1 Apfel und 2 Handvoll Gummibärchen

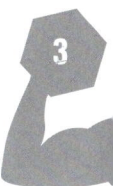

KRAFTTRAINING – SCHNELLER MUSKELAUFBAU

Ich möchte Ihnen kurz beantworten, wieso eine solche Ernährung hinsichtlich Krafttraining und Muskelaufbau schlecht ist.

Zum Frühstück

Frühstück ist die wichtigste Mahlzeit des Tages. Der Stoffwechsel ist zu diesem Zeitpunkt sehr aktiv und kann Nährstoffe besonders gut verarbeiten. Wer morgens keinen Hunger hat, hat am Abend zuvor zu viel gegessen und sich in letzter Zeit nicht ausreichend bewegt, geschweige denn Krafttraining absolviert. Das Frühstück sollte innerhalb der ersten 30 Minuten nach dem Aufstehen verzehrt werden, es sei denn, man macht morgens Sport. Das Frühstück erst am Arbeitsplatz beziehungsweise in der Schule oder in der Uni zu verzehren, ist definitiv zu spät.

Frühstücken ist wichtig, aber nicht jedes Nahrungsmittel eignet sich als Frühstück. Sowohl Zerealien als auch Brotaufstriche werden nur von der Industrie als „gesund" vermarktet, bestehen aber zu großen Teilen aus Zucker und Fett. Ein solches Frühstück verlangsamt Ihren Stoffwechsel und stoppt damit den Muskelaufbau, den Sie mit hartem Training in Gang gesetzt hatten. Ganz nebenbei führt eine hohe Zucker-Fett-Kombination, wie es bei Wurst-Käse-Kombinationen oder Schokomüsli der Fall ist, zum schnellen Aufbau von Körperfett. Sie werden mit solchen Frühstücksvarianten also dick.

Zum Mittagessen

Spaghetti sind gesunde Nahrungsmittel, das ist richtig. Seien Sie wachsam: In dem beispielhaften Ernährungsplan eines schlechten Ernährungsplans wurden nicht nur Spaghetti aufgezählt! Beachten Sie die Soße. Eine Soße à la bolognese eignet sich nicht für eine gesunde Ernährung, da auch hier eine ungünstige Zucker-Fett-Kombination vorliegt. Darüber hinaus liefert eine Bolognesesoße für den Muskelaufbau viel zu wenig Proteine.

Zu den Snacks

Generell weiß jeder Mensch, dass Kekse, Schokolade und Chips ungesund sind. Trotzdem greifen die meisten Menschen fast täglich zu den Süßigkeiten. Sie denken sich: „Eine kleine Portion wird nicht schaden." Dabei ist das Gegenteil der Fall: Es ist besser, an einem Tag in der Woche sich mit Süßigkeiten richtig satt zu essen, statt jeden Tag eine geringe Menge Süßigkeiten zu verzehren. Süßigkeiten sind für den Stoffwechsel die Vollbremsung auf der Autobahn mit anschließender Massenkarambolage. Süßigkeiten haben nicht nur das Stoppen des Muskelwachstums zur Folge, sondern bewirken darüber hinaus eine Vergrößerung des Körperfettspeichers. Es ist besser, den Stoffwechsel nur an einem Tag in der Woche auszubremsen, statt den Nährstoffverkehr täglich radikal auszubremsen.

Ein Apfel als Snack ist, wie auch Spaghetti und Salat, zwar gesund. Es ist gut, Obst und Salat **statt** Süßigkeiten zu verzehren. Süßigkeiten, gleichgültig, in welcher Menge, haben fatale Folgen für Ihren Stoffwechsel und damit für die Fettreduktion und den Muskelaufbau. Ein Stück Obst vor oder nach einem Snack gleicht diesen Fehler nicht wieder aus.

Zum Abendessen

Ein Abendessen aus Salat ist zwar gesund, wenn er jedoch nur aus Salatblättern und ein paar Tomaten und Gurken besteht, liefert man dem Körper viel zu wenig Baustoffe, um daraus Muskeln aufzubauen. Salate können mächtige Mahlzeiten in einem guten Ernährungsplan sein, wenn die Bestandteile richtig ausgewählt werden.

5.2 Einen guten Ernährungsplan erstellen

Wie beim Training ist auch die Erstellung eines Ernährungsplans ein hilfreiches Instrument, sich Ordnung und Überblick zu schaffen. Ein Ernährungsplan gibt Ihnen Sicherheit, die richtigen Lebensmittel zur richtigen Zeit zu verzehren. Leider kann man sich nicht auf seinen Hunger oder seine Umgebung verlassen. Erstens ist Hunger schon ein Signal von Mangel. Wenn es um Muskelaufbau oder Körperfettreduktion geht, ist ein Mangel an Nährstoffen furchtbar. Zweitens werden wir von unserer Umgebung negativ beeinflusst. Werbeplakate, Littfasssäulen, Werbung auf Websites, in Videos und als Pop-ups zeigen ständig zuckerhaltige Getränke, Fast-Food-Hamburger oder Süßigkeiten. Wer keinen Plan davon hat, wie die nächste Mahlzeit aussehen sollte, hat im Unterbewusstsein die schlechten Nahrungsmittel aus der Werbung präsent. Das ist ein negativer Effekt des *Primings* (siehe Motivationsübung 6 – „Nutzen Sie Ihre Umgebung", siehe Seite 148).

Ein Ernährungsplan hat noch viel größeren Einfluss auf Ihre Lebensgewohnheiten als ein Trainingsplan. Schließlich benötigt der Körper täglich neue Nahrung, während man sich mit dem Training nur für ein paar Stunden unter der Woche auseinandersetzt.

Es ist sehr wichtig, einen individuellen Ernährungsplan zu erstellen. Stellen Sie sich einen 32-jährigen Mann vor, der täglich acht Stunden am Schreibtisch sitzt und 2 x in der Woche ins Fitnessstudio geht. Dem gegenüber steht ein 18-jähriger Abiturient, der das Leistungsfach „Sport" gewählt hat. Er macht nicht nur in der Freizeit, sondern auch während der Schulzeit Sport. Die beiden Personen haben völlig unterschiedliche Lebensgewohnheiten und müssen sich dementsprechend unterschiedlich ernähren. Der Abiturient hat einen höheren Kalorienverbrauch als der Büroarbeiter. Würde der Büroarbeiter die gleichen Nahrungsmengen verzehren wie der Abiturient, würde er zu viel Fett ansetzen.

Ernährungspläne kann man strikt nach Formeltabellen berechnen oder sich erst einmal grob an die Beispiel-Ernährungspläne in diesem Buch halten –, wichtig ist, zu wissen, welche Ernährungsmethode sich am besten für die persönlichen Bedürfnisse eignet. Ich habe eine Ernährungsanalyse (Seite 302) entwickelt, die Ihnen bei dieser Entscheidung hilft. Auf den folgenden Seiten erfahren Sie, welche Schritte für die erfolgreiche Ernährungsplanung von Bedeutung sind. Sie erhalten alle Informationen für eine professionelle

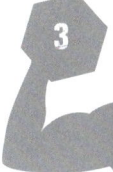

KRAFTTRAINING – SCHNELLER MUSKELAUFBAU

Ernährungsplanung für schnellen Muskelaufbau und Körperfettreduktion. Ich verstecke keine Geheimnisse vor Ihnen. Sie erhalten alle Werkzeuge, die auch ich anwenden würde, wenn Sie zu mir ins Büro kommen und mich als Ihren Coach engagieren. Das sind ideale Voraussetzungen für Ihren besten Ernährungsplan aller Zeiten.

5.2.1 Schritt eins: Bestimmen Sie das Ziel

Die vier häufigsten Ziele für körperliche Veränderungen sind:

1. Körperfett abnehmen,
2. Muskelmasse aufbauen,
3. gleichzeitig Körperfett abnehmen und Muskelmasse zunehmen,
4. Figur halten.

Diese Ziele werden in diesem Buch behandelt. Ein fünftes Ziel, das sich auch viele Menschen setzen, lautet: „Fett in Muskeln verwandeln". Es ist allerdings biologisch nicht möglich. Fettmoleküle bestehen aus sogenannten *Lipiden*. Muskeln bestehen hingegen aus *Proteinen*. Lipide können nicht in Proteine verwandelt werden. Man kann aus Wasser auch kein Gold machen. Die Überlegung ist berechtigt, aber es geht nicht.

Für welches Ziel Sie sich auch entscheiden, Sie werden durch eine Ernährungsumstellung und richtiges Krafttraining **immer gleichzeitig Fett abnehmen und Muskeln aufbauen**. An dieser stelle geht es um Schwerpunkte, ein bestimmtes Ziel so schnell wie möglich zu erreichen. Das heißt, wenn Sie sich Ziel 1 – „Körperfett abnehmen" setzen, werden Sie auch Muskeln aufbauen, aber Sie würden in der gleichen Zeit mehr Muskeln aufbauen, wenn Sie sich nur Ziel 2 – „Muskelmasse aufbauen" setzen.

Wenn Sie die Motivationsübungen in diesem Buch gemacht haben, sollten Sie sich über Ihr Ziel schnell klar sein. Hier noch einige Tipps von mir: Beziehen Sie Ihre Ausgangslage in die Entscheidung mit ein. Wenn Sie übergewichtig sind und abnehmen wollen, sollten Sie Ziel 1 – „Körperfett abnehmen" wählen. Wenn Sie hingegen übergewichtig sind, aber lieber mehr Muskeln aufbauen wollen, sollten Sie Ziel 2 – „Muskelmasse zunehmen" **vermeiden**, sondern entweder Ziel 1 – „Körperfett abnehmen" oder Ziel 3 – „gleichzeitig Körperfett abnehmen und Muskelmasse aufbauen" wählen.

Ab einem Körperfettgehalt über 15 % (Männer) beziehungsweise 18 % (Frauen) empfehle ich Ihnen, sich zunächst auf die Körperfettreduzierung zu konzentrieren. Ein Körperfettgehalt unter 15 % beziehungsweise 18 % ist im Allgemeinen gesünder und Muskeln sehen erst unter 12 % Körperfett richtig gut aus. Je geringer der Körperfettgehalt, desto leistungsfähiger sind Sie auch. Mit einem geringen Speicherfettanteil müssen Sie keine unnötige Energie aufwenden, um überflüssiges Gewicht zu tragen. Das gilt zumindest bis zu einem Körperfettgehalt bis 8 %. Unter einem Körperfettgehalt von 8 % sind die Organe nicht mehr ausreichend vom Speicherfett geschützt und dem Körper fehlen zudem Fettreserven, um den Körper und das Gehirn mit Energie zu versorgen, wenn die anderen Energiespeicher zur Neige gehen. Darüber hinaus ist Fettgewebe und ein Lebensstil, der einen hohen Körperfettanteil begünstigt, anfällig für sogenannte *freie Radikalen*. Je mehr solcher Moleküle Sie im Körper tragen, desto höher ist die Gefahr, an Krebs, Arteriosklerose („Verstopfung der Blutgefäße", führt schnell zu Herzinfarkten oder Schlaganfällen) und Alzheimer („Gedächtnisverlust" im Alter) zu erkranken.

Entscheiden Sie sich jetzt für eines der vier Ziele Körperfett abnehmen, Muskelmasse aufbauen, gleichzeitig Muskeln auf- und Fett abbauen oder die Figur halten. Als Hilfestellung habe ich Ihnen für einige Ziele eine Tabelle mit Empfehlungen erstellt.

Tab. 4: Mögliche Trainingsziele und empfohlene Ernährungsmethode

SPORTGRUPPE	KRAFT-TRAININGSZIEL	EMPFOHLENE ERNÄHRUNGSMETHODE bei einem Körperfettanteil unter 15 % (M) bzw. 18 % (W)	EMPFOHLENE ERNÄHRUNGSMETHODE bei einem Körperfettanteil über 15 % (M) bzw. 18 % (W)
Wettkampfgruppe: Sportartergänzendes Krafttraining für Spielsportler, Ausdauersport und technisch-kompositorische Sportarten mit regelmäßigen Wettkampfteilnahmen	Ziel 1: Kraftausdauer Schnellkraft Maximalkraft	Figur halten und an Kraft zunehmen mit Sporternährungsmethode	Fett abnehmen mit Low-Fat-Methode
Freizeitgruppe: Sport und Krafttraining zur Gesunderhaltung, zur Prophylaxe vor Schmerzen und als Ausgleich zum Alltag	Ziel 2: Kraftausdauer	Figur halten oder Muskeln aufbauen mit Sporternährungsmethode	Fett abnehmen mit Low-Carb-Methode
Rehagruppe: Krafttraining in der Reha zum Muskelaufbau nach Verletzungen oder Operationen	Ziel 3: Hypertrophie	Muskelmasse aufbauen mit Sporternährungsmethode	Gleichzeitig Fett abnehmen und Muskeln aufbauen mit Sporternährungsmethode mit Kaloriendefizit
Kraftsport: Krafttraining für Kraftsportler (Powerlifting, olympisches Gewichtheben, Kugelstoßen)	Ziel 4: Maximalkraft, Schnellkraft	Keine Fettreduktion. Muskeln aufbauen mit Sporternährungsmethode und Kalorienüberschuss	Muskelmasse aufbauen mit Sporternährungsmethode und Kalorienüberschuss
Fitnessgruppe: Bodybuilding und Fitnesstraining	Ziel 5: Männer: Hypertrophie, Frauen: Kraftausdauer	Muskelmasse aufbauen mit Sporternährungsmethode	Fett abnehmen mit Low Carb-Methode mit Kaloriendefizit

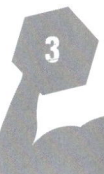

KRAFTTRAINING – SCHNELLER MUSKELAUFBAU

Ich will (bitte ankreuzen):

1. Körperfett abnehmen ☐
2. Muskelmasse aufbauen ☐
3. Gleichzeitig Körperfett abnehmen und Muskelmasse aufbauen ☐
4. Figur halten ☐

Sie haben eine Entscheidung getroffen, was Sie mit einer Ernährungsumstellung erreichen wollen. Das ist ein gutes Vorhaben, aber noch kein gutes Ziel. Es ist zu ungenau. Sie haben bereits im Kapitel „Motivation" gelernt, dass man bei der Zielsetzung seine Ziele immer so exakt wie möglich formulieren muss. Wir können jetzt berechnen, wie viel Muskeln Sie exakt zunehmen beziehungsweise wie viel Körperfett Sie abnehmen wollen.

Ziel eins: Körperfett abnehmen

Schauen Sie sich Abb. 11 „Körperfettanteile im Vergleich" an und entscheiden Sie, welchen Körperfettgehalt Sie haben möchten. Wenn Sie ein Körperfettmessgerät zur Verfügung haben, nutzen Sie dieses, um Ihren Fortschritt zu verfolgen. Wenn Sie nur eine Körperwaage zur Verfügung haben, rechnen Sie nach der folgenden Formel, um eine Protokollierung des Fortschritts möglich zu machen:

1. Derzeitiges Körpergewicht in Kilogramm x (multiplizieren mit) derzeitigem Körperfettanteil in Prozent (Schreibweise 0,xx) = derzeitige Fettmasse.
2. Derzeitiges Körpergewicht in Kilogramm – (minus) derzeitige Fettmasse = derzeitige fettfreie Körpermasse.
3. Fettfreie Körpermasse : (dividiert durch) angestrebte fettfreie Körpermasse in Prozent (Schreibweise 0,xx) = Zielgewicht.
4. Derzeitiges Körpergewicht – (minus) Zielgewicht = so viele Kilogramm Fett müssen noch runter.

Formel nach Kleiner & Greenwood-Robinson, 2013

Beispiel:

Ein Mann mit 78 kg Gewicht hat einen Körperfettanteil von 18 % (Schreibweise für die Formel 0,18). Das Ziel sind 10 % Körperfett (also 90 % fettfreie Körpermasse. Schreibweise für die Formel: 0,90).

1. 78 kg x 0,18 = 14 kg Fettmasse
2. 78 kg – 14 kg = 64 kg fettfreie Körpermasse
3. 64 kg : 0,90 = 71 kg Zielgewicht
4. 78 kg – 71 kg = 7 kg Fett müssen noch runter.

Sie kennen nun Ihr Zielgewicht. Bei einer Ernährung mit Ziel eins – „Körperfett abnehmen" ist eine Körperfettreduktion von **2 kg pro Monat** realistisch. **Damit sind nicht 2 kg Gesamtgewicht auf der Waage gemeint!** Eine Körperwaage ist trügerisch, denn sie misst nur das Gesamtgewicht. Da man bei einer Ernährungsumstellung aber meistens erst Wasser verliert, wird der erste Gewichtsverlust durch Wasserverlust verursacht, nicht durch reinen Fettverlust! Nutzen Sie deshalb lieber ein Körperfettmessgerät und nicht die Waage zur Kontrolle.

MUSKELN OHNE PULVER

Beispiel:

Der Mann aus der Beispielberechnung zuvor muss 7 kg Fett abnehmen, um seinen Wunschkörperfettgehalt zu erreichen. Da 2 kg pro Monat bei Ziel zwei – „Körperfett abnehmen" realistisch sind, wird er dreieinhalb Monate benötigen, um sein Ziel zu erreichen.

Schreiben Sie nun Ihr endgültiges Ziel auf:

▶ Ich werde _____ kg Fett in _____ Monaten abnehmen.

Ziel zwei: Muskelmasse aufbauen

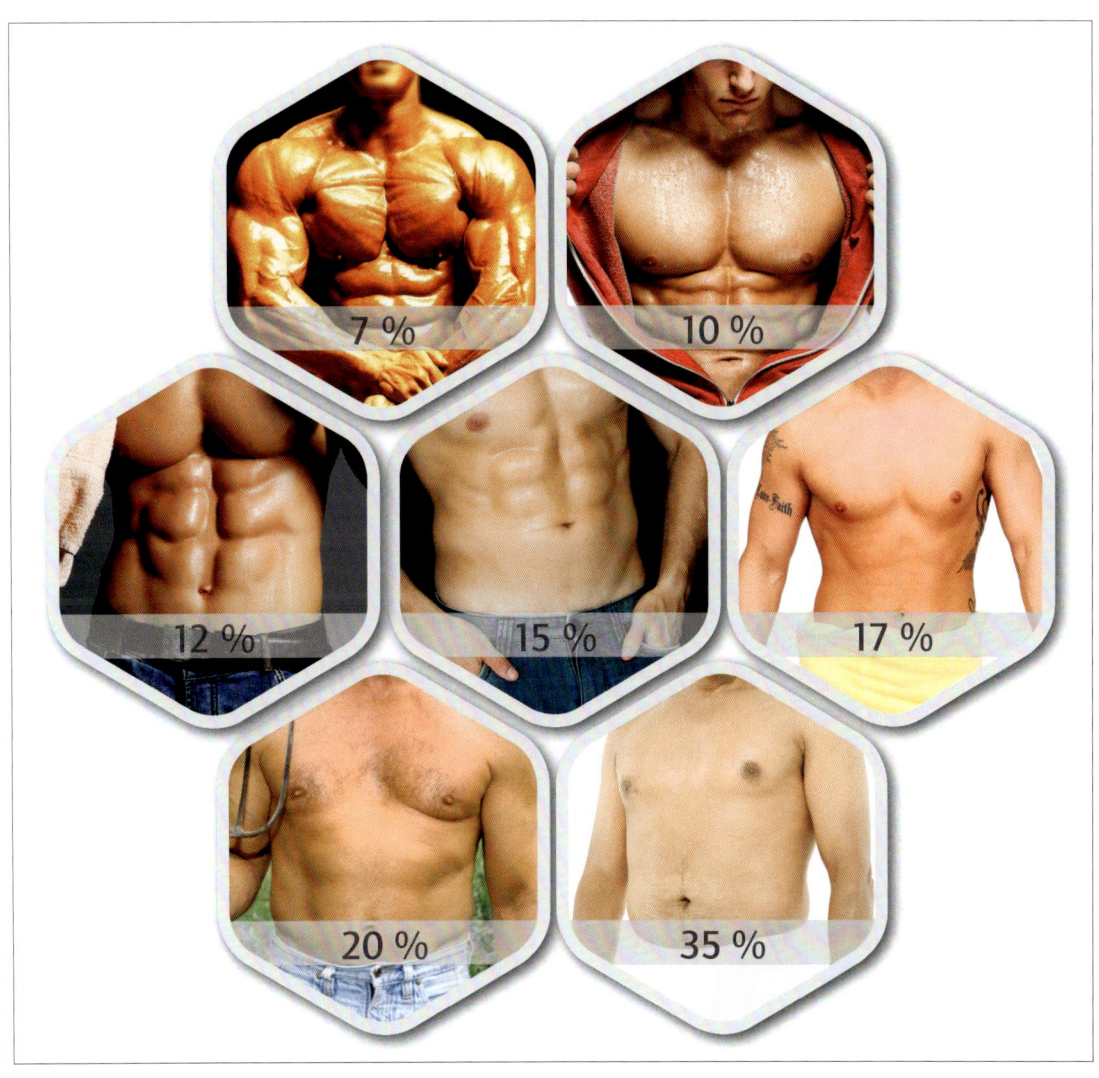

Abb. 11: Körperfettanteile im Vergleich.
© Grafik: Christian Kierdorf; © Bilder: Thinkstock

KRAFTTRAINING – SCHNELLER MUSKELAUFBAU

Nehmen Sie Ihr derzeitiges Gewicht und setzen Sie sich eines der folgenden Ziele (bitte ankreuzen):

1. Als Anfänger: Ich werde 5 kg mehr Muskelmasse ohne Fettzunahme in sechs Monaten aufbauen ☐
2. Als Fortgeschrittener: Ich werde 5 kg mehr Muskelmasse ohne Fettzunahme in 12 Monaten aufbauen ☐
3. Als Leistungssportler oder Topathlet: Ich werde 5 kg mehr Muskelmasse ohne Fettzunahme in 18 Monaten aufbauen ☐

Sie können sich auch eigene Ziele setzen. Die hier aufgezählten Richtwerte sollen als realistische Orientierungshilfe für Ziel drei – „gleichzeitig Körperfett abnehmen und Muskelmasse aufbauen" dienen.

Ziel drei: Gleichzeitig Körperfett abnehmen und Muskelmasse aufbauen

Der Prozess, gleichzeitig Körperfett abzunehmen und Muskelmasse aufzubauen, dauert länger, als wenn man sich erst nur auf die Körperfettreduktion und anschließend auf den Muskelaufbau konzentriert. Als Anfänger kann man in 12 Monaten 24 kg Fett abnehmen und bis zu 8 kg Muskelmasse aufbauen, wenn man sich die ersten sechs Monate separat auf Ziel eins – „Körperfett abnehmen" und die nächsten sechs Monate auf Ziel zwei – „Muskelmasse aufbauen" konzentriert. Wenn Sie Ziel drei – „gleichzeitig Körperfett abnehmen und Muskelmasse aufbauen" wählen, werden Sie „nur" 12 kg Fett verlieren und 6 kg Muskeln zunehmen (Richtwerte!). Prüfen Sie deshalb zunächst, ob Sie vielleicht doch schneller Fett abbauen möchten und sich anschließend auf die Muskeln konzentrieren.

Wenn Sie sich für Ziel drei – „gleichzeitig Körperfett abnehmen und Muskelmasse aufbauen" entscheiden, schauen Sie sich auf Abb. 11 „Körperfettanteile im Vergleich" auf Seite 215 an, um zu entscheiden, welchen Körperfettgehalt Sie anstreben. Berechnen Sie nach der folgenden Formel, wie viel Körperfett Sie in kg abbauen müssen, damit Sie den Ziel-Körperfettgehalt erreichen:

1. Derzeitiges Körpergewicht in Kilogramm x (multiplizieren mit) derzeitigem Körperfettanteil in Prozent (Schreibweise 0,xx) = derzeitige Fettmasse.
2. Derzeitiges Körpergewicht in Kilogramm – (minus) derzeitige Fettmasse = derzeitige fettfreie Körpermasse.
3. Fettfreie Körpermasse : (dividiert durch) angestrebte fettfreie Körpermasse in Prozent (Schreibweise 0,xx) = Zielgewicht.
4. Derzeitiges Körpergewicht – (minus) Zielgewicht = so viele Kilogramm Fett müssen noch runter.

Beispiel: Ein Mann mit 78 kg Gewicht hat einen Körperfettanteil von 18 % (Schreibweise für die Formel 0,18). Das Ziel sind 10 % Körperfett (also 90 % fettfreie Körpermasse. Schreibweise für die Formel: 0,90).

1. 78 kg x 0,18 = 14 kg Fettmasse
2. 78 kg – 14 kg = 64 kg fettfreie Körpermasse
3. 64 kg : 0,90 = 71 kg Zielgewicht
4. 78 kg – 71 kg = 7 kg Fett müssen noch runter.

Sie wissen nun, wie viel Körperfett es zu verlieren gilt. Bei einer Ernährung mit Ziel drei – „gleichzeitig Fett abnehmen und Muskeln aufbauen" ist eine Körperfettreduktion von **1 kg pro Monat** realistisch ist. **Damit ist nicht 1 kg Gesamtgewicht auf der Waage gemeint!** Eine Körperwaage ist trügerisch, denn sie misst nur das Gesamtgewicht. Da man bei einer Ernährungsumstellung aber meistens erst Wasser verliert, wird der erste Gewichtsverlust durch Wasserverlust verursacht, nicht durch reinen Fettverlust! Nutzen Sie deshalb lieber ein Körperfettmessgerät und nicht die Waage zur Kontrolle.

Beispiel:
Der Mann aus der Beispielberechnung zuvor muss 7 kg Fett abnehmen. Da 1 kg pro Monat bei Ziel drei – „gleichzeitig Muskelmasse aufbauen und Körperfett abnehmen" realistisch ist, wird er sieben Monate benötigen, um sein Ziel zu erreichen.

Für die Muskelmassezunahme können Sie sich an den folgenden Richtwerten orientieren:

- Als Anfänger: 3 kg mehr Muskelmasse ohne Fettzunahme in sechs Monaten.
- Als Fortgeschrittener: 3 kg mehr Muskelmasse ohne Fettzunahme in 12 Monaten.
- Als Leistungssportler oder Topathlet: 3 kg mehr Muskelmasse ohne Fettzunahme in 18 Monaten.

Ziel vier: Figur halten

Insbesondere, wenn Sie zufrieden mit Ihrer Figur sind, zum Beispiel, nachdem Sie eines der oben genannten Ziele erreicht haben, ist regelmäßiges Krafttraining und gezielte Ernährung wichtig, damit Sie Ihre Konstitution behalten. In diesem Fall sollten Sie nicht aufschreiben, wie viele Kilogramm Fett Sie verlieren beziehungsweise Muskeln Sie aufbauen möchten, sondern notieren Ihre derzeitigen Werte. Denn diese Werte zu halten, ist schließlich Ihr Ziel.

Meine aktuellen Werte:
- Körpergröße: _____ cm
- Körpergewicht: _____ kg
- Körperfettanteil: _____ %

Ihr Ziel

Schreiben Sie nun Ihr endgültiges Ziel auf:
Ich werde _____ kg Fett in _____ Monaten abnehmen und _____ kg Muskeln in _____ Monaten zunehmen.

Zusammenfassung Schritt eins

Der erste Schritt zum optimalen Ernährungsplan besteht in der Zielsetzung: Legen Sie eines der vier Ziele (Muskelmasse aufbauen, Körperfett abnehmen, gleichzeitig Körperfett abnehmen und Muskelmasse aufbauen und die Figur halten) fest und berechnen Sie, wie viele Kilogramm Fett Sie abnehmen beziehungsweise Muskeln Sie zulegen müssen, um Ihr Ziel zu erreichen.

KRAFTTRAINING – SCHNELLER MUSKELAUFBAU

5.2.2 Schritt zwei: Wählen Sie die Methode

Nachdem Sie Ihr Ziel bestimmt haben, lernen Sie die Methode kennen, mit der Sie Ihr Ziel erreichen. Für die vier Ziele stelle ich drei Diätmethoden vor:

- Low-Carb-Methode,
- Low-Fat-Methode,
- Sporternährungsmethode.

Die Diätmethode gibt vor, wie die Nährstoffverteilung Ihrer täglichen Nahrungsmittelversorgung aussehen soll. Darüber hinaus haben Sie eine Orientierung, welche Lebensmittel gut oder schlecht für Ihr Ziel sind.

Für die Ziele 2-4 (Muskeln aufbauen, gleichzeitig Muskeln aufbauen und Körperfett abnehmen und Figur halten) empfehle ich, die Sporternährungsmethode zu wählen. Bei Ziel eins – „Körperfett abbauen" sollten Sie sich zwischen der Low-Carb- und Low-Fat-Methode entscheiden. Die folgende Tabelle zeigt diese Einteilung in einer Übersicht. Kreuzen Sie an, welche Methode für Sie geeignet ist.

Tab. 5: Ziele und Diätmethoden

ZIELE					
KÖRPERFETT ABNEHMEN		MUSKELN AUFBAUEN	GLEICHZEITIG FETT ABNEHMEN UND MUSKELN AUFBAUEN	FIGUR HALTEN	
MEIN ZIEL (bitte ankreuzen)					
☐		☐	☐	☐	
DIÄTMETHODE ZUM ERREICHEN DES ZIELS					
LOW-CARB	LOW-FAT	SPORTERNÄHRUNG	SPORTERNÄHRUNG	SPORTERNÄHRUNG	
Bei „Sport in der Freizeit"	Bei Sport mit Wettkämpfen	Bei jeder Sportart anwendbar	Bei jeder Sportart anwendbar	Bei jeder Sportart anwendbar	
NÄHRSTOFFVERTEILUNG DER DIÄTMETHODE					
Kohlenhydrate: 5-15 % Fette: 50-70 % Proteine: 25-35 %	Kohlenhydrate: 50-70 % Fette: 5-15 % Proteine: 25-35 %	Kohlenhydrate: 55-65 % Fette: 15-25 % Proteine: 20-30 %	Kohlenhydrate: 55-65 % Fette: 15-25 % Proteine: 20-30 %	Kohlenhydrate: 55-65 % Fette: 15-25 % Proteine: 20-30 %	
MEINE DIÄTMETHODE (bitte ankreuzen)					
☐	☐	☐	☐	☐	

MUSKELN OHNE PULVER

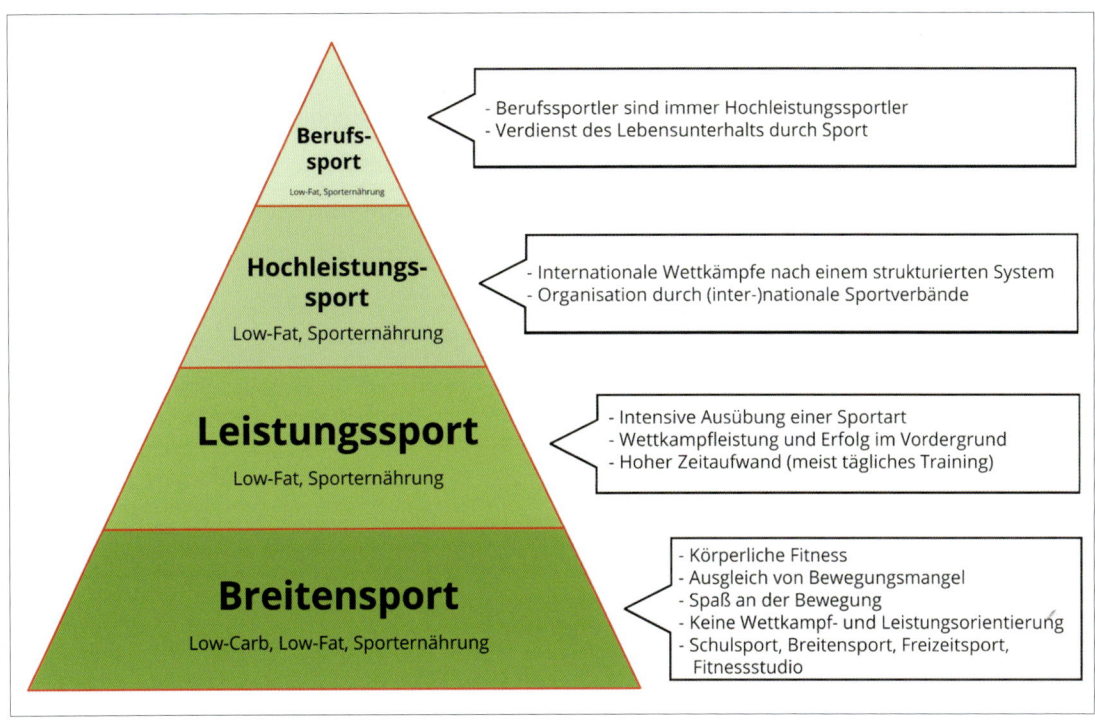

Abb. 12: Einordnung von Diätmethoden bei verschiedenen Sportebenen

Die Entscheidung zwischen Low-Carb und Low-Fat hängt davon ab, wie viel Sport Sie neben dem Kraftsport betreiben. Je mehr Sport Sie treiben und je intensiver diese sportlichen Belastungen sind, desto eher müssen Sie auf die Low-Fat-Methode zurückgreifen. Ansonsten wählen Sie die Low-Carb-Methode, die im Jahr 2014 als „die beste Diätmethode zur Fettreduktion" bezeichnet wurde (vgl. Bazzano et al., 2014).

Bei intensiven Belastungen, wie Sprints oder sehr langen Ausdauerbelastungen, werden mehr Kohlenhydrate benötigt, da sonst zu früh eine Erschöpfung eintritt. Bei der Low-Carb-Methode werden Kohlenhydrate bewusst reduziert. Zur Orientierung benutzen Sie Tab. 5 mit Belastungsbeschreibungen und exemplarischen Sportarten. Abb. 13 „Erschöpfung nach Sport bei verschiedenen Ernährungsmethoden" verdeutlicht zusätzlich, welchen Einfluss die Ernährung auf die Leistungsfähigkeit hat. Mit diesen Informationen können Sie eine gute Entscheidung treffen.

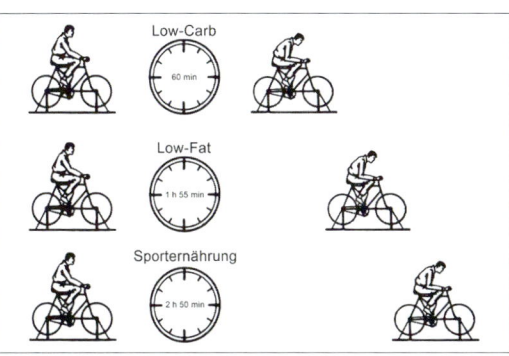

Abb. 13: Erschöpfung nach Sport bei verschiedenen Ernährungsmethoden

KRAFTTRAINING – SCHNELLER MUSKELAUFBAU

a) Erläuterungen zur Sporternährungsmethode

In diesem Abschnitt wird erklärt, wieso sich die Sporternährungsmethode am besten für die Ziele 2-4 (Muskelmasse aufbauen, gleichzeitig Muskeln auf- und Körperfett abbauen und Figur halten) eignet.

Die Sporternährungsmethode gibt ein ausgeglichenes Nährstoffverhältnis von Kohlenhydraten, Fetten und Proteinen vor. Deshalb eignet sich diese Methode am besten für die Ziele 2-4. Der Körper hat bei der ausgeglichenen Nährstoffverteilung immer ausreichend Nährstoffe zur Verfügung, um neues Muskelgewebe zu bilden respektive zu erhalten. Bei Diätformen zur Körperfettreduktion ist dies nicht der Fall, da man den Körper dazu bringen möchte, an seine (Körperfett-)Reserven zu gehen. Das macht der Körper nur, wenn es Defizite in irgendeiner Form gibt.

Die Sporternährungsmethode gewährleistet zudem, dass der Körper ein für das Muskelwachstum wichtiges Hormon namens **Insulin** in ausreichender Menge produziert. Insulin hat die Eigenschaft, Muskeln aufbauen zu lassen. Der Nachteil an diesem Hormon ist, dass es den Fettabbau blockiert und sogar die Einlagerung von neuem Körperfett fördert, weshalb sich die Sporternährungsmethode nicht für die schnelle Fettreduktion eignet.

Seinen Namen erhält die Sporternährungsmethode, da diese Nährstoffverteilung und Vorgehensweise bei Diäten in der sportwissenschaftlichen Literatur diesen Namen trägt. Auch die Low-Carb- oder Low-Fat-Methoden werden von Sportlern angewendet und könnten daher den Namen „Sporternährung" tragen. In der Lehre der **Ökotrophologie** (Haushalts- und Ernährungswissenschaften, von den griechischen Wörtern *oikos* für *Haus* und *trophe* für *Ernährung*) wird keine Unterscheidung zwischen einer „Sporternährung" und einer gesunden Ernährung für alle Menschen gemacht. Lediglich die Menge der Nährstoffe, die verzehrt werden muss, ist beim Sportler größer. Schließlich muss ein Sportler aufgrund des höheren Verbrauchs an Nährstoffen diesen Bedarf wieder decken.

b) Erläuterungen zur Low-Carb- und Low-Fat-Methode

In diesem Abschnitt wird erklärt, wieso sich die Low-Carb- und die Low-Fat-Methoden am besten für Ziel eins – „Körperfett abnehmen" eignen.

Anfangs ist es einfacher, sich bestimmte Nährstoffe als „Feinde" zu nehmen. Man muss sich schließlich als Anfänger auf dem Gebiet der Ernährung erst einmal im Dschungel von Fachbegriffen wie Proteinen, Kohlenhydraten und Fetten zurechtfinden. Auf Kalorienzählen direkt am Anfang haben die wenigsten Lust.

Diätmethoden nach den Low-Carb- oder Low-Fat-Schema sind erfolgreich, da sie dem Anwender eine klare Struktur geben, an der man sich auch ohne großes Kalorienzählen orientieren kann. Durch die Einschränkung von Fetten

(Low-Fat) beziehungsweise Kohlenhydraten (Low-Carb) sorgen Sie dafür, dass Ihre Energiezufuhr nicht mehr über Ihrem Kalorienverbrauch liegt, wie es heutzutage, bedingt durch den Verzehr „böser" Nahrungsmittel, üblich ist. Denn sowohl Fett als auch Kohlenhydrate dienen als Energielieferanten für den Körper.

Wie ein Auto Benzin (oder Strom) zum Fahren benötigt, braucht der Körper Kohlenhydrate und Fette. Es handelt sich um zwei Energiequellen, die für den Antrieb von verschiedenen Funktionen dienen: In der einen Situation kann der Körper besser Kohlenhydrate verarbeiten (zum Beispiel für das Denken, Konzentrieren, Lernen, Sprinten und schnellkräftige Bewegungen im Allgemeinen). In der anderen Situation kann er besser mit Energie aus Fetten arbeiten (zum Beispiel Spazierengehen, langsames Laufen, ausdauernde Bewegungen im Allgemeinen).

Es hat sich herausgestellt, dass es im Alltag einfacher ist, sich auf die Reduktion eines Teilbereichs zu konzentrieren, insbesondere, wenn man eine körperliche Veränderung wie die Reduktion von Körperfett erwirken möchte. Das heißt, man schränkt entweder nur die Fette oder nur die Kohlenhydrate ein. Das ist erstens einfacher für das Verständnis eines Laien. Zum anderen ist eine gleichzeitige hohe Fett- und Kohlenhydratzufuhr fatal im Sinne des Fettabbaus.

Kohlenhydrate schütten das Hormon Insulin aus. Insulin stoppt die Fettverbrennung. Außerdem fördert es den Fettaufbau. Beim Verzehr von Nahrungsmitteln mit hohem Kohlenhydrat- und Fettanteil (zum Beispiel ein Brötchen, mit Butter beschmiert) wird das Fett also augenblicklich eingelagert. Kohlenhydrate sind sehr wichtige Energielieferanten. Man kann diesen Tipp nicht jedem geben. Personen, die häufig schnellkräftigen Bewegungen (zum Beispiel bei Vereinssportaktivitäten wie Fußball oder Tennis) oder anspruchsvollen geistigen Belastungen (zum Beispiel Lernen für wichtige Prüfungen) ausgesetzt sind, brauchen eine entsprechende Menge Kohlenhydrate. Andernfalls leidet die Leistungsfähigkeit darunter stark. Wenn Sie das Ziel „Körperfett abnehmen" haben, **legen Sie von vornherein fest, ob für Sie die Low-Fat- oder Low-Carb-Ernährung sinnvoller ist und wägen Sie Ihre Entscheidung anhand des Umfangs und der Intensität Ihrer sportlichen Betätigung ab**.

c) Gute und böse Nahrungsmittel

Zur einfachen praktischen Anwendung im Alltag habe ich handelsübliche Lebensmittel in „gute" und „schlechte" Nahrungsmittel aufgeteilt. Dabei bezieht sich die Wertung zwischen gut und schlecht auf die drei Diätmethoden Low-Carb, Low-Fat und Sporternährungsmethode.

Zum Verständnis: Es gibt an sich keine guten oder schlechten Nahrungsmittel. Sofern ein Nahrungsmittel als Produkt in einem gewöhnlichen Supermarkt erworben werden kann, unterliegt es Vorschriften und Gesetzen, die gerade in Deutschland besonders streng sind. Sie können

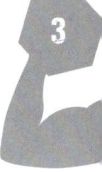

KRAFTTRAINING – SCHNELLER MUSKELAUFBAU

daher darauf vertrauen, dass alle normal erhältlichen Nahrungsmittel in Deutschland nicht schädlich für den Körper sind – es sei denn, Sie haben eine Allergie oder Unverträglichkeit gegenüber bestimmten Inhaltsstoffen von Nahrungsmitteln. Konsultieren Sie daher einen Arzt, bevor Sie die hier genannten Ernährungsempfehlungen ausprobieren.

Tab. 6: Gute und schlechte Nahrungsmittel für die Low-Carb-Methode

GUTE UND SCHLECHTE NAHRUNGSMITTEL FÜR DIE LOW-CARB-METHODE	
GUT	SCHLECHT
Gemüse jeder Art	Früchte (nur in geringen Mengen)
Rinder-, Geflügel-, Kalb- und Schweinefleisch	Nudeln
Fisch mit hohem Fettgehalt (zum Beispiel Lachs oder Forelle)	Kekse
Käse 45 % Fett i. Tr.	Kuchen
Margarine	Reis
Pflanzenöle mit hohem Anteil mehrfach ungesättigter Fettsäuren (zum Beispiel Olivenöl)	Weißmehlprodukte (Brötchen, Graubrot, Pizza, Zerealien)
Quark	Joghurt
Eier	Müsli
Buttermilch	Zerealien
Gekochter Schinken (ohne Fettrand)	Kalorienhaltige Getränke (zum Beispiel Milchshake, Apfelsaft, Apfelschorle, Bier)
Nüsse (nicht geröstet oder gesalzen; zum Beispiel Walnüsse)	Chips
Haferflocken (in sehr geringer Menge zur Deckung des Minimalbedarfs an Kohlenhydraten und zur ausreichenden Vitamin- und Ballaststoffversorgung)	Pizza
Vollkornbrot (in sehr geringer Menge zur Deckung des Minimalbedarfs an Kohlenhydraten und zur ausreichenden Vitamin- und Ballaststoffversorgung)	Eiscreme
Gewürze (neutral, enthalten keine Kalorien)	Fertigsaucen
Wasser	In Fett eingelegtes Fleisch (z. B. Dönerfleisch)
Hülsenfrüchte (zum Beispiel Kidneybohnen oder Erbsen)	Sahne

Tab. 7: Gute und schlechte Nahrungsmittel für die Low-Fat-Methode

GUTE UND SCHLECHTE NAHRUNGSMITTEL FÜR DIE LOW-FAT-METHODE	
GUT	SCHLECHT
Gemüse jeder Art	Joghurt
Geflügel- und Schweinefleisch	Weißmehlprodukte (Brötchen, Graubrot, Milchbrötchen)
Fisch mit geringem Fettgehalt (zum Beispiel Seelachs und Thunfisch in eigenem Saft und Aufguss)	Butter und Margarine
Geflügelaufschnitt	Kuchen
Vollkornprodukte (Vollkornnudeln, -reis; -brot)	Müsli (wenn, nur in geringen Mengen und ohne Zusatz von Nüssen)
In geringen Mengen Pflanzenöle mit hohem Anteil mehrfach ungesättigter Fettsäuren (zum Beispiel Olivenöl)	Zerealien
Kartoffeln	Nüsse
Eier (nur das Eiweiß)	Kalorienhaltige Getränke (zum Beispiel Milchshake, Apfelsaft, Apfelschorle, Bier)
Haferflocken	Chips
Reis	Pizza
Früchte	Eiscreme
Kalorienreduzierter Ketchup	Fertigsaucen
Gewürze (neutral, enthalten keine Kalorien)	Kekse
Wasser	In Fett eingelegtes Fleisch (z. B. Dönerfleisch)
Hülsenfrüchte (zum Beispiel Kidneybohnen oder Erbsen)	Sahne

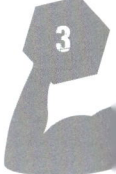

KRAFTTRAINING – SCHNELLER MUSKELAUFBAU

Tab. 8: Gute und schlechte Nahrungsmittel für die Sporternährungsmethode

GUTE UND SCHLECHTE NAHRUNGSMITTEL FÜR DIE SPORTERNÄHRUNGSMETHODE	
GUT	SCHLECHT
Gemüse jeder Art	Joghurt
Geflügel- und Schweinefleisch	Weißmehlprodukte (Brötchen, Graubrot, Milchbrötchen)
Fisch mit geringem Fettgehalt (zum Beispiel Seelachs und Thunfisch in eigenem Saft und Aufguss)	Butter und Margarine
Geflügelaufschnitt	Kuchen
Vollkornprodukte (Vollkornnudeln, -reis; -brot)	Müsli (wenn, nur in geringen Mengen und ohne Zusatz von Nüssen)
In geringen Mengen Pflanzenöle mit hohem Anteil mehrfach ungesättigter Fettsäuren (zum Beispiel Olivenöl)	Zerealien
Kartoffeln	Nüsse
Eier (nur das Eiweiß)	Kalorienhaltige Getränke (zum Beispiel Milchshake, Apfelsaft, Apfelschorle, Bier)
Haferflocken	Chips
Reis	Pizza
Früchte	Eiscreme
Kalorienreduzierter Ketchup	Fertigsaucen
Gewürze (neutral, enthalten keine Kalorien)	Kekse
Wasser	In Fett eingelegtes Fleisch (z. B. Dönerfleisch)
Hülsenfrüchte (zum Beispiel Kidneybohnen oder Erbsen)	Sahne

Zusammenfassung Schritt zwei

Für jedes Ziel gibt es eine ideale Diätmethode, um das Ziel zu erreichen. Wählen Sie zwischen der Sporternährungs-, Low-Fat- oder Low-Carb-Methode. Berücksichtigen Sie bei der Wahl der Diätmethode auch Ihr Sportpensum.

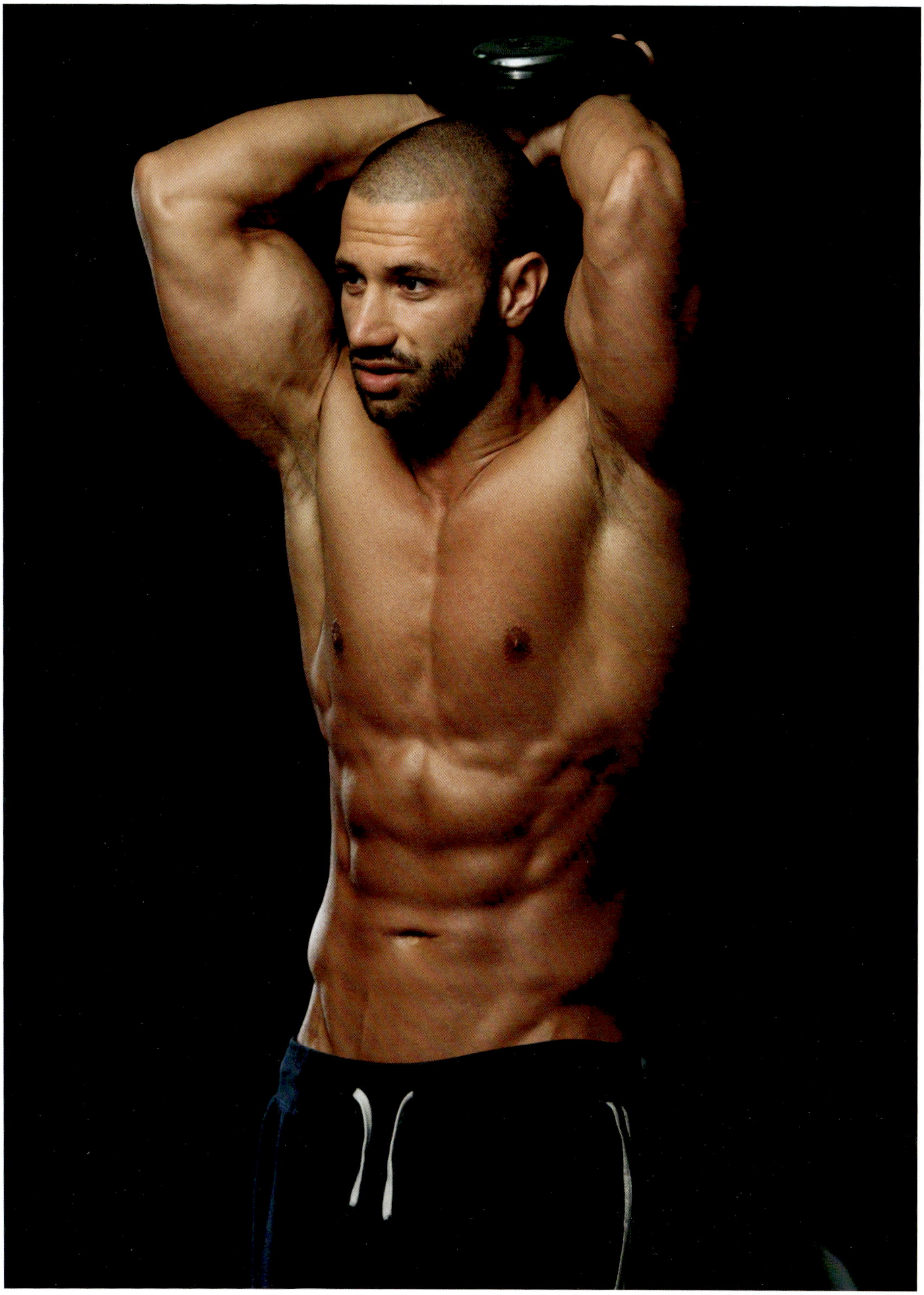

MUSKELN OHNE PULVER

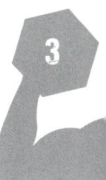

KRAFTTRAINING – SCHNELLER MUSKELAUFBAU

Exkurs Ernährungsgrundlagen: Kohlenhydrate, Fette, Proteine, Kalorien und Vitamine

Kenntnisse über die Ernährungsgrundlagen zu beziehen, ist wichtig, um individuelle Ernährungspläne zu gestalten. Nehmen wir an, Sie haben die Low-Carb-Methode gewählt und sehen im Beispiel-Ernährungsplan zum Frühstück ein Gericht mit sechs Eiern. Sie ziehen die Augenbrauen hoch und denken sich: „Das kann ich nicht essen, ich mag keine Eier zum Frühstück" oder: „Ich habe keine Zeit, mir morgens Eier zu braten." Das ist in Ordnung, jeder Mensch sollte essen, was er mag und wie es ihm am besten passt.

Mit Basiswissen zu wichtigen Ernährungsbegriffen wie **Kohlenhydraten, Fetten, Proteinen, Kalorien, Vitaminen** und **Mineralstoffen** können Sie leicht Ihren Ernährungsplan adäquat anpassen. Es ist wie mit dem Bauern, der Hunger hat. Wenn Sie dem Bauern einen Fisch geben, wird er seinen Hunger für eine Weile stillen können. Spätestens am nächsten Tag wird der Bauer jedoch wieder Hunger haben. Wenn Sie dem Bauern stattdessen das Fischen beibringen, kann er sich ein Leben lang selbst ernähren. Ich bringe Ihnen jetzt das Fischen bei, damit Sie sich im Zweifel nicht mit Eiern am Frühstückstisch abfinden müssen.

Der menschliche Körper macht keine Pause. Er arbeitet auch im Schlaf – er atmet, heizt, verdaut, baut neue Zellen auf und versorgt Gehirn und Organe kontinuierlich mit Energie und Nährstoffen. Tag und Nacht laufen lebensnotwendige Prozesse ab. Die Energie und Baustoffe für diese und andere Prozesse müssen wir über Nahrungsmittel jeden Tag neu aufnehmen.

Nahrungsmittel bestehen aus verschiedenen Bestandteilen. Die Bestandteile nennt man **Nährstoffe** oder **Nährwerte**. Die Hauptbestandteile werden **Proteine**, **Kohlenhydrate** und **Fette** genannt. Daneben gibt es **Vitamine**, **Mineralstoffe** und **Spurenelemente**. Die verschiedenen Bestandteile erfüllen alle unterschiedliche Funktionen. Eine Übersicht zeigt Abb. 14 „Funktionen und Vorkommen der Nährstoffe im Überblick".

a) Allgemeine Regeln für eine gesunde Ernährung

Die folgenden Richtlinien verstehen sich als übergeordnete Regeln für eine gesunde Ernährung.

MUSKELN OHNE PULVER

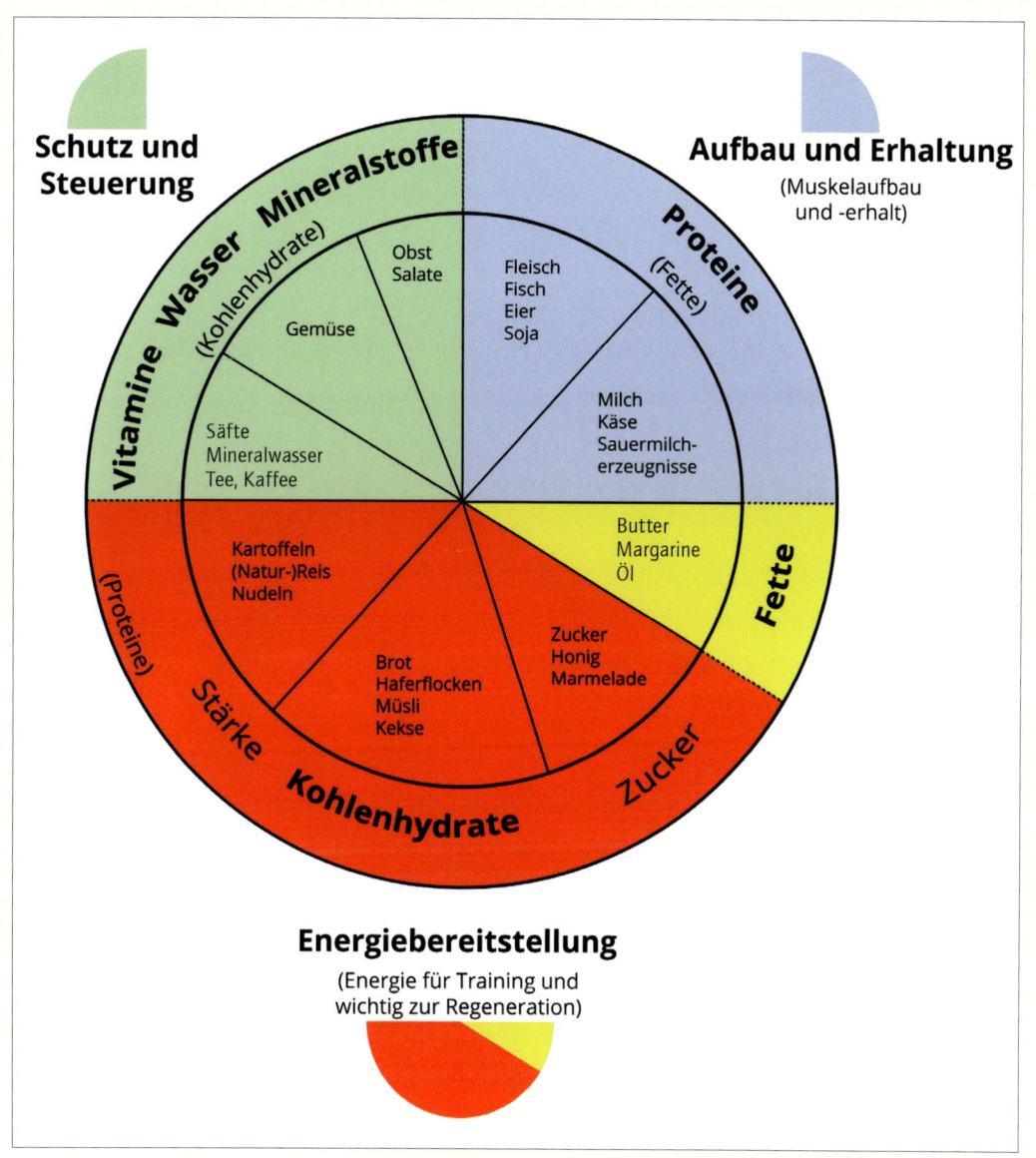

Abb. 14: Funktionen und Vorkommen der Nährstoffe im Überblick (verändert nach Geiss & Hamm, 2008)

Komplexe Kohlenhydrate

Kohlenhydrate sollten immer in Form von komplexen und ballaststoffhaltigen Nahrungsmitteln aufgenommen werden. Gute Quellen dafür sind frisches und tiefgefrorenes Gemüse, Kartoffeln, Vollkornnudeln, Reis und in Maßen auch Obst.

KRAFTTRAINING – SCHNELLER MUSKELAUFBAU

Gute Fette
Fettarme Lebensmittel mit einem hohen Anteil an mehrfach ungesättigten Fettsäuren sollten die meisten der Fettkalorien ausmachen, die Sie verzehren. Streich- und Zubereitungsfette sollten vermieden werden.

Hochwertige Proteine
Insbesondere Kraftsportler haben einen erhöhten Bedarf an Proteinen, der gedeckt werden muss. Proteine mit hoher biologischer Wertigkeit eignen sich als beste Quellen, da sie alle essenziellen Aminosäuren enthalten und gut verdaulich sind. Fisch, fettarmes Fleisch, Eier, fettarmer Käse und Hülsenfrüchte stellen ideale Proteinquellen dar.

Hohe Nährstoffdichte
Bevorzugen Sie immer Nahrungsmittel, die ein günstiges Verhältnis von Vitaminen und Mineralstoffen im Verhältnis zum Kaloriengehalt haben. Dazu zählen frisches und tiefgefrorenes Obst und Gemüse, Küchenkräuter, Vollkorn- und fettarme Milchprodukte.

Viel Wasser
Wasser ist kein Durstlöscher. Wenn Sie Durst haben, besteht bereits ein Mangel an Wasser im Körper, der bis zu 15 % Leistungsminderung zur Folge haben kann. Trinken Sie mindestens 3 l Wasser am Tag, um Wasser- und Mineralstoffverluste über Schweiß auszugleichen und dem Körper ausreichend Ressourcen für Wachstumsprozesse zur Verfügung zu stellen.

Persönliche Verträglichkeit
Bei allen Vorgaben, wie eine exzellente Ernährung aussehen sollte, gilt immer noch, dass Sie die Nahrungsmittel auch gut verdauen können und sie Ihnen schmecken. Wählen Sie nur Lebensmittel, mit denen Sie sich dauerhaft anfreunden können.

MUSKELN OHNE PULVER

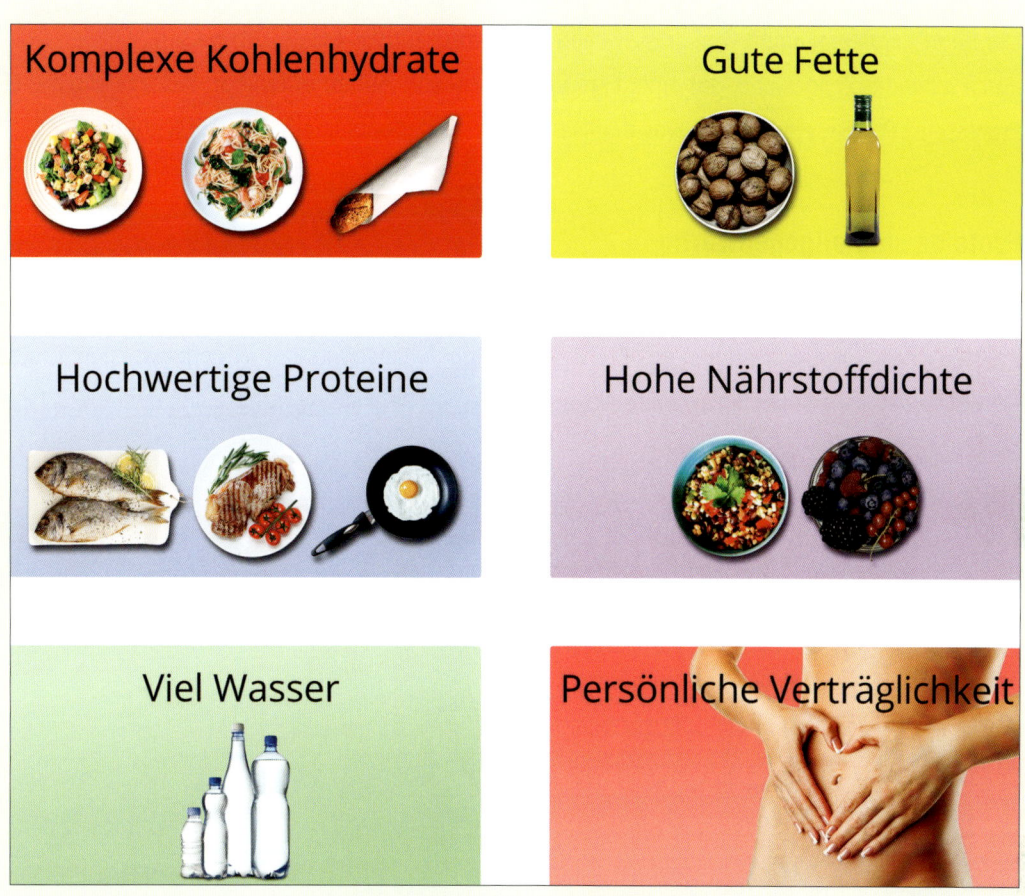

Abb. 15: Richtlinien für eine gesunde Ernährung
© Grafik: Christian Kierdorf; © Bilder: Artem Furman, AGorohov, kornienko – photodune.net und mousema-de – creativemarket.com

b) Proteine

Mit Proteinen muss man sich zwangsläufig auseinandersetzen, wenn es um Krafttraining geht. Muskeln bestehen aus Proteinen und man muss den Proteinanteil in der täglichen Ernährung erhöhen, um schnell Muskeln aufzubauen.

Proteine dienen dem Körper als Baustoff. Dieser Baustoff muss dem Körper immer wieder neu zugeführt werden, da sich Zellstrukturen in einem ständigen Auf- und Abbau befinden.

KRAFTTRAINING – SCHNELLER MUSKELAUFBAU

Der Begriff *Protein* stammt vom griechischen Wort *protos* für *das Leben*. Lebewesen zeichnen sich durch lebendes Zellgewebe, das einem ständigen Auf- und Abbau unterliegt, aus. Für alle diese Prozesse ist Protein erforderlich, was den Namen dieses bedeutsamen Nährstoffs auszeichnet.

Proteine sind allgegenwärtig

Knochen, Sehnen, Bindegewebe, Haare, Nägel, Blutgefäße, Blutzellen, Haut und Organe des menschlichen Körpers bestehen aus Proteinen. Es handelt sich um eine allgegenwärtige Struktur im Körper. Es gibt keinen biochemischen Prozess, an dem sie nicht beteiligt sind. Nur Wasser ist noch häufiger anzutreffen.

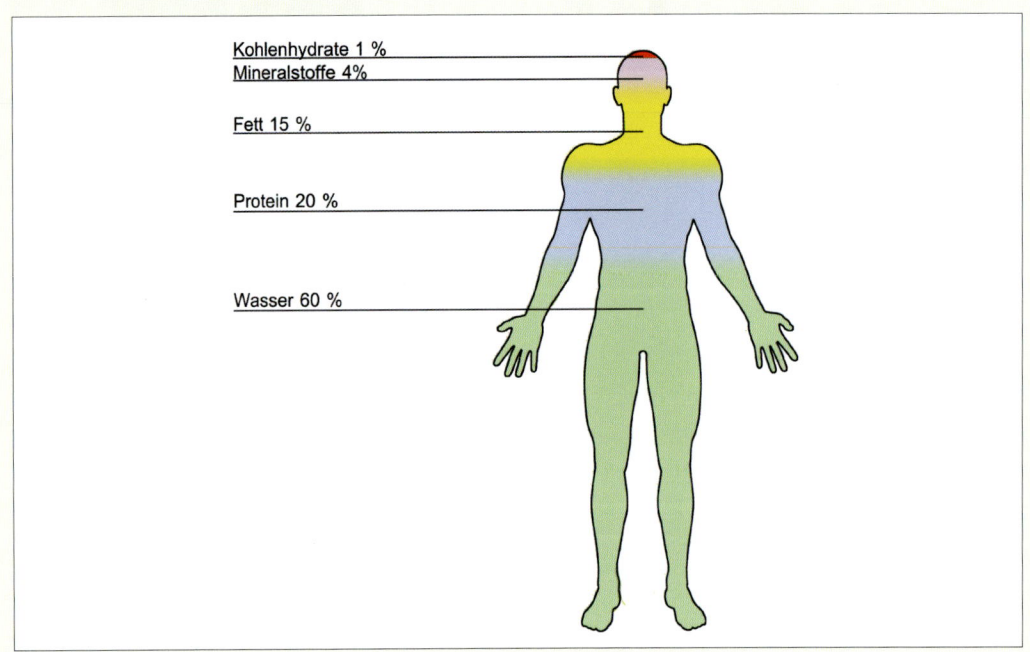

Abb. 16: Vorkommen von Makronährstoffen, Mineralstoffen und Wasser (Grafik von Christian Kierdorf, verändert nach Goedecke, 2000)

Proteine können daher mit dem Gerüst eines Steinhauses verglichen werden. Ein Haus kann nicht bestehen, ohne dass Steine das Fundament des Hauses bilden. Aber nicht nur die steinerne Außenwand, auch die Ziegel des Dachs, das Holz der Fenster, das Blech der Dachrinnen ... all diese festen Materialien, die die Grundlage eines Hauses bilden, können mit Proteinbestandteilen verglichen werden.

MUSKELN OHNE PULVER

Nicht jedes Material besteht allein aus Protein. So wie auch die Materialien des Fundaments eines Hauses unterschiedlich sein können, sind auch die Zusammensetzungen der Strukturen im Körper unterschiedlich. Knochen, Haare und Nägel bestehen nicht nur aus Protein – aber Proteine sind immer ein wichtiger Bestandteil dieser Strukturen.

Proteine erfüllen demnach zwei Funktionen: Sie sind Bestandteil fester Strukturen, wie Knochen, Bänder oder Nägel. Zudem dienen Sie dem Körper als Stoff, der für Steuerungsprozesse wichtig ist.

Der Stoff, aus dem die Muskeln sind

Proteine sind in zweierlei Hinsicht am Muskelaufbau beteiligt. Erstens bestehen Muskeln aus Proteinen und zweitens ist für den Regulationsmechanismus, der Muskelwachstum bewirkt (die sogenannte *Proteinbiosynthese*), zwingend Protein erforderlich. In Kap. 1 „Training" wurde bereits erwähnt, dass Muskeln aus Proteinen bestehen und das Krafttraining die Proteinsynthese (Synthese vom griechischen *sýnthesis* für *Zusammenfassen*, also den Aufbau von Proteinen), um ein Vielfaches ankurbelt. Training allein reicht nicht aus, damit Muskeln aufgebaut werden. Zwar wird damit der erforderliche Syntheseprozess (die Proteinsynthese) in Gang gesetzt –, wenn aber gar keine Proteinvorräte im Körper vorhanden sind, mit denen der Körper bauen könnte, werden auch keine Muskeln aufgebaut.

Protein ist der Sammelbegriff für genetisch festgelegte biochemische Strukturen. Eine Proteinstruktur besteht aus sogenannten *Aminosäureketten*. Diese Ketten sind Sequenzen aufeinanderfolgender Aminosäuren, die mit Peptiden miteinander verbunden sind. Es gibt weit über 100 bekannte verschiedene Proteinketten, die aus der Aneinanderreihung unterschiedlicher Aminosäuren bestehen.

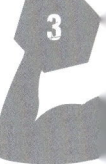

Von über 200 existierenden Aminosäuren spielen 20 eine wichtige Rolle beim Menschen. Die restlichen Aminosäuren sind unverdauliche Bestandteile. Sie sind bei den Verdauungsprozessen mancher Tiere entscheidend.

Man unterscheidet zwischen 10 **essenziellen** (lebensnotwendigen) und 10 **nicht essenziellen Aminosäuren**. Nicht essenzielle Aminosäuren kann der Körper selbst herstellen. Essenzielle

KRAFTTRAINING – SCHNELLER MUSKELAUFBAU

Aminosäuren kann der Körper nicht synthetisieren. Sie müssen mit der Nahrung zugeführt werden und erhalten deshalb den Namenszusatz „lebensnotwendig".

Tab. 9: Essenzielle und nicht essenzielle Aminosäuren

ESSENZIELLE AMINOSÄUREN	NICHTESSENZIELLE AMINOSÄUREN
Arginin	Alanin
Histidin	Asparaginsäure
Isoleukin	Aspartan
Leukin	Cystein
Lysin	Glutamat
Methionin	Glutaminsäure
Phenylalanin	Glycin
Threonin	Prolin
Tryptophan	Serin
Valin	Tyrosin

Je mehr essenzielle Aminosäuren in einem Nahrungsmittel vorhanden sind, desto wertvoller ist es. Zusammen mit der Verdaulichkeit wird aufgrund der Anzahl an essenziellen Aminosäuren auf die Qualität eines Nahrungsmittels als Proteinquelle geschlossen.

MUSKELN OHNE PULVER

Für Muskelwachstum braucht man mehr Protein

Ist der Körper in einem Wachstumszustand – dazu zählen das Wachstum im Kindesalter, eine Schwangerschaft oder eben Wachstum, ausgelöst durch Krafttraining –, stellt er mehr neue Zellen her, als er abbaut. Die Energie, die er dafür benötigt, erhält er durch Kohlenhydrate und Fette. Den Baustoff dazu muss man ihm über Proteine aus der Nahrung liefern. Je mehr Muskeln man haben möchte, desto mehr Protein muss man zuführen. Die Proteinaufnahme einer Person, die Krafttraining betreibt, ist daher wesentlich höher, als die Proteinaufnahme einer Person, die kein Krafttraining betreibt.

Grenzen der Proteinaufnahme

Auch wenn ein Kraftsportler mehr Proteine zu sich nehmen sollte als ein Nichtsportler, gilt nicht das „Je mehr, desto besser"-Prinzip! Der Körper kann nur bestimmte Mengen an Proteinen auf einmal verwerten. Genauso, wie er auch nur eine bestimmte Menge an Muskelmasse aufbauen kann. Wie viel das ist, ist in der *DNA* eines jeden Menschen festgeschrieben und unterscheidet sich von Mensch zu Mensch.

Durchschnittlich kann ein Mensch ca. 30 g Proteine pro Mahlzeit verdauen. Fortschrittliche Kraftsportler womöglich mehr. Bei zu hohem Proteinkonsum wird das Protein in unerwünschter Weise in den folgenden Schritten weiterverarbeitet:

1. Gering überschüssiges Protein wird in Speicherfett umgewandelt und lässt den Körper dick aussehen.

2. Mäßig überschüssiges Protein wird nicht auf normalem Wege verdaut. Die überschüssigen Proteine können nicht mehr im Dünndarm verwertet werden. Erst im Dickdarm wird das Protein durch Bakterien der Darmflora abgebaut. Diese Bakterien sorgen dafür, dass man Blähungen bekommt, da während des Abbauprozesses Gase entstehen, die den Druck auf den Bauch erhöhen und folglich entweichen müssen.

3. Viel überschüssiges Protein in einer dritten Stufe wird vom Körper mit einem Mechanismus entfernt, den wir umgangssprachlich „Durchfall" nennen.

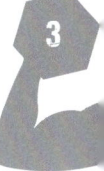

KRAFTTRAINING – SCHNELLER MUSKELAUFBAU

4. Häufiger Konsum von übermäßig viel Proteinen führt zu einer dauerhaften Schädigung der Nieren. Viele Experten meinen, dass dieser Schädigung durch das Trinken von sehr viel Wasser (bis zu 5 l am Tag) vorgebeugt werden kann. Das ist jedoch falsch, wenn man den medizinischen Fakten glaubt. Sehen Sie Blähungen und Durchfall als Zeichen dafür, dass Ihr Proteinkonsum zu hoch ist und reduzieren Sie die Menge. Ihre Muskeln haben längst genug Protein zum Wachstum aufgenommen.

Die Aufnahme von Proteinen hat einen großen Einfluss auf körperliche Veränderung. Für schnelles Muskelwachstum sollten Sie zwar mehr Proteine zu sich nehmen als ein Nichtsportler. Zu viele Proteine sind jedoch ebenso gefährlich wie eine Unterversorgung.

Je nach Ziel und Ernährungsmethode unterscheidet sich die Menge an Protein, die täglich über die Nahrung aufgenommen werden sollte. Interessant ist dabei, dass beim Ziel „Körperfett abnehmen" die Proteinaufnahme höher sein sollte, als beim Ziel „Muskelaufbau" oder „Figur halten". Während einer Fettreduktionsphase befindet sich der Körper in einem Zustand, der Zellen abbauen lässt. Darunter fallen nicht nur Fettzellen, sondern auch Muskelzellen. Über eine erhöhte Aufnahme von Proteinen schafft man es, die meisten Muskelzellen zu erhalten. Darüber hinaus liefern Proteine bei der Low-Carb-Methode auch einen Teil der Energie, die über die eingeschränkte Kohelnhydratzufuhr ausbleibt.

Optimale Proteinmenge bei der Low-Carb-Methode
Täglich sollten 2,3-2,5 g Protein pro kg Körpergewicht aufgenommen werden.

Optimale Proteinmenge bei der Low-Fat-Methode
Täglich sollten 2,2 g Proteine pro kg Körpergewicht aufgenommen werden.

Optimale Proteinmenge bei der Sporternährungsmethode
Täglich sollten 2-2,2 g Proteine pro kg Körpergewicht aufgenommen werden.

Die besten Proteinquellen für einen schnellen Muskelaufbau

Nicht jedes Lebensmittel mit einem hohen Proteingehalt ist auch ein gutes Nahrungsmittel im Sinne von Muskelauf- und Fettabbau. Proteine aus Lebensmitteln und Nahrungsergänzungsmitteln werden vom Organismus anders verwertet. Dabei sollten Sie zu Proteinquellen greifen, die eine hohe Wertigkeit aufweisen.

Neben der Qualität eines Proteins ist auch die Anwendbarkeit im Alltag ein entscheidender Faktor bei der Ernährungsplanung. Gekochtes Ei ist beispielsweise eine hervorragende Proteinquelle. Eier lassen sich aber nur in einer Küche zubereiten und sind schlecht zu transportieren.

Gute Proteinquellen für schnellen Muskelaufbau lassen sich an zwei Kriterien festmachen:

1. Die Qualität eines Proteins hinsichtlich Verdaulichkeit und Anzahl essenzieller Aminosäuren.
2. Die Anwendbarkeit der Proteinquelle im Alltag.

Zu 1: Qualitätsbewertung von Proteinprodukten hinsichtlich Verdaulichkeit und Anzahl essenzieller Aminosäuren

Protein wird nach drei Kriterien nach seiner Qualität und nach dem Inhalt essenzieller Aminosäuren beurteilt. Lebensmittelchemiker haben eine Reihe von Messwerten eingeführt, um die Qualität von Proteinen zu messen. Das bekannteste Bewertungssystem ist die „biologische Wertigkeit". Daneben gibt es noch das „PER – Protein Efficiency Rating" und den „PDCAAS – Protein Digestibility Corrected Amino Acid Score" (vgl. Kleiner & Greenwood-Robinson, 2013). Wenn Sie Proteinergänzungsmittel erwerben, sollten Sie auf den Verpackungen mindestens eine dieser Angaben wiederfinden, wobei hohe Zahlen- oder Prozentwerte bei allen diesen Bewertungssystemen für ein qualitativ gutes Proteinprodukt stehen.

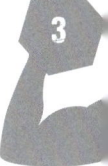

Zu 2: Anwendbarkeit eines Proteinprodukts im Alltag

Wie man an den Qualitätskriterien für Proteinquellen erkennen kann, sind Eier eine der besten Proteinquellen für den Menschen. Allerdings ist genau dieses Lebensmittel äußerst schwierig zu transportieren. Eier müssen zunächst zubereitet werden und lassen sich am besten mit Besteck und Geschirr verzehren. Dazu sind einige Küchenutensilien notwendig. Zudem lassen sich rohe Eier nur schwer transportieren. Selbst hart gekochte Eier müssen vor äußeren Einwirkungen gut geschützt werden und sind sehr hitzeempfindlich.

KRAFTTRAINING – SCHNELLER MUSKELAUFBAU

Es gilt daher, bei der Wahl von Proteinquellen auch die Anwendbarkeit im Alltag zu berücksichtigen. Ich habe schon oft Nahrungsmittelempfehlungen an meine Klienten ausgesprochen. Wenn es jedoch zu große Umstände macht, diese Lebensmittel in den Alltag einzubinden, bringt das Wissen um die beste Proteinquelle nichts. Ganz zu schweigen von den persönlichen Vorlieben eines Menschen. Ich kenne viele Personen, die Eier nicht ausstehen können.

Doch es gibt genügend Alternativen, die sich leicht in den Alltag integrieren lassen. Gehen Sie aber davon aus, dass Sie in den meisten Fällen vorkochen müssen oder zumindest eine Tasche mit Nahrungsmitteln mitführen sollten.

Denn obwohl Proteine lebenswichtig für den Menschen sind, sind gute Proteinquellen im Alltag nicht leicht zu erwerben. Die Industrie interessiert sich nicht für gesundheitsbewusste Sportler. Die Industrie sieht nur den Profit und möchte ihre Produkte daher an eine große Masse verkaufen. Deshalb ist es einfach, einen Burger, Schokoriegel, Pizza, Pasta oder belegte Brötchen zu kaufen. Nach einem Ort, wo man gebratenes Hähnchen oder Fisch, der nicht paniert ist, findet, muss man jedoch lange suchen.

Sie erkennen, dass auch die Anwendbarkeit im Alltag eine Rolle bei der Wahl der Proteinquellen spielt. In diesem Zusammenhang muss man Fleisch und Fisch als Proteinquellen den Eiern vorziehen.

Ausführliche Tipps und Richtlinien, wie Sie eine perfekte Ernährung im Alltag umsetzen, finden Sie bei Schritt fünf in diesem Kapitel.

MUSKELN OHNE PULVER

Tab. 10: Die besten Proteinquellen für schnellen Muskelaufbau, sortiert nach Alltagstauglichkeit

PLATZ	PROTEIN-QUELLE	BIOLOGISCHE WERTIGKEIT	ALLTAGS-TAUGLICH-KEIT	PROTEIN-GEHALT PRO 100 g	KALORIEN PRO 100 g	BEMERKUNG
1	Thunfisch in Dosen (in eigenem Saft und Aufguss)	92	Sehr gut	25 g	107 kcal	
2	Eiweißpulver	74-104	Sehr gut	80-90 g	394 kcal	Ersetzt keine „echten" Nahrungs-mittel!
3	Käse (Edamer, 45 % F. i. Tr.)	85	Sehr gut	24 g	353 kcal	
4	Hähnchen- und Putenfleisch	80	Gut	Ca. 23 g	145 kcal Hähnchen/ 105 kcal (Pute)	
5	Fisch (Lachs)	75	Mittel	19,8 g	208 kcal	
6	Kidney-bohnen (Konserve)	45	Gut	5,5 g	63 kcal	
7	Eier (gekocht)	100	Schlecht	12,9-13,1 g (je nach Autor)	155-160 kcal (je nach Autor)	Beste Proteinquelle, aber unhandlich

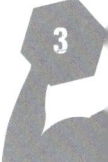

KRAFTTRAINING – SCHNELLER MUSKELAUFBAU

Tab. 11: Die besten und die schlechtesten Proteinquellen für schnellen Muskelaufbau, sortiert nach Diätmethode

GUTE PROTEINQUELLEN		
LOW-CARB-METHODE	**LOW-FAT-METHODE**	**SPORTERNÄHRUNGSMETHODE**
Fettes Fleisch (z. B. Rind)	Fettarmes Fleisch (z. B. Pute und Hähnchen)	Fleisch (z. B. Pute, Hähnchen oder Rind)
Käse 45 % Fett i. Tr (z. B. Edamer)	Fettarmer Fisch (z. B. Thunfisch in eigenem Saft und Aufguss, Tilapia oder Seelachs)	Fisch (Thunfisch, Tilapia, Seelachs, Lachs)
Quark, z. B. Speisequark 45 % Fett i. Tr.	Eier (nur Eiweiß)	Eier
Fetter Fisch, z. B. Lachs, Thunfisch in Sonnenblumenöl	Magerquark	Fettarmer Quark
Eier (mit Eigelb)		Fettarmer Käse

SCHLECHTE PROTEINQUELLEN		
LOW-CARB-METHODE	**LOW-FAT-METHODE**	**SPORTERNÄHRUNGSMETHODE**
Salami	Salami	Salami
Leberwurst	Leberwurst	Leberwurst
Eiweißbrot	Eiweißbrot	Eiweißbrot
Proteinriegel	Proteinriegel	Proteinriegel
Jerk Beef	Jerk Beef	Jerk Beef
Joghurt	Joghurt	Joghurt
Käse-Brotaufstrich	Käse-Brotaufstrich	Käse-Brotaufstrich
Quark-Brotaufstrich	Quark-Brotaufstrich	Quark-Brotaufstrich
Eiweißmüsli-Fertigmischungen	Eiweißmüsli-Fertigmischungen	Eiweißmüsli-Fertigmischungen

c) Kohlenhydrate und Fette

Kohlenhydrate und Fette werden in den meisten Artikeln, Vorträgen und Büchern zum Thema *Ernährung* getrennt thematisiert. Das ist, biochemisch gesehen, auch richtig. Doch aus unserer Sicht, aus Sicht des Anwenders, der täglich Mahlzeiten mit Kohlenhydraten und Fetten verzehrt, ist es nicht praktikabel. Schließlich sehen wir keine biochemischen Verbindungen auf unserem Teller, sondern Lebensmittel.

Kohlenhydrate und Fette müssen gemeinsam betrachtet werden. Nur wenn das Verhältnis von Kohlenhydraten und Fetten optimal aufeinander abgestimmt ist, kann man fettfreie Muskelmasse aufbauen und/oder den Körperfettanteil gesund und effektiv reduzieren. Wenn man zu viel Fett und zu viele Kohlenhydrate gleichzeitig zu sich nimmt, herrscht ein Überschuss an Energie, der, auf lange Sicht gesehen, zu Fettleibigkeit und schlechter Leistungsfähigkeit führt. Nimmt man hingegen zu wenig von den beiden Nährstoffen auf, kommt es schon bald zu Mangelerscheinungen wie Hunger und ebenfalls zu stark eingeschränkter Leistungsfähigkeit.

Kohlenhydrate bestehen, chemisch gesehen, aus Zuckerketten, *Saccharide* genannt. Fette bestehen aus *Lipiden*, der Fachbegriff für Fettsäureverbindungen. Beide Nährstoffe sind energiereiche Atomverbindungen und werden vom Körper für alle Prozesse, die Energie benötigen, verwendet. So wird beispielsweise beim Haarwachstum nicht nur Protein als Baustoff, sondern auch ATP (Kohlenhydrate in abgebauter Form) als Energiequelle genutzt. Abgesehen von energetischen Prozessen auf zellulärer Ebene, erfordert vor allem körperliche Bewegung die Verwertung von Energie aus Fetten und Kohlenhydraten.

Fett wird in den Muskeln, der Leber und im Unterhautfettgewebe – wo es uns stört – gespeichert. Die Möglichkeit, mehr Fett im Unterhautfettgewebe zu speichern, ist nahezu unendlich. Die unbeschränkte Speicherung von Energie hat womöglich dazu geführt, dass die Spezies Mensch über Jahrtausende hinweg überleben konnte, auch in Zeiten ohne Kühlschränke, Restaurants und Supermärkte. Wenn der Mensch während einer Eiszeit keine Nahrung sammeln beziehungsweise jagen konnte, zog er aus den Fettreserven genügend Energie zum Überleben.

Georg Neumann schreibt in seinem Buch *Ernährung im Sport* (2014), man könne theoretisch 23 Marathonläufe mit den Fettreserven überstehen. Kleiner und M. Greenwood-Robinson schreiben in *Power eating* (2013), ein durchschnittlicher Erwachsener könne mit den Fettspei-

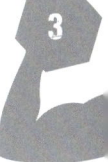

KRAFTTRAINING – SCHNELLER MUSKELAUFBAU

chern 3.219 km weit laufen. Das entspricht der Fahrt von Hamburg nach Barcelona und zurück. Oder der Strecke von Los Angeles bis Chicago (laut Google 30 Stunden mit dem Auto oder 669 Stunden zu Fuß).

Tab. 12: Energiespeicher einer 70 kg schweren Person

ENERGIESPEICHER	POTENZIELL VERWERTBARE ENERGIE IN KCAL		
	GLYKOGEN (KOHLENHYDRATE)	FETT	PROTEIN
Leber	400	450	400
Unterhautfettgewebe (u. a. Bauchfett)	0	135.000	0
Muskeln	1.200	350	24.000

Wenn wir so viel Energie in uns gespeichert haben, wieso essen wir dann überhaupt noch Kohlenhydrate und leben nicht einfach von der Energie der Fettspeicher und fettigen Nahrungsmitteln? Mit einer Low-Carb-Ernährung ist es sogar möglich, die Energiegewinnung aus Fettspeichern zu maximieren.

Energie aus Fett bereitzustellen, braucht viel Zeit. Der chemische Prozess, bei dem Fett zu einer verwertbaren ernergiereichen Verbindung abgebaut wird, dauert wesentlich länger, als der Abbau von Kohlenhydraten. Deshalb nutzt der Körper für kurze und intensive Belastungen, bei denen Energie sofort zur Verfügung stehen muss, Kohlenhydrate als Energiequelle. Länger andauernde Aktivitäten, die Energie benötigen, zum Beispiel über eine Stunde Spazierengehen oder Fahrradfahren, werden über den Abbau von Körperfett mit Energie versorgt. Eine Übersicht liefert Abb. 17 „Art der Energiebereitstellung".

Die Art der Energiebereitstellung ist abhängig von der Intensität und der Dauer der Belastung. Das ist der Grund, wieso sich die Low-Carb-Diät nicht für jeden Menschen eignet: Die eingeschränkte Kohlenhydratzufuhr ist für Personen, die intensive sportliche Belastungen erleben, ungeeignet. Eine Übersicht, welche Bewegungsformen welchen Nährstoff als Energiequelle erfordern, gibt Abb. 17 „Art der Energiebereitstellung bei verschiedenen Bewegungsformen".

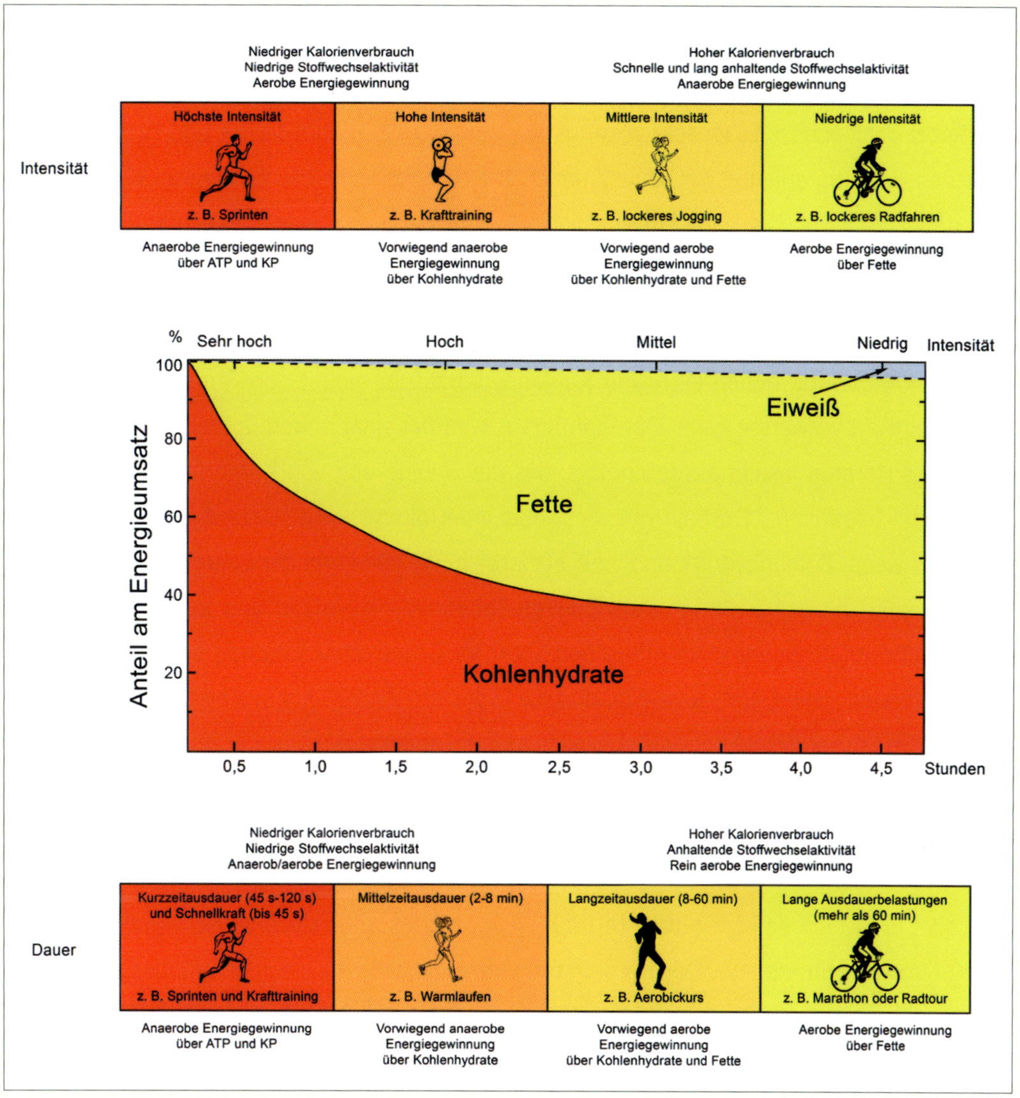

MUSKELN OHNE PULVER

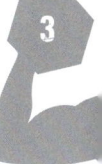

Abb. 17: Art der Energiebereitstellung bei verschiedenen Bewegungsformen (Grafik von Christian Kierdorf, in der Mitte verändert nach Geiss & Hamm, 2008).

KRAFTTRAINING – SCHNELLER MUSKELAUFBAU

Abstimmung der Kohlenhydrat- und Fettzufuhr

Fette und Kohlenhydrate sind sowohl für zelluläre Prozesse als auch für Bewegungen im Alltag und Sport unersetzlich. Es ist sehr wichtig, die Menge an Kohlenhydraten und Fetten aus der täglichen Nahrung aufeinander abzustimmen. Ein Verhältnis von beispielsweise 50 % Kohlenhydrate, 40 % Fette und 10 % Proteine, wie es in dem „Beispiel eines schlechten Ernährungsplans" auf Seite 209 der Fall ist, hat fatale Folgen auf den Körper. Dazu zählen Übergewicht, verstopfte Arterien, eingeschränkte Leistungsfähigkeit und schlechtes Muskelwachstum.

Bei einer gleichzeitig hohen Fett- und Kohlenhydratzufuhr nimmt der Körper zu viel Energie auf, die er nicht verwerten kann. Darüber hinaus wird bei einer hohen Kohlenhydrataufnahme immer das Hormon Insulin ausgeschüttet, das die Einlagerung von Körperfett im Unterhautfettgewebe begünstigt. Deshalb gilt: Entweder man nimmt viele Kohlenhydrate und wenig Fett, oder wenig Kohlenhydrate und viel Fett zu sich. Welche Form der Energieversorgung sich für Sie eignet, hängt von Ihrem individuellen Lebensstil, Ihrem Ziel und in erster Linie vom täglichen Bewegungspensum in Alltag und Sport ab. Grundsätzlich eignen sich die drei Ernährungsmethoden „Low-Carb", „Low-Fat" und die „Sporternährung" am besten zum Erreichen der meisten Ziele unter Berücksichtigung verschiedener Lebensstile.

Erläuterungen zum Kohlenhydrat- und Fettverhältnis bei der Low-Carb-Methode

Die Low-Carb-Methode erzielt ihren fettabbauenden Effekt über die drastische Einschränkung der Kohlenhydrataufnahme. Der Körper stellt einen Zustand her, der sich *Ketose* nennt. Daher trägt die Low-Carb-Diät auch oft den Namen *ketogene Diät*. Zum Ausgleich der fehlenden Kohlenhydrate werden nach spätestens einer Woche Kohlenhydratentzug Ketonkörper gebildet. Die Ketonkörper sind eine Alternativlösung für Kohlenhydrate, falls dieser Nährstoff nicht zur Verfügung steht. Meistens kommt es nach den ersten zwei Tagen kohlenhydratarmer Ernährung zu einer Umstellung des Stoffwechsels, der sich auch in der Laune des Menschen widerspiegelt. Nach spätestens einer Woche hat sich der Körper an die neue Stoffwechselsituation gewöhnt und auch die Laune verbessert sich wieder.

Der Vorteil einer kohlenhydratreduzierten Diät ist die eingeschränkte Ausschüttung von Insulin. Das Hormon stoppt die Fettverbrennung und fördert das Speichern von neuem

MUSKELN OHNE PULVER

Körperfett. Verzehrt man nur geringe Mengen an Kohlenhydraten, wird das Hormon nur in geringen Mengen produziert. Die Fettverbrennung wird bei der Low-Carb-Methode deshalb kaum unterbrochen.

Die eingeschränkte Produktion von Insulin ist gleichzeitig auch der Nachteil der Low-Carb-Diät. Denn Insulin fördert nicht nur die Einlagerung von Speicherfett, sondern allgemein die Aufnahme von Nährstoffen in die Zellen. Auch Proteine werden vom Körper mithilfe von Insulin besser resorbiert. Insulin ist ein wichtiges Hormon für das Muskelwachstum. Aus diesem Grund eignet sich die Low-Carb-Methode nur für Personen, die speziell das Ziel haben, **sehr schnell Fett abzubauen**. Dem Ziel, schnell Muskeln aufzubauen, wird die Low-Carb-Methode nicht gerecht.

Viele Autoren schreiben den Ketonen eine gleichwertige Rolle wie Kohlenhydraten zu und empfehlen teilweise eine Reduzierung der Kohlenhydrate unter 5 %. Dies würde man dann eher eine „No-Carb"-Diät nennen. Diese Empfehlung kann ich nicht unterstützen. Kohlenhydrate sind zwar der einzige Makronährstoff neben Fetten und Proteinen, der nicht essenziell (nicht lebensnotwendig, vgl. Korte, 2007) ist. Daher ist es tatsächlich möglich, ohne Kohlenhydratzufuhr und allein mit den Ketonkörpern zu überleben. Allerdings sind die daraus folgenden Leistungseinbußen derart stark, dass ich als Athletiktrainer von dieser Maßnahme abrate. Die Leistungsfähigkeit ist bei einer „No-Carb-Diät" im Beruf und Sport stark eingeschränkt. Daher empfehle ich Ihnen dringend eine „Low-Carb-Diät" statt einer „No-Carb-Diät".

„Low-Carb-Diäten" sind außerdem nicht geeignet für Sportler, die regelmäßig und mitunter intensiv Sport treiben. Für intensive sportliche Aktivität sind Kohlenhydrate die beste Energiequelle. Lediglich moderates Krafttraining und moderate Ausdauerbelastungen können gänzlich über den Fettstoffwechsel abgedeckt werden. Für sehr aktive und ambitionierte Sportler (insbesondere Vereinssportler) ist die „Low-Fat-Methode" besser geeignet. Die „Low-Carb-Methode" eignet sich besser für Freizeitsportler oder inaktive Personen.

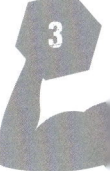

Um die Kohlenhydratarmut während einer Low-Carb-Diät auszugleichen, empfehle ich, einen sogenannten *Schlemmertag* in die Diät einzubauen. An sechs Tagen der Woche ernährt man sich kohlenhydratarm, während am siebten Tag „geschlemmt" werden kann. Andere Experten nennen diesen Tag auch *Refeed-Day, Cheating Day* oder *Loading Day*. An diesem Tag sollen die Kohlenhydratspeicher wieder aufgefüllt werden, was auch mit dem Genuss von sehr zu-

KRAFTTRAINING – SCHNELLER MUSKELAUFBAU

ckerhaltigen Nahrungsmitteln vereinbart werden kann. Da der Organismus über den längsten Zeitraum der Woche mit Ketonen arbeitet, wirkt sich der Schlemmertag nicht negativ auf die Diät aus. Im Gegenteil. Erstaunlicherweise wird durch einen Schlemmertag der Stoffwechsel stark angeregt und die Fettverbrennung noch einmal beschleunigt. Die Technik funktioniert allerdings nur, wenn man sich diszipliniert über sechs Tage am Stück Low-Carb ernährt.

Bevorzugen Sie bei der Low-Carb-Methode an sechs Tagen der Woche Lebensmittel mit hohem Fett- und Proteingehalt und niedrigem Kohlenhydratanteil. Wichtig ist dabei, dass Sie Nahrungsmittel wählen, die aus überwiegend mehrfach gesättigten Fettsäuren bestehen. Beispiele für solche Nahrungsmittel sind Rindfleisch, Käseprodukte, Thunfisch in Sonnenblumenöl und Fische mit hohem Fettanteil. Wählen Sie statt Vollkornprodukten viel Gemüse als Beilage zu den Mahlzeiten. Idealerweise braten Sie dieses in Rapsöl stets vorher an. Verzichten Sie weitestgehend auf Obst. Am siebten Tag der Woche dürfen Sie „schlemmen" und essen, was das Herz begehrt: Pizza, Nudeln, Hamburger, Kuchen, Obst oder Chips – am Schlemmertag steht Ihnen die Welt der Nahrungsmittel weit offen.

Optimale Kohlenhydrat- und Fettmenge bei der Low-Carb-Methode
Täglich sollten 5-15 % der Gesamttageskalorienmenge aus Kohlenhydraten, 50-70 % aus Fett und 25-35 % aus Proteinen bestehen.

Erläuterungen zum Kohlenhydrat- und Fettverhältnis bei der Low-Fat-Methode

Über eine geringe Aufnahme von Fetten aus der Nahrung kann man die Gesamtkalorienaufnahme recht gut kontrollieren. Überflüssiges Körperfett wird jedoch erst dann effektiv verbrannt, wenn ausreichend körperliche Aktivität dafür sorgt, dass die Fettreserven abgebaut werden müssen.

Ist das nicht der Fall, sorgt eine hohe Kohlenhydrataufnahme eher dafür, dass der Abbau von Körperfett blockiert wird, da es zu einer ständigen Insulinausschüttung kommt. Bei sportlich sehr aktiven Personen ist das kein Problem, da erstens Sport selbst der effektiveste fettabbauende Prozess ist und zweitens der Stoffwechsel durch viel Sport auch in Ruhephasen angeregt bleibt und Fett verbrennt.

Für Vereinssportler beziehungsweise Sportler mit intensiven Trainings- und/oder Wettkampfbelastungen ist die Low-Fat-Methode einer kohlenhydratarmen Diät auf jeden Fall vorzuziehen. Intensive sportliche Betätigungen, wie zum Beispiel die Arbeit gegen hohe Widerstände (zum Beispiel Fahrradfahren in den Bergen auf Zeit oder Krafttraining mit hohen Gewichten), schnellkräftige Belastungen (zum Beispiel Sprints, Sprünge oder Schläge) oder lang ausdauernde, intensive Bewegungen (zum Beispiel Fußball über 90 Minuten), funktionieren nur mit Kohlenhydraten als Energielieferanten.

Während man bei der Low-Carb-Methode für eine ausreichende Mindestzufuhr an Kohlenhydraten sorgen sollte, um gesundheitliche Schäden zu vermeiden, ist die geringe Fettzufuhr bei der Low-Fat-Methode gesundheitlich bedenkenlos. Im Prinzip kann der Körper mit nur einem Teelöffel Fett am Tag gesund leben. Unter sportlichen Belastungen ist jedoch eine höhere Zufuhr erforderlich. Fett ist vor allem als Lieferant für Vitamine und Omega-3-Fettsäuren wichtig, deren Bedarf bei sportlicher Aktivität höher ist. Die Energie zieht der Körper aus den Kohlenhydraten und dem Speicherfett, das bei einer Diät zur Körperfettreduktion letztendlich ja abgebaut werden soll.

Bevorzugen Sie bei der Low-Fat-Methode Vollkornprodukte, Obst, Haferflocken, Reis, Nudeln und Kartoffeln als Hauptnahrungsmittel. Wählen Sie fettfreie Proteinquellen, wie Thunfisch in eigenem Saft und Aufguss, Hähnchen- und Putenfleisch, fettfreien Fisch, Magerquark, Bohnen und Eier. Nutzen Sie Fette nur in geringen Mengen in Form von Öl zum Kochen. Die Mahlzeiten können bedenkenlos mit Gemüse ergänzt werden, welches idealerweise gedünstet werden sollte, statt es in Fett zu braten.

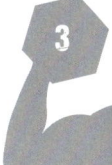

Optimale Kohlenhydrat- und Fettmenge bei der Low-Fat-Methode
Täglich sollten 50-70 % der Gesamttageskalorienmenge aus Kohlenhydraten, 5-15 % aus Fett und 25-35 % aus Proteinen bestehen.

Erläuterungen zum Kohlenhydrat- und Fettverhältnis bei der Sporternährungsmethode

Die Sporternährungsmethode ist die gesündeste Ernährungsweise, mit der man im Prinzip alles erreichen kann: Abnehmen, Zunehmen, beides gleichzeitig oder die Figur halten.

KRAFTTRAINING – SCHNELLER MUSKELAUFBAU

Die Methoden Low-Fat und Low-Carb erhalten den Vorzug hinsichtlich der Körperfettreduktion nur, weil die Erfahrung gezeigt hat, dass es für die meisten Menschen zunächst einfacher ist, sich auf bestimmte Nahrungsmittel zu konzentrieren, die man bei der täglichen Ernährung bevorzugt bzw. verbannt. Will man nämlich mit der Sporternährungsmethode eine körperliche Veränderung hervorrufen, kommt man nicht umhin, den eigenen Tageskalorienbedarf zu berechnen. Vor diesem Aufwand scheuen die meisten Personen zunächst. Wer jedoch eines der Ziele „schnell fettfreie Muskeln aufbauen", „gleichzeitig Muskelmasse aufbauen und Körperfett abnehmen" oder „Figur halten" hat, ist mit der Sporternährungsmethode am besten beraten. Dem Ziel entsprechend muss nur die Gesamtkalorienzufuhr sukzessive erhöht oder gesenkt werden.

Wer sich das Ziel „Aufbauen" vorgenommen hat, sollte die Kalorienzufuhr wöchentlich um 200 kcal erhöhen. Eine übermäßige Kalorienzufuhr von mehr als 300 kcal wöchentlich kann der Körper erfahrungsgemäß nicht verarbeiten. Wer sich das Ziel vorgenommen hat, gleichzeitig Muskelmasse auf- und Körperfett abzubauen, sollte die Kalorienmenge wöchentlich um 100-200 kcal senken. Die langsame Reduktion der Kalorienzahl gibt dem Körper genügend Zeit für die notwendigen Anpassungsprozesse. Dabei bleibt es dank der geringen Kalorienreduktion bei einem für Muskelwachstum ausgezeichneten Klima. Dazu zählt vor allem eine positive Stickstoffbilanz, da ausreichend Kohlenhydrate zur Verfügung stehen, die eine Glukosebildung aus Aminosäuren verhindern. Das bedeutet, dass Proteine nicht als Energiequelle herangezogen werden – so wie es bei der Low-Carb-Diät der Fall wäre, und damit vollständig für das Muskelwachstum zur Verfügung stehen. Für das Ziel „Figur halten" sollte die Wochenbilanz ausgeglichen gehalten werden.

Optimale Kohlenhydrat- und Fettmenge bei der Sporternährungsmethode
Täglich sollten 55-65 % der Gesamttageskalorienmenge aus Kohlenhydraten, 15-25 % aus Fett und 20-30 % aus Proteinen bestehen.

Der Unterschied zwischen der Angabe der optimalen Proteinmenge und der optimalen Kohlenhydrat- und Fettmenge

Sie haben in den Erläuterungen zu den Proteinen unter dem Abschnitt „Die optimale Proteinmenge" Empfehlungen wie „Verzehren Sie 2 g Proteine pro kg Körpergewicht" gelesen. Bei den Empfehlungen zur optimalen Kohlenhydrat- und Fettmenge gibt es keine Gliederung nach Gramm pro Kilogramm Körpergewicht. Stattdessen finden Sie eine prozentuale Nährstoffverteilung, wie „55-65 % Kohlenhydrate und 15-25 % Fett", statt beispielsweise „7 g Kohlenhydrate pro kg Körpergewicht".

Proteine sind Baulieferanten, keine Energielieferanten. Es gibt Grenzen bei der Proteinaufnahme, während Energie nahezu unbeschränkt zugeführt werden kann. Nehmen wir an, Sie verbrauchen an einem Tag, an dem Sie nur Ihrer Alltagsarbeit nachgehen, insgesamt 2.000 kcal. Am nächsten Tag absolvieren Sie zusätzlich Krafttraining. Der Kalorienverbrauch liegt dann bei 3.000 kcal. Mit mehr Bewegung steigt im Körper das Bedürfnis nach mehr Nährstoffen, gerade nach Krafttraining. Hätten Sie nur statische Werte wie „7 g Kohlenhydrate pro kg Körpergewicht" zur Verfügung, könnten Sie damit nur einen statischen Kalorienverbrauch berechnen. Mit einer Nährstoffverteilung, wie 55-65 % Kohlenhydrate und 15-25 % Fette können Sie sowohl den Energiebedarf von 2.000 kcal als auch den Bedarf von 3.000 kcal decken.

Mit mehr Bewegung steigt auch der Bedarf an Protein. Sie werden bei einem höheren Kalorienverbrauch von 3.000 kcal statt 2.000 kcal demnach auch mehr Proteine aufnehmen müssen. Doch für einen Anhaltspunkt, wie viele Proteine es grundsätzlich abzudecken gilt, um schnelles Muskelwachstum zu forcieren, ist ein statischer Wert sinnvoll, während sich die Angaben für die Energielieferanten ausschließlich am Bewegungspensum und am Grundumsatz orientieren.

Die besten Kohlenhydratquellen für schnellen Muskelaufbau

Die besten Kohlenhydratquellen sollten eine komplexe chemische Struktur (Polysaccharide), eine hohe Nährstoffdichte (viele Vitamine, Mineral- und Ballaststoffe) und einen niedrigen glykämischen Index besitzen.

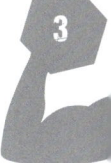

Die folgende Tabelle zeigt ein paar Nahrungsmittel, die sich als wertvoll für die jeweilige Ernährungsmethode (Low-Carb, Low-Fat, Sporternährung) bewährt haben. Die Tabelle erhebt keinen Anspruch auf Vollständigkeit.

KRAFTTRAINING – SCHNELLER MUSKELAUFBAU

Tab. 13: Die besten Kohlenhydratquellen für schnellen Muskelaufbau, sortiert nach Diätmethode

GUTE KOHLENHYDRATQUELLEN		
LOW-CARB-METHODE	LOW-FAT-METHODE	SPORTERNÄHRUNGSMETHODE
Hülsenfrüchte	Vollkornprodukte	Vollkornprodukte
Grüne Bohnen	Vollkornbrot	Vollkornbrot
Kidneybohnen	Vollkornspaghetti	Vollkornspaghetti
Linsen	Haferflocken	Haferflocken
Gemüse mit niedrigem GI	Reis	Reis
Brokkoli	Kartoffeln	Kartoffeln
Karotten	Gemüse	Gemüse
Paprika	Brokkoli	Brokkoli
Spargel	Karotten	Karotten
Zucchini	Paprika	Paprika
Blumenkohl	Spargel	Spargel
Haferflocken (in geringen Mengen)	Zucchini	Zucchini
	Blumenkohl	Blumenkohl
	Mais	Mais
	Hülsenfrüchte	Hülsenfrüchte
	Grüne Bohnen	Grüne Bohnen
	Kidneybohnen	Kidneybohnen
	Linsen	Linsen

Tab. 14: Schlechte Kohlenhydratquellen für schnellen Muskelaufbau, sortiert nach Diätmethoden

SCHLECHTE KOHLENHYDRATQUELLEN		
LOW-CARB-METHODE	LOW-FAT-METHODE	SPORTERNÄHRUNGSMETHODE
Gemüse mit hohem GI (Mais) eignet sich nur in geringen Mengen.	Weißmehlhaltige Produkte	Weißmehlhaltige Produkte
Obst mit hohem GI (Banane) eignet sich nur in geringen Mengen.	Brötchen	Brötchen
Weißmehlhaltige Produkte	Bauernbrot	Bauernbrot
Brötchen	Zerealien	Zerealien
Bauernbrot	Soßenbinder	Soßenbinder
Zerealien	Fertigsaucen	Fertigsaucen
Soßenbinder	Marinade	Marinade
Fertigsaucen	Pizza	Pizza
Marinade	Alkohol	Alkohol
Pizza	Bier	Bier
Alkohol	Cocktails	Cocktails
Bier	Harter Alkohol	Harter Alkohol
Cocktails	Produkte mit hohem Anteil kurzkettiger Kohlenhydrate bzw. Zucker	Produkte mit hohem Anteil kurzkettiger Kohlenhydrate bzw. Zucker
Harter Alkohol	Schokolade	Schokolade
Produkte mit hohem Anteil kurzkettiger Kohlenhydrate bzw. Zucker	Kekse	Kekse
Schokolade	Kuchen	Kuchen
Kekse	Kidneybohnen	Kidneybohnen
Kuchen	Linsen	Linsen

KRAFTTRAINING – SCHNELLER MUSKELAUFBAU

Die besten Fettquellen für schnellen Muskelaufbau

Es gibt drei Arten von Fetten in Nahrungsmitteln: **gesättigte, einfach ungesättigte** und **mehrfach ungesättigte Fettsäuren**. Gesättigte Fettsäuren sind die schlechten, mehrfach ungesättigte die guten Fette.

Bei Fetten mit einer einfachen langkettigen Verbindung (ungesättigte Fettsäure) kommt es zu einer schweren Verdaulichkeit und einem hohen Cholesterinspiegel im Blut. Diese Fett liegen in konsistenter Form vor und haben einen hohen Schmelzpunkt. Ungesättigte Fettsäuren sollten vermieden werden. Sie kommen in Milchfetten (Butter), Olivenöl oder Kokosfett vor.

Mittelkettige Fettsäuren (MCT – Middle Chained Triglycerids) werden schnell und vollständig verwertet und sind deutlich wertvoller als gesättigte Fettsäuren. Am häufigsten sollten Sie Fette mit hohem Anteil von mehrfach ungesättigten Fettsäuren verzehren. Diese besitzen eine weiche bis flüssige Konsistenz. Sie befinden sich in Ölen, zum Beispiel Sonnenblumen- oder Distelöl und werden vom Körper leichter verdaut und führen zu einer Vielfalt positiver gesundheitlicher Effekte.

Tab. 15: Die besten Fettquellen für schnellen Muskelaufbau

	GESÄTTIGTE FETTSÄUREN	EINFACH UNGESÄTTIGTE FETTSÄUREN	MEHRFACH UNGESÄTTIGTE FETTSÄUREN
GUTE PFLANZLICHE FETTE			
Distelöl/Safloröl	10	14	76
Sonnenblumenöl	11	25	64
Sojaöl	13	23	64
Maiskeimöl	15	38	47
Erdnussöl	16	56	28
SCHLECHTE PFLANZLICHE FETTE			
Olivenöl	14	77	9
Diät-Margerine	20	45	35
Pflanzenmargerine, linolsäurereich	20	45	35
Kokosfett	91	7	2
GUTE TIERISCHE FETTE			
Lachs, frisch	29	35	36
Hering	23	56	21
Pute	29	k. A.	67
Hähnchen	32	k. A.	64
Kaninchen	38	k. A.	35
Schwein	36	k. A.	42
Rind	48	k. A.	47
SCHLECHTE TIERISCHE FETTE			
Butter	65	31	4
Rindertalg	52	44	4
Schweineschmalz	42	48	10

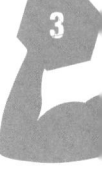

KRAFTTRAINING – SCHNELLER MUSKELAUFBAU

d) Kalorien

Die Kalorienangabe besagt, wie viel verwertbare Energie in einem Lebensmittel steckt. So können wir sehr schnell einschätzen, wie der Körper auf ein Lebensmittel reagiert. Das kann man an folgendem Beispiel verdeutlichen: Stellen Sie sich vor, Sie haben Hunger und Sie können sich entweder für 100 g Etorki oder 100 g Aki entscheiden. Welches Lebensmittel sättigt Sie mehr? Sie wissen nicht, was Etorki und Aki sind? Dann helfen Ihnen die Nährwertangaben auf der Verpackung weiter. 100 g Aki enthalten 218 kcal. 100 g Etorki 391 kcal. Damit liefert Etorki das doppelte an Energie als Aki und wäre in einer Hungersituation das Nahrungsmittel der Wahl. Hätte ich Ihnen gesagt, dass es sich bei Etorki um Schafskäse und Aki (auch Akee geschrieben) um eine Frucht handelt, die in der jamaikanischen Küche sehr beliebt ist, hätten Sie womöglich eine Entscheidung getroffen.

Funktionelle Ernährung

Wir meinen, einschätzen zu können, welche Lebensmittel „gut" oder „schlecht" für uns sind, bewerten die Produkte aber vor allem nach Geschmack und emotionaler Verbindung aus Werbung und persönlichen Erlebnissen. Tatsache ist, dass 70 % (M) beziehungsweise 50 % (W) der Bevölkerung in Deutschland Übergewicht hat. Die wenigsten Menschen betrachten Lebensmittel nach ihrer Funktionalität hinsichtlich Gesundheit und Leistungsfähigkeit, sondern nach einer Emotion: „Ich habe heute Lust auf . . ."

Allein die Angaben von Kalorienwert, Kohlenhydrat-, Fett- und Proteingehalt geben uns die richtigen Informationen zur Beurteilung des Nährwerts eines Lebensmittels. So können Sie jedes Lebensmittel anhand der Zahlen auf der Verpackung prüfen und feststellen, ob es zu Ihrem Ernährungsstil passt. Ob das Lebensmittel Ihnen auch schmeckt, ist eine andere Frage.

Kalorien und Kilojoule

Neben Kalorien wird der Brennwert eines Lebensmittels in Kilojoule angegeben. Aus wissenschaftlicher Sicht ist der Wert in Kilojoule präziser, doch jeder Mensch rechnet im Alltag mit Kalorien.

MUSKELN OHNE PULVER

Machen Sie sich keine Sorge darum, dass Kalorien die ungenaueren Richtwerte sind als Kilojoule. Neueste Untersuchungen zeigen, dass die Kalorienangaben auf einem Nahrungsmittel nur Richtwerte sein können. Im Jahr 2013 hat die Freie Universität Berlin in einem Bericht deutlich darauf hingewiesen, dass besonders bei dem Verzehr von Mandeln die Kalorienmengen, die ein Mensch tatsächlich aus dem Nahrungsmittel verwerten kann, stark variieren können. Das bedeutet, dass bei einer gleichen Menge an Mandeln Person A mehr Kalorien zu sich nimmt, als eine Person B. Darüber hinaus werden die Angaben auf den Nahrungsmittelverpackungen gerundet. Aus 4,333333 g Ballaststoffe werden also 4 g Ballaststoffe. Eine absolut exakte Kalorienberechnung ist auch heutzutage noch schwierig – aber auch nicht nötig:

Kalorien sind nur Richtwerte

Kalorienangaben sind Richtwerte und sämtliche Formeln zur Berechnung der optimalen Kalorienbilanz sind nie perfekt. Das ist aber auch nicht nötig. Es ist unmöglich, täglich genau die Kalorienmenge zu verzehren, die der Körper benötigt. Wer das versucht, macht sich damit nur unglücklich. Der menschliche Körper besitzt die Fähigkeit, Schwankungen von Kalorienmengen auszugleichen.

Die Wochenbilanz entscheidet

Ein Mensch unterliegt täglich anderen Belastungen. Mal mehr Bewegung, mal weniger Bewegung; mal mehr Denkarbeit, mal weniger Denkarbeit. Dementsprechend verhält sich auch sein Energiebedarf.

Es ist nicht möglich, täglich genau die Menge an Nahrung zu verzehren, die verbraucht wurde. Mal isst man etwas mehr, mal etwas weniger. Die Fähigkeit des Körpers, bestimmte Nährstoffe zu speichern beziehungsweise selbst herzustellen, macht es möglich, tägliche Schwankungen auszugleichen. Ein nennenswerter Energieüberschuss oder -mangel hat erst dann einen Effekt auf den Fettauf- oder -abbau, wenn die Bilanz über eine Woche hinweg verändert ist. Wenn Sie heute 300 Kalorien weniger zu sich nehmen und morgen 300 Kalorien mehr, wird sich nichts an Ihrer Körperkonstitution ändern. Erst wenn Sie über eine Woche hinweg mehr Kalorien verbrannt als zu sich genommen haben, werden Sie abnehmen.

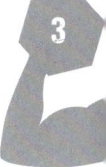

KRAFTTRAINING – SCHNELLER MUSKELAUFBAU

Tab. 16: Beispiel einer realistischen Wochenbilanz und Beispiel der Kalorienreduktion zum Fettabbau

WOCHENTAG	KALORIENZUFUHR
Montag	3.800 kcal
Dienstag	4.001 kcal
Mittwoch	3.795 kcal
Donnerstag	3.620 kcal
Freitag	4.150 kcal
Samstag	3.800 kcal
Sonntag	3.900 kcal
Gesamtkalorien pro Woche	27.066 kcal
	Um Fett abzunehmen, muss die Kalorienzufuhr in der nächsten Woche niedriger sein als in der Vorwoche. Um Muskeln aufzubauen, muss sie größer sein oder zumindest annähernd gleichbleiben.
Durchschnittliche Kalorienaufnahme pro Tag (Gesamtkalorien dividiert durch 7)	3.867 kcal (gerundet)
	Von der durchschnittlichen Kalorienmenge ausgehend, gilt es, die tägliche Kalorienzufuhr um ca. 200 kcal, jedoch maximal um 300 kcal zu reduzieren bzw. zu erhöhen, um eine körperliche Veränderung zu bewirken.
Ziel für die tägliche Kalorienaufnahme in der Folgewoche (Ziel Fettabbau)	3.650 kcal
	Vom Zielwert ausgehend, wird es auch in der Folgewoche wieder zu Schwankungen kommen. Je genauer man arbeitet, zum Beispiel mit einer Küchenwaage, desto schnelleren Erfolg wird man haben. Eine grobe Orientierung wird allerdings auch schon deutliche Veränderungen bringen.

Die Berechnung der individuellen Kalorienbilanz ist ein mächtiges Instrument bei der Ernährungsplanung. Es kostet ein wenig Zeit und Aufwand, eine persönliche Kalorienbilanz zu erstellen, aber es ist ein sicherer Weg, die Resultate zu erzielen, nach denen Sie streben. Legen Sie jetzt los und stürzen Sie sich in das Abenteuer, Ihren Körper und Ihre Ernährung besser kennenzulernen. Neben atemberaubenden körperlichen Veränderungen werden Sie auch viel über Ihre Persönlichkeit lernen, zum Beispiel, ob Sie wirklich ehrlich zu sich sein können.

MUSKELN OHNE PULVER

Das bedeutet nicht, dass man nicht schon vor einer Kalorienbilanzierung gute Erfolge mit einer Ernährungsumstellung haben kann. Schon einfache Mittel, wie das Umstellen auf die Sporternährungsmethode, bringen mehr Leistung in Sport und Alltag. Wer das Ziel „Körperfett abbauen" hat, wird durch das Verzichten auf kohlenhydratreiche Produkte, wie Bananen, Nudeln und Reis, ebenfalls sofortige Veränderungen erfahren.

Ab einem gewissen Punkt jedoch bleibt der Erfolg aus, wenn man sich nur darauf beschränkt, ein paar Lebensmittel aus dem Ernährungsplan zu streichen beziehungsweise aufzunehmen. Anspruchsvolle Ziele, die eng mit der Ernährung verknüpft sind, wie das Ausarbeiten eines Sixpacks auf der Bauchmuskulatur oder den Aufbau gewaltiger Muskelmasse, erfordern eine professionelle Herangehensweise. Für diese Ziele ist es ideal, sich mit der Kalorienbilanzierung zu beschäftigen.

Kalorienbilanz berechnen

Die Kalorienbilanzierung besteht aus drei Schritten:

1. Den Ist-Zustand berechnen. Das heißt, dass die gesamte aktuelle Kalorienaufnahme berechnet werden muss.
2. Den Soll-Zustand berechnen. Der Sollzustand berechnet sich aus dem Grund- und Arbeitsumsatz.
3. Bilanzierung (Abgleich) von Ist- und Soll-Zustand und Bewertung der Ergebnisse anhand des Ziels und der präferierten Methode zum Erreichen des Ziels.

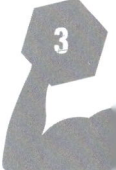

Zu 1: Den Ist-Zustand berechnen
Führen Sie Protokoll über alle Ihre Mahlzeiten und berechnen Sie die Kalorien und Nährstoffe. Das ist heutzutage sehr einfach, es gibt zahlreiche Apps für Tablets, Smartphones, Software für den Computer oder Webseiten, die die Berechnung für Sie übernehmen.

Es ist viel wichtiger, dass Sie tatsächlich alle Mahlzeiten aufzählen. Lassen Sie nichts aus, auch beziehungsweise vor allem nicht die Snacks!

Als ich eine Fortbildung zum Ernährungsberater an der Deutschen Sporthochschule Köln begann, bestand der erste Schritt darin, die persönliche Ernährung zu dokumentieren. Dazu wurde

KRAFTTRAINING – SCHNELLER MUSKELAUFBAU

auch die aktuelle Konstitution mitsamt Körpergewicht und Körperfettanteil gemessen. Das war im Jahr 2008. Ich war damals 23 Jahre alt, wog 72 kg bei 172 cm Körpergröße, besaß 12 % Körperfett und trainierte 2 x täglich. Man kann sagen, dass ich sehr fit war. Auch meine Ernährung war gut. Ich hatte also Lust darauf, meine gute Leistung zu dokumentieren und war gespannt auf die Reaktionen der Fortbildungsklasse.

Das war zumindest die Annahme. Die eigentliche Dokumentation bereitete mir keinen Spaß. Erstens bedeutet es Aufwand, jede Mahlzeit erst wiegen und anschließend in die Tabellen eintragen zu müssen. Zweitens erwischte ich mich dabei, dass ich zögerte, eine Tafel Schokolade, die ich verzehrt hatte, in der Dokumentation festzuhalten. Doch dann dachte ich: „Wozu sollte ich meine Dokumentation fälschen? Damit sabotiere ich mich nur selbst. Wenn ich schon einmal die Gelegenheit habe und mir die Mühe mache, eine professionelle Ernährungsanalyse zu machen, dann sollte ich ehrlich sein. Alles andere bringt mir nichts. Zähneknirschend trug ich also die Tafel Schokolade, das Frühstück mit Schokoflocken und Milch und den Alkoholkonsum am Wochenende in die Tabelle mit ein.

Die Ergebnisse waren trotzdem nicht schlecht. Ich nahm im Verhältnis zu viel Fett zu mir. Die Kalorienbilanz war trotzdem weitestgehend ausgeglichen. Das lag aber nur daran, dass ich so viel Sport trieb. Das Beste an der Analyse war jedoch, dass ich mit meinem Ernährungsverhalten, das ich bereits für recht gut hielt, noch selbstbewusster wurde. Ich schraubte intuitiv den Konsum von Lebensmitteln, die nicht zu meinen Zielen passten, noch ein wenig zurück und es gelang mir, innerhalb von zwei Wochen von 12 % Körperfett auf 10 % Körperfett zu reduzieren. Nach weiteren drei Monaten lag ich bei 8 % Körperfett. Da ich diesen Wert ohne jegliche Hinzunahme von Nahrungsergänzungsmitteln oder Drogen erreichte, war ich sehr stolz auf das Ergebnis.

Hier ein Beispiel, wie Ihre Lebensmitteldokumentation aussehen könnte:

Tab. 17: Beispiel einer Lebensmitteldokumentation

LEBENSMITTEL	KALORIEN (KCAL)	PROTEIN (g)	KH (g)	FETT (g)
FRÜHSTÜCK				
150 g Haferflocken	555	20,25	88,05	10,5
15 g Proteinshake mit Wasser	56	12,9	0,6	0,24
SNACK				
1 Apfel (120 g)	62	0,31	16,57	0,2
MITTAG				
375 g Nasi Goreng (Tiefkühlmischung)	473	20,6	52,5	18,8
100 g Hähnchenbrustfilet	110	23,09	0	1,24
SNACK				
2 Scheiben Vollkornbrot (84 g)	176	5	32,8	1,2
4 Scheiben Hähnchenaufschnitt (68 g)	68	14,4	0,8	0,8
ABEND				
408 g Vollkornspaghetti (gekocht)	506	21,75	108,28	2,2
1 Dose Thunfisch in Wasser (150 g Abtropfgewicht)	174	38,26	0	1,23
100 g Tomatenketchup	103	0,9	24,1	0,1
VOR DEM ZUBETTGEHEN				
2 Kiwis (156 g)	95	1,78	22,87	0,81
1 Magnesiumtablette (6,5 g)	12	1	0,4	1
Gesamt	2.390 kcal	160,24 g (27 %)	346,97 g (58 %)	38,32 g (15 %)

Für alle Angaben zählt das Gewicht nach dem Kochen.

Nährstoffverteilung in der Tabelle „Beispiel einer Dokumentation der Lebensmittelaufnahme":
58 % Kohlenhydrate, 27 % Proteine, 15 % Fett.

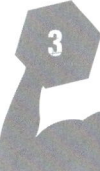

KRAFTTRAINING – SCHNELLER MUSKELAUFBAU

Berechnung

Gesamtkalorien: 2.390 kcal

Berechnung des Proteinanteils:

Kalorien aus Proteinen: 640,96 kcal (Berechnung: 160,24 * 4 = 640,96, weil vier Kalorien in 1 g Protein stecken)

Prozent Protein: 27 % (Berechnung: 640,96 / 2.390 = 0,268184 * 100 = 27)

Berechnung des Kohlenhydratanteils:

Kalorien aus Kohlenhydraten: 1.388 kcal (Berechnung: 346,97 * 4 = 1.388 weil vier Kalorien in 1 g Kohlenhydrate stecken)

Prozent Kohlenhydrate: 58 %

Berechnung des Fettanteils:

Kalorien aus Fetten: 344,88 kcal (Berechnung: 38,32 * 9 = 344,88 weil neun Kalorien in 1 g Fett stecken)

Prozent Fett: 15 %

Zu 2: Den Soll-Zustand berechnen

Grundumsatz

Der Grundumsatz gibt an, wie viele Kalorien Sie täglich für lebenserhaltende (vitale) Funktionen benötigen. Es handelt sich also um den Verbrauch, den Sie auch bei völliger Ruhe verbrauchen werden. Wenn Sie sich vorstellen, Sie würden den ganzen Tag bei Zimmertemperatur im Bett liegen und sich nicht bewegen, benötigen die vitalen Funktionen eine Mindestmenge an Energie und sorgen damit für den **Grundumsatz**.

Zu den lebenserhaltenden Funktionen, die den Grundumsatz betreffen, zählen die Atmung, die Verdauung, Leber- und Nierenfunktion, die Skelettmuskulatur, das Gehirn mitsamt der Aktivität des Nervensystems, die Erhaltung der Körpertemperatur und der Herzschlag, der für eine andauernde Blutzirkulation sorgt.

Die Formeln zur Berechnung des Grundumsatzes sind sehr einfach gehalten, da eine exakte Berechnung des Tagesbedarfs an Kalorien von zu Hause nicht möglich ist und von vielen Faktoren beeinflusst wird. Dazu zählen neben dem Ausmaß an Bewegung (der Arbeits- oder

MUSKELN OHNE PULVER

Leistungsumsatz), das Alter, das Geschlecht, die Körpergröße und das Gewicht (und damit die Körperoberfläche), hormonelle Einflüsse, die „spezifisch-dynamische Wirkung" und individuelle Faktoren im Alltag.

So beeinflusst das Lebensalter den Energieumsatz um einige Prozent. Mit zunehmendem Alter nimmt der Grundumsatz zunächst zu, um dann in höherem Alter wieder zu sinken. Das Geschlecht beeinflusst den Grundumsatz dahin gehend, dass Männer einen 6-7 % höheren Umsatz haben als Frauen, was mit der unterschiedlichen Körperzusammensetzung (Männer besitzen genetisch bedingt mehr Muskeln und weniger Fettanteile) in Verbindung gebracht wird. Zu einem großen Teil wird der Energieumsatz von der Körperoberfläche beeinflusst. Je größer und schwerer ein Mensch ist, desto größer ist auch seine Körperoberfläche, die mit Energie versorgt werden muss. Dahin gehend steigt auch der Grundumsatz, der nötig ist, um den Körper mit Wärme zu versorgen. Zudem wird zum Beispiel der Energieumsatz bei der Verwertung von Nährstoffen beeinflusst. Durch die Aufnahme von Proteinen kommt es zu einer Steigerung des Energieumsatzes von 30 Kilojoule, während er bei einer vergleichbaren Kohlenhydrat- oder Fettmenge nur um sechs bzw. vier Kilojoule steigt. Diese Schwankung wird „spezifisch-dynamische Wirkung" genannt (Baron & Berg, 2005).

Des Weiteren wird der Energieumsatz von individuellen Faktoren, wie zum Beispiel der Schilddrüsenfunktion (hormoneller Faktor), dem Ausmaß an Stress (Alltagsfaktor) und der Größe an Muskulatur, beeinflusst. Aufgrund der Vielzahl an Schwankungen verweise ich an dieser Stelle auf die einfachsten Formeln zur Berechnung des individuellen Kalorienbedarfs. Für eine gezieltere Analyse empfehle ich, eine professionelle Ernährungsberatung als Dienstleistung in Anspruch zu nehmen.

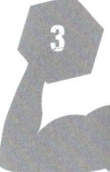

Das Wichtigste ist, dass Sie sich überhaupt hinsetzen und eine Berechnung der individuellen Gegebenheiten starten. Dieser Wert wird Ihnen einen sehr entscheidenden Hinweis darauf geben, wie Sie Ihre Ernährung in Zukunft gestalten sollten.

Zur einfachen Berechnung des Grundumsatzes rechnet man 1 kcal pro Körpergewicht pro Stunde und erhält damit einen Anhaltspunkt für einen durchschnittlichen erwachsenen Mann.

Grundumsatz = 1 kcal x Körpergewicht x Stunden pro Tag
Beispiel für einen 78 kg schweren Mann:
1 kcal x 78 x 24 = 1.872 kcal

KRAFTTRAINING – SCHNELLER MUSKELAUFBAU

Bei Frauen werden ca. 6 % (Literaturangaben schwanken zwischen 5-10 %, vgl. Baron & Berg, 2005 und Weineck, 2010) von diesem Wert abgezogen, da sie aufgrund des höheren Anteils an Unterhautfettgewebe eine geringe Wärmeabgabe haben.

Für eine Frau erhält man bei dem oben genannten Beispiel eine Differenz von 112,32 kcal, die man vom Männerwert abziehen muss (1.872 x 0,06 = 112,32 kcal). Eine Frau mit 78 kg Körpergewicht hat demnach einen Grundumsatz von rund 1.760 kcal pro Tag (1.872 kcal – 112,32 kcal = 1.759,68).

Arbeitsumsatz

Zum **Arbeitsumsatz**, auch *Leistungsumsatz* genannt, zählen alle Aktivitäten, die man am Tag durchführt. Jede Aktivität hat dabei einen anderen Kalorienverbrauch. So ist Schlafen die Aktivität mit dem geringsten Energieverbrauch, während Joggen mit 14 km/h und Skilanglauf Aktivitäten mit sehr hohem Verbrauch darstellen.

Sie müssen nun also schauen, wie viel Zeit Sie am Tag mit Schlafen, Sitzen, Arbeiten am PC, Gehen, Autofahren, Lernen, Lesen, Joggen, Krafttraining oder anderen Sportarten verbracht haben und die dazugehörigen Kalorienwerte heraussuchen. Anschließend erhalten Sie eine Berechnung wie die folgende:

Tab. 18: Beispiel einer Arbeitsumsatzberechnung

TÄTIGKEIT IN STUNDEN UND MINUTEN	VERBRANNTE KALORIEN
Schlafen 9 Stunden	663
Ruhen 6 Stunden und 30 Minuten	532
Schreibtischarbeit 5 Stunden	614
Fußball 1 Stunde und 30 Minuten	983
Krafttraining intensiv 1 Stunde	608
Radfahren (mäßig) – 21 km/h (zur Arbeit und zum Sport) 1 Stunde	655
Gesamt	4.055

MUSKELN OHNE PULVER

Den Verbrauch verschiedener Aktivitäten erhält man aus Literatur, dem Internet oder Apps für Tablets oder Smartphones. Beachten Sie, das sowohl in der Literatur als auch im Internet oder in den Apps die Angaben zum Kalorienverbrauch verschiedener Tätigkeiten stark schwanken. Vergleichen Sie daher die Werte, die Sie recherchieren, immer mit verschiedenen Quellen.

Tab. 19: Durchschnittlicher Verbrauch verschiedener Tätigkeiten für einen 78 kg schweren Mann

TÄTIGKEIT A-K	KALORIENVERBRAUCH IN 60 MINUTEN	TÄTIGKEIT L-Z	KALORIENVERBRAUCH IN 60 MINUTEN
Angeln	246	Lacrosse	655
Autofahren	131	Laufen – 10 km/h	819
Badminton	410	Laufen – 11 km/h	942
Basketball (kein Spiel)	491	Laufen – 13 km/h	1.106
Basketball (offizielles Spiel)	624	Laufen – 14,5 km/h	1.228
Bodybuilding	480	Laufen – 16 km/h	1.310
Boot- oder Kanufahren	246	Laufen (Joggen) – 8 km/h	655
Bowling	328	Leichtathletik (Diskus, Hammerwerfen)	312
Boxen (im Ring)	983	Leichtathletik (Hochsprung, Weitsprung, Speerwurf, Stabhochsprung)	468
Boxen (am Sandsack)	468	Leichtathletik (Hürdenlauf, Sprint)	780
Boxen (Sparring)	702	Motorcross	328
Breakdance	880	Musizieren	164
Bügeln	160	Parkour (Sportart, die Laufen, Springen und Klettern miteinander kombiniert)	819 (Schätzung! Keine Quellen gefunden)
Crossfit	491	Pilates	254
Crossfit	800	Raquetball	819
Dehnen (dazu zählt auch Yoga)	230	Radfahren (gemächlich) – unter 16 km/h	328
Einkaufen (Lebensmittel oder Shopping)	188	Radfahren (langsam) – 18 km/h	491

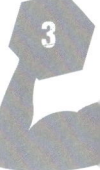

KRAFTTRAINING – SCHNELLER MUSKELAUFBAU

TÄTIGKEIT A-K	KALORIEN-VERBRAUCH IN 60 MINUTEN	TÄTIGKEIT L-Z	KALORIEN-VERBRAUCH IN 60 MINUTEN
Fußball (Training)	546	Radfahren (mäßig) – 21 km/h	655
Fußball (offizielles Spiel)	780	Radfahren (schnell) – 24 km/h	819
Football (American Football)	655	Radfahren (sehr schnell) – 28 km/h	983
Gartenarbeit (Gartenbau)	328	Reiten	328
Gehen (langsam, Spazieren) – 3 km/h	164	Schaufeln	410
Gehen (mäßig, zur Arbeit gehen) – 5 km/h	270	Schlafen	74
Gehen (flott, sich beeilen) – 6,5 km/h	410	Schreibtischarbeit	123
Gehen/Walking (Sport) – 6 km/h	311	Schwimmen (langsam)	328
Golf (mit Golfwagen)	164	Schwimmen (mäßig)	573
Golf (zu Fuß)	328	Schwimmen (schnell)	819
Gymnastik (leicht, zum Beispiel Dehnen und Schwünge)	287	Segeln	246
Gymnastik (schwierig, z. B. Yoga mit Kraftübungen)	655	Seilspringen (langsam)	624
Hausarbeit (putzen, aufräumen etc.)	205	Seilspringen (allgemein, moderat)	780
Heimtrainer (langsam)	491	Seilspringen (schnell)	936
Heimtrainer (mäßig)	655	Sex (aktiv)	380
Heimtrainer (schnell)	819	Sex (passiv)	180
Handball (Training)	624	Sitzen	115
Handball (offizielles Spiel)	936	Skaten – 16 km/h	410
Hockey	640	Skifahren (Abfahrt)	655
Inlineskating	819	Skifahren (Langlauf)	983
Jagen	410	Softball	410
Klettern	858	Squash	655

MUSKELN OHNE PULVER

TÄTIGKEIT A-K	KALORIEN-VERBRAUCH IN 60 MINUTEN	TÄTIGKEIT L-Z	KALORIEN-VERBRAUCH IN 60 MINUTEN
Krafttraining (mäßig)	304	Tanzen (langsame Schritte, Standardtänze im Gesellschaftstanz)	328
Krafttraining (mittel)	456	Tanzen (schnelle Schritte, Aerobic, Step-Aerobic, Zumba®, lateinamerikanische Tänze)	491
Krafttraining (intensiv, entspricht dem hier vorgestellten Trainingsplan)	608	Stehen	164
Kricket	410	Tennis	655
		Volleyball (Sechs-Mann-Team, Training)	234
		Volleyball (Sechs-Mann-Team, offizielles Spiel)	624
		Beachvolleyball	624
		Wandern	491
		Wasserski	491
		Yoga	230
		Zirkeltraining (z. B. Crossfit)	491

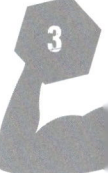

Zu 3: Gesamtkalorien berechnen

Die Summe aus Grundumsatz und Arbeitsumsatz ergibt den Gesamtkalorienbedarf für einen Tag.

Grundumsatz + Arbeitsumsatz = Gesamtkalorienbedarf

Beispiel für einen 78 kg schweren Mann mit den in den Kapiteln zuvor genannten Werten:

1.872 kcal + 4.055 kcal = 5.972 kcal

In diesem Beispiel handelt es sich um einen sehr hohen Kalorienverbrauch eines sehr aktiven Menschen. Ein inaktiver Mann mit 78 kg Körpergewicht, der einen Bürojob ausführt, kommt zum Vergleich auf knapp 2.500 kcal.

KRAFTTRAINING – SCHNELLER MUSKELAUFBAU

Mit dem Gesamtkalorienbedarf pro Tag haben Sie eine hervorragende Grundlage, um körperliche Veränderungen vorzunehmen.

Um Körperfett zu verlieren, sollte ein Kaloriendefizit geschaffen werden. Das bedeutet, man sollte mehr Kalorien verbrauchen, als man über die Ernährung zu sich nimmt. Um Muskelmasse zu gewinnen, sollte ein Kalorienüberschuss geschaffen werden. Das bedeutet, man sollte mehr (vollwertige) Kalorien über die Ernährung zu sich nehmen, als man verbraucht. Dabei spielt die sportliche Aktivität eine maßgebliche Rolle. Schließlich hat Sport einen großen Einfluss auf den täglichen Kalorienverbrauch und die Stoffwechselsituation. Je niedriger der Gesamtkalorienbedarf pro Tag ist, desto disziplinierter muss die Ernährung sein.

Das bedeutet, dass die Person mit dem aktiven Lebensrhythmus und 5.972 kcal Bedarf pro Tag sich, im Gegensatz zu einer inaktiven Person mit nur 2.500 kcal, eher mal außerplanmäßige Mahlzeiten (meistens in Form von Süßigkeiten oder Knabbereien) leisten kann. Besonders die sportliche Aktivität ist der Antreiber der Verdauung schlechthin. Wer sehr viel Sport macht, muss sich nicht absolut disziplinieren bei der Ernährung und wird trotzdem abnehmen. Sehr aktive Personen haben dafür Schwierigkeiten, Muskelmasse aufzubauen, da es schwer ist, bei einem sehr hohen Kalorienverbrauch einen Kalorienüberschuss herzustellen.

Mit der Berechnung des Kalorienbedarfs ist die Kalorienbilanzierung abgeschlossen. Durch den Vergleich von Ist-Zustand (Kalorienaufnahme) und Soll-Zustand (Kalorienbedarf) ist eine professionelle Ernährungsplanung möglich, die zu exzellenten Erfolgen führen wird.

Fazit Kalorienbilanzierung
Stellt man die bei der Kalorienbilanzierung genannten Beispiele gegenüber, ergibt sich folgende Kalorienbilanz:

Bedarf (Grund- und Arbeitsumsatz): 5.927 kcal
Aufnahme: 2.390 kcal (58 % Kohlenhydrate, 15 % Fett und 27 % Proteine)
Differenz: 3.537 kcal

Das Beispiel zeigt, dass der Bedarf größer ist als die Aufnahme. Nun muss das Ergebnis anhand des Ziels bewertet werden.

Ziel eins: „Körperfett abbauen" mit der Low-Carb-Methode

Die Nährstoffverteilung ist für eine Low-Carb-Diät ungeeignet (ideale Nährstoffverteilung für Low-Carb: 50-70 % Fette, 25-35 % Proteine, 5-15 % Kohlenhydrate). Das gesamte Ernährungsverhalten müsste sich verschieben, weg von kohlenhydratreichen und fettarmen Nahrungsmitteln, hin zu kohlenhydratarmen und fettreichen Nahrungsmitteln. Die Proteinaufnahme ist in Ordnung.

Die Kalorienbilanz ist schlecht, denn die Differenz zwischen Aufnahme und Bedarf ist auch für eine Diät zu groß. Sofern diese Differenz täglich auftritt, würde sich bald eine starke Leistungsminderung und ein darauf folgender Jo-Jo-Effekt einstellen. Folglich sollte die Personen mehr essen, auch wenn gerade eine Diät zur Fettreduktion ansteht! Die andere Alternative wäre, weniger Sport zu treiben. Davon würde ich allerdings abraten, schließlich ist Sport gesund für Körper, Geist, Muskelaufbau und Fettreduktion.

Ziel eins: „Körperfett abbauen" mit der Low-Fat-Methode

Die Nährstoffverteilung bietet großes Potenzial für eine Low-Fat-Diät (ideale Nährstoffverteilung für Low-Fat: 50-70 % Kohlenhydrate, 25-35 % Proteine, 5-15 % Fette). Die Kalorienbilanz hingegen ist schlecht, denn die Differenz zwischen Aufnahme und Bedarf ist auch für eine Diät zu groß. Sofern diese Differenz täglich auftritt, würde sich bald eine starke Leistungsminderung und ein darauf folgender Jo-Jo-Effekt einstellen.

Die Person sollte – zumindest an dem dokumentierten Tag – mehr essen, auch wenn eine Diät zur Fettreduktion ansteht, und ein Kaloriendefizit um die 200-500 kcal anstreben. Dabei sollte vor allem die Menge an Kohlenhydraten in Form von Brot, Obst und Reis erhöht werden, da sich die beiden Nahrungsmittel bereits im Ernährungsplan der Person befinden und außerdem zur Low-Fat-Diät passen. Die Aufnahme an Proteinen sollte anteilsmäßig zur erhöhten Aufnahme an Kohlenhydraten ebenfalls erhöht werden. Empfehlenswert ist eine größere Aufnahme von kohlenhydrat- und proteinreichen Lebensmitteln bei der ersten Zwischenmahlzeit und bei der Mahlzeit vor dem Zubettgehen, da bei diesen Mahlzeiten bisher große Kohlenhydrat- oder Proteinquellen fehlen.

Sollte die Person an einem anderen Tag jedoch weniger Sport treiben, würde die Kalorienaufnahme wahrscheinlich gut passen. Es zählt daher vor allem, dass die Person lernen muss, die Mahlzeiten dem Sportpensum anzupassen.

KRAFTTRAINING – SCHNELLER MUSKELAUFBAU

Ziel zwei: „Muskelmasse aufbauen" mit der Sporternährungsmethode

Die Nährstoffverteilung ist perfekt für die Sporternährungsmethode (ideale Nährstoffverteilung für die Sporternährungsmethode: 55-65 % Kohlenhydrate, 20-30 % Proteine, 15-25 % Fette).

Die Kalorienbilanz ist für das Ziel „Muskelmasse aufbauen" sehr schlecht, schließlich sollten beim Ziel Muskelmasse aufbauen mehr Kalorien aufgenommen als verbrannt werden.

Die Person muss beim Ziel „Muskelmasse aufbauen" definitiv viel mehr essen oder weniger Sport treiben. Sollte sich die Person für eine höhere Nahrungsaufnahme entscheiden, wäre es wichtig, dass die Mahlzeiten und Trainingseinheiten gut aufeinander abgestimmt sind, damit sich die Verdauungszeit nach einer Mahlzeit nicht negativ auf die sportliche Leistungsfähigkeit auswirkt. Ein guter Richtwert ist, mindestens eine Stunde vor dem Training die letzte Mahlzeit zu sich zu nehmen.

Die Menge an Kohlenhydraten in Form von Brot, Obst und Reis sollte erhöht werden, da sich die beiden Nahrungsmittel bereits im Ernährungsplan der Person befinden und außerdem zur Sporternährungsmethode passen. Die Aufnahme an Proteinen sollte anteilsmäßig zur erhöhten Aufnahme an Kohlenhydraten ebenfalls erhöht werden. Hinzu kommt eine Erhöhung der Fettzufuhr, am besten in Form von guten Ölen, die beim Kochen und Braten verwendet werden sollten. Empfehlenswert ist eine größere Aufnahme von kohlenhydrat- und proteinreichen Lebensmitteln bei der ersten Zwischenmahlzeit und bei der Mahlzeit vor dem Zubettgehen, da bei diesen Mahlzeiten bisher große Kohlenhydrat- oder Proteinquellen fehlen.

Ziel drei: „Gleichzeitig Muskelmasse aufbauen und Körperfett abnehmen" mit der Sporternährungsmethode

Die Nährstoffverteilung ist perfekt, wenn die Person das Ziel hat, in der Zone zu arbeiten, um gleichzeitig Muskeln auf- und Fett abzubauen (ideale Nährstoffverteilung für die Sporternährungsmethode: 55-65 % Kohlenhydrate, 20-30 % Proteine, 15-25 % Fette).

Die Kalorienbilanz ist für das Ziel „gleichzeitig Muskelmasse aufbauen und Körperfett reduzieren" schlecht, schließlich sollte nur ein geringes Kaloriendefizit von 200 kcal zwischen der Kalorienaufnahme und dem Kalorienverbrauch geschaffen werden, damit es gelingt, in der „Zone" zu arbeiten. Nur bei einem geringen Kaloriendefizit wird der Körper Fett abbauen, aber

MUSKELN OHNE PULVER

trotzdem das optimale Klima für muskelaufbauende Prozesse vorfinden (zum Beispiel ausreichend Nährstoffe, die eine Energiegewinnung durch Aminosäuren verhindern und somit für eine positive Stickstoffbilanz sorgen).

Immer, wenn Körperfett reduziert werden soll, ist es optimal, wenn man so viel Sport wie möglich treibt. Daher würde ich nicht empfehlen, das Sportpensum zu senken. Vielmehr sollte die Person mehr essen, damit sie ihr Ziel erreicht.

Die Menge an Kohlenhydraten in Form von Brot, Obst und Reis sollte erhöht werden, da sich die beiden Nahrungsmittel bereits im Ernährungsplan der Person befinden und außerdem zur Sporternährungsmethode passen. Die Aufnahme an Proteinen sollte anteilsmäßig zur erhöhten Aufnahme an Kohlenhydraten ebenfalls erhöht werden. Hinzu kommt eine Erhöhung der Fettzufuhr, am besten in Form von guten Ölen, die beim Kochen und Braten verwendet werden sollten. Empfehlenswert ist eine größere Aufnahme von kohlenhydrat- und proteinreichen Lebensmitteln bei der ersten Zwischenmahlzeit und bei der Mahlzeit vor dem Zubettgehen, da bei diesen Mahlzeiten bisher große Kohlenhydrat- oder Proteinquellen fehlen.

Ziel vier: „Figur halten" mit der Sporternährungsmethode

Die Nährstoffverteilung ist perfekt, wenn die Person das Ziel hat, die Figur zu halten. Die Kaloribilanz ist dagegen nicht ideal. Die Kalorienmenge sollte eingeschränkt werden, zum Beispiel mit weniger Haferflocken morgens und einem anderen Mittagsgericht ohne Fertigsoße.

KRAFTTRAINING – SCHNELLER MUSKELAUFBAU

e) Vitamine und Mineralstoffe

Vitamine

Vitamine sind Wirkstoffe, die für den Ablauf wichtiger Lebensfunktionen und die Fortpflanzung des Menschen unentbehrlich sind. Der Organismus kann Vitamine nicht selbst herstellen, daher müssen sie über die Ernährung aufgenommen werden (ein sogenannter *essenzieller Nährstoff*). Die Aufnahme erfolgt als fertiges Vitamin oder als eine Vorstufe (Provitamin), die erst bei der Verdauung zu einem Vitamin umgewandelt wird. Vitamine sind weder Baustoffe (wie Proteine bzw. Aminosäuren) noch Energielieferanten (wie Kohlenhydrate und Fette). Sie arbeiten als Koenzyme oder hormonähnliche Stoffe.

Auch wenn Vitamine lebenswichtig sind, ist der Bedarf gering. Die Bedarfsmengen liegen im Milligramm- (Abkürzung: mg) oder Mikrogrammbereich (Abkürzung: μg). Zum Vergleich: Kohlenhydrate, Fette und Proteine werden bis zu mehreren hundert Gramm täglich verzehrt.

Heutzutage werden vielen Lebensmitteln zusätzliche Vitamine verabreicht, da es durch die industrielle Verarbeitung zu einigen Verlusten kommen kann. Solche Lebensmittel werden *functional foods* (englisch für funktionale Lebensmittel) genannt. Es konnte bisher nicht nachgewiesen werden, dass der Verzehr industriell hergestellter Nahrungsmittel einen Nachteil gegenüber natürlichen Nahrungsmitteln hat. Natürliche Lebensmittel besitzen aber einen höheren Anteil „sekundärer Pflanzenstoffe", die der Körper zusätzlich verarbeiten kann. Für uns ist es wichtig, zu wissen: Welche Rolle spielen Vitamine beim Muskelwachstum und bei der Fettabnahme? Die Frage soll zusammen mit der Rolle der Mineralstoffe beantwortet werden.

Mineralstoffe

Mineralstoffe ist ein Überbegriff für Mengen- und Spurenelemente. Es handelt sich um Bau- und Reglersubstanzen, die aus chemischen Strukturen und deren anorganischen Verbindungen bestehen. Sie sind beim Wachstum von Geweben, Knochen und Zähnen unentbehrlich. Hinzu kommen physiologische Funktionen, wie der osmotische Druck, Muskelkontraktionen, Nervenimpulsübertragungen oder die Funktion von Enzymen, die von einer ausgeglichenen Mineralstoffbilanz im Organismus abhängig sind.

MUSKELN OHNE PULVER

Der Bedarf an Mineralien steigt, wie auch bei Vitaminen, je nach Lebenssituation und körperlicher Belastung. Sportliche Aktivität bringt die ausgeglichene Mineralstoffbilanz durcheinander, woraufhin die Versorgung erhöht werden muss. Einige der Mineralstoffe, wie Jod, Eisen, Zink, Kupfer oder Chrom, sind gut erforscht. Andere Mineralstoffe sind biologisch aktiv, sind aber noch nicht hinreichend erforscht, um alle Wirkungsweisen aufzuzeigen.

Mineralstoffe sind für die Stabilisierung der Zellmembranen, für die Bildung von Komplexen und Gerinnungsfaktoren, für den Erhaltung des osmotischen Drucks, für die Interaktion mit Enzymen, den Erhalt der Festigkeit der Knochen und den Erhalt der Zellaktivität zuständig.

Welche Rolle spielen Vitamine und Mineralstoffe beim Muskelwachstum und bei der Fettabnahme?

Gerade bei den regulativen Nährstoffen der Vitamine und Mineralstoffe besteht seit Jahrzehnten eine große Hoffnung bezüglich etwaiger Leistungssteigerungen durch zusätzliche Einnahmen über Nahrungsergänzungsmittel oder erhöhte Aufnahme entsprechender Lebensmittel. Schon bei den Olympischen Spielen 1984 in Los Angeles nahmen ca. 90 % der Sportler Vitaminpräparate zu sich (vgl. Geiss & Hamm, 2004).

Der Gründe für diese Maßnahmen sind leicht zu verstehen: Der Bedarf an Vitaminen und Mineralstoffen ist bei Sportlern größer als bei Untrainierten; siehe Tab. 20 „Vitaminbedarf von Untrainierten und Leistungssportlern".

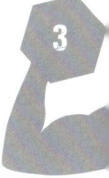

Tab. 20: Vitaminbedarf von Untrainierten und Leistungssportlern (Neumann, 2014)

VITAMIN ODER MINERALSTOFF	TAGESBEDARF	
	UNTRAINIERTE	LEISTUNGSSPORTLER
VITAMINE		
A (Retinol)	1,5 mg	4,47 mg
Betakarotin (Vorstufe Vitamin A)	3 mg	4,5 mg
D (Calciferol)	10 µg	20 µg
E (Tocopherol)	10 mg	50 mg
K (Phyllochinon)	80 µg	150 µg
B_1 (Thiamin)	1,5 mg	7-8 mg
B_2 (Riboflavin)	1,8 mg	8 mg
B_3 (Niacin)	20 mg	30-40 mg
B_4 (Folsäure)	300 µg	400 µg
B_5 (Pantothensäure)	10 mg	20 mg
B_6 (Pyridoxin)	2,1 mg	10-15 mg
B_{12} (Cobalamin)	3 µg	6 µg
C (Ascorbinsäure)	75 mg	300-500 mg
H (Biotin)	0,1 mg	0,3 mg
Q_{10} (Ubichinon)	10 mg	30 mg
MINERALSTOFFE		
Kochsalz (NaCl)	8 g	15 g
Kalium	2,5 g	5 g
Kalzium	1 g	2 g
Phosphor	1,2 g	2,5 g
Magnesium	400 mg	600 mg
Eisen	18 mg	40 mg
Zink	15 mg	25 mg
Kupfer	2 mg	4 mg
Jod	0,15 mg	0,25 mg
Selen	70 µg	100 µg
Chrom	100 µg	200 µg

MUSKELN OHNE PULVER

Aus Angst vor einer Unterversorgung und wegen der Hoffnung auf eine Leistungssteigerung durch ein „Wundermittel" nehmen die Athleten Vitamin- und Mineralstoffpräparate zu sich. Die Nahrungsmittelindustrie vermarktet solche Präparate als „Wundermittel" und verspricht Leistungssteigerungen. Das sind Lügen (vgl. Lightsey, 2006), die durch die öffentliche Wahrnehmung jedoch zu der allgemeinen Haltung führen, dass Vitamin- und Mineralstoffpräparate der Leistungssteigerung dienlich seien.

Hinzu kommt, dass viele Sportler sich mit Vitaminen und Mineralstoffen nicht so gut auskennen. Heutzutage erhalten die Athleten von ihren Trainern Präparate, ohne zu wissen, was sich wirklich hinter den Wirkstoffen verbirgt. Häufig wurden deshalb schon Athleten des Dopings überführt, was für die Athleten völlig überraschend kam. Sie brechen in Tränen aus und beteuern ihre Unschuld. Schließlich haben sie einfach auf die Empfehlungen des Trainerteams geachtet. Zum Zeitpunkt, als dieses Buch verfasst wurde, waren gerade die Olympischen Winterspiele 2014 in Sotschi vorüber. Dort wurde die Biathletin Evi Sachenbacher-Stehle positiv getestet und hat genau dieses Szenario erlebt:

Eine erhöhte Vitamin- oder Mineralstoffzufuhr ist nur dann leistungssteigernd, wenn ein Mangel eines Nährstoffs vorliegt (vgl. Neumann, 2014; Kleiner & Greenwood-Robinson, 2013; Weineck, 2010; Geiss & Hamm, 2004). Ein Mangel ist nur bei schlechtem Ernährungsstil oder bei einer extremen Diät mit einer Kalorienaufnahme unter 1.200 kcal möglich. Von beiden Fällen rate ich deutlich ab. Selbst bei intensiven sportlichen Belastungen wird das erhöhte Vitamin- und Nährstoffbedürfnis über die Ernährung gedeckt, sofern der Athlet auch die Kalorienaufnahme dem erhöhten Verbrauch anpasst. Aus diesem Grund werden hier Richtlinien zur Deckung des Bedarfs aufgelistet, damit eine ausreichende Versorgung geplant werden kann.

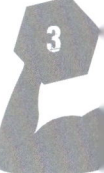

Richtlinien zur Deckung des Vitamin- und Nährstoffbedarfs

Zur sicheren Deckung des Vitamin- und Nährstoffbedarfs sollten Sie:

1. sich möglichst abwechslungsreich ernähren (nicht jeden Tag dasselbe und nicht ausschließlich von Nahrungsergänzungsmitteln),
2. täglich Vollkornprodukte verzehren (wenn auch in kleinen Mengen, wie bei der Low-Carb-Diät),

KRAFTTRAINING – SCHNELLER MUSKELAUFBAU

3. täglich Milch oder ein Milchprodukt verwenden (zumindest in geringen Mengen),
4. Fleisch, Fisch und Ei in den Speiseplan aufnehmen,
5. vitaminbewusst bei der Nahrungszubereitung sein (zum Beispiel dünsten bzw. mit möglichst wenig Wasser garen),
6. nach dem Garen frische Küchenkräuter oder zum gekochten Gemüse einen Teil Rohkost zugeben,
7. frisch gepresste Säfte oder Multivitaminsäfte mit Mineralwasser verdünnt als Getränk genießen.

Eine weitere Hilfestellung ist die folgende Tabelle mit einer Auflistung von Lebensmitteln mit hoher Nährstoffdichte. Achten Sie beim Gebrauch dieser Lebensmittel darauf, dass die Mengen Ihrer Ernährungsmethode (Low-Carb, Low-Fat, Sporternährung) entsprechen. Der Verzehr von kalorienhaltigen Getränken und Säften sollte stets gering sein (0,2-0,5 l pro Tag).

Tab. 21: Lebensmittel mit hoher Nährstoffdichte

GRUNDPRODUKTE	VERARBEITUNSGPRODUKTE
Getreide/Körner	Brote, Nudeln, Getreide, Reis, Mais
Milch	Joghurt, Quark, Käse
Fisch	Hering, Forelle, Lachs, Makrele
Fleisch	Rind, Schwein, Schaf, Geflügel (Hähnchen, Pute)
Nährstoffgemische	Müsli (Getreide, Haferflocken, Milch, Nüsse, Trockenfrüchte)
Getränke	Mineralwasser; Apfel-, Zitrus-, Trauben- und Beerensäfte; Bier, Malzbier, alkoholfreie Biere
Kartoffeln	Kartoffeln, Kartoffelsalate, Chips
Früchte	Bananen, Äpfel, Zitronen, Orangen, Tomaten, Paprika
Gemüse	Möhren, Kohlrabi, Rosenkohl, Kraut, Bohnen

Fazit zur Vitamine- und Nährstoffversorgung

Ernährung Sie sich ausgewogen und gesund mit Nahrungsmitteln, die eine hohe Nährstoffdichte beinhalten. Sparen Sie sich die Zeit auf der Suche nach „dem geheimnisvollen Vitaminpräparat". Ein solches Wundermittel gibt es nicht. Nutzen Sie die Zeit besser für die Berechnung Ihrer Kalorienbilanz. Die einzige Mangelerscheinung heutzutage könnte zu wenig Vitamin D sein, weil man im Büro oder im Fitnessstudio ist und kein Sonnenlicht abbekommt.

f) Wasser und Sportgetränke

Wasser ist das wichtigste Element des Menschen. Ohne Wasser kann der Mensch nicht überleben. Je nach Fettanteil und Lebensalter besteht der Körper zu 50-70 % aus Wasser (je höher das Lebensalter und der Fettanteil, desto geringer der Wasseranteil). Wasser ist an sämtlichen Prozessen des Organismus beteiligt und muss dem Körper ständig zugeführt werden (siehe Grafik „Vorkommen von Makronährstoffen, Mineralstoffen und Wasser" auf Seite 230).

Zu den Aufgaben des Wassers gehören unter anderem:

▶ Wasser wird bei vielen enzymatischen Reaktionen benötigt und ist wichtiger Bestandteil des Stofftransports.
▶ Wasser ist an fast jeder Stoffwechselreaktion beteiligt.
▶ Wasser ist ein Hilfsmittel bei der Regulierung der Körperkerntemperatur. Schon ein leichter Wassermangel führt zu einer erhöhten Körperkerntemperatur und kann letztlich zum Tode führen.
▶ Wasser ist Bestandteil von Makromolekülen.

Für Sportler oder jene, die es werden wollen, ist Wasser sehr wichtig. Schließlich steigt die Stoffwechselrate mit zunehmender Belastung. Durch Schweißverlust verliert der Körper zusätzliches Wasser und zudem wichtige Mineralstoffe. Es ist daher eindeutig, dass Sportler mehr Wasser trinken als Untrainierte. Bei Untrainierten wird von der Deutschen Gesellschaft für Ernährung (DGE) eine tägliche Wasserzufuhr von 1,5 l empfohlen. Diese Empfehlung ist für Sportler zu gering. Ein Wassermangel kann zu verheerenden gesundheitlichen Konsequenzen oder gar bis zum Tod führen. Leistungssportliche Einbußen erfährt der Körper bereits bei 2 % Wasserverlust. Das „Durstgefühl" ist ein schlechter Indikator für die regelmäßige Wasseraufnahme. Sorgen Sie dafür, ständig Wasser zur Verfügung zu haben.

Die Empfehlung der täglichen Zufuhr von Wasser liegt bei Sportlern zwischen 3 und 5 l. Das Ausmaß ist abhängig von der Intensität und Dauer der sportlichen Belastung. Insbesondere Kraftsportler sollten auch bei kurzen Belastungszeiten höhere Mengen an Wasser zu sich nehmen, da die Muskelzellen für den Muskelaufbau Wasser dringend benötigen.

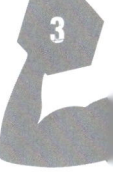

KRAFTTRAINING – SCHNELLER MUSKELAUFBAU

Tab. 22: Symptome bei einem Wassermangel (in % des Körpergewichts)

1-5 %	6-10 %	11-12 %
Durst	Schwindelgefühl	Krämpfe
Einschränkung der Bewegungen	Kopfschmerzen	Delirium
Müdigkeit	Atemnot	
Schwäche	Vermindertes Blutvolumen	
Übelkeit	Gehunfähigkeit	

Strategische Wasserplanung für optimales Trinkverhalten

Haben Sie manchmal kein Wasser im Haus und warten dann mit dem Trinken darauf, bis Sie neues gekauft haben? In diesem Fall ist es fast vorprogrammiert, dass Sie zu wenig Wasser trinken werden. Lösen Sie dieses Problem, indem Sie auch Leitungswasser trinken.

Trauen Sie sich nicht, Leitungswasser zu trinken? Das am meisten kontrollierte Gut in Deutschland ist Wasser, schließlich stellt es das Grundversorgungsmittel der Menschheit dar. Ein Wasserfilter ist laut der Verbraucherzentrale NRW deshalb meistens nicht notwendig. Die Kläranlagen und Wasserkontrollen sorgen dafür, dass Sie beruhigt Leitungswasser trinken können. Zudem befreien Wasserfilter das Leitungswasser nicht von Blei oder Kalk. Wenn Sie jedoch in einer Großstadt wohnen, kann ein Wasserfilter nützlich sein, um Medikamente und Hormone aus dem Wasser zu filtern.

Benutzen Sie einen Wasserfilter? Dann bereiten Sie sich immer die Tagesdosis an Wasser auf einmal vor und füllen Sie das Wasser in entsprechende Vorratsbehälter beziehungsweise leere (benutzte) Wasserflaschen ab. Das sorgt dafür, dass Sie keine Verzögerungen haben, wenn Sie neues Wasser benötigen. Die Behandlung des Leitungswassers mit einem Wasserfilter kostet schließlich Zeit. Sie sollten jegliche Mühen bei der Wasserversorgung verhindern. Wasser sollte ständig präsent, schnell und einfach zur Verfügung stehen. So decken Sie konsequent Ihren täglichen Wasserbedarf.

Das Wassertrinken darf Ihnen keine Mühe bereiten! Es muss zu einer Selbstverständlichkeit werden, 4-5 l Wasser täglich(!) zu trinken. Zur Verbesserung der Wasseraufnahme empfehle ich die sogenannte strategische *Wasserplanung*. Dabei gilt es, das Wasser an strategisch günstigen Positionen aufzustellen, die Sie stets an das Trinken erinnern. Stellen Sie eine Wasser**flasche** (nicht nur eine Tasse) an jede Position, die Sie täglich mehrfach aufsuchen. Dazu zählt vor allem Ihr Arbeitsplatz bzw. Schreibtisch. Dort werden Sie wahrscheinlich auch etwas zu trinken stehen haben. Auch die Küche ist meistens ein Ort, an dem man zumindest Leitungswasser finden kann.

Eine Veränderung des Trinkverhaltens erhalten Sie aber nur, wenn Sie auch die Wasserstationen verändern. Stellen Sie eine Wasserflasche ins Badezimmer. Dort verbringen Sie womöglich eine halbe Stunde oder länger zum Rasieren. In dieser Zeit sind mehrfache Schlucke Wasser nötig. Stellen Sie eine Flasche in das Schlafzimmer und andere Räumlichkeiten, in denen Sie länger als 10 Minuten bleiben. Platzieren Sie eine Flasche im Auto und nehmen Sie immer einen Behälter zur Wasserversorgung für unterwegs mit.

Sind Sportgetränke Wasser überlegen?

Nur in manchen Fällen. Wasser ist generell die beste Getränkequelle für den Alltag und bei sportlichen Belastungen unter einer Stunde. Glukose-Elektrolyte-Getränke (auch *Sportdrinks* genannt) können eine sinnvolle Funktion bei hochintensiven Belastungen erfüllen. Bundesliga-Fußballer erhalten beispielsweise stets Sportdrinks in der zweiten Halbzeit, um den hohen Belastungen standzuhalten.

Sportgetränke sind vor allem für Ausdauersportler und Extremsportler hilfreich. Der Mix aus Wasser, Kohlenhydraten und Elektrolyten ist gut geeignet, damit bei ausdauernden Belastungen schnell Energie aus Kohlenhydraten zur Verfügung steht und der hohe Mineralverlust über den Schweiß ausgeglichen wird. Daneben bieten Sportgetränke einen großen Vorteil gegenüber Wasser: Sie haben Geschmack. Viele Menschen trinken kein Wasser, weil es Ihnen einfach nicht schmeckt. Diese Haltung ist jedoch gefährlich. Denn wer nicht genügend Bewegungspensum aufbringt, der wird durch die glukosehaltigen Getränke zu viel Energie aufnehmen und Fett ansetzen. Kalorienhaltige Getränke sind eine der größten Fallen bei der Ernährung.

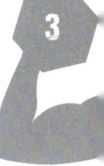

Eine Leistungssteigerung ist von Sportgetränken nur zu erwarten, wenn die Belastungen über eine Stunde andauern. Der leistungssteigernde Effekt besteht darin, Ermüdungserscheinungen durch leere Kohlenhydratspeicher auszugleichen. Dieser Effekt kann auch mit

KRAFTTRAINING – SCHNELLER MUSKELAUFBAU

dem Verzehr von Traubenzucker oder einer halben Banane erreicht werden. Generell sollten Sie eher zu Wasser greifen als zu kalorienhaltigen Getränken. Wenn Sie kein Wasser mögen, versuchen Sie gefiltertes Wasser oder Wasser aus Glasflaschen. Beide Wasserarten haben andere Geschmäcker.

Sind Säfte gute Sportgetränke?

Frucht- oder Gemüsesäfte sind als Flüssignahrung einzustufen. Sie bestehen meistens zu 90 % aus Wasser und sind gefüllt mit Vitaminen und Mineralstoffen. Das macht sie zu wertvollen Nahrungsmitteln mit hoher Nährstoffdichte. Allerdings besitzen Säfte auch Kalorien. Kalorien lassen sich immer leichter trinken als essen. Das bedeutet, dass bei einer hohen Zufuhr an Säften auch die Kalorienaufnahme steigt. Häufig wird bei Übergewichtigen festgestellt, dass sie ausschließlich Säfte, wie zum Beispiel Apfelschorle oder Orangensaft, trinken. Von einem ausschließlichen Verzehr an Säften kann ich deshalb nur abraten. Bei einem hohen Bewegungspensum ist eine Saftzufuhr von 1 l pro Tag unbedenklich. Je weniger Sport Sie treiben, desto mehr sollten Sie auf die Kalorienaufnahme durch Flüssigkeiten achten.

Während des Sporttreibens sind Säfte ungeeignet. Aufgrund der hohen Nährstoffdichte wird die Verdauung zu stark in Anspruch genommen. Die Energie, die eigentlich den Muskeln und dem Gehirn für die sportliche Aktivität zur Verfügung stehen soll, wird beim großen Verzehr von Säften während des Sports auch bei der Verdauung benötigt. Das hat Leistungseinbußen zur Folge und kann sogar zu Beschwerden in der Magengegend führen.

Säfte sind keine guten Sportgetränke, aber sie eignen sich hervorragend als Ergänzung einer gesunden Ernährung. Bevorzugen Sie frisch gepresste Säfte und solche, die einen hohen Fruchtanteil besitzen. So gehen Sie sicher, dass der Saft eine hohe Nährstoffdichte besitzt.

MUSKELN OHNE PULVER

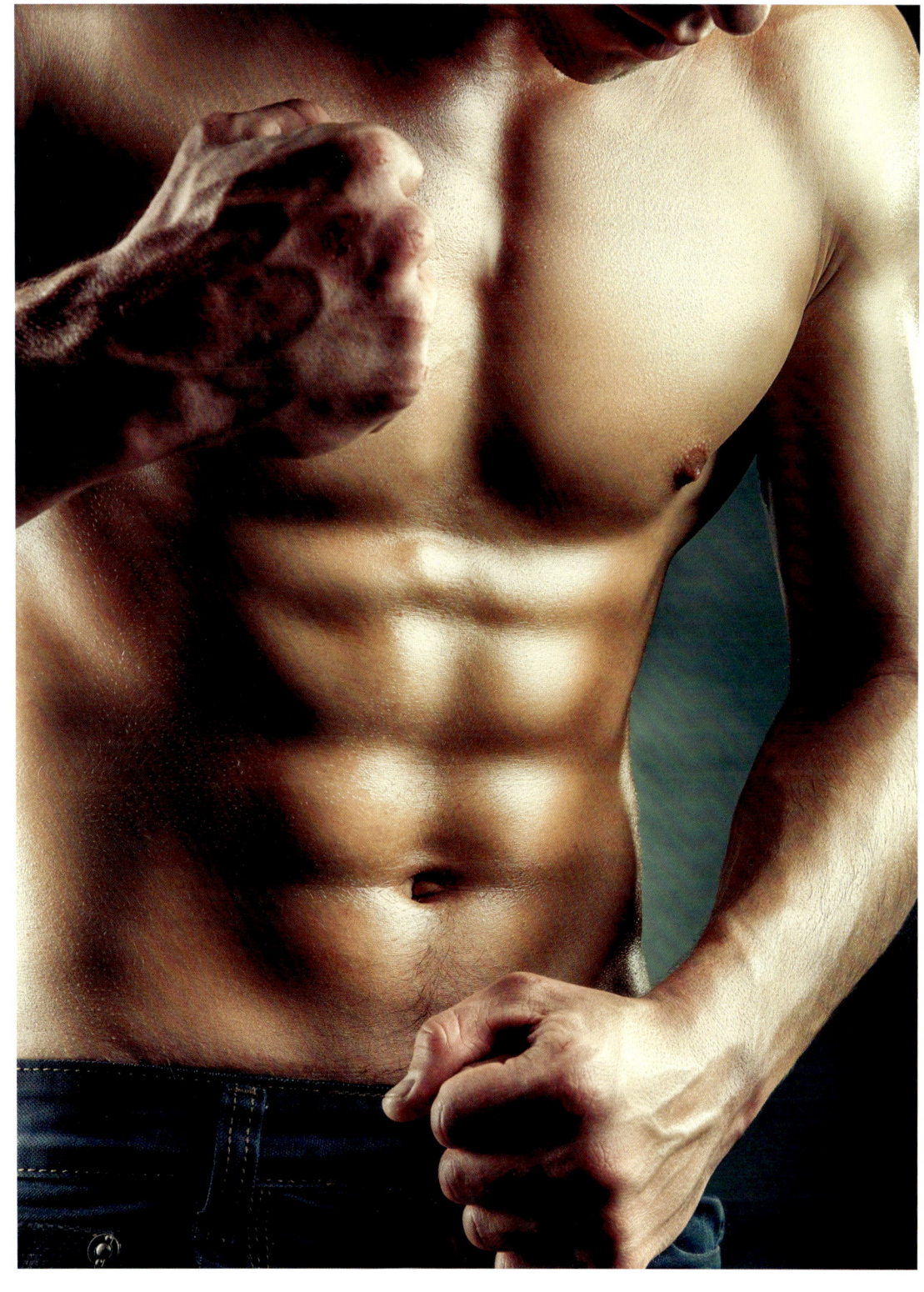

3

KRAFTTRAINING – SCHNELLER MUSKELAUFBAU

5.2.3 Schritt drei: Rechnen Sie mit Tennisbällen

Wenn Sie heute Abend das Essen für sich und eventuell für Ihre Familie vorbereiten, werden Sie wahrscheinlich noch nichts mit einer Küchenwaage, einer Kalorientabelle und einem Taschenrechner zu tun haben wollen, um Ihre Kalorienbilanz zu berechnen. Aber Sie sind bereits bei Schritt drei auf dem Weg zu Ihrem optimalen Ernährungsplan angelangt. Ihre nächste Mahlzeit soll unbedingt schon Ihrem Ernährungsziel und Ihrer neuen Diätmethode entsprechen.

Tab. 23: Orientierungshilfe für Portionsgrößen

PORTION	ORIENTIERUNGSHILFE	PRIMÄRER NÄHRSTOFFGEHALT UND GEHALT
100 g Hähnchen- oder Putenfleisch	Ein Poker-Kartenspieldeck	25 g Protein, 111 kcal
200 g Seelachsfilet	Ein Briefumschlag	30 g Protein, 148 kcal
150 g Thunfisch in eigenem Saft und Aufguss	Ein Tennisball	38 g Protein, 174 kcal
1 Apfel 125-150 g	Tennisball	15 g Kohlenhydrate, 78 kcal
½ Tasse (125 g) Vollkornnudeln	Tennisball	80 g Kohlenhydrate, 430 kcal
½ Tasse (125 g) Naturreis	Tennisball	34 g Kohlenhydrate, 159 kcal
½ Tasse (125 g) Haferflocken	Tennisball	80 g Kohlenhydrate, 458 kcal
½ Tasse (125 g) Gemüse	Tennisball	3-6 g Kohlenhydrate, 15-30 kcal
1 Scheibe (16 g) Putenaufschnitt	20-Euro-Schein	3 g Protein, 17 kcal
1 Scheibe (25 g) gekochter Schinken	½ Taschentuch	5 g Protein, 33 kcal
20 g Hüttenkäse	Streichholzschachtel	2 g Protein, 19 kcal
30 g Gouda Light	Streichholzschachtel	8 g Protein, 80 kcal
1 mittlere Kartoffel (90 g)	Eine Computermaus	18 g Kohlenhydrate, 77 kcal
1 Keks (15 g)	Abflussstopfen im Badezimmer	12 g Kohlenhydrate (Zucker), 64 kcal
1 Esslöffel (10 g) Butter	Zwei Daumenbreit	8 g Fett, 76 kcal
1 Muffin	Geschlossene Faust	20 g Kohlenhydrate, 217 kcal
2 Esslöffel (30 g) Wallnüsse	Eine Handvoll	20 g Fett, 196 kcal
2 Esslöffel (30 g) Weingummi	Eine Handvoll	22 g Kohlenhydrate (Zucker), 100 kcal

MUSKELN OHNE PULVER

Damit Sie schnell einschätzen können, welche Mahlzeiten Ihnen wie viele Kohlenhydrate, Fette, Proteine und Kalorien bringen, gebe ich Ihnen eine Tabelle mit simplen Alltagsgegenständen. Die Größe der Alltagsgegenstände entspricht ungefähr der Menge an üblichen Mahlzeitengrößen und dient als Orientierungshilfe. Sie sehen beispielsweise in einem Ernährungsplan, dass Sie 125 g Reis verzehren sollen. In einem Restaurant wäre es zwar durchaus amüsant, nach einer 125 g großen Portion Reis zu fragen, doch überlicherweise weiß man nicht, wie groß die Portionen der Gerichte sind. 125 g Reis entsprechen der Größe eines Tennisballs. Mit dieser Hilfestellung können Sie also schnell und einfach kontrollieren, wie viel Reis Ihren Bedürfnissen entspricht.

Sie können jeden Ernährungsplan mit diesen Orientierungshilfen umschreiben, damit Sie im Alltag die Möglichkeit haben, sich an die Portionsgrößen zu erinnern. Solche vereinfachten Ernährungspläne sind etwas ungenauer, als wenn Sie mit Gramm und Kalorien rechnen, aber Sie wissen ja: Die Wochenbilanz entscheidet!

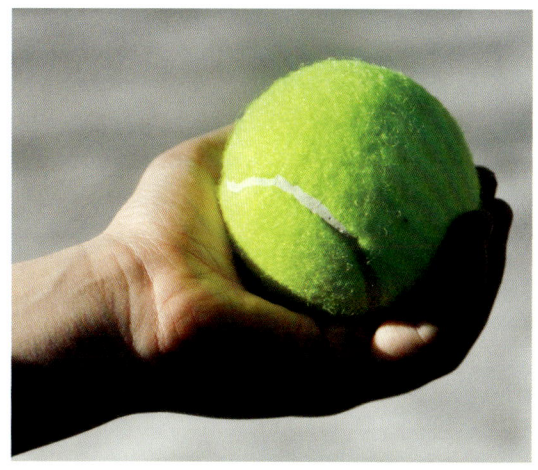

Die folgenden Ernährungspläne sind Vereinfachungen der detaillierten Ernährungspläne, die Sie ab Seite 302 in diesem Buch finden.

Tab. 24: Vereinfachter Ernährungsplan Low-Carb, Portionsansicht

FRÜHSTÜCK	SNACK	MITTAG	VOR DEM TRAINING	NACH DEM TRAINING	ABEND	VOR DEM SCHLAFEN
„Schinken-Pilz-Omlette" 6 Eiklar 2 Eigelb 2 Scheiben Schinken (Taschentuchgröße) 1 Esslöffel Rapsöl	1 Streichholzschachtel Hüttenkäse 6 Scheiben (20 € Scheine) Putenaufschnitt	1 Briefumschlag Lachsfilet ½ Tennisball Naturreis 3 Tennisbälle Gemüse 1 Esslöffel Rapsöl zum Braten	1 Apfel 1 Handvoll Walnüsse	2 Taschentücher gekochter Schinken	2 Kartendecks Steak 2 Tennisbälle Salat 1 Handvoll geriebene Mandeln über den Salat 1 Esslöffel Olivenöl als Dressing 1 Esslöffel Essig zum Salat	1 Handvoll Walnüsse 1 Streichholzschachtel Goudakäse

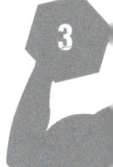

KRAFTTRAINING – SCHNELLER MUSKELAUFBAU

Tab. 25: Vereinfachter Ernährungsplan Low-Carb, Makronährstoffansicht

FRÜHSTÜCK	SNACK	MITTAG	VOR DEM TRAINING	NACH DEM TRAINING	ABEND	VOR DEM SCHLAFEN
2 x Protein	1 x Protein	2 x Protein	1 x Obst	1 x Protein	2 x Protein	0,5 x Protein
1 x Fett		0,5 x Kohlenhydrate	0,5 x Fett		2 x Salat	2 x Fett
		1 x Fett			2 x Fett	

Tab. 26: Vereinfachter Ernährungsplan Low-FAT, Portionsansicht

FRÜHSTÜCK	SNACK	MITTAG	VOR DEM TRAINING	NACH DEM TRAINING	ABEND	VOR DEM SCHLAFEN
„Haferflocken mit selbst gemachtem Proteinshake"	„Belegte Vollkornbrötchen"	„Reis mit Fisch"	1 Apfel	1 Taschentuch gekochten Schinken	3 Scheiben Vollkornbrot	1 Orange
2 Tennisbälle Haferflocken	2 Vollkornbrötchen	2 Tennisbälle Naturreis			8 Esslöffel Magerquark	2 Kiwis
10 Esslöffel Magerquark	½ Packung Putenaufschnitt (drei 20,- € Scheine)	1 Briefumschlag Seelachsfilet			2 Tomaten	
0,25 l fettarme Milch	1 entrahmter Joghurt	1 Tennisball Rohkostsalat			1 Tasse Tee	
1 Banane	1 Ei	2 Esslöffel Balsamicodressing				
	2 Tomaten und 1 Salatblatt	1 Esslöffel Rapsöl zum Braten				

Tab. 27: Vereinfachter Ernährungsplan Low-Fat, Makronährstoffansicht

FRÜHSTÜCK	SNACK	MITTAG	VOR DEM TRAINING	NACH DEM TRAINING	ABEND	VOR DEM SCHLAFEN
2 x Protein	1 x Kohlenhydrate	2 x Kohlenhydrate	1 x Obst	1 x Protein	1 x Kohlenhydrate	2 x Obst
1 x Fett	1 x Protein	2 x Protein			1,5 x Protein	
	1 x Gemüse	1 x Salat			1 x Salat	
		1 x Fett				

Tab. 28: Vereinfachter Ernährungsplan Sporternährung, Portionsansicht

FRÜHSTÜCK	SNACK	MITTAG	VOR DEM TRAINING	NACH DEM TRAINING	ABEND	VOR DEM SCHLAFEN
4 Scheiben Vollkorntoast 2 gebratene Eier 2 Esslöffel Rapsöl zum Braten der Eier 1 Glas Orangensaft	2 Bananen 3 Handvoll Himbeeren und/oder Brombeeren	„Pasta mit extra Protein" 1,5 Tennisbälle Vollkornnudeln 0,5 Tennisball Thunfisch 1 Handvoll Paprika 1,5 Esslöffel Rapsöl 1 Orange	2 Müsliriegel	1 Packung Putenaufschnitt	1 Poker-Kartenspieldeck Hähnchenbrust 1 Tennisball Volkornnudeln 1 Grünkohl 1 Blumenkohl	0,5 Mango 2 Vollkornkekse und 150 ml fettarme Milch

Tab. 29: Vereinfachter Ernährungsplan Low-Fat, Makronährstoffansicht

FRÜHSTÜCK	SNACK	MITTAG	VOR DEM TRAINING	NACH DEM TRAINING	ABEND	VOR DEM SCHLAFEN
1 x Kohlenhydrate 1,5 x Protein 1 x Fett 1 x Obst	3 x Obst	1,5 x Kohlenhydrate 1 x Protein 1 x Gemüse 1,5 x Fett 1 x Obst	0,5 x Kohlenhydrate 1 x Fett	1 x Protein	2 x Protein 1 x Kohlenhydrate 1 x Gemüse	0,5 x Obst 0,5 x Kohlenhydrate 0,5 x Protein

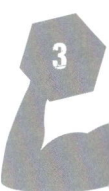

KRAFTTRAINING – SCHNELLER MUSKELAUFBAU

Noch einfacher können Sie einen Ernährungsplan formulieren, wenn Sie in die Makronährstoffansicht wechseln. Dazu muss man definieren, wie groß der Nährstoffgehalt einer „Makronährstoffportion" ist:

- 1 x Kohlenhydrate = 80 g Kohlenhydrate = 1 Tennisball Vollkornnudeln
- 1 x Protein = 25 g Protein = Pokerkartenspieldeck
- 1 x Fett = 10 g Fett = ein Esslöffel Rapsöl
- 1 x Obst = jedes Obststück
- 1 x Gemüse oder Salat = 30 g Kohlenhydrate = Tennisball Gemüse

So einfach ein Makronährstoff-Ernährungsplan ist, so groß ist der Nachteil, dass man keine Gramm oder Kalorienangaben hat. Die Beispielpläne auf den vorhergehenden Seiten sind sicherlich sehr gute Orientierungshilfen, aber Sie wissen nicht, ob Sie zu viele oder zu wenige Kalorien zu sich nehmen. Das können Sie schnell ausgleichen, indem Sie Ihren Kalorienbedarf berechnen.

Die Vorteile der Makronährstoff-Ernährungspläne überwiegen: Sie sehen in einer schlanken und übersichtlichen Form, zu welcher Zeit Sie welche Nährstoffe verstärkt aufnehmen sollten. Darüber hinaus geben die Nährstoffrichtlinien einen schnellen Überblick, in welchem Verhältnis die Nährstoffe aufgenommen werden sollen. Eine gleichzeitige hohe Fett- und Kohlenhydratzufuhr muss, wie Sie wissen, unbedingt vermieden werden. Ernährungspläne in der Makronährstoffansicht zeigen auf einen Blick, wie hoch die Aufnahme an Kohlenhydraten oder Fetten pro Mahlzeit sein soll.

Zusammenfassung Schritt drei

Nutzen Sie vereinfachte Ernährungspläne, um die Mahlzeitenportionen im Alltag leichter einschätzen zu können.

5.2.4 Schritt vier: Belohnen Sie sich regelmäßig

Nehmen Sie sich einen(!) Tag in der Woche, an dem Sie Lebensmittel verzehren, die nicht zu einer gesunden Ernährung passen. Dazu zählen Kuchen, Kekse, Hamburger, Pizza, Lasagne, Salzstangen, Alkohol und vieles mehr. Ein solcher „Schlemmertag" ist psychologisch sehr wertvoll. Am Schlemmertag entladen Sie den Druck, der sich über die Woche durch den Verzicht aufgebaut hat. Durch Werbung, Freunde, Familie und Kollegen werden wir daran erinnert, wie gut ungesunde Nahrungsmittel schmecken. Wenn Sie einen Zeitpunkt in greifbarer Nähe festmachen, an dem Sie sich etwas gönnen, werden Sie einfacher diszipliniert bleiben.

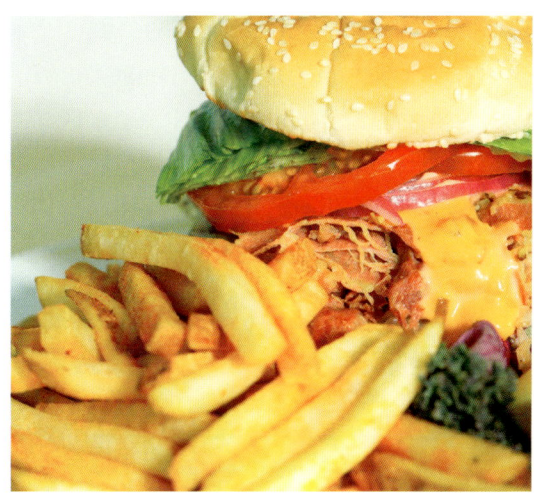

Der Schlemmertag wirkt als Belohnung auf das Gehirn. Belohnung ist ein wichtiger psychologischer Faktor, der uns motiviert, eine Tätigkeit oder ein Verhalten fortzuführen. Deshalb wird eine Belohnung in der Psychologie auch *Verstärker* genannt. Wenn Sie zum Beispiel Arbeiten gehen und dafür Geld erhalten, sind Sie dazu bereit, diese Tätigkeit wieder durchzuführen. Beim Kinderarzt erhalten Kinder häufig eine Süßigkeit nach der Behandlung. Dadurch wird der Arztbesuch mit einer Belohnung verstärkt und konditioniert.

Das Gegenteil einer Belohnung ist die Bestrafung. Jeder Mensch versucht, grundsätzlich Freude zu haben und Schmerz zu vermeiden. Sobald Sie das Gefühl bekommen, dass Ihre neue Ernährung Ihnen kein Spaß macht, werden Sie die Diät abbrechen und zu alten Ernährungsmustern zurückkehren. Wieso? Weil Sie bei der alten Ernährungsweise einen gesünderen und schöneren Körper hatten? Wohl kaum. Aber Sie haben schöne Gefühle gehabt, weil Sie Fast Food und Süßigkeiten gegessen haben. Dieses Gefühl können Sie mit dem Schlemmertag ebenfalls erleben. Zusätzlich wird sich Ihr Körper positiv verändern und das wird eine noch größere Belohnung sein!

Sechs perfekte Ernährungstage, ein Schlemmertag

Die erhöhte Kalorienzufuhr des Schlemmertags wird sich nicht negativ auf Ihre Figur auswirken, schließlich entscheidet die Wochenbilanz über Körperfettauf- oder -abbau. Es ist daher wichtig, dass Sie sich ausschließlich an einem Tag in der Woche hemmungslos ernähren. An den anderen sechs Tagen der Woche halten Sie sich strikt an Ihren optimalen Ernährungsplan.

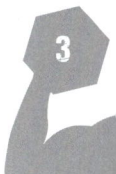

KRAFTTRAINING – SCHNELLER MUSKELAUFBAU

Eine allmähliche Steigerung der Belastung haben Sie schon beim Training kennengelernt. Zunächst nimmt die Anzahl der Sätze pro Übung zu, dann kommt eine weitere Übung hinzu und zum Schluss erhöhen Sie auch noch das Gewicht. So sollten Sie auch die Steigerung der exzellenten Diättage sehen: Starten Sie mit zwei perfekten Tagen in der Woche nach dem neuen Ernährungsplan. Den nächsten Tag essen Sie wie zuvor. Steigern Sie sich dann auf drei perfekte Tage und so weiter. Wenn Sie bei sechs perfekten Tagen angekommen sind, dürfen Sie sich am siebten Tag mit einem Schlemmertag belohnen.

Tab. 30: Ernährungsplanung in der Wochenansicht

MO.	DI.	MI.	DO.	FR.	SA.	SO.
Ernährungsplan mit Training	Ernährungsplan ohne Training	Ernährungsplan mit Training	Ernährungsplan ohne Training	Ernährungsplan mit Training	Ernährungsplan ohne Training	Schlemmertag

Am gesündesten ist es, wenn Sie gar keine Schlemmerprodukte verzehren. Der Schlemmertag ist bei der Low-Carb-Methode noch sehr freundlich. Die in den Schlemmerprodukten enthaltenen Kohlenhydrate werden vom Körper schnell aufgenommen und für wichtige Stoffwechselprozesse genutzt werden, die ohne Kohlenhydrate langsamer ablaufen. Während einer Low-Carb-Diät wird ein Schlemmertag den Stoffwechsel demnach beschleunigen, während für die anderen beiden Ernährungsmethoden der Schlemmertag eine Stoffwechselbremse ist. Die Umstellung der Ernährung auf sieben disziplinierte Tage ohne Fehler ist schwierig, gerade im Hinblick auf den Überfluss an Werbung auf Smartphones, Internet, Autos und so weiter. Wenn Sie kein Problem damit haben, sich sofort an sieben Tagen der Woche Ihrem Ziel entsprechend zu ernähren, machen Sie das. Eine Annährungsstrategie mit dem Schlemmertag als Belohnungsmodell hat sich jedoch mittlerweile als äußerst effektiv bewährt. Ein Schlemmertag wird Ihnen definitiv helfen, sich sehr wohl mit Ihrer neuen Ernährung zu fühlen und starke Fortschritte zu machen.

Zusammenfassung Schritt vier

Der Schlemmertag ist ein wertvolles Werkzeug zur Belohnung Ihrer Disziplin unter der Woche. Gestalten Sie die Wochenplanung im 6+1-Tage-Rhythmus: sechs Tage perfekte Ernährung plus ein Schlemmertag.

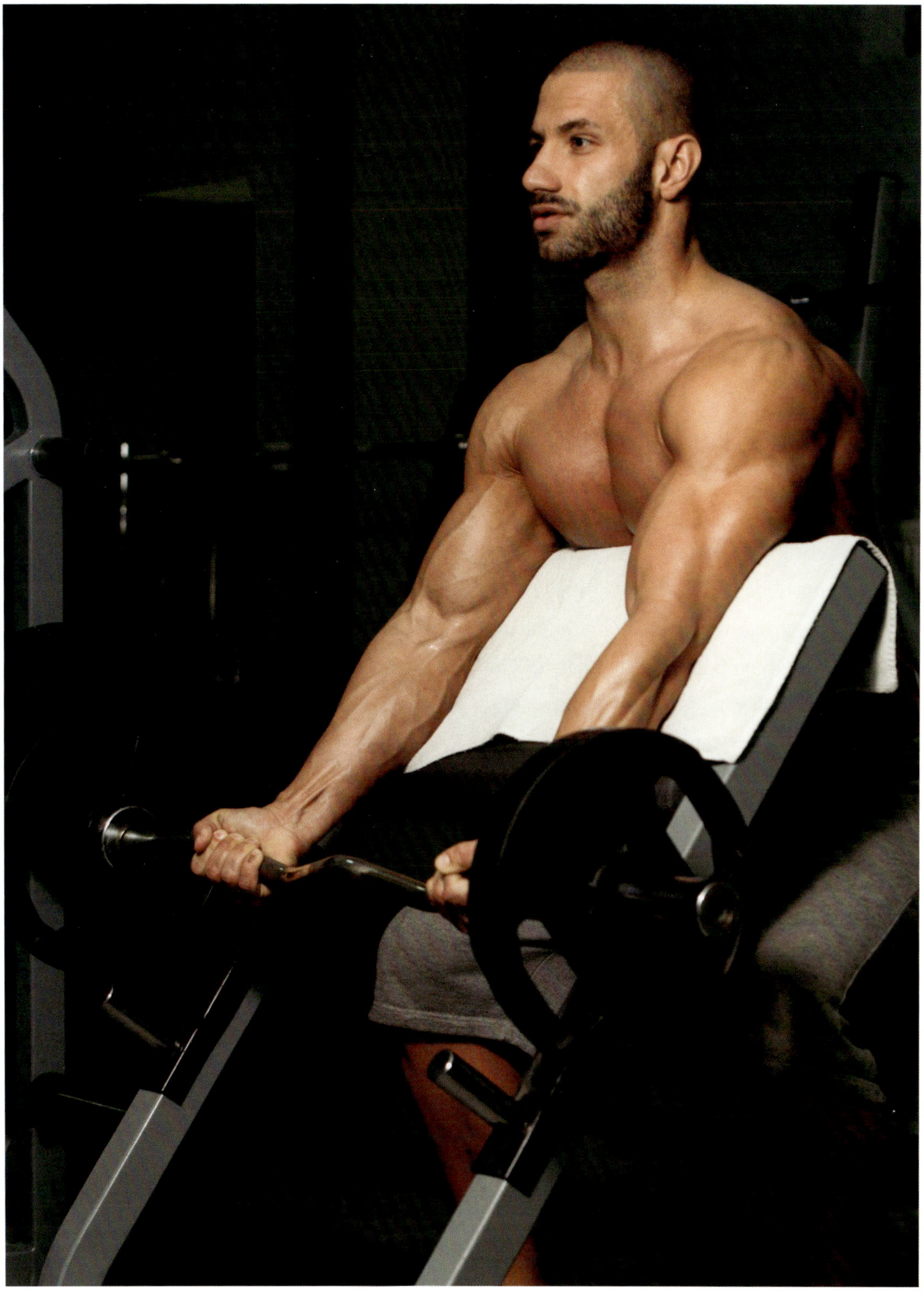

MUSKELN OHNE PULVER

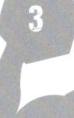

KRAFTTRAINING – SCHNELLER MUSKELAUFBAU

5.2.5 Schritt fünf: Schauen Sie, wann und wo Sie essen

Der ideale Ernährungsplan hilft Ihnen nicht viel, wenn Sie ihn gar nicht umsetzen können, weil Sie beispielsweise unterwegs sind. Mit Motivationübung vier: Planen Sie den perfekten Trainingstag (siehe Seite 165) denken Sie vorausschauend und können Ihren Ernährungsplan auf Reisebedingungen oder bei Restaurantbesuchen anpassen.

Essen unterwegs

Essen unterwegs ist ein großes Thema, wenn man sich mit Ernährung beschäftigt. Was machen Sie, wenn Sie am Flughafen stehen und der Flug Verspätung hat? Dasselbe gilt für eine Bahnfahrt. Gerade in diesen Fällen ist es wichtig, dass Sie sich mit der Materie auskennen.

Zunächst zum einfachsten Fall für das Essen unterwegs: das Essen auf der Arbeit. Bei der Arbeit haben Sie im Idealfall eine Kantine zur Verfügung, die gesundes Essen kocht. Das trifft jedoch auf die wenigsten Menschen zu. Mit einer Küche, in der man sich etwas zubereiten kann, ist da eher zu rechnen. Für eine ausgiebige Kochsession ist meistens jedoch keine Zeit. Ganz zu schweigen von der Lust. Ich wende an dieser Stelle seit Jahren dasselbe Prinzip an, wie viele andere Leidensgenossen, die es ernst mit der Ernährung nehmen. Wir kochen das Essen zu Hause vor.

Vorkochen – das heißt tatsächlich, sich am Abend vorher oder morgens beim Frühstück an den Herd zu stellen und das Essen zuzubereiten, das später bei der Arbeit auf dem Tisch stehen soll. Transportiert wird das Gericht in einer „Lunchbox" (auch Vorratsbehälter, Frühstücks- oder Brotbox genannt).

Das klingt zunächst nach Aufwand und das ist es immer wieder. Wenn man das Essen dann jedoch vor sich hat und nur kurz warm machen muss, sind nicht nur alle anderen Kollegen sehr neidisch auf das gesunde und leckere Essen –, man ist auch selbst sehr stolz auf sich, dass man sich wieder die Mühe gemacht hat. Der Körper wird es einem danken.

Auf einer Reise, zum Beispiel zum Flughafen oder zum Bahnhof, kommt es eventuell auch zu einigen Aufenthalten mit suboptimalen Ernährungsbedingungen. Das ist vor allem dann der Fall, wenn es zu außerplanmäßigen Verspätungen kommt.

Das Gute ist: Sie haben heutzutage überall die Möglichkeit, an Lebensmittel zu kommen. Supermärkte gibt es fast überall. Sie müssen nur wissen, wie Sie sich jetzt eine vernünftige Mahlzeit zaubern.

Für das Essen unterwegs zählt: Wo ein Wille ist, ist auch ein Weg. Nutzen Sie Ihre Ernährungsgrundlagen und tun Sie Ihrem Körper etwas Gutes, wann immer Sie können. Sie werden merken, dass es sich lohnt!

Tab. 31: Unterwegs-Box

PROTEINREICHE LEBENSMITTEL FÜR UNTERWEGS	ANMERKUNG
Aufschnitt (Pute oder Hähnchen)	Leicht zu transportieren. Hoher Salzgehalt, deshalb nur in Maßen konsumieren.
Thunfischkonserve	Sehr leicht zu transportieren, da bruchsicher. Roh schwierig zu konsumieren, am besten mit anderen Mahlzeiten vermischen.
Gekochte Eier	Eine hervorragende Proteinquelle, die unter den richtigen Umständen auch transportiert werden kann. Vor großer Hitze und starken Erschütterungen schützen.
Beef Jerky	Gute Proteinquelle, die leicht zu transportieren ist. Wie auch beim Aufschnitt sollte der Eisen- und Salzgehalt berücksichtigt werden.
Proteinpulver	In einem Shaker gut zu transportieren und an jeder Wasserquelle einsatzbereit. Standard für die Situation „Unterwegs im Studio".
Käse	Käse ist wie Aufschnitt und Beef Jerky ungeöffnet sehr leicht zu transportieren. Einmal geöffnet, muss man sich etwas für den weiteren Transport einfallen lassen. Eine komplette Packung Käse zu verzehren, ist für die meisten Menschen eigentlich zu viel Protein.
Proteinriegel	Die Aufschrift „Low-Carb" soll das Gewissen bei den Riegeln beruhigen. Dennoch handelt es sich um ein Genussprodukt. Diese Art der Proteinquelle ist synthetisch hergestellt und nur schlecht verdaulich.
KOHLENHYDRATREICHE LEBENSMITTEL FÜR UNTERWEGS	**ANMERKUNG**
Brot	Klassische Mahlzeit für unterwegs.
Haferflocken	Leicht zu transportieren. Erfordert zumindest Wasser und eine Grundlage (z. B. eine Schüssel) zum Verzehr.
Nudeln, Kartoffeln, Reis	Sollten am besten vorgekocht werden und sind dann sehr leicht zu transportieren Können auch kalt verzehrt werden.
Studentenfutter	Vermeintlich gesunde Zwischenmahlzeit. Aufgrund des hohen Kohlenhydrat- und Fettgehalts sollte Studentenfutter vermieden werden. Studentenfutter besteht aus einem Mix aus Nüssen und getrockneten Rosinen. Ohne Rosinen spricht man nicht von Studentenfutter. Getrocknete Rosinen sind sehr zuckerhaltig.
Fünf-Minuten-Terrinen	Schnell zubereitet, aber sehr fetthaltig und deshalb nicht zu empfehlen.
FETTHALTIGE LEBENSMITTEL FÜR UNTERWEGS	**ANMERKUNG**
Nüsse	Sehr leicht zu transportieren und hervorragende Fettquelle.
Studentenfutter	Siehe Eintrag bei kohlenhydratreichen Nahrungsmitteln.
FRÜCHTE	**ANMERKUNG**
Frisches Obst	Klassische Mahlzeit für unterwegs. Sollten gut verpackt werden.

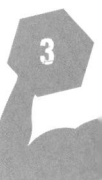

KRAFTTRAINING – SCHNELLER MUSKELAUFBAU

Es gibt viele Möglichkeiten, eine Mahlzeit für unterwegs zu gestalten. Ich orientiere mich meistens an folgenden Kreationen: Salat mit Gemüse und Lachs (Low-Carb), Apfel und Putenaufschnitt (Low-Fat und Sporternährung), gekochte Eier (nur Protein). Sehen Sie in der Tab. 31 „Unterwegs-Box", wie Sie Ihre Lebensmittelbox befüllen sollten. So können Sie mit einfachen Mitteln eine gesunde Ernährung auch unterwegs beibehalten.

Essen im Restaurant

Essen im Restaurant ist eine spezielle Situation. Restaurants kochen nicht gesund, sie kochen für den Geschmack. Ich würde Ihnen empfehlen, dass Sie entweder ein Essen im Restaurant als „Schlemmermahlzeit" einplanen oder dem Koch genaue Anweisungen geben, wie Ihr Essen zubereitet werden soll.

Im zweiten Fall brauchen Sie keine Angst vor komischen Blicken vom Kellner zu haben. Es gibt viel exotischere Fälle als unsere. Wir fragen schließlich nur danach, ob die Saucen ohne Sahne zubereitet werden können. Das Essen soll mit so wenig Fett wie möglich gebraten werden oder die Portion Reis soll auf eine Handvoll beschränkt werden. Restaurants jeder Kategorie sind Dienstleister und werden Ihrem Wunsch Folge leisten. Selbst der nette Dönerladen oder die Frittenbude um die Ecke kommen Ihren Gesuchen nach (wobei Sie dort wirklich nur am Schlemmertag einkehren sollten).

Mittelständische bis gehobene Restaurants werden Ihnen entgegenkommen und zumindest immer den Koch fragen, was es für Alternativen gibt, sollte einer Ihrer Wünsche nicht machbar sein. Das Auslassen von Lebensmitteln (Sauce ohne Sahne oder Creme fraîche; Kartoffeln ohne Quark) ist eigentlich immer möglich. Der Austausch von Lebensmitteln wird da schon schwieriger (beispielsweise Vollkornnudeln statt normaler Spaghetti). Hier können Sie durch eine Analyse der Speisekarte schon im Vorfeld abschätzen, ob ein Besuch überhaupt Sinn für eine Person mit anspruchsvollem und gesundheitlichem Denken wie Ihnen macht. Ein gutes Indiz ist schon einmal, wenn Sie (gegrilltes oder gebratenes) Gemüse separat bestellen können. Diese Beilage lässt sich dann zur Not mit jeder anderen Bestellung kombinieren.

Neben der Möglichkeit, die Gerichte zu verändern, können Sie auch versuchen, ein Gericht zu bestellen, das zu Ihrer Ernährungsmethode passt. In Tab. 32 – dem „Restaurant-Guide" – habe ich einige Gerichte von verschiedenen Küchen zusammengestellt, damit Sie eine Orientierungshilfe haben.

Im „Restaurant-Guide" finden Sie die Unterteilung der Gerichte in „Geeignet für Sporternährung", „Geeignet für Low-Carb" und „Geeignet für Low-Fat". Dabei handelt es sich zwar um eine nützliche Kategorisierung von typischen Mahlzeiten in Restaurants entsprechend der verschiedenen Ernährungsmethoden. Dennoch sind Mahlzeiten im Restaurant aus ernährungs-

MUSKELN OHNE PULVER

bewusster Sicht mit Vorsicht zu genießen. In Restaurants wird viel mit Öl und gesättigten Fetten gearbeitet, da dies Geschmacksträger sind. Ein Restaurant ist vollkommen auf Geschmack spezialisiert und nicht auf gesunde Ernährung. Sehen Sie die folgende Tabelle deshalb nicht als Aufforderung zur dauerhaften Mahlzeitenplanung mit Restaurantbesuchen. Der „Restaurant-Guide" ist vielmehr eine Hilfestellung bei Ihren Restaurantbesuchen, die eine Ausnahme sein sollten.

Bleiben Sie vor allem vorsichtig bei den Saucen, die zu den Gerichten serviert werden. Dort verstecken sich oft Kalorien und Nährstoffe, die Sie gar nicht eingeplant haben. Im Zweifelsfall können Sie einfach auf die Sauce verzichten oder Ketchup als Alternative wählen.

Tab. 32: Der Restaurant-Guide

KÜCHE	GEEIGNET FÜR LOW-CARB	GEEIGNET FÜR LOW-FAT	GEEIGNET FÜR SPORTERNÄHRUNG	IMMER SCHLECHT (AUSSER SCHLEMMERTAG)
Pizzeria	Salate. Geeignete Beilagen: Tomaten, Gemüse, gekochter Schinken, Hähnchen, Pute, Meeresfrüchte, Rindfleisch	Salate. Geeignete Beilagen: Tomaten, Gemüse, gekochter Schinken, Hähnchen, Pute, Meeresfrüchte	Nudelgerichte ohne Saucen und Salate. Geeignete Beilagen: Tomaten, Gemüse, gekochter Schinken, Hähnchen, Pute, Meeresfrüchte, Rindfleisch	Salami, Hackfleisch, Peperoni, Käse, Pizzateig, Saucen der Nudelgerichte
Hamburger-Restaurant	–	–	Wraps mit gegrillter Hähnchenbrust, Salate	Burger, Pommes frites, Hähnchenbrustnuggets, Dounuts, Apfelkuchen, Eis
Steakhouse	Gegrilltes Steak, Hähnchenbrust, Putenbrustfilet, Salate	Hähnchenbrust, Putenbrustfilet, Salate, Ofen- oder Folienkartoffeln, Früchte	Gegrilltes Steak, Hähnchenbrust, Putenbrustfilet, Salate, Ofen- oder Folienkartoffeln, Früchte	Panierter oder frittierter Fisch, Pommes frites, Saucen, Pudding
Chinesisch	Hähnchen, gebratenes Gemüse, Meeresfrüchte	Reis, Hähnchen, Meeresfrüchte	Reis, Hähnchen, Gemüse- oder Krabben-Chop-Suey, Meeresfrüchte, Nudeln	Gebackene Früchte, gebackenes Gemüse, Entengerichte, Fleischbällchen (Schweinefleisch), frittierte Nudeln

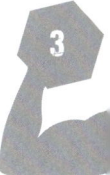

KRAFTTRAINING – SCHNELLER MUSKELAUFBAU

KÜCHE	GEEIGNET FÜR LOW-CARB	GEEIGNET FÜR LOW-FAT	GEEIGNET FÜR SPORTERNÄHRUNG	IMMER SCHLECHT (AUSSER SCHLEMMERTAG)
Indisch	Chicken tikka, Murg Tanduri (Tandoori Chicken)	Reis, Mungbohne (Mung Dal), Trockengemüse	Reis, Chicken tikka, Murg Tanduri (Tandoori Chicken), Mungbohne (Mung Dal), Trockengemüse	Naan-Brot (Hefe-Fladenbrot), Chappati-Brot (Fladenbrot), Fleisch-Currys (z. B. Lamm-Curry, Fisch-Curry), Dansak (Gulasch), Korma (Currygericht), Madras (Currygericht), Samosa (Teigtaschen), Bhajis (div. Frittiertes), Puri (frittiertes Fladenbrot), Paratha (Fladenbrot)
Französisch	Gegrillter Fisch, Steak au poivre (Pfeffersteak), Boef bourguignon (Rindfleisch in Burgunderwein), Geflügelgerichte ohne Sauce, Ratatouille, Salate außer Nizza (Niçoise), Bouillabaisse (Fischsuppe), Gemüse, Consommé (klare Suppe)	Gegrillter Fisch, Steak au poivre (Pfeffersteak), Geflügelgerichte ohne Sauce, Ratatouille, Salate außer Nizza (Niçoise), Bouillabaisse (Fischsuppe), Gemüse, Consommé (klare Suppe)	Gegrillter Fisch, Steak au poivre (Pfeffersteak), Boef bourguignon (Rindfleisch in Burgunderwein), Geflügelgerichte ohne Sauce, Ratatouille, Salate außer Nizza (Niçoise), Bouillabaisse (Fischsuppe), Gemüse, Consommé (klare Suppe)	Saucen zum Fleisch (z. B. à la normadie, bérnaise), gebuttertes Gemüse, französisches Gebäck, Profiteroles
Griechisch	Griechischer Salat, Tomaten- oder Gurkensalat, Tzatziki, Hummus (Kirchererbsenbrei), gefüllte Tomaten, Souvlaki (Fleischspieß), gegrillter Fisch	Griechischer Salat, Tomaten- oder Gurkensalat, Pita (Fladenbrot), gegrillter Fisch, frische Früchte	Griechischer Salat, Tomaten- oder Gurkensalat, Tzatziki, Hummus (Kirchererbsenbrei), Pita (Fladenbrot), Dolma (gefüllte Weinblätter), gefüllte Tomaten, Souvlaki (Fleischspieß), gegrillter Fisch, frische Früchte, griechischer Joghurt	Taramosalata (Dip), Moussaka (Auflauf), Lammgerichte, Pastitsio (Nudel-Auflauf), Keftedakia oder Köfte (Hackfleischbällchen), Saucen, Baklava (Gebäck)
Spanisch/ Portugiesisch	Gegrillter Fisch, Schalentiergerichte, Salate, Gazpacho (Suppe)	Paella, gegrillter Fisch, Schalentiergerichte, Salate, Gazpacho (Suppe)	Paella, gegrillter Fisch, Schalentiergerichte, Salate, Gazpacho (Suppe), Tortillas	Saucen, frittierter Fisch, Kuchen, frittiertes Hähnchen

MUSKELN OHNE PULVER

KÜCHE	GEEIGNET FÜR LOW-CARB	GEEIGNET FÜR LOW-FAT	GEEIGNET FÜR SPORTERNÄHRUNG	IMMER SCHLECHT (AUSSER SCHLEMMERTAG)
Japanisch	Folgende Gerichte ohne Reis: Sashimi (roher Fisch und Meeresfrüchte), Teriyaki-Sauce, Teriyaki-Chicken, Seelachs	Reis, Teriyaki-Sauce, Teriyaki-Chicken, Seelachs	Reis, Sushi, Sashimi (roher Fisch und Meeresfrüchte), Sukiyaki (Eintopf mit Rindfleisch), Teriyaki-Sauce, Teriyaki Chicken (Hähnchen mit Teriyaki-Sauce), Seelachs	Tempura-Gerichte (frittierte japanische Gerichte)
Mexikanisch	Bohnen, Gemüse, Hähnchen, Guacamole (Dip)	Tortillas oder Tostadas mit Bohnen/Gemüse/Hähnchen	Burrito (Tortillos aus Weizenmehl) mit Bohnen, Tortillas oder Tostadas mit Bohnen/Gemüse/Hähnchen, Fajitas mit Gemüse/Hähnchen, Guacamole (Dip)	Tortilla Chips, Potato Skins (gebackene Kartoffelschalen), Chili con Carne, Tortillas/Burritos mit Rindfleisch, Chimichangas (frittierte Burritos)
Thailändisch	Gedämpfter Fisch, Gemüsegerichte, Salat mit Meeresfrüchten	Gedämpfter Fisch, Reis und Gemüsegerichte, Salat mit Meeresfrüchten	Gedämpfter Fisch, Reis und Gemüsegerichte, Salat mit Meeresfrüchten	Garnelen-Cracker, gebratene Nudeln oder gebratener Reis
Italienisch	Saucen auf Tomaten-, Gemüse- oder Meeresfrüchtebasis (ausdrücklich auf Sahne-, Butter- oder Fleischzusätze verzichten!), z. B. Napoli (Tomatenbasis), Primavera (Gemüsebasis) oder Spinat (Gemüsebasis), gegrillter Fisch oder Fleisch	Pasta, Saucen auf Tomaten-, Gemüse- oder Meeresfrüchtebasis (ausdrücklich auf Sahne-, Butter- oder Fleischzusätze verzichten!), z. B. Napoli (Tomatenbasis), Primavera (Gemüsebasis) oder Spinat (Gemüsebasis), Risotto (Reisbrei), Gnocchi (Klöße auf Mehlbasis), gegrillter Fisch oder Fleisch, Spinatzutaten ohne Käse	Pasta, Saucen auf Tomaten-, Gemüse- oder Meeresfrüchtebasis (ausdrücklich auf Sahne-, Butter- oder Fleischzusätze verzichten!), z. B. Napoli (Tomatenbasis), Primavera (Gemüsebasis) oder Spinat (Gemüsebasis), Risotto (Reisbrei), Gnocchi (Klöße auf Mehlbasis), gegrillter Fisch oder Fleisch, Spinatzutaten ohne Käse	Grissini (Brotstangen), Ciabatta (italienisches Brot), Saucen mit Sahne-, Butter- und/oder Fleischanteil (zum Beispiel Carbonara (Fleischbasis), Alfredo (Sahnebasis) oder bolognese (Fleischbasis), Lasagne (Auflauf), Cannelloni (gefüllte Nudeln)

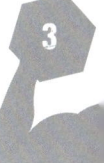

KRAFTTRAINING – SCHNELLER MUSKELAUFBAU

Das optimale Timing der Nahrungsaufnahme

Das Timing spielt eine wichtige Rolle bei der Ernährungsplanung. Wird eine Mahlzeit beispielsweise erst kurz vor dem Training eingenommen, führt dies zu einem „schweren Magen" während des Trainings. Dauert es hingegen nach dem Training zu lange, bis eine vollständige Mahlzeit aufgenommen wird, verliert man möglicherweise an Muskelwachstum.

Wasser und Getränke

Bei der Wasseraufnahme stehen Ihnen so gut wie keine Hindernisse im Weg, außer Sie selbst, wenn Sie zu wenig Wasser trinken. Wasser sollte immer und überall getrunken werden. Zum Abend hin sollten Sie weniger trinken und auf Getränke mit Coffein oder Teein verzichten. Zu viel Wasser vor dem Schlafengehen bewirkt, dass Sie nachts viel Wasser lassen müssen. Das kann die Nachtruhe erheblich beeinträchtigen. Coffein oder Tein hält den Körper zudem wach.

Frühstück

Das Frühstück ist die wichtigste Mahlzeit des Tages. Zu keinem anderen Zeitpunkt ist der Stoffwechsel derart angeregt, wie direkt morgens nach dem Aufstehen. Selbst nach einem intensiven Krafttraining ist der Stoffwechsel nicht so auf Trab, wie morgens.

Der Zustand des Turbostoffwechsels kann auf zwei Weisen effektiv genutzt werden: Entweder Sie frühstücken reichhaltig und nutzen den Zeitpunkt, damit Ihr Körper all die Nährstoffe eines luxuriösen Frühstücks in wertvolle Muskelmasse verwandelt. Oder Sie frühstücken gar nicht, nehmen nur eine proteinreiche Mahlzeit zu sich (zum Beispiel gebratenes Eiklar oder einen Proteinshake) und machen morgens Sport. Sport am Morgen lässt das Fett schmelzen wie Butter in der Sonne. Trotzdem sollten Sie zumindest etwas Proteine zu sich nehmen, damit der Körper nicht auf die Substanz der Muskeln zurückgreift, weil ein Nährstoffmangel herrscht.

Vor dem Training

Die Mahlzeit vor dem Training sollte 1-2 Stunden vorher liegen. Das ist genügend Zeit, damit die Verdauung und der Blutzuckerspiegel sich wieder normalisiert haben. Es ist wichtig, sich einige Zeit vor dem Training mit einer Mahlzeit zu lassen, damit die Energie auch im Training zur Verfügung steht. Zudem kann es, je nach Mahlzeit, zu einem erhöhten Insulinausstoß kommen, der wiederum in einem Abfall des Blutzuckerspiegels endet. Sie fühlen sich dann schlapp und kraftlos. Keine gute Voraussetzung für ein Training. Bevor Sie Ihr Training verschieben oder aus Zeitgründen vielleicht ausfallen lassen müssen, essen Sie einfach früher und gehen Sie dann fit ins Training.

Ich rate davon ab, kurz vor dem Training ein glukosehaltiges Lebensmittel zu verzehren (zum Beispiel ein Croissant, ein Stück Schokolade oder eine Banane). Zunächst werden Sie sich zwar

MUSKELN OHNE PULVER

aufgrund des steigenden Blutzuckerspiegels gut fühlen. Doch nach einiger Zeit wird auch in diesem Fall das Insulin für einen Blutzuckerabfall sorgen, auch wenn Sie Sport machen. Das bedeutet, dass Sie während des Trainings stark ermüden und kraftlos werden. Verzichten Sie deshalb auf Snacks kurz vor dem Training. Ein ausgiebiges Warm-up ist der beste Weg, bereit für das Training zu werden.

Direkt nach dem Training

Das Timing der Mahlzeiten nach Trainingseinheiten mit Gewichten spielt eine ganz besondere Rolle. Dabei unterscheidet man zwischen einem kleinen Snack oder Getränk direkt nach dem Training, sobald Sie die Trainingsfläche verlassen und die Umkleidekabine betreten haben und einer Mahlzeit bis 30 Minuten nach dem Training.

Nach dem Training ist der beste Zeitpunkt für eine Nahrungsaufnahme. Ähnlich wie beim Frühstück läuft der Stoffwechsel auf Hochtouren. Man nennt diese Phase auch das *anabole Fenster*. Der Begriff *Fenster* erklärt sich dadurch, weil es sich um ein Zeitfenster von zwei Stunden handelt. In dieser Zeit verwertet der Körper die aufgenommenen Nährstoffe, um sämtliche Zellstrukturen, die durch das Training zerstört wurden, wieder aufzubauen. **Anabolismus** (vom griechischen *anabolismós* für *Aufwurf*) ist der allgemeine Begriff für aufbauende Stoffwechselprozesse bei Lebewesen.

Die Phase des *anabolen Fensters* erreicht nach 30 Minuten ihren Höhepunkt. Das heißt, bis 30 Minuten nach dem Training sollten Sie spätestens eine vollwertige Mahlzeit verzehren. Danach nimmt die Stoffwechselrate kontinuierlich ab. Nach zwei Stunden ist das *anabole Fenster* wieder geschlossen.

Zahlreiche Studien haben gezeigt, dass die Proteinaufnahme sofort nach dem Training zu erheblich schnellerem Muskelwachstum führt als spätere Mahlzeiten. Weizenprotein eignet sich am besten zu diesem Zeitpunkt. Weizenprotein kann jedoch nicht in großen Mengen verzehrt werden, ohne auch eine große Menge Kohlenhydrate aufzunehmen. An dieser Stelle eignet sich ein Whey-Proteinshake, da hier das Weizenprotein in konzentrierter Form verzehrt werden kann. Der Unterschied zu einem anderen Lebensmittel ist allerdings gering. Wichtig ist nur, dass direkt nach dem Training Protein verzehrt werden muss. Ob es sich dabei um Hähnchenaufschnitt, Tofu, Magerquark oder Weizenprotein handelt, spielt keine entscheidende Rolle.

Vor dem Zubettgehen

Wie lange schlafen Sie? Sechs Stunden? Sieben Stunden? Oder acht Stunden? Vielleicht sogar noch länger. Schlaf ist sehr gut für das Muskelwachstum. Etwas Besseres kann Ihnen gar nicht passieren. Denn im Schlaf geschehen die meisten Aufbauprozesse. Dazu muss auch genügend Baumaterial zur Verfügung stehen. Wenn Sie sechs Stunden oder länger schlafen, dann erhalten Sie für diesen Zeitraum auch keine Nährstof-

KRAFTTRAINING – SCHNELLER MUSKELAUFBAU

fe, die Ihre Muskeln wachsen lassen. Eine Mahlzeit vor dem Zu-Bett-Gehen ist daher mehr als angebracht.

Weisheiten wie „Ab 18 Uhr darf man nichts mehr essen" wurde von Leuten gemacht, die keinen Sport treiben und einen langsamen Stoffwechsel haben. Für jedes Ernährungsziel ist es wichtig, vor dem Schlafengehen Proteine aufzunehmen. Sei es während der Fettreduktion, um die Muskelmasse zu erhalten oder während der Aufbauphase, um genügend Nährstoffe für den Muskelzuwachs zur Verfügung zu haben.

Zusammenfassung Schritt fünf

Planen Sie den nächsten Tag, wie in Motivationsübung vier beschrieben und prüfen Sie, ob Sie auswärts essen. Wenn ja, kochen Sie am besten vor. Mit dem „Restaurant-Guide" können Sie passende Gerichte für die jeweilige Diätmethode planen. Wichtige Zeitpunkte für Mahlzeiten mit hoher Proteinmenge sind das Frühstück und sofort nach dem Training.

5.2.6 Schritt sechs: Bleiben Sie natürlich

Nahrungsergänzungsmittel sind gerade im Fitnessbereich allgegenwärtig. Die Nahrungsergänzungsmittelindustrie macht jährlich über 60 Mio. Euro Umsatz und bestimmt den Markt hinsichtlich Trends, Werbung und auch Veranstaltungsorganisation. Schließlich werden die bestbezahltesten und bekanntesten Fitnessmodelle und Bodybuilder der Welt von diesen Firmen finanziert. Viele Menschen erwerben Nahrungsergänzungsmittel in der Hoffnung, das Produkt würde die Arbeit übernehmen. Durch diese Maßnahme geben diese Personen die Verantwortung ab.

Erfolgreiche Ernährung funktioniert nur durch entsprechende Kenntnisse über Nährstoffe, Kalorien und gesunde Lebensmittel. Zudem sind die meisten Nahrungsergänzungsmittel unwirksam und einige sogar potenziell gefährlich. Aber in der Werbung und auf den Verpackungen wird mit wissenschaftlichen Belegen für deren Wirksamkeit geworben.

Die Nahrungsergänzungsmittelindustrie ist ein gefährliches Feld. In dem Buch *Muscles, speed & lies. What the sport supplement industry does not want athletes or consumers to know* (zu Deutsch: Muskeln, Geschwindigkeit und Lügen. Was die Nahrungsergänzungsmittelindustrie die Konsumenten nicht wissen lassen will) von David Lightsey aus dem Jahr 2006 beschäftigt sich der Wissenschaftler ausgiebig mit dem Aufdecken von falschen Werbeaussagen bei Nahrungsergänzungsmitteln. Typische Aussagen wie: „Wissenschaftlich bewiesen: Bis zu 5 kg mehr Muskelmasse in fünf Tagen!" wurden untersucht. Lightsey rief beim verantwortlichen Leiter der Studie an, auf den in der Werbung verwiesen wurde. Der Professor sagte: „Nein, das stimmt so nicht. Es müsste lauten: Es ist kein Muskelmassenzuwachs in fünf Tagen zu erwarten."

Lightsey ist wie ein Steuerprüfer, der akribisch nach Fehlern sucht. Bei Steuern würde mich das nerven. Bei den Nahrungsergänzungsmitteln finde ich es klasse. In diesem Buch wird eindrucksvoll belegt, wie die Nahrungsergänzungsmittelindustrie mit Falschaussagen und Verherrlichungen arbeitet. Da die Nahrungsergänzungsmittelindustrie so groß ist, werden viele Sportler von ihr gesponsert und sprechen die Wahrheit nicht aus.

Vor 10 Jahren wurden bereits erste Studien bekannt, die belegten, dass Proteinpulver von Billigproduzenten im Internet mit anabolen Steroiden (Anabolika) verunreinigt waren. Das ist heutzutage immer noch gang und gäbe. Doch auch bei Wirkstoffen, die hygienisch rein sind, kann es durch eine Überdosierung zu gesundheitlichen Problemen kommen.

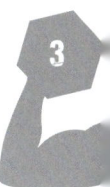

Können Nahrungsergänzungsmittel das Muskelwachstum beschleunigen?

Die Grundlage Ihres Erfolgs ist und bleibt eine gesunde und zielorientierte Ernährung mit natürlichen Lebensmitteln. Nahrungsergänzungsmittel

KRAFTTRAINING – SCHNELLER MUSKELAUFBAU

stellen allenfalls das gewisse „Extra" dar, mit dem Sie Ihre Ernährung „ergänzen" können. Eine solche Ergänzung macht Sinn, wenn:

- Sie gegen einen bestimmten Wirkstoff allergisch sind und auf einige Lebensmittel verzichten müssen. Nahrungsergänzungsmittel können Ihnen in diesem Fall helfen, eine Unterversorgung diverser Nährstoffe zu kompensieren.
- Sie nicht die nötige Zeit haben, um sich eine gute Mahlzeit zu kochen, wie zum Beispiel direkt nach dem Training. Ein Proteingetränk ist schnell verfügbar und deckt erst mal dringende Nährstoffbedürfnisse ab.
- Sie Wettkampfsportler sind oder werden wollen und Sie aufgrund der sportlichen Anforderungen auf Nahrungsergänzungsmittel angewiesen sind. Das ist beispielsweise bei Radfahrern der Fall, die viel Zeit auf dem Fahrrad verbringen und während des Wettkampfs keine Zeit für eine Mahlzeit haben. Profiradfahrer müssen unbedingt Nährstoffe während eines Rennens über mehrere Stunden zu sich nehmen, um ihre Leistungsfähigkeit zu halten. Auch Sportler, die extreme Diäten durchführen (zum Beispiel Boxer oder Wettkampfbodybuilder) profitieren von der Aufnahme von Nahrungsergänzungsmitteln, damit Mangelerscheinungen verhindert werden.

In Tab. 33 „Nahrungsergänzungsmittel im Vergleich" werden die gängigsten Nahrungsergänzungsmittel, die in der Fitnessbranche vermarktet werden, in vier Kategorien eingeteilt:

1. Wirkt im Sinne der Werbeaussagen. All diejenigen Präparate, die das erfüllen, was sie versprechen. Beachten Sie dabei immer die Verpackungsbeilage, um die richtigen Dosierungen einzuhalten.
2. Wirkt vielleicht im Sinne der Werbeaussagen. Es gibt keine einheitlichen wissenschaftlichen Belege zu diesem Präparat. Einige Studien sagen, es wirkt, andere nicht.
3. Wirkt nicht im Sinne der Werbeaussagen. Das Präparat hält nicht das, was es verspricht.
4. Wirkt nicht und ist potenziell gesundheitsgefährdend. Das Präparat ist nicht nur wirkungslos, sondern kann die Gesundheit negativ beeinflussen.

In Tab. 33 finden Sie keine Marken- oder Produktnamen, sondern die Hauptwirkstoffe der Nahrungsergänzungsmittel. Es wurden dabei typische Nahrungsergänzungsmittel für den Sport betrachtet. Vitamin- und Mineralstoffpräparate sind nicht berücksichtigt. Für mehr Informationen zu Vitaminen und Mineralstoffen lesen Sie das Kapitel „Exkurs" (siehe Seite 226ff.). Für ausführliche Informationen hinsichtlich der Wirkungsweisen, Einsatzmöglichkeiten und Gefahren verweise ich auf weiterführende Literatur, die Sie im Anhang finden.

Wenn ein Nahrungsergänzungsmittel als „wirkungsvoll im Sinne der Werbeaussagen" eingestuft wird, heißt das nicht, dass ich dieses empfehle! Ich distanziere mich an dieser Stelle ausdrücklich von der Einnahme jeglicher Präparate als Voraussetzung für Muskelaufbau und Körperfettreduktion.

Tab. 33: Nahrungsergänzungsmittel im Vergleich

NAHRUNGSERGÄNZUNGSMITTEL	WIRKT IM SINNE DER WERBE-AUSSAGEN	WIRKT VIELLEICHT IM SINNE DER WERBE-AUSSAGEN	WIRKT NICHT IM SINNE DER WERBE-AUSSAGEN	WIRKT NICHT UND IST POTENZIELL GESUNDHEITSGEFÄHRDEND
Koffein	✓			
Proteindrinks/Proteinpulver	✓			
Kohlenhydratdrinks	✓			
Kreatin	✓			
Glukose-Elektrolyte-Getränke	✓			
Weight-Gainer	✓			
Arginin		✓		
Beta-Alanin		✓		
Beta-Hydroxy-Beta-Methylbutyrate (HMB)		✓		
Branched-Chain-Amino-Acids (BCAAs)		✓		
Carnitin		✓ (Quelle 1)	✓ (Quelle 2)	
Carnosin		✓		
Coenzym Q_{10} (CoQ_{10})		✓		
Conjugated Linoleic Acid (CLA)		✓		
Glukosamine/Chondroitine Sulfate		✓		
Glutamin		✓		
Glycerol		✓		
MCT-Öl		✓		
N-Acetyl Cysteine (NAC)		✓		
Phosphatidylserine (PS)		✓		
Proteinpillen		✓		
Ribose		✓		
Taurin		✓		

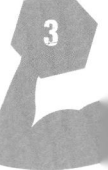

KRAFTTRAINING – SCHNELLER MUSKELAUFBAU

NAHRUNGSERGÄNZUNGSMITTEL	WIRKT IM SINNE DER WERBE-AUSSAGEN	WIRKT VIELLEICHT IM SINNE DER WERBE-AUSSAGEN	WIRKT NICHT IM SINNE DER WERBE-AUSSAGEN	WIRKT NICHT UND IST POTENZIELL GESUNDHEITSGEFÄHRDEND
Inosin			✓	
Pyrovat			✓	
Tryptophan			✓	
Zink-Magnesiumtabletten			✓	
Aminosäurentabletten				✓
Androstenedion				✓
Bienenpollen				✓
Prohormone (Dehydroepiandrostestorone, Abkürzung: DHEA und Androsteron, Abkürzung Andro, verboten)				✓
Dimethylglyzine (DMG; Vitamin B_{15})				✓
Gamma Butyrolactone (GBL)				✓
Pflanzensterolen				✓

Zusammenfassung Schritt sechs

Der Erwerb von Nahrungsergänzungsmitteln ist eine Form, die Verantwortung für die eigenen Handlungen abzugeben. Statt sich mit einer natürlichen, gesunden Ernährung zu beschäftigen, werden alle Hoffnungen in vermeintliche Wunderpillen gesetzt. Dabei zeigen biochemische Untersuchungen von renommierten Wissenschaftlern, dass nur wenige Produkte tatsächlich wirken. Mit einer fundierten Grundlage an Wissen über die Ernährung leben Sie gesünder, sparen viel Geld und werden erfolgreicher im Sport sein als mit Nahrungsergänzungsprodukten.

5.2.7 Schritt sieben: Machen Sie die Ernährungsanalyse

Die Ernährungslehre in diesem Buch ist sehr ausführlich und befähigt Sie, einen vollumfänglich effektiven und individuellen Ernährungsplan zu erstellen. Das ist auch nötig, schließlich handelt es sich bei der Ernährung um eine sehr persönliche Angelegenheit, bei der viele Faktoren berücksichtigt werden müssen.

Die Ernährungsanalyse funktioniert ein bisschen anders als der Fitnesstest. Die Ernährungsanalyse hilft Ihnen nicht, einen Beispiel-Ernährungsplan zu erhalten, sondern berechnet Ihren Nährstoff- und Kalorienbedarf. Sie erfahren auch die erforderliche Kaloriendifferenz, die Sie zum Erreichen Ihres Ziels benötigen. Diese Werte sind viel wichtiger, als einen Ernährungsplan anzuschauen. Denn mehr noch als bei den Trainingsplänen, sollten Sie die hier vorgestellten Ernährungspläne nur als Orientierung sehen. Sie MÜSSEN(!) den Ernährungsplan Ihrer Wahl anpassen oder sich gar einen ganz eigenen Plan erstellen. Keiner der Pläne in diesem Buch wird auf Anhieb Ihren Nährstoffbedarf decken können. Von etwaigen Allergien oder Nahrungsmittelunverträglichkeiten, die eine Anpassung der Nahrungsmittelauswahl nötig machen, ganz zu schweigen.

Nichtsdestotrotz ist ein Ernährungsplan eine ungemein große Hilfe. Sie erfahren, welche Nahrungsmittel zu welchem Zeitpunkt und in welcher

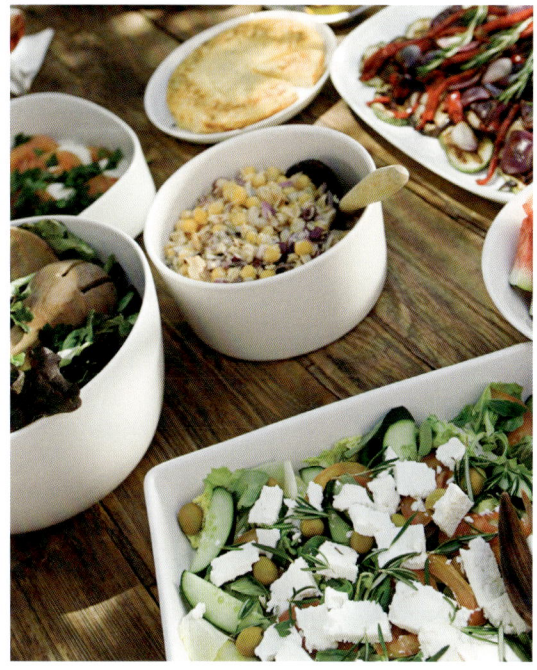

Kombination gut schmecken und trotzdem hilfreich für Ihr Ziel sind. Nutzen Sie diesen Vorteil. Suchen Sie sich einen Ernährungsplan, der Ihrem Ziel entspricht aus und verändern Sie Ihn anhand der Ergebnisse der Ernährungsanalyse. So gestalten Sie Ihre neue gesunde, zielorientierte Ernährung, die Ihr Leben für immer verändern wird!

Glauben Sie mir: Wenn Sie sich jetzt nur einmal die Mühe machen und die Ernährungsanalyse durchführen, werden Sie Ihr Leben lang davon profitieren. Sie können dann viel exakter einschätzen, wie viel Nahrung Sie am Tag wirklich brauchen. Das wird Sie dazu bringen, ganz automatisch auf viele unnötige Kalorien zu verzichten und mehr wertvolle Nahrungsmittel zu sich zu nehmen. Doch Sie können sich auch viel Re-

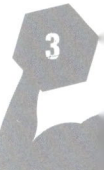

KRAFTTRAINING – SCHNELLER MUSKELAUFBAU

chenarbeit ersparen, in dem Sie die Ernährungsanalyse bequem online auf meiner Website unter www.christian-kierdorf.de/ernaehrungsanalyse durchführen.

Es ist gleichgültig, welchen Weg Sie benutzen, Sie sind jetzt nur noch einen Schritt von Ihrem idealen Ernährungsplan entfernt. Machen Sie die Ernährungsanalyse und freuen Sie sich auf Ihren neuen Körper.

Zusammenfassung Schritt sieben

Die Ernährungsanalyse berechnet Ihre Nährstoffbedürfnisse und die passende Kaloriendifferenz entsprechend Ihrem Ziel. Diese Werte sind nicht nur die Grundvoraussetzung, um einen richtigen, persönlichen Ernährungsplan zu erstellen, sondern werden Ihr komplettes Leben verbessern und hinsichtlich Ernährungsgedanken entspannter machen.

5.3 Zusammenfassung: Muskeln ohne Pulver

Ihren optimalen Ernährungsplan gestalten Sie mithilfe einer effektiven Diätmethode, Grundkenntnissen zu den Makronährstoffen und mit einfachen Orientierungshilfen zur Anwendung im Alltag:

1. **Bestimmen Sie das Ziel** – Ihr Ziel (Körperfett abnehmen, Muskelmasse aufbauen, gleichzeitig Muskelmasse auf- und Körperfett abbauen oder Figur halten) gibt vor, welche Ernährungsmethode Sie anwenden sollten.

2. **Wählen Sie die Methode** – Für jedes Ziel gibt es eine ideale Ernährungsmethode. Wählen Sie zwischen Low-Carb, Low-Fat oder der Sporternährung. Berücksichtigen Sie dabei auch Ihr Sportpensum.

3. **Rechnen Sie mit Tennisbällen** – Nutzen Sie vereinfachte Ernährungspläne, um die Mahlzeitenportionen im Alltag leichter einschätzen zu können.

4. **Belohnen Sie sich regelmäßig** – Der Schlemmertag ist ein wertvolles Werkzeug zur Belohnung Ihrer Disziplin unter der Woche. Gestalten Sie die Wochenplanung im Sechs+ein-Tage-Rhythmus: sechs Tage perfekte Ernährung plus ein Schlemmertag.

5. **Schauen Sie, wann und wo Sie essen** – Kochen Sie sich das Essen vor, wenn Sie unterwegs sind. Nutzen Sie den „Restaurant-Guide" als Hilfestellung für Mahlzeiten in der Gastronomie und essen Sie ausreichend Proteine zum Frühstück und direkt nach dem Training.

6. **Bleiben Sie natürlich** – Die meisten Nahrungsergänzungsmittel wirken nicht im Sinne der Werbeaussagen und dienen nur als Hoffnungsträger. Nur grundlegende Ernährungskenntnisse bringen Sie zum Ziel.

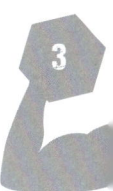

7. **Machen Sie die Ernährungsanalyse** – Wie viele Kalorien müssen Sie täglich zu sich nehmen und welche Diätmethode passt zu Ihnen? Die Ernährungsanalyse führt Sie Schritt für Schritt zu Ihren individuellen Grundwerten.

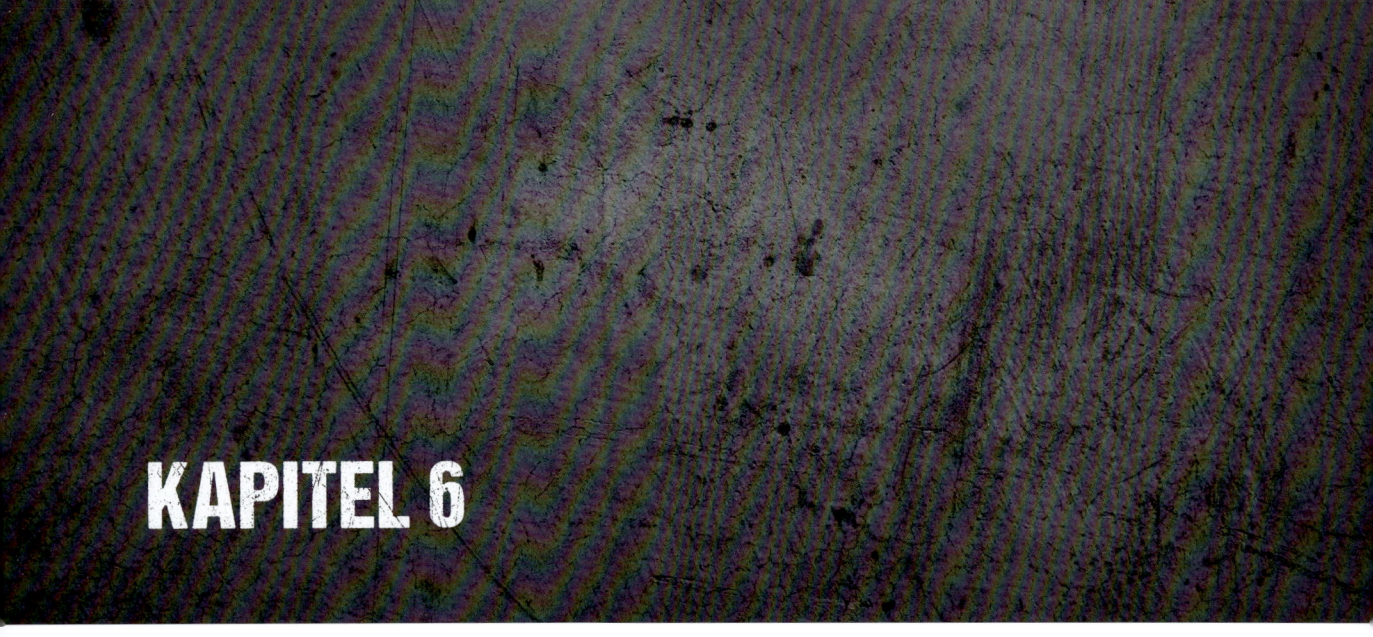

KAPITEL 6

6 ERNÄHRUNGSANALYSE UND ERNÄHRUNGSPLÄNE

Wenden Sie die Ernährungsgrundlagen an, um Ihre persönlichen Nährstoffbedürfnisse zu berechnen. Die Ernährungsanalyse zeigt Ihnen, wie hoch Ihr Kalorienumsatz ist und an welchen Nährstoffmengen Sie sich orientieren sollten. Nachdem Sie Ihre Nährstoffgrenzen kennen, wählen Sie die richtigen Nahrungsmittel und -mengen aus, um Ihren persönlichen Ernährungsplan zu erstellen.

Sie benötigen für die Ernährungsanalyse nur Ihr aktuelles Körpergewicht und einen Taschenrechner. Wir berechnen Ihren Grund- und Arbeitsumsatz und die daraus resultierende Gesamtkalorienmenge, die Sie pro Tag aufnehmen sollten. Anschließend werden die für Ihr Ziel notwendigen Kaloriendifferenzen berechnet. Das heißt, wenn Sie beispielsweise das Ziel „Körperfett abnehmen" haben, werden von der Gesamtkalorienmenge 200 kcal subtrahiert. Der nächste Schritt besteht in der Berechnung, wie groß die Nährstoffmengen der Makronährstoffe in Gramm entsprechend Ihrem Ziel sein sollen. Sie erhalten einen Wert wie beispielsweise 119 g Protein pro Tag. Diese Werte sollten Sie sich merken, denn damit können Sie kontrollieren, wie groß Ihre Mahlzeiten sein müssen, damit Sie die Vorgaben erfüllen.

Zunächst folgt ein Beispiel, wie das Formular zur Ernährungsanalyse ausgefüllt werden sollte. Dabei werden alle Felder von einer fiktiven Person mit 70 kg Körpergewicht ausgefüllt.

ERNÄHRUNGSANALYSE UND ERNÄHRUNGSPLÄNE

Tab. 34: Beispiel zur Berechnung der individuellen Nährstoffbedürfnisse

		ABNEHMEN (LOW-CARB)	ABNEHMEN (LOW-FAT)	AUFBAUEN (SPORT-ERNÄHRUNG)	GLEICHZEITIG FETT AB- UND MUSKELN AUFBAUEN
A	Körpergewicht in kg	70	70	70	70
B	Grundumsatz in kcal (1 kcal x Körpergewicht x Stunden pro Tag)	1.680	1.680	1.680	1.680
C	Arbeitsumsatz in kcal (siehe Tab. 19 „Durchschnittlicher Verbrauch verschiedener Tätigkeiten")	2.417	2.417	2.417	2.417
D	Gesamtkalorienbedarf zum Halten des Gewichts (B + C)	B + C = 3.565 kcal	B + C = 3.565 kcal	B + C = 3.565 kcal	B + C = 3.565 kcal
E	Kaloriendifferenz zum Erreichen des Ziels (Achtung: Die Kalorien müssen jede Woche erhöht bzw. verringert werden) (D - E)	Vorgabe beim Abnehmen mit Low-Carb: 400-kcal-Defizit/Woche: D − 400 = 3.165 kcal	Vorgabe beim Abnehmen mit Low-Fat: 400-kcal-Defizit/Woche: D − 400 = 3.165 kcal	Vorgabe beim Muskelaufbau mit Sporternährung: 300 kcal Überschuss/Woche: D + 300 = 3.865 kcal	Vorgabe zum Arbeiten in der Zone mit Sporternährung: 200 kcal Defizit/Woche: D − 200 = 3.365 kcal
F	Proteinbedarf pro Tag in g pro kg Körpergewicht (Körpergewicht abgekürzt KG) (A * F)	Low-Carb (2,3-2,5 g/kg KG): A*0,023 = 161 g und A*0,025 = 175 g	Low-Fat (2,2 g/kg KG): A*0,022 = 154 g	Sporternährung (2-2,2 g/kg KG): A*0,02 = 140 g und A*0,022 =154 g	Sporternährung (2-2,2 g/kg KG): A*0,02 = 140 g
G	Proteinbedarf pro Tag in kcal (F * 4, weil 4 kcal in 1 g Protein stecken)	F * 4 = 644 kcal und 700 kcal	F * 4 = 616 kcal	F * 4 = 560 kcal und 616 kcal	F * 4 = 560 kcal
H	Kohlenhydratbedarf in % von der Kaloriendifferenz zum Erreichen des Ziels (% von E)	Low-Carb (5-15 %): E * 0,05 = 158 kcal und E * 0,15 = 475 kcal	Low-Fat (50-70 %): E * 0,5 = 1.583 kcal und E * 0,7 = 2.216 kcal	Sport-ernährung (55-65 %): E * 0,55 = 2.126 kcal und E * 0,65 = 2.512 kcal	Sport-ernährung (55-65 %): E * 0,55 = 1.851 kcal und E * 0,65 = 2.187 kcal

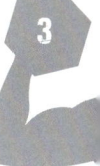

KRAFTTRAINING – SCHNELLER MUSKELAUFBAU

		ABNEHMEN (LOW-CARB)	ABNEHMEN (LOW-FAT)	AUFBAUEN (SPORT-ERNÄHRUNG)	GLEICHZEITIG FETT AB- UND MUSKELN AUFBAUEN
I	Kohlenhydratbedarf in g (H dividiert durch 4, weil 4 kcal 1 g Kohlenhydrate entsprechen)	H / 4 = 40 g und 119 g	H / 4 = 396 g und 554 g	H / 4 = 532 g und 628 g	H / 4 = 463 und 547 g
J	Fettbedarf in % von der Kaloriendifferenz zum Erreichen des Ziels (% von E)	Low-Carb (50-70 %): E * 0,5 = 1.583 kcal und E * 0,7 = 2.216 kcal	Low-Fat (5-15 %): E * 0,05 = 158 kcal und E * 0,15 = 475 kcal	Sporternährung (20-30 %): E * 0,2 = 773 kcal und E * 0,3 = 1.160 kcal	Sporternährung (20-30 %): E * 0,2 = 673 kcal und E * 0,3 = 1.010 kcal
K	Fettbedarf in g (K dividiert durch 9)	J / 9 = 176 g und 246 g	J / 9 = 18 g und 53 g	J / 9 = 86 g und 129 g	J / 9 = 75 g und 112 g

ERNÄHRUNGSANALYSE UND ERNÄHRUNGSPLÄNE

Tab. 35: Berechnung der eigenen Nährstoffbedürfnisse

		ABNEHMEN (LOW-CARB)	ABNEHMEN (LOW-FAT)	AUFBAUEN (SPORT-ERNÄHRUNG)	GLEICHZEITIG FETT AB- UND MUSKELN AUFBAUEN
A	Körpergewicht in kg	–	–	–	–
B	Grundumsatz in kcal (1 kcal x Körpergewicht x Stunden pro Tag)	–	–	–	–
C	Arbeitsumsatz in kcal (siehe Tab 19 „Durchschnittlicher Verbrauch verschiedener Tätigkeiten")	–	–	–	–
D	Gesamtkalorienbedarf zum Halten des Gewichts (B + C)	–	–	–	–
E	Kaloriendifferenz zum Erreichen des Ziels (Achtung: Die Kalorien müssen jede Woche erhöht bzw. verringert werden) (D - E)	–	–	–	–
F	Proteinbedarf pro Tag in g pro kg Körpergewicht (Körpergewicht abgekürzt KG) (A * F)	–	–	–	–
G	Proteinbedarf pro Tag in kcal (F * 4, weil 4 kcal in 1 g Protein stecken)	–	–	–	–
H	Kohlenhydratbedarf in % von der Kaloriendifferenz zum Erreichen des Ziels (% von E)	–	–	–	–
I	Kohlenhydratbedarf in g (H dividiert durch 4, weil 4 kcal 1 g Kohlenhydrate entsprechen)	–	–	–	–
J	Fettbedarf in % von der Kaloriendifferenz zum Erreichen des Ziels (% von E)	–	–	–	–
K	Fettbedarf in g (K dividiert durch 9)	–	–	–	–

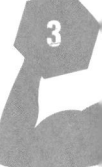

KRAFTTRAINING – SCHNELLER MUSKELAUFBAU

Tab. 36: Ernährungsplan zum Körperfettabnehmen – Low-Carb – Trainingstag

LEBENSMITTEL	KALORIEN (KCAL)	PROTEIN (g)	KH (g)	FETT (g)
FRÜHSTÜCK				
„Schinken-Pilz-Omelette"				
2 Eigelb	109	5	1	9
6 Eiklar	103	23	1	0
2 Scheiben gekochten Schinken (60 g)	66	10	2	2
1 Portion Petersilie (4 g)	3	0	0	0
1 Esslöffel Rapsöl zum Braten (10 ml)	88	0	0	10
SNACK				
„Puten-Frischkäse-Dip"				
20 g fettarmer Hüttenkäse	15	3	2	0
100 g Putenbrustaufschnitt (1 Packung)	106	21	1	2
MITTAG				
225 g Lachs	420	45	0	24
60 g brauner Reis	77	2	16	1
300 g gedünstetes Gemüse (Kidneybohnen, grüne Bohnen, Mais, Paprika) mit mexikanischer Soße	234	9	30	7
2 Esslöffel Rapsöl zum Braten, davon werden ca. 10 ml verzehrt	88	0		10
VOR DEM TRAINING				
1 Apfel (138 g)	72	0	16	0
3-4 Walnüsse (25 g)	175	4	2	16
DIREKT NACH DEM TRAINING				
100 g gekochter Schinken	132	21	1	5
ABEND				
225 g mageres Rindersteak	400	52	0	18
150 g gemischter Salat (Eisbergsalat, Tomaten, Gurken, Paprika, Kidneybohnen, geraspelte Möhren usw.)	20	1	4	0
20 g geriebene Mandeln über den Salat	115	4	1	11
1 Esslöffel Oliven als Dressing zum Salat	120	0	0	14
1 Esslöffel Essig als Dressing zum Salat	4	0	0	0

ERNÄHRUNGSANALYSE UND ERNÄHRUNGSPLÄNE

LEBENSMITTEL	KALORIEN (KCAL)	PROTEIN (g)	KH (g)	FETT (g)
1 Esslöffel Rapsöl zum Braten	124	0	0	14
SNACK ZUR NACHT				
3-4 Walnüsse (25 g)	175	4	2	16
1 Scheibe Gouda Käse 45 % F. i. Tr. (30 g)	107	7	0	8
GESAMT	2.753	223 (34 %)	79 (12 %)	167 (54 %)

Gewichtsangeben nach dem Kochen. Alle Werte zur besseren Lesbarkeit gerundet.

Empfohlene Nährstoffverteilung Low-Carb:

50-70 % Fette, 25-35 % Proteine, 5-15 % Kohlenhydrate

Nährstoffverteilung hier:

54 % Fett, 34 % Protein, 12 % Kohlenhydrate

Berechnungen:

Gesamtkalorien

2.753 kcal

Berechnung des Proteinanteils

Kalorien aus Proteinen: 892 kcal (Berechnung: 223 g Protein * 4 kcal = 892 kcal Protein gesamt. Die Proteinmenge wird mit 4 multipliziert, weil in 1 g Protein vier Kalorien stecken.)

Prozent Protein: 34 % (Berechnung: 892 kcal/2.753 kcal = 0,3240 * 100)

Berechnung des Kohlenhydratanteils

Kalorien aus Kohlenhydraten: 316 kcal (Berechnung: 79 g Kohlenhydrate * 4 kcal = 316 kcal Kohlenhydrate gesamt. Die Kohlenhydratmenge wird mit 4 multipliziert, weil in 1 g Kohlenhydrat vier Kalorien stecken.)

Prozent Kohlenhydrate: 12 % (Berechnung: 316 kcal/2.753 kcal = 0,1147 * 100)

Berechnung des Fettanteils

Kalorien aus Fetten: 1.503 kcal (Berechnung: 167 g Fett * 9 kcal = 1.503 kcal Fett gesamt. Die Fettmenge wird mit 9 multipliziert, weil in 1 g Fett neun Kalorien stecken.)

Prozent Fette: 54 % (Berechnung: 1.467 kcal / 2.753 kcal = 0,5459 * 100)

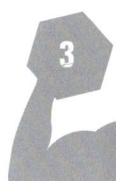

KRAFTTRAINING – SCHNELLER MUSKELAUFBAU

Tab. 37: Ernährungsplan zum Körperfettabnehmen – Low-Carb – kein Training

LEBENSMITTEL	KALORIEN (KCAL)	PROTEIN (g)	KH (g)	FETT (g)
FRÜHSTÜCK				
„Schinken-Pilz-Omelette"	–	–	–	–
2 Eigelb	109	5	1	9
6 Eiklar	103	23	1	0
2 Scheiben gekochten Schinken (60 g)	66	10	2	2
1 Portion Petersilie (4 g)	3	0	0	0
1 Esslöffel Rapsöl zum Braten (10 ml)	88	0	0	10
SNACK				
„Puten-Frischkäse-Dip"	–	–	–	–
20 g fettarmer Hüttenkäse	15	3	2	0
100 g Putenbrustaufschnitt (1 Packung)	106	21	1	2
MITTAG				
225 g Lachs	420	45	0	24
60 g brauner Reis	77	2	16	1
300 g gedünstetes Gemüse (Kidneybohnen, grüne Bohnen, Mais, Paprika) mit mexikanischer Soße	234	9	30	7
2 Esslöffel Rapsöl zum Braten, davon werden ca. 10 ml verzehrt	88	0	–	10
ABEND				
225 g mageres Rindersteak	400	52	0	18
150 g gemischter Salat (Eisbergsalat, Tomaten, Gurken, Paprika, Kidneybohnen, geraspelte Möhren usw.)	20	1	4	0
20 g geriebene Mandeln über den Salat	115	4	1	11
1 Esslöffel Oliven als Dressing zum Salat	120	0	0	14
1 Esslöffel Essig als Dressing zum Salat	4	0	0	0
1 Esslöffel Rapsöl zum Braten	124	0	0	14
SNACK ZUR NACHT				
3-4 Walnüsse (25 g)	175	4	2	16
1 Scheibe Gouda Käse 45 % F. i. Tr. (30 g)	107	7	0	8
GESAMT	2.753	223 (34 %)	79 (12 %)	167 (54 %)

ERNÄHRUNGSANALYSE UND ERNÄHRUNGSPLÄNE

Gewichtsangaben nach dem Kochen. Alle Werte zur besseren Lesbarkeit gerundet.

Empfohlene Nährstoffverteilung Low-Carb:

50-70 % Fette, 25-35% Proteine, 5-15 % Kohlenhydrate

Nährstoffverteilung hier:

56 % Fett, 33 % Protein, 8 % Kohlenhydrate (aufgrund der Rundungen kommt es hier nicht zu 100 %)

Berechnungen

Gesamtkalorien

2.753 kcal

Berechnung des Proteinanteils

Kalorien aus Proteinen: 756 kcal (Berechnung: 189 g Protein * 4 kcal = 756 kcal Proteine gesamt. Die Proteinmenge wird mit 4 multipliziert, weil in 1 g Protein 4 Kalorien stecken)

Prozent Protein: 33 % (Berechnung: 756 kcal / 2.357 kcal = 0,3207 * 100)

Berechnung des Kohlenhydratanteils

Kalorien aus Kohlenhydraten: 188 kcal (Berechnung: 47 g Kohlenhydrate * 4 kcal = 188 kcal Kohlenhydrate gesamt. Die Kohlenhydratmenge wird mit 4 multipliziert, weil in 1 g Kohlenhydrat vier Kalorien stecken.)

Prozent Kohlenhydrate: 8 % (Berechnung: 188 kcal / 2.357 kcal = 0,0079 * 100)

Berechnung des Fettanteils

Kalorien aus Fetten: 1.314 kcal (Berechnung: 146 g Fett * 9 kcal = 1.314 kcal Fett gesamt. Die Fettmenge wird mit 9 multipliziert, weil in 1 g Fett neun Kalorien stecken.)

Prozent Fette: 56 % (Berechnung: 1.314 kcal / 2.357 kcal = 0,5574 * 100)

KRAFTTRAINING – SCHNELLER MUSKELAUFBAU

Tab. 38: Ernährungsplan zum Körperfettabnehmen – Low-Fat – Trainingstag

LEBENSMITTEL	KALORIEN (KCAL)	PROTEIN (g)	KH (g)	FETT (g)
FRÜHSTÜCK				
„Haferflocken mit selbst gemachtem Proteinshake"	–	–	–	–
200 g Haferflocken	730	28	132	14
10 Esslöffel Magerquark (100 g)	67	12	4	0
0,25 l Milch fettarm (250 ml)	115	9	12	4
1 Banane in Stücken zum Vermixen mit Milch und Quark (115 g)	72	0	16	0
1 Esslöffel Rapsöl zum Braten (10 ml)	88	0	0	10
SNACK				
„Belegte Brötchen"	–	–	–	–
2 Vollkornbrötchen (120 g)	264	10	52	2
Eine halbe Packung Putenbrustaufschnitt (50 g)	51	12	0	0
1 entrahmter Joghurt 0,3 % (150 g)	68	8	8	0
Salatblätter als Buttersatz auf das Brötchen	3	0	0	0
1 Ei (60 g)	97	8	1	7
2 Tomaten (170 g)	29	2	4	0
MITTAG				
„Reis mit Fisch"	–	–	–	–
300 g brauner Reis (Naturreis, Vollkornreis)	387	9	81	3
200 g Seelachs	176	36	0	2
150 g Rohkostsalat als Beilage (Möhren, Paprika, Tomaten, Gurken)	40	3	7	1
20 ml Balsamicodressing	17	3	0	1
1 Esslöffel Rapsöl zum Braten, davon werden ca. 3 ml verzehrt	26	0	0	3
VOR DEM TRAINING				
1 Apfel (138 g)	72	0	16	0
DIREKT NACH DEM TRAINING				
100 g gekochter Schinken	132	21	1	5
ABEND				
„Abendbrot"	–	–	–	–
3 Scheiben Vollkornbrot (135 g)	396	15	80	2

ERNÄHRUNGSANALYSE UND ERNÄHRUNGSPLÄNE

LEBENSMITTEL	KALORIEN (KCAL)	PROTEIN (g)	KH (g)	FETT (g)
180 g Magerquark	140	25	7	0
2 Tomaten (710 g)	29	2	4	0
1 Tasse Tee (ungezuckert)	0	0	0	0
SNACK ZUR NACHT				
1 Orange (170 g ohne Schale)	83	2	20	0
2 Kiwis (150 g ohne Schale)	54	2	15	0
GESAMT	3.048	207 (27 %)	406 (61 %)	44 (12 %)

Gewichtsangaben nach dem Kochen. Alle Werte zur besseren Lesbarkeit gerundet.

Empfohlene Nährstoffverteilung Low-Fat:

50-70 % Kohlenhydrate, 25-35 % Protein, 5-15 % Fett

Nährstoffverteilung hier:

61 % Kohlenhydrate, 27 % Protein, 12 % Fett

Berechnungen

Gesamtkalorien

3.048 kcal

Berechnung des Proteinanteils

Kalorien aus Proteinen: 828 kcal

Prozent Protein: 27 % (Berechnung: 828 kcal / 3.048 kcal = 0,2716 * 100)

Berechnung des Kohlenhydratanteils

Kalorien aus Kohlenhydraten: 1.840 kcal

Prozent Kohlenhydrate: 61 % (Berechnung: 1.840 kcal / 3.048 kcal = 0,6036 * 100)

Berechnung des Fettanteils

Kalorien aus Fetten: 396 kcal

Prozent Fette: 12 % (Berechnung: 396 kcal / 3.048 kcal = 0,1299 * 100)

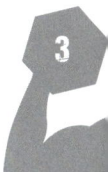

KRAFTTRAINING – SCHNELLER MUSKELAUFBAU

Tab. 39: Ernährungsplan zum Körperfettabnehmen – Low-Fat – kein Training

LEBENSMITTEL	KALORIEN (KCAL)	PROTEIN (g)	KH (g)	FETT (g)
FRÜHSTÜCK				
„Haferflocken mit selbst gemachtem Proteinshake"	–	–	–	–
200 g Haferflocken	730	28	132	14
10 Esslöffel Magerquark (100 g)	67	12	4	0
0,25 l Milch fettarm (250 ml)	115	9	12	4
1 Banane in Stücken zum Vermixen mit Milch und Quark (115 g)	72	0	16	0
1 Esslöffel Rapsöl zum Braten (10 ml)	88	0	0	10
SNACK				
„Belegte Brötchen"	–	–	–	–
2 Vollkornbrötchen (120 g)	264	10	52	2
Eine halbe Packung Putenbrustaufschnitt (50 g)	51	12	0	0
1 entrahmter Joghurt 0,3 % (150 g)	68	8	8	0
Salatblätter als Buttersatz auf das Brötchen	3	0	0	0
1 Ei (60 g)	97	8	1	7
2 Tomaten (170 g)	29	2	4	0
MITTAG				
„Reis mit Fisch"	–	–	–	–
300 g brauner Reis (Naturreis, Vollkornreis)	387	9	81	3
200 g Seelachs	176	36	0	2
150 g Rohkostsalat als Beilage (Mähren, Paprika, Tomaten, Gurken)	40	3	7	1
20 ml Balsamicodressing	17	3	0	1
1 Esslöffel Rapsöl zum Braten, davon werden ca. 3 ml verzehrt	26	0	0	3
ABEND				
„Abendbrot"	–	–	–	–
3 Scheiben Vollkornbrot (135 g)	396	15	80	2
180 g Magerquark	140	25	7	0
2 Tomaten (710 g)	29	2	4	0
1 Tasse Tee (ungezuckert)	0	0	0	0

ERNÄHRUNGSANALYSE UND ERNÄHRUNGSPLÄNE

LEBENSMITTEL	KALORIEN (KCAL)	PROTEIN (g)	KH (g)	FETT (g)
SNACK ZUR NACHT				
1 Orange (170 g ohne Schale)	83	2	20	0
2 Kiwis (150 g ohne Schale)	54	2	15	0
GESAMT	2.591	177 (27 %)	376 (60 %)	37 (13 %)

Gewichtsangaben nach dem Kochen. Alle Werte zur besseren Lesbarkeit gerundet.

Empfohlene Nährstoffverteilung Low-Fat:
50-70 % Kohlenhydrate, 25-35 % Protein, 5-15 % Fett

Nährstoffverteilung hier:
60 % Kohlenhydrate, 27 % Protein, 13 % Fett

Berechnungen
Gesamtkalorien
2.591 kcal

Berechnung des Proteinanteils
Kalorien aus Proteinen: 708 kcal (Berechnung: 177 g Protein * 4 kcal = 708 kcal Protein gesamt. Die Proteinmenge wird mit 4 multipliziert, weil in 1 g Protein vier Kalorien stecken.)
Prozent Protein: 27 % (Berechnung: 708 kcal / 2.591 kcal = 0,2732 * 100)

Berechnung des Kohlenhydratanteils
Kalorien aus Kohlenhydraten: 1.504 kcal (Berechnung: 376 g Kohlenhydrate * 4 kcal = 1.504 kcal Kohlenhydrate gesamt. Die Kohlenhydratmenge wird mit 4 multipliziert, weil in 1 g Kohlenhydrat vier Kalorien stecken.)
Prozent Kohlenhydrate: 60 % (Berechnung: 1.504 kcal / 2.591 kcal = 0,5804 * 100)

Berechnung des Fettanteils
Kalorien aus Fetten: 333 kcal (Berechnung: 33 g Fett * 9 kcal = 333 kcal Fett gesamt. Die Fettmenge wird mit 9 multipliziert, weil in 1 g Fett neun Kalorien stecken.)
Prozent Fette: 13 % (Berechnung: 297 kcal / 2.591 kcal = 0,1285 * 100)

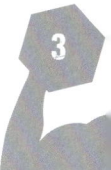

KRAFTTRAINING – SCHNELLER MUSKELAUFBAU

Tab. 40: Ernährungsplan zum Muskelaufbau – Sporternährung – Trainingstag

LEBENSMITTEL	KALORIEN (KCAL)	PROTEIN (g)	KH (g)	FETT (g)
FRÜHSTÜCK				
„Toast (Vollkorn) mit Ei"	–	–	–	–
4 Scheiben Vollkorntoast (160 g)	374	14	67	4
2 gebratene Eier (120 g)	160	14	0	12
2 Esslöffel Olivenöl zum Zubereiten der Eier (20 ml)	114	0	0	13
1 Glas Orangensaft (150 ml)	54	1	13	0
SNACK				
„Obstsnack"	–	–	–	–
2 Bananen (230 g)	190	2	46	1
100 g frische Beeren (Himbeeren, Brombeeren)	27	1	6	0
MITTAG				
„Pasta Tonno"	–	–	–	–
175 g Vollkornnudeln (ungekochtes Gewicht)	609	21	133	3
Eine halbe Packung Thunfisch in eigenem Saft und Aufguss (85 g)	84	20	0	1
1 Handvoll klein geschnittene Paprika (100 g)	32	1	6	0
1,5 Esslöffel Olivenöldressing (16 g)	144	0	0	16
1 Orange zum Nachtisch (170 g ohne Schale)	83	2	20	0
VOR DEM TRAINING				
2 Müsliriegel	309	7	40	15
DIREKT NACH DEM TRAINING				
1 Packung (100 g) Putenaufschnitt	106	21	1	2
ABEND				
„Pasta Pollo"	–	–	–	–
125 g gegrillte Hähnchenbrust	154	29	1	3
150 g Vollkornnudeln (ungekochtes Gewicht)	582	18	114	9
85 g Grünkohl	20	2	1	1
85 g Blumenkohl	24	2	1	1

ERNÄHRUNGSANALYSE UND ERNÄHRUNGSPLÄNE

LEBENSMITTEL	KALORIEN (KCAL)	PROTEIN (g)	KH (g)	FETT (g)
SNACK ZUR NACHT				
Eine halbe Mango (150 g)	86	1	21	0
2 Vollkorn-Weizen-Kekse mit 150 ml fettarmer Milch	191	9	37	1
GESAMT	3.343	165 (20 %)	508 (60 %)	82 (20 %)

Gewichtsangaben nach dem Kochen. Alle Werte zur besseren Lesbarkeit gerundet.

Empfohlene Nährstoffverteilung Sporternährung:
55-65 % Kohlenhydrate, 20-30 % Protein, 15-25 % Fett

Nährstoffverteilung hier:
60 % Kohlenhydrate, 20 % Protein, 20 % Fett

Berechnungen
Gesamtkalorien
3.343 kcal

Berechnung des Proteinanteils
Kalorien aus Proteinen: 660 kcal (Berechnung: 165 g Protein * 4 kcal = 660 kcal Protein gesamt. Die Proteinmenge wird mit 4 multipliziert, weil in 1 g Protein vier Kalorien stecken.)
Prozent Protein: 20 % (Berechnung: 660 kcal / 3.343 kcal = 0,1924 * 100)

Berechnung des Kohlenhydratanteils
Kalorien aus Kohlenhydraten: 2.032 kcal (Berechnung: 508 g Kohlenhydrate * 4 kcal = 2.032 kcal Kohlenhydrate gesamt. Die Kohlenhydratmenge wird mit 4 multipliziert, weil in 1 g Kohlenhydrat vier Kalorien stecken.)
Prozent Kohlenhydrate: 60 % (Berechnung: 2.032 kcal / 3.343 kcal = 0,6078 * 100)

Berechnung des Fettanteils
Kalorien aus Fetten: 738 kcal (Berechnung: 82 g Fett * 9 kcal = 738 kcal Fett gesamt. Die Fettmenge wird mit 9 multipliziert, weil in 1 g Fett neun Kalorien stecken.)
Prozent Fette: 20 % (Berechnung: 738 kcal / 3.343 kcal = 0,2207 * 100)

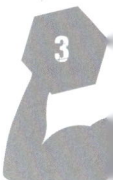

KRAFTTRAINING – SCHNELLER MUSKELAUFBAU

Tab. 41: Ernährungsplan zum Muskelaufbau – Sporternährung – kein Training

LEBENSMITTEL	KALORIEN (KCAL)	PROTEIN (g)	KH (g)	FETT (g)
FRÜHSTÜCK				
„Toast (Vollkorn) mit Ei"	–	–	–	–
4 Scheiben Vollkorntoast (160 g)	374	14	67	4
2 gebratene Eier (120 g)	160	14	0	12
2 Esslöffel Olivenöl zum Zubereiten der Eier (20 ml)	114	0	0	13
1 Glas Orangensaft (150 ml)	54	1	13	0
SNACK				
„Obstsnack"	–	–	–	–
2 Bananen (230 g)	190	2	46	1
100 g frische Beeren (Himbeeren, Brombeeren)	27	1	6	0
MITTAG				
„Pasta Tonno"	–	–	–	–
175 g Vollkornnudeln (ungekochtes Gewicht)	609	21	133	3
Eine halbe Packung Thunfisch in eigenem Saft und Aufguss (85 g)	84	20	0	1
1 Handvoll klein geschnittene Paprika (100 g)	32	1	6	0
1,5 Esslöffel Olivenöldressing (16 g)	144	0	0	16
1 Orange zum Nachtisch (170 g ohne Schale)	83	2	20	0
ABEND				
„Pasta Pollo"	–	–	–	–
125 g gegrillte Hähnchenbrust	154	29	1	3
150 g Vollkornnudeln (ungekochtes Gewicht)	582	18	114	9
85 g Grünkohl	20	2	1	1
85 g Blumenkohl	24	2	1	1
SNACK ZUR NACHT				
Eine halbe Mango (150 g)	86	1	21	0
2 Vollkorn-Weizen-Kekse mit 150 ml fettarmer Milch	191	9	37	1
GESAMT	2.400	130 (21 %)	385 (60 %)	51 (19 %)

ERNÄHRUNGSANALYSE UND ERNÄHRUNGSPLÄNE

Gewichtsangaben nach dem Kochen. Alle Werte zur besseren Lesbarkeit gerundet.

Empfohlene Nährstoffverteilung Sporternährung:
55-65 % Kohlenhydrate, 20-30 % Protein, 15-25 % Fett

Nährstoffverteilung hier:
60 % Kohlenhydrate, 21 % Protein, 19 % Fett

Berechnungen
Gesamtkalorien
2.400 kcal

Berechnung des Proteinanteils
Kalorien aus Proteinen: 520 kcal (Berechnung: 130 g Protein * 4 kcal = 520 kcal Protein gesamt. Die Proteinmenge wird mit 4 multipliziert, weil in 1 g Protein vier Kalorien stecken.)
Prozent Protein: 21 % (Berechnung: 520 kcal / 2.400 kcal = 0,2166 * 100)

Berechnung des Kohlenhydratanteils
Kalorien aus Kohlenhydraten: 1.432 kcal (Berechnung: 385 g Kohlenhydrate * 4 kcal = 1.432 kcal Kohlenhydrate gesamt. Die Kohlenhydratmenge wird mit 4 multipliziert, weil in 1 g Kohlenhydrat vier Kalorien stecken.)
Prozent Kohlenhydrate: 60 % (Berechnung: 1.432 kcal / 2.400 kcal = 0,5966 * 100)

Berechnung des Fettanteils
Kalorien aus Fetten: 459 kcal (Berechnung: 51 g Fett * 9 kcal = 459 kcal Fett gesamt. Die Fettmenge wird mit 9 multipliziert, weil in 1 g Fett neun Kalorien stecken.)
Prozent Fette: 19 % (Berechnung: 459 kcal / 2.400 kcal = 0,1912 * 100)

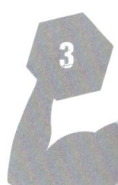

KRAFTTRAINING – SCHNELLER MUSKELAUFBAU

Tab. 42: Ernährungsplan, um gleichzeitig Muskelmasse aufzubauen und Körperfett abzunehmen – Sporternährung – Trainingstag

LEBENSMITTEL	KALORIEN (KCAL)	PROTEIN (g)	KH (g)	FETT (g)
FRÜHSTÜCK				
„Haferflockenmüsli"	–	–	–	–
150 g Haferflocken	548	21	99	11
2 Esslöffel fettarmer Joghurt 0,3 % Fett (80 g)	67	4	5	0
200 ml fettarme Milch 1,5 % Fett	100	6	10	4
1 Glas Orangensaft (150 ml)	54	1	13	0
SNACK				
„Obstsnack"	–	–	–	–
1 Apfel Sorte Gala (162 g)	115	1	31	1
1 Becher fettarmer Fruchtjoghurt (150 g)	135	6	27	1
MITTAG				
„Steak mit Ofenkartoffel"	–	–	–	–
160 g mageres Steak	250	38	0	10
1 Ofenkartoffel (225 g)	216	7	47	0
1 Esslöffel Kräuterquark Magerstufe (35 g)	27	5	1	0
1 Schüssel Salat (Eisbergsalat, Tomaten, Gurken, Karotten, Paprika)	15	1	2	0
1 Esslöffel Olivendressing (10 ml)	88	0	0	10
2 Kiwis (150 g ohne Schale)	54	2	15	0
VOR DEM TRAINING				
1 Orange (170 g ohne Schale)	38	2	20	0
DIREKT NACH DEM TRAINING				
4 Scheiben (60 g) Putenaufschnitt	64	13	1	1
1 Banane (115 g)	108	1	25	0
ABEND				
„Pasta Salmone"	–	–	–	–
100 g Vollkornnudeln (ungekochtes Gewicht)	343	15	64	64
125 g Wildlachs	145	25	0	0
1 Esslöffel Olivenöl zum Braten (10 ml)	88	0	0	0

ERNÄHRUNGSANALYSE UND ERNÄHRUNGSPLÄNE

LEBENSMITTEL	KALORIEN (KCAL)	PROTEIN (g)	KH (g)	FETT (g)
125 g Brokkoli gedünstet	30	4	1	1
1 Esslöffel Tomatensoße (30 g)	14	1	2	2
SNACK ZUR NACHT				
85 g rote Weintrauben	84	0	12	0
GESAMT	2.592	153 (23 %)	375 (58 %)	57 (19 %)

Gewichtsangaben nach dem Kochen. Alle Werte zur besseren Lesbarkeit gerundet.

Empfohlene Nährstoffverteilung Sporternährung:
55-65 % Kohlenhydrate, 20-30 % Protein, 15-25 % Fett

Nährstoffverteilung hier:
58 % Kohlenhydrate, 23 % Protein, 19 % Fett

Berechnungen
Gesamtkalorien
2.592 kcal

Berechnung des Proteinanteils
Kalorien aus Proteinen: 612 kcal (Berechnung: 153 g Protein * 4 kcal = 612 kcal Protein gesamt. Die Proteinmenge wird mit 4 multipliziert, weil in 1 g Protein vier Kalorien stecken.)
Prozent Protein: 23 % (Berechnung: 612 kcal / 2.592 kcal = 0,2361 * 100)

Berechnung des Kohlenhydratanteils
Kalorien aus Kohlenhydraten: 1.500 kcal (Berechnung: 375 g Kohlenhydrate * 4 kcal = 1.500 kcal Kohlenhydrate gesamt. Die Kohlenhydratmenge wird mit 4 multipliziert, weil in 1 g Kohlenhydrat vier Kalorien stecken.)
Prozent Kohlenhydrate: 58 % (Berechnung: 1.500 kcal / 2.592 kcal = 0,5809 * 100)

Berechnung des Fettanteils
Kalorien aus Fetten: 513 kcal (Berechnung: 57 g Fett * 9 kcal = 513 kcal Fett gesamt. Die Fettmenge wird mit 9 multipliziert, weil in 1 g Fett neun Kalorien stecken)
Prozent Fette: 19 % (Berechnung: 513 kcal / 2.592 kcal = 0,1951 * 100).

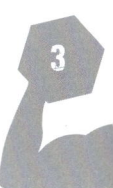

KRAFTTRAINING – SCHNELLER MUSKELAUFBAU

Tab. 42: Ernährungsplan um, gleichzeitig Muskelmasse aufzubauen und Körperfett abzunehmen – Sporternährung – kein Training

LEBENSMITTEL	KALORIEN (KCAL)	PROTEIN (g)	KH (g)	FETT (g)
FRÜHSTÜCK				
„Haferflocken-Müsli"				
150 g Haferflocken	548	21	99	11
2 Esslöffel fettarmer Joghurt 0,3 % Fett (80 g)	67	4	5	0
200 ml fettarme Milch 1,5 % Fett	100	6	10	4
1 Glas Orangensaft (150 ml)	54	1	13	0
SNACK				
„Obstsnack"				
1 Apfel Sorte Gala (162 g)	115	1	31	1
1 Becher fettarmer Fruchtjoghurt (150 g)	135	6	27	1
MITTAG				
„Steak mit Ofenkartoffel"				
160 g mageres Steak	250	38	0	10
1 Ofenkartoffel (225 g)	216	7	47	0
1 Esslöffel Kräuterquark Magerstufe (35 g)	27	5	1	0
1 Schüssel Salat (Eisbergsalat, Tomaten, Gurken, Karotten, Paprika)	15	1	2	0
1 Esslöffel Olivendressing (10 ml)	88	0	0	10
2 Kiwis (150 g ohne Schale)	54	2	15	0
ABEND				
„Pasta Salmone"				
100 g Vollkornnudeln (ungekochtes Gewicht)	343	15	64	64
125 g Wildlachs	145	25	0	0
1 Esslöffel Olivenöl zum Braten (10 ml)	88	0	0	0
125 g Brokkoli gedünstet	30	4	1	1
1 Esslöffel Tomatensoße (30 g)	14	1	2	2
SNACK ZUR NACHT				
85 g rote Weintrauben	84	0	12	0
GESAMT	2.254	134 (23 %)	313 (55 %)	56 (22 %)

ERNÄHRUNGSANALYSE UND ERNÄHRUNGSPLÄNE

Gewichtsangaben nach dem Kochen. Alle Werte zur besseren Lesbarkeit gerundet.

Empfohlene Nährstoffverteilung Sporternährung:

55-65 % Kohlenhydrate, 20-30 % Protein, 15-25 % Fett

Nährstoffverteilung hier:

55 % Kohlenhydrate, 23 % Protein, 22 % Fett

Berechnungen

Gesamtkalorien

2.254 kcal

Berechnung des Proteinanteils

Kalorien aus Proteinen: 536 kcal (Berechnung: 134 g Protein * 4 kcal = 536 kcal Protein gesamt. Die Proteinmenge wird mit 4 multipliziert, weil in 1 g Protein vier Kalorien stecken.)

Prozent Protein: 23 % (Berechnung: 536 kcal / 2.254 kcal = 0,2377 * 100)

Berechnung des Kohlenhydratanteils

Kalorien aus Kohlenhydraten: 1.252 kcal (Berechnung: 313 g Kohlenhydrate * 4 kcal = 1.252 kcal Kohlenhydrate gesamt. Die Kohlenhydratmenge wird mit 4 multipliziert, weil in 1 g Kohlenhydrat vier Kalorien stecken.)

Prozent Kohlenhydrate: 55 % (Berechnung: 1.252 kcal / 2.254 kcal = 0,5554 * 100)

Berechnung des Fettanteils

Kalorien aus Fetten: 504 kcal (Berechnung: 56 g Fett * 9 kcal = 504 kcal Fett gesamt. Die Fettmenge wird mit 9 multipliziert, weil in 1 g Fett neun Kalorien stecken.)

Prozent Fette: 22 % (Berechnung: 504 kcal / 2.254 kcal = 0,2236 * 100)

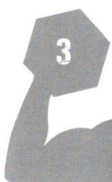

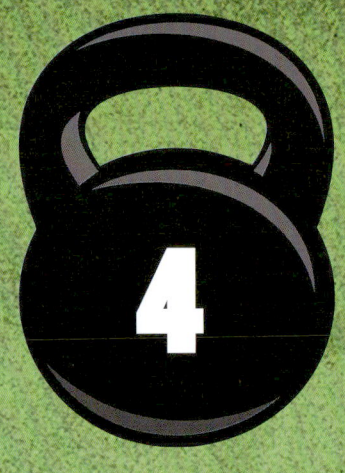

ÜBUNGEN

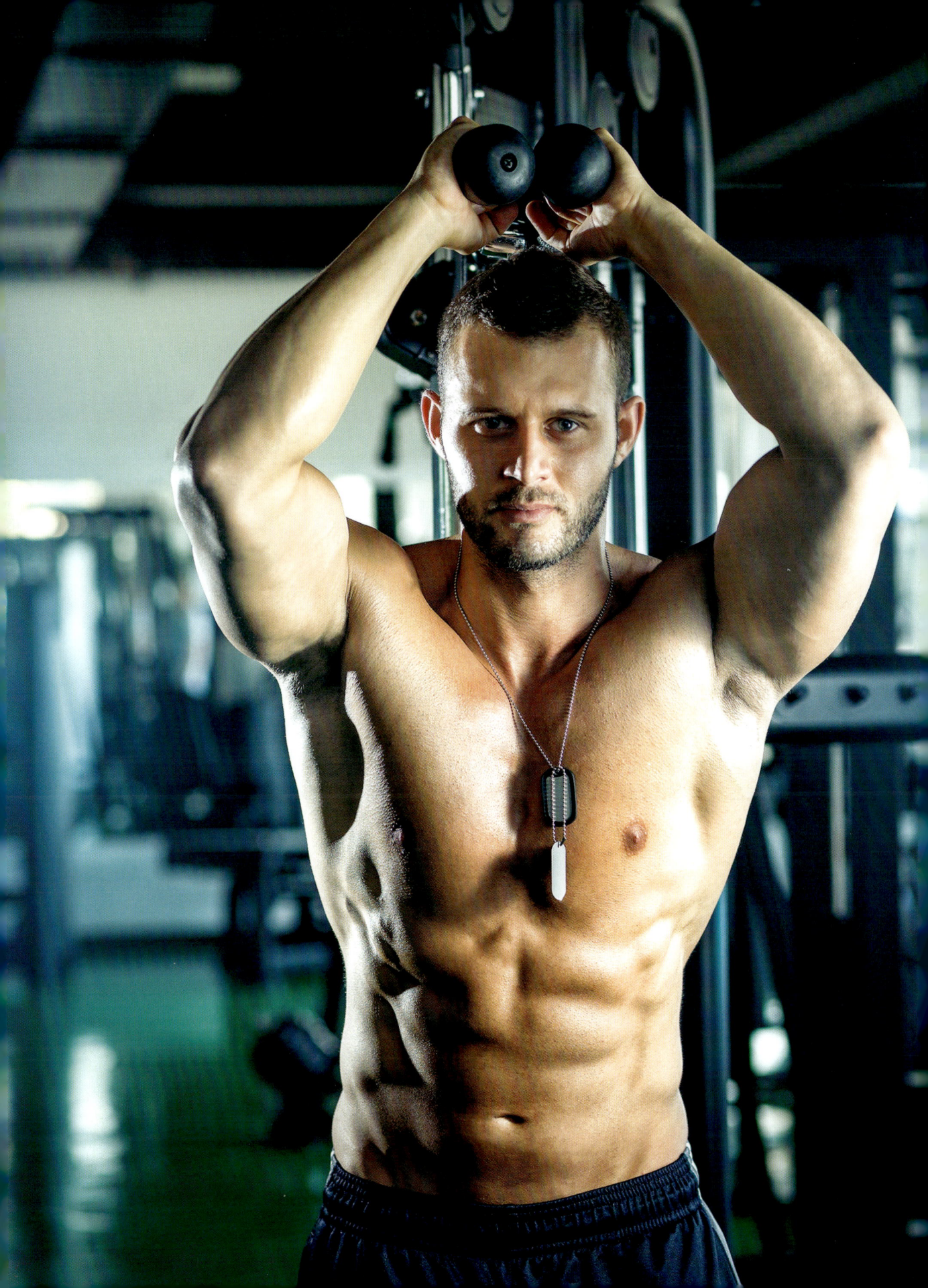

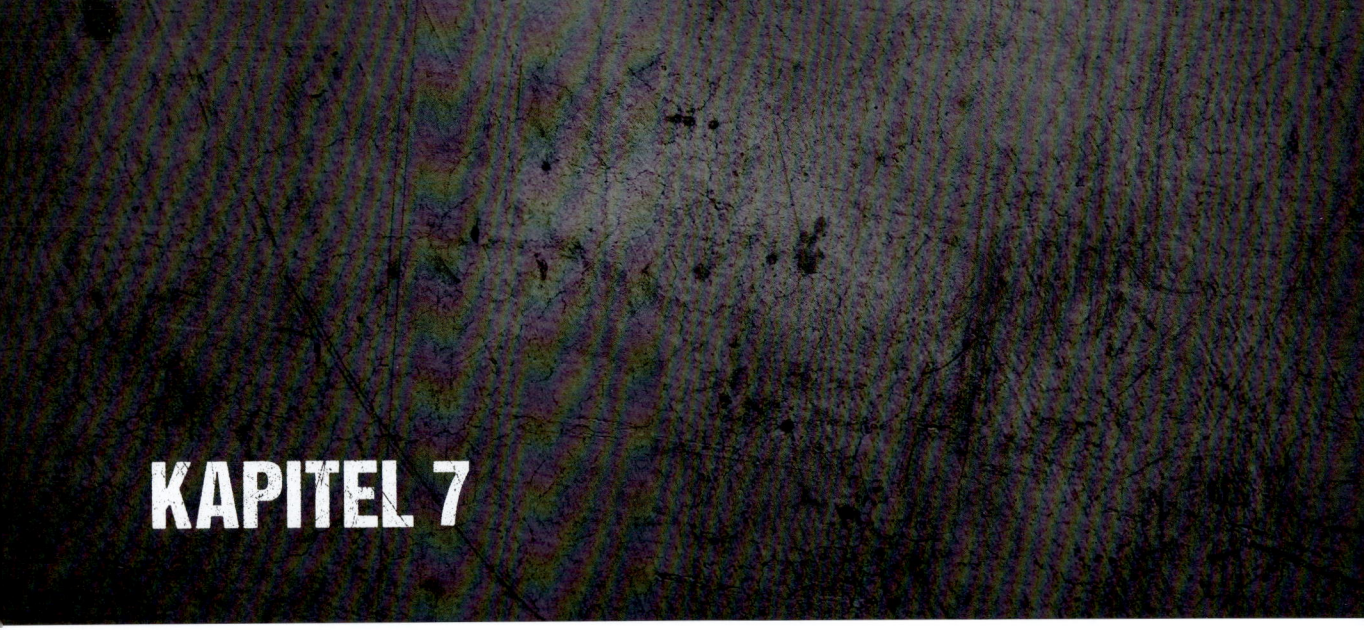

KAPITEL 7

7 TECHNIKGRUNDLAGEN

Im folgenden Kapitel werden grundlegende Begriffe und Techniken, die Sie zum Verständnis und zur richtigen Ausführung der Bewegungsbeschreibungen benötigen, erläutert. Dazu gehören die Begriffe **statische** und **dynamische Muskelarbeit**, die Beschreibung der **Bewegungsrichtungen konzentrisch** und **exzentrisch**, der **Beckenbewegung**, der **Griffhaltungen**, der **richtigen Atmung** und der **Knie-Fuß-Einstellung**.

Beim Krafttraining wirken neben der Schwerkraft große mechanische Kräfte auf den Körper. Die Muskeln und der passive Stützapparat müssen diesen Kräften standhalten. Im Idealfall steigert sich dadurch die Muskelkraft, die Knochendichte und die Steifigkeit der Bänder. Doch bei falschen Übungsausführungen können die großen Lasten, Schwerkräfte und schweren Gewichte zu schwerwiegenden Verletzungen führen. Alle Bewegungsbeschreibungen in diesem Buch sind auf eine sichere Ausführung der Kraftübungen ausgelegt. Verletzungen aus Haltungsschäden werden damit ausgeschlossen. Sie lernen fundierte Techniken, die lebenslanges Krafttraining bis ins hohe Alter ermöglichen.

Die Technikübungen sollten im Studio zumindest einmal ohne Gewichte durchgeführt werden. Das gilt insbesondere für die Beckenbewegungen, die eine fundamentale Grundlage für die Umsetzungen von Kraftübungen darstellen. Sie können die Technikübungen jederzeit, ob aufgewärmt oder unaufgewärmt, zu Hause oder im Studio, mit Sportkleidung oder Freizeitkleidung durchführen. Wichtig ist, dass Sie die Grundlagen schaffen, bevor Sie mit Gewichten arbeiten.

TECHNIKGRUNDLAGEN

7.1 Beckenbewegungen

Das **Becken** unter Kontrolle zu haben und in die richtige Position zu bringen, hat zwei Funktionen. Wenn das Becken in der richtigen Position steht, bewirkt es erstens, dass eine Übung effektiver wird und zweitens, dass die Übung verletzungsfrei ausgeführt werden kann und weder akute noch chronische Verletzungen auftreten.

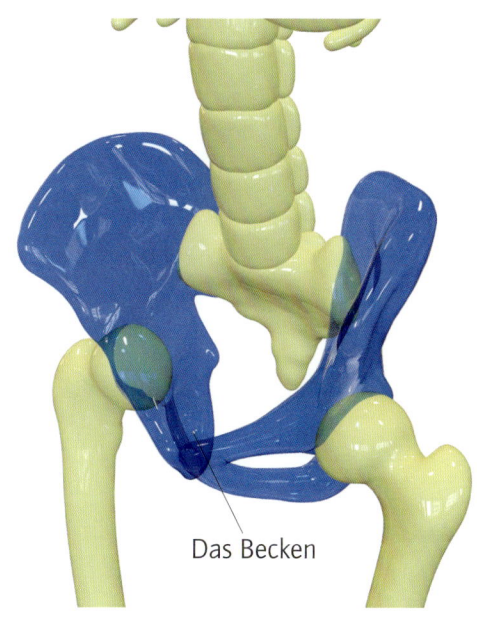

Abb. 18: Das Becken

Das Becken verbindet den Oberkörper mit den unteren Extremitäten, die mit dem Hüftgelenk beginnen. Das Becken kann vor allem an der Vorderseite, knapp unter dem Bauch, an zwei hervorstehenden knöchernen Strukturen ertastet werden. Diese beiden deutlich fühlbaren Höcker heißen *Spina iliaca anterior superior* und sind nur ein kleiner Teil des Beckens. Am besten kann man sie im Stand ertasten. Zur Seite hin nimmt dann das Muskel- und Fettgewebe rund um das Becken zu, sodass man das Becken dort nicht so deutlich spürt. Auf der Rückseite des Körpers ist es wieder gut ertastbar als knöcherne Struktur neben der Wirbelsäule.

Die anatomische Funktion des Beckens liegt in der Übertragung von Lasten und Bewegungen des Rumpfs auf Beine und Füße. Die Wirbelsäule endet in der knöchernen Struktur des Beckens und ist mit vielen straffen Bändern und Sehnen verwachsen. Das Becken ist durch diese feste Gewebeverbindung im Gegensatz zum Schultergürtel ein sehr stabiler Körperteil. Die enge Verbindung mit der Wirbelsäule bewirkt auch dessen Veränderungen der Position bei Bewegungen des Beckens: Es beeinflusst maßgeblich den Grad der Wirbelsäulenkrümmung im unteren Bereich des Rückens, dem sogenannten *Lendenwirbelbereich*.

Das Becken beeinflusst, ob Sie ein Hohlkreuz machen und Ihre Wirbelsäule schädigen, oder ob Sie Ihren Rücken in eine gerade Position bringen und damit die Wirbelsäule entlasten. Die eminent wichtige Bedeutung von der Haltung des Beckens und dessen Auswirkungen auf die Wirbelsäule habe ich in meiner Zusammenarbeit mit Physiotherapeuten, die Profisportler aus Spitzensport und Nationalmannschaften betreuen, zu schätzen gelernt. Neben der großen Relevanz für eine saubere Übungstechnik war für mich auch besonders die Wirkung bei einigen Übungen interessant.

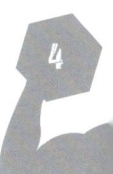

KRAFTTRAINING – SCHNELLER MUSKELAUFBAU

Eine veränderte Beckenposition hat maßgeblichen Einfluss, ob beispielsweise eine Übung effektiv durchgeführt wurde oder zeitraubend und womöglich ungesund war. So wurde insbesondere die Qualität der Technik für meine Bauchmuskelübungen deutlich verbessert. Ich konnte sowohl bei mir als auch bei meinen Klienten mit der verbesserten Technik viel schnellere Erfolge beim Aufbau von starken, attraktiven Bauchmuskeln in kürzerer Zeit erreichen. Ganz zu schweigen davon, dass eine Technikverbesserung auch Verletzungen vorbeugt.

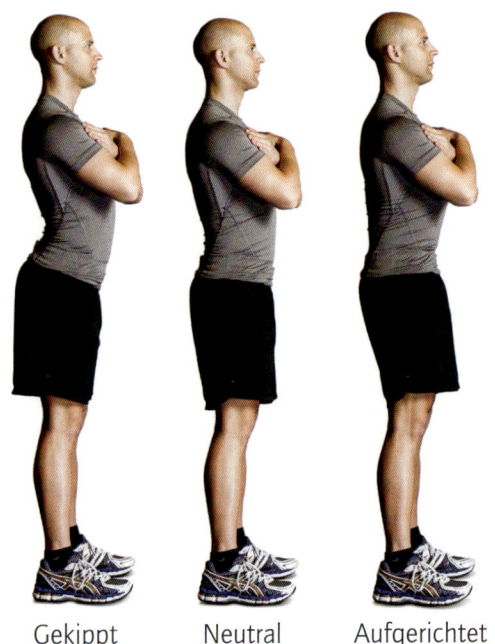

Gekippt   Neutral   Aufgerichtet

Abb. 19: Die Beckenpositionen

Das Becken kann in drei Positionen gebracht werden, „normal", „gekippt" und „aufgerichtet". Jede Position hat unterschiedliche Auswirkungen auf die Wirbelsäule:

1. *Normale Position:* Bei normaler Beckenstellung haben Sie im aufrechten Stand einen „geraden Rücken" im physiologischen Sinne, das heißt mit leichter „Lordose" (eine Lordose ist die natürliche Krümmung der Lendenwirbelsäule des Körpers) im Lendenwirbelbereich.
2. *Gekippte Position:* Ein gekipptes Becken bewirkt eine *Hyperlordose*, umgangssprachlich auch *Hohlkreuz* genannt. Oft wird in der Literatur auch von „nach vorne gekippter" Position gesprochen. Diese Position sollten Sie stets vermeiden!
3. *Aufgerichtete Position:* Ein aufgerichtetes Becken bewirkt einen geraden Rücken ohne „Lordose". Oft wird in der Literatur auch von „nach hinten gekippter" Position gesprochen. Mit einem aufgerichteten beziehungsweise „nach hinten gekippten" Becken ist Ihre Wirbelsäule „entlordisiert". Dies ist die Position, die Sie bei vielen Übungen im Krafttraining einnehmen müssen, um Verletzungen an der Wirbelsäule zu vermeiden.

Um das Becken in die entsprechende Position zu bringen, muss es bewegt werden. Oft wird davon gesprochen, dass das Becken „nach vorne" und „nach hinten" gekippt wird. Eine Beckenbewegung kann also generell als „Kippen" bezeichnet werden. Statt „Beckenkippung" nutze ich den Begriff „Beckenbewegung", der auch dem englischen Sprachgebrauch („hip movement") näherkommt.

TECHNIKGRUNDLAGEN

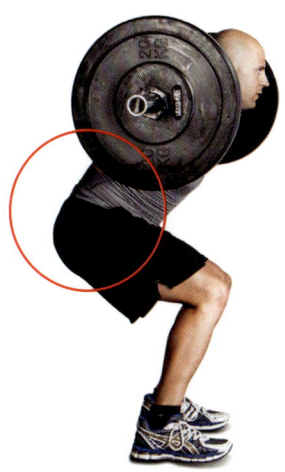

Abb. 20: Fehlerhaltung bei der Kniebeuge: „Buckel"

Bei Übungen im Stand, wie zum Beispiel Kniebeugen oder Schulterdrücken, ist die Position Ihres Beckens extrem wichtig. Die Schwerkraft wirkt ständig auf unseren Körper und bewirkt Stauch- und Schwerbelastungen auf der Wirbelsäule. Trainiert man häufig mit Fehlhaltungen, kommt es zu ernsthaften Verletzungen, deren Heilungsprozess sehr lange dauern kann. Die wohl bekannteste Verletzung ist der **Bandscheibenvorfall**. Da bei Kraftübungen zusätzlich zur Schwerkraft auch Gewichte für Stress für die Wirbelsäule sorgen, sollten sie mit einer sauberen Übungstechnik durchgeführt werden, die langfristige Gesundheit unter hohen sportlichen Belastungen garantiert.

Die schlimmsten Verletzungen können bei Kniebeugen, Kreuzheben, Schulterdrücken und beim Unterarmstütz auftreten. Gerade bei Kniebeugen und Schulterdrücken lastet nicht nur das eigene Körpergewicht auf der Wirbelsäule, sondern zusätzlich das Trainingsgewicht. Bei falscher Technik – das heißt übermäßiges Hohlkreuz oder ein „Buckel" aufgrund der Fehlhaltung des Beckens – kann es zu schweren Schäden an der Wirbelsäule kommen. Die häufigsten Verletzungen in diesem Zusammenhang sind **Spondylolysen** und die **Herniationen**.

Spondylolyse ist ein Sammelbegriff für knöcherne Verletzungen im Bereich der Lendenwirbelsäule, wie zum Beispiel einem Wirbelbruch oder einem Gelenkbruch. Eine **Herniation** wird umgangssprachlich auch als „Bandscheibenvorfall" beschrieben und kann viele verschiedene Ausprägungen haben. Die Abb. 21 „Bandscheibenvorfall, verursacht durch Buckel bei der Kniebeu-

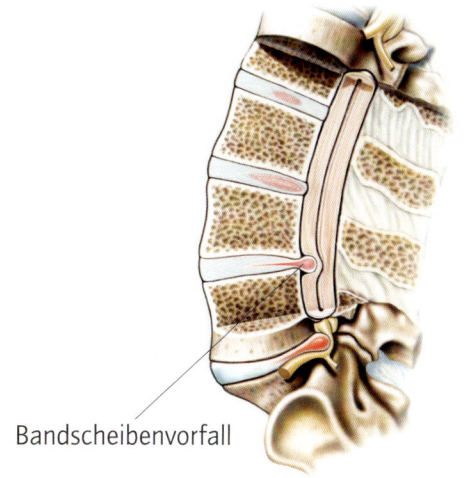

Abb. 21: Bandscheibenvorfall, verursacht durch Buckel bei der Kniebeuge

ge" zeigt das Austreten des Zellkerns (Nucleus pulposus) durch den Faserring der Bandscheibe (Annulus fibrosus). Diese Art der Verletzung ist meistens damit verbunden, dass der ausgetretene Zellkern auf die an der Wirbelsäule entlanglaufenden Spinalnerven (Mn. spinales) drückt und für zusätzliche Schmerzen sorgt. Die Spinalnerven sind in der Grafik nicht eingezeichnet.

Beim Kreuzheben und beim Unterarmstütz lasten Schwerkräfte auf die Wirbelsäule, die ebenfalls Herniationen hervorrufen können, wenn die Wirbelsäule nicht durch die umliegende Muskulatur geschützt wird. Die Muskulatur ist jedoch erst dann korrekt aktiviert, wenn das Becken in der jeweils richtigen Position steht. Die Beckenposition beim Unterarmstütz ist jedoch anders als beim Kreuzheben. Während beim Unterarmstütz das Becken aktiv aufgerichtet werden muss, um ein Hohlkreuz zu vermeiden, muss das Becken beim Kreuzheben leicht gekippt werden, um die muskuläre Sicherung zu gewährleisten. Nähere Informationen finden Sie jeweils bei den Detailbeschreibungen der Übungen.

7.2 Volkskrankheit Hohlkreuz

Schäden durch übermäßige Krümmung der Wirbelsäule im Lendenwirbelbereich und die damit verbundene Hohlkreuzbildung sind nicht nur im Sport ein Problem. Wenn Sie normal in aufrechter Haltung dastehen, ist der Grad der Wirbelsäulenkrümmung im Lendenwirbelbereich genetisch bedingt. Als Kleinkind weist die Wirbelsäule noch keine Krümmung im Lendenwirbelbereich auf. Diese entwickelt sich erst im frühen Kindesalter. Die Krümmung wird dann bei Heranwachsenden von drei Faktoren stark beeinflusst:

1. der Kraft der Bauchmuskulatur,
2. die Dehnbarkeit der Hüftbeugemuskulatur (Musculus iliopsoas) und
3. die Dehnbarkeit der rückseitigen Oberschenkelmuskulatur (ischiokrurale Muskelgruppe).

Die Kombination einer (1) schwachen Bauchmuskulatur, (2) Verkürzung der Hüftbeuger und (3) Verkürzung der ischiokruralen Muskelgruppe ist ein tödlicher Mix für den Rücken. Denn sie bewirkt eine ungesunde Verstärkung der natürlichen Krümmung der Wirbelsäule im Lendenwirbelbereich und wird im medizinischen Fachjargon *Hyperlordose* genannt. Der tödliche Mix für den Rücken ist aufgrund des Lebensstils der heutigen Zeit – wenig Bewegung; viel Sitzen; wenig Sport; wenn Sport, dann keine oder unzureichende Dehn- und Kräftigungsübungen – zur Volkskrankheit geworden.

Die Hyperlordose ist zur Volkskrankheit geworden, da es durch das Arbeiten im Büro oder fehlendes Ausgleichstraining im Hobbysport zu einer Verkümmerung der Bauchmuskeln und zur Verkürzung der oben genannten Muskelgruppen kommt. Insbesondere überwiegend sitzende Tätigkeiten im Alltag über viele Stunden hinweg begünstigen die Verkürzung der Hüftbeuger und der rückseitigen Oberschenkelmuskeln. Wer keinen oder nur sporadisch Sport treibt, wird zusätzlich nicht die nötige Bauchmuskelkraft aufweisen, um dieser Verkürzung entgegenzuwirken. Ferner gibt es Sportarten, bei denen zwar der ganze Körper in Bewegung ist, die Bauchmuskeln aber nicht gezielt trainiert werden, um die Span-

TECHNIKGRUNDLAGEN

nungen der starken Muskeln, wie Gesäßmuskeln, tief liegenden Rückenmuskeln, Hüftbeuger und Oberschenkelmuskulatur, zu kompensieren. Exemplarisch dafür ist der Fußballsport, der, statistisch gesehen, die meisten Kandidaten für diese Problematik aufweist. Es folgen jedoch zahlreiche andere Sportarten, bei denen die Athleten immer wieder über Rückenschmerzen klagen, wie Handball, Volleyball und Tennis. Tanzsport und Turnen sind aufgrund der Integrierung zahlreicher Dehn- und Kräftigungsübungen der Zielmuskeln nicht von diesem Problem betroffen.

Maßnahmen gegen diese „Krankheit" und für einen gesunden, schmerzfreien Körper sind gezielte Dehn- und Kraftübungen, die Sie in diesem Buch finden. Eine Hyperlordose ist kein Hindernis für die Durchführung der hier genannten Übungen. Im Gegenteil: Die Durchführung von Kräftigungsübungen mit zusätzlichem Dehnprogramm, wie in diesem Buch beschrieben, wird täglich von Orthopäden und Physiotherapeuten verschrieben beziehungsweise angewandt, um der Problematik entgegenzuwirken. Lediglich Jugendliche bis 14 Jahre sollten auf Training mit zusätzlichen Gewichten verzichten und sich auf Übungen beschränken, die mit dem eigenen Körpergewicht, das gegen die Schwerkraft arbeitet, durchführbar sind.

Bevor Sie mit dem Training beginnen, sollten Sie jedoch die folgenden Übungen zur Verbesserung der Beckenkontrolle durchführen.

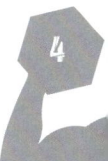

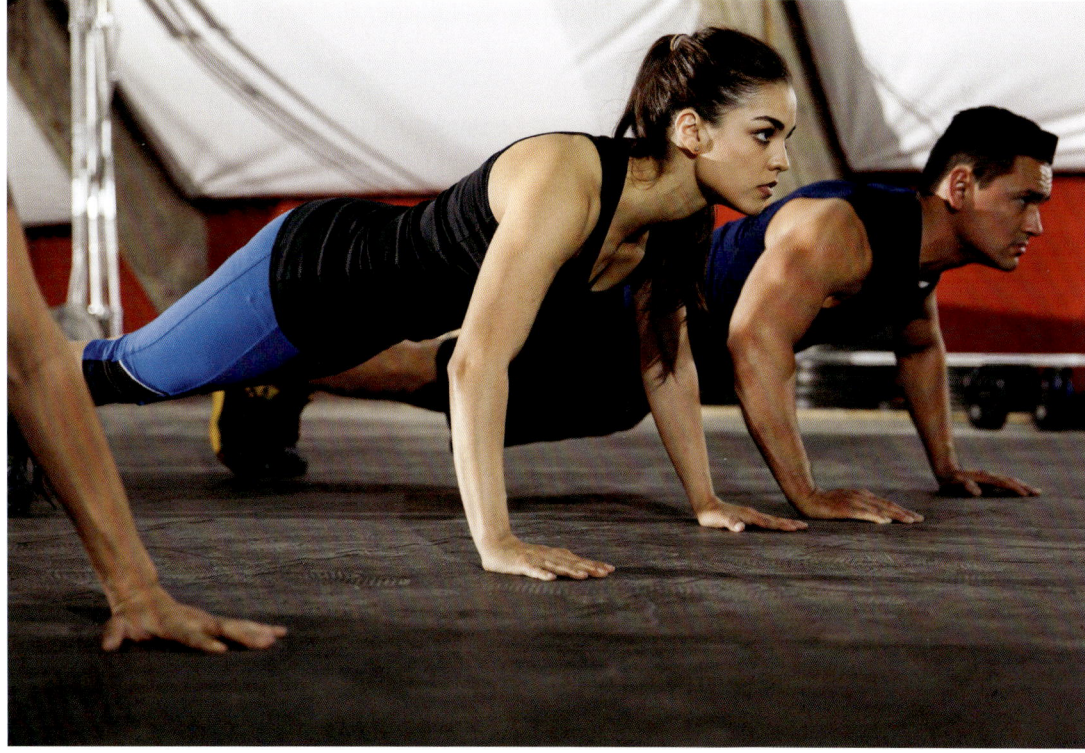

KRAFTTRAINING – SCHNELLER MUSKELAUFBAU

7.2.1 Übungen

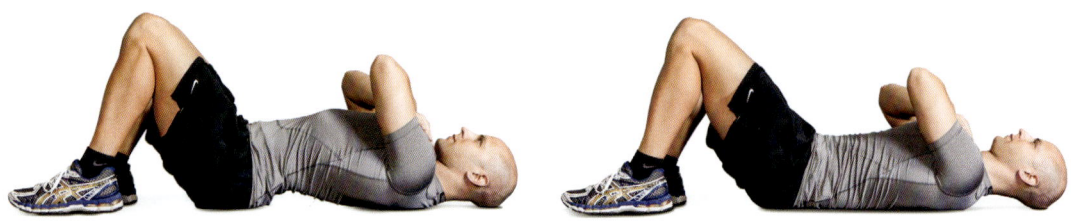

Beckenbewegungen im Liegen

1. Beginnen Sie mit den liegenden Übungen, denn in der liegenden Position wirken eventuelle Verkürzungen der Hüftbeuger oder schwache Bauchmuskeln der Bewegungsfreiheit des Beckens nicht entgegen. Legen Sie sich auf den Rücken und stellen Sie Ihre Füße auf den Boden, sodass der ganze Fuß auf dem Boden steht. Die Kniespitzen zeigen zur Decke. Die Arme legen Sie seitlich entspannt neben den Körper. Die Handflächen können Sie nach Belieben drehen. Machen Sie ein Hohlkreuz, um die „gekippte Beckenstellung" einzunehmen. Zwischen der Brustwirbelsäule und dem Gesäß sollte nun ein deutlicher Hohlraum entstehen. Atmen Sie während dieser Bewegung ein.

2. Bringen Sie nun den unteren Rücken, also den Lendenwirbelbereich, zum Boden durch Einsatz Ihrer Bauchmuskeln. Heben Sie nicht mit dem Gesäß ab! Sie nehmen damit die „aufrechte Beckenposition" ein. Ihre Bauchmuskeln sind nun angespannt und die Wirbelsäule ist „entlordisiert".

3. Wiederholen Sie die Positionswechsel 10 x und halten Sie die Endposition für eine Sekunde.

TECHNIKGRUNDLAGEN

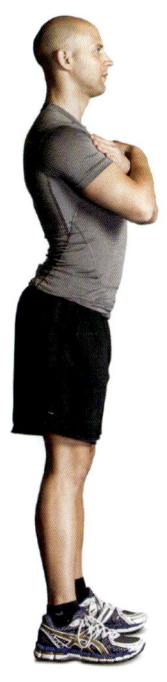 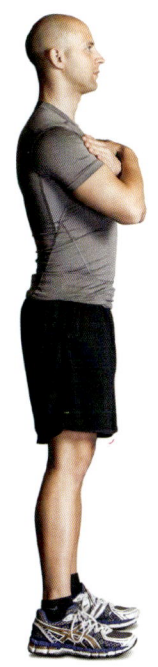

Beckenbewegungen stehend

1. Die Beckenbewegung im Stand ist schwieriger als im Liegen, da Sie nun sowohl den Oberkörper ab den Rippen als auch den Unterkörper ab den Knien isoliert und unbewegt halten müssen. Sie können als Zwischenschritt die Beckenbewegung im Sitzen durchführen.

2. Bringen Sie Ihr Becken vor und zurück, wie Sie es bei den Beckenbewegungen im Liegen und Sitzen bereits kennengelernt haben. Neben Ihrem Becken und Ihrem unteren Rücken werden sich Ihre Knie ein bisschen mitbewegen. Es findet eine Rotation der Oberschenkel aufgrund der veränderten Position im Hüftgelenk statt. Der Beugungsgrad der Knie sollte sich jedoch nicht verändern.

3. Konzentrieren Sie sich darauf, Ihre Beine und Ihren Oberkörper still zu halten. Nur das Becken sollte aktiv sein, bis Sie in der gekippten Position Ihren unteren Rücken spüren und in der aufgerichteten Position eine Spannung der Bauchmuskulatur.

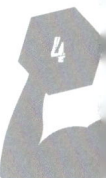

KRAFTTRAINING – SCHNELLER MUSKELAUFBAU

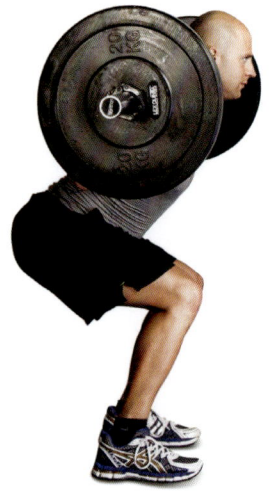 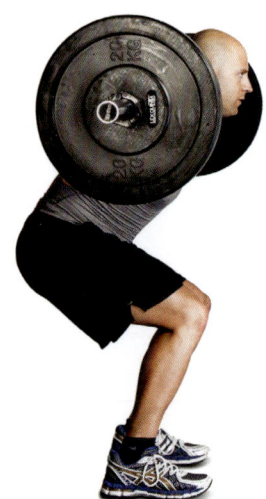

Beckenbewegungen bei der Kniebeuge

1. Gehen Sie in eine Kniebeugeposition ohne oder mit leichtem Zusatzgewicht. Bringen Sie Ihr Becken in die gekippte Position, als würden Sie versuchen, ein Hohlkreuz zu machen. Dann ist Ihr Rücken in der physiologisch geraden Position und stabil bei der Kniebeuge.

2. Wenn Sie einen Buckel in der Kniebeuge machen, ist das schlecht. Zu Übungszwecken sollten Sie diese Position mit wenig oder ohne Zusatzgewicht einmal einnehmen. Lassen Sie die Beine im selben Grad gebeugt wie zuvor und verändern Sie den Kniewinkel nicht.

3. Wiederholen Sie die Positionswechsel 10 x und halten Sie die Endposition für eine Sekunde.

TECHNIKGRUNDLAGEN

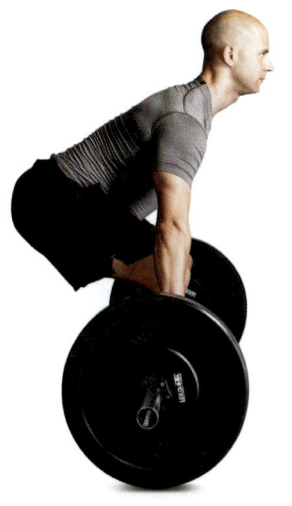 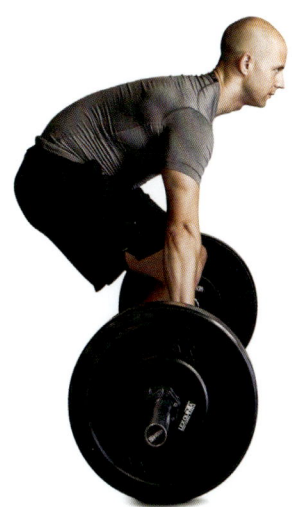

Beckenbewegungen in der Snatch- oder Kreuzhebenposition

1. Die Beckenposition in tiefer Hocke ist die schwierigste Disziplin. Nur, wer ausreichend Dehnfähigkeit in der rückwärtigen Oberschenkelmuskulatur hat, kann diese Position korrekt einnehmen. Zum Beispiel können Fußballer die Position in der Regeln nicht einnehmen. Dehnen Sie die Oberschenkelrückseite und trainieren Sie die tiefe Hocke, bevor Sie Übungen wie Kreuzheben, Snatch (Reißen) oder Umsetzen durchführen.

2. Das Gewicht liegt auf dem Boden. Gehen Sie in eine tiefe Hocke und kippen Sie das Becken, als würden Sie versuchen, ein Hohlkreuz zu machen. Das ist die richtige Position.

3. Richten Sie das Becken auf, bis Sie einen Buckel haben. Es fällt leicht, in tiefer Hocke einen Buckel zu machen, weil die Spannung auf der ischiokruralen Muskelgruppe (Oberschenkelrückseite) nachlässt. **Heben Sie das Gewicht nicht an!** Die Übung ist lediglich dazu gedacht, damit Sie spüren, welche Auswirkungen die Beckenbewegungen auf die Wirbelsäule haben. Kreuzheben mit Buckel ist sehr schlecht für Ihre Wirbesäule. **Lassen Sie das Gewicht am Boden!**

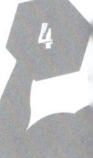

KRAFTTRAINING – SCHNELLER MUSKELAUFBAU

7.3 Knie-Fuß-Einstellungen

Neben Ihren Muskeln werden auch Ihre Gelenke je nach Übung durch die hohen Gewichte, Stoß- oder Scherkräfte profitieren, sofern Sie eine achsengerechte Haltung einnehmen. Besonders auf den Knien lasten hohe Druck- und Scherkräfte. Daher ist beim Beintraining und bei Haltungen, die gebeugte Knie implizieren, eine korrekte Knie-Fuß-Einstellung wichtig. Bei der **Knie-Fuß-Einstellung** handelt es sich um die Stellung der Knie zu den Füßen bei angewinkelten Knien. Idealerweise sollten die Knie immer direkt über den Füßen gehalten werden. Die richtige Knie-Fuß-Einstellung ist die Grundlage für sämtliche Bewegungen, die mit Beinbewegungen zu tun haben. Dazu zählen klassische Beinübungen wie Kniebeuge und Kreuzheben, aber auch Sprünge. Gerade Sprünge sollten nicht durchgeführt werden, wenn die Knie-Fuß-Einstellung nicht stimmt.

Um die richtige Knie-Fuß-Einstellung zu gewährleisten, müssen Sie auf zwei Dinge achten:

1. Ihre Knie sollten nicht nach innen entweichen, wenn Sie die Knie beugen. Drücken Sie die Knie nach außen und halten Sie diese Spannung aufrecht.
2. Vermeiden Sie außerdem, dass Ihre Kniespitze die Fußspitzen überholen. Maßnahmen, um dies zu bewerkstelligen, sind bei jeder Übung unterschiedlich und werden explizit bei der Übungsbeschreibung erwähnt.

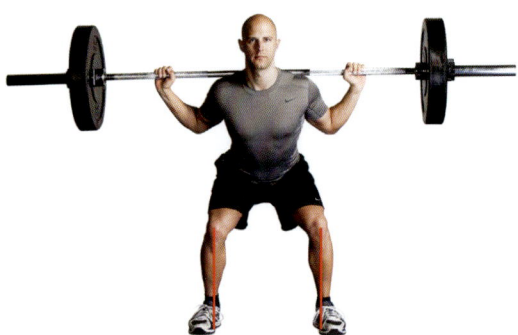

Abb. 23: Gut für Knorpel, Bänder und Sehnen: Die Knie werden über den Füßen gehalten.

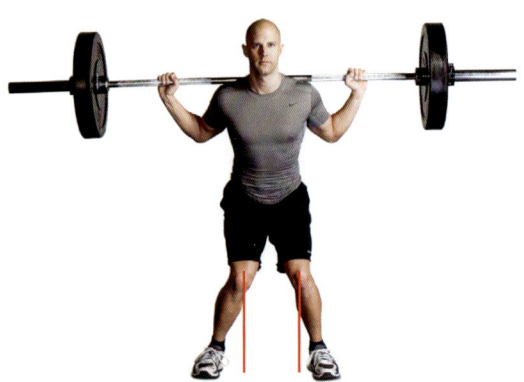

Abb. 22: Schlecht für Knorpel, Bänder und Sehnen: Die Knie weichen nach innen.

Zu 1) Die Knie sollten außen bleiben

Beim Entweichen der Knie nach innen werden die Knie nicht mehr „axial" belastet. Das bedeutet, dass das Gewicht, welches auf den Knien lastet, sich nicht gleichmäßig auf der gesamten Fläche verteilt. Es kommt so zu Druckstellen, die den Knorpel und die Innenbänder im Knie stark belasten. Neben akuten Schmerzen während des Trainings kann es bei regelmäßiger falscher Haltung der Knie zu Abnutzungserscheinungen kommen. Diese sind meist mit chronischen

TECHNIKGRUNDLAGEN

Schmerzen verbunden, die bei Alltagsbelastungen und sogar in Ruhe auftreten können.

Halten Sie Ihre Knie achsengerecht, indem Sie die richtige Knie-Fuß-Einstellung beibehalten. Generell gilt, dass die Knie, sobald Sie die Knie beugen, nach außen gedrückt werden sollten, um genau über den Füßen zu bleiben und nicht nach innen zu entweichen. Damit ist nicht die Rotation der Knie nach außen gemeint. Die Kniespitze sollte in dieselbe Richtung wie Ihre Fußspitze zeigen.

Übungen zur Verbesserung der Knie-Fuß-Einstellung hinsichtlich des „Nach-innen-Knickens" können entweder mit einem Partner oder einem straff gespannten Gummibandring durchgeführt werden. Lassen Sie Ihren Partner Ihre Knie nach innen drücken, während Sie eine Kniebeuge ausführen. Widerstehen Sie diesem Druck, indem Sie die Knie über Ihren Füßen lassen. Die dazu notwendige Spannung sollten Sie immer aufrecht halten. Das Gummiband ersetzt die Funktion des Partners und wird am Oberschenkel, knapp über den Kniegelenken, platziert. Das Gummiband hat das Bestreben, sich zusammenzuziehen und führt demnach Ihre Knie nach innen. Widerstehen Sie diesem Druck und halten Sie Ihre Knie außen über den Fußspitzen, um die richtige Knie-Fuß-Einstellung aufrechtzuerhalten.

Zu 2) Die Kniespitzen sollten die Fußspitzen nicht überholen

Je weiter Sie die Knie beugen, desto mehr schiebt sich die Kniespitze nach vorne. Lassen Sie Ihre Kniespitze nicht Ihre Fußspitze überholen.

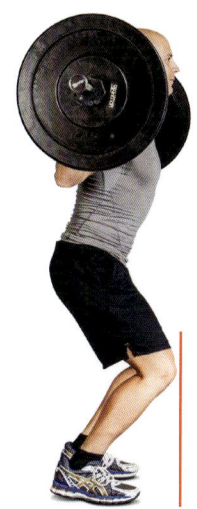

Abb. 24: Schlecht: Die gedachte Linie vor den Knien geht über die Fußspitzen hinaus.

Stellen Sie sich eine gedachte Linie am Ende Ihrer Zehen vor, die gerade zur Decke hin geht. Diese Linie sollten Ihre Kniespitzen beim Beugen der Beine nicht überholen. Mit dieser Maßnahme lassen Sie den Wirkungsgrad der Schwerkraft

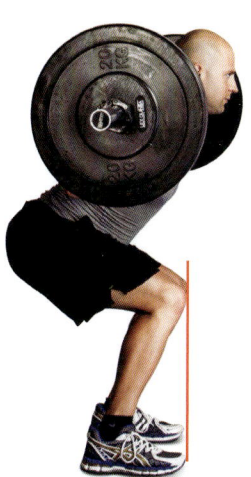

Abb. 25: Gut: Die gedachte Linie vor den Knien liegt genau an den Fußspitzen.

KRAFTTRAINING – SCHNELLER MUSKELAUFBAU

axial durch die Kniegelenke gehen, was eine Reduzierung der auf das Knie wirkenden Kräfte nach sich zieht. So können Sie Ihre Knie trotz intensiver sportlicher Belastungen mit hohen Gewichten trainieren.

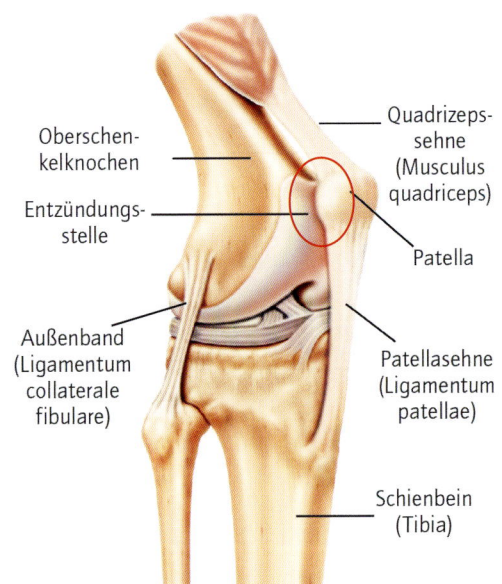

Abb. 26: Patellafemorales Schmerzsyndrom

Überholt die Kniespitze die Fußspitze, wirkt eine höhere Wirkungslast auf die Kniegelenke. Kommt neben dem Gewicht des Körpers zusätzliches Trainingsgewicht hinzu, wird die dadurch entstehende Last auf die Knie schnell zu Knieschäden, wie dem **patellofemoralen Schmerzsyndrom** (häufigstes Schmerzsyndrom bei Menschen mit überwiegend sitzender Tätigkeit) führen. In den Abb. 24 und 25 sehen Sie zwei Haltung. Bei der aufrechten Körperhaltung überholt die Kniespitze die Fußspitze. Die eingezeichnete Linie zeigt den Wirkungsverlauf der Schwerkraft. Da die Wirkungslinie außerhalb des Gelenks verläuft, wirken sich die Kräfte größer aus. Wie bei einem Hammer: Ein kleiner Hammer kann nicht so viel Kraft entwickeln wie ein Vorschlaghammer, weil der Vorschlaghammer einen längeren Griff hat. Je länger der Hebelarm ist, desto größer ist die Kraft am Ende des Hebels. Die Ober- und Unterschenkel sind die Hebelarme und das Kniegelenk muss die wirkenden Kräfte verarbeiten.

Verändert man die Körperposition, wie in Abb. 25 gezeigt, verändert sich auch die Wirkungslinie der Schwerkraft. Im Idealfall verläuft die Wirkungslinie direkt durch die Kniegelenke. In diesem Fall ist der Hebelarm sehr kurz, wenn nicht gleich null, und das Kniegelenk kann das Gewicht verarbeiten.

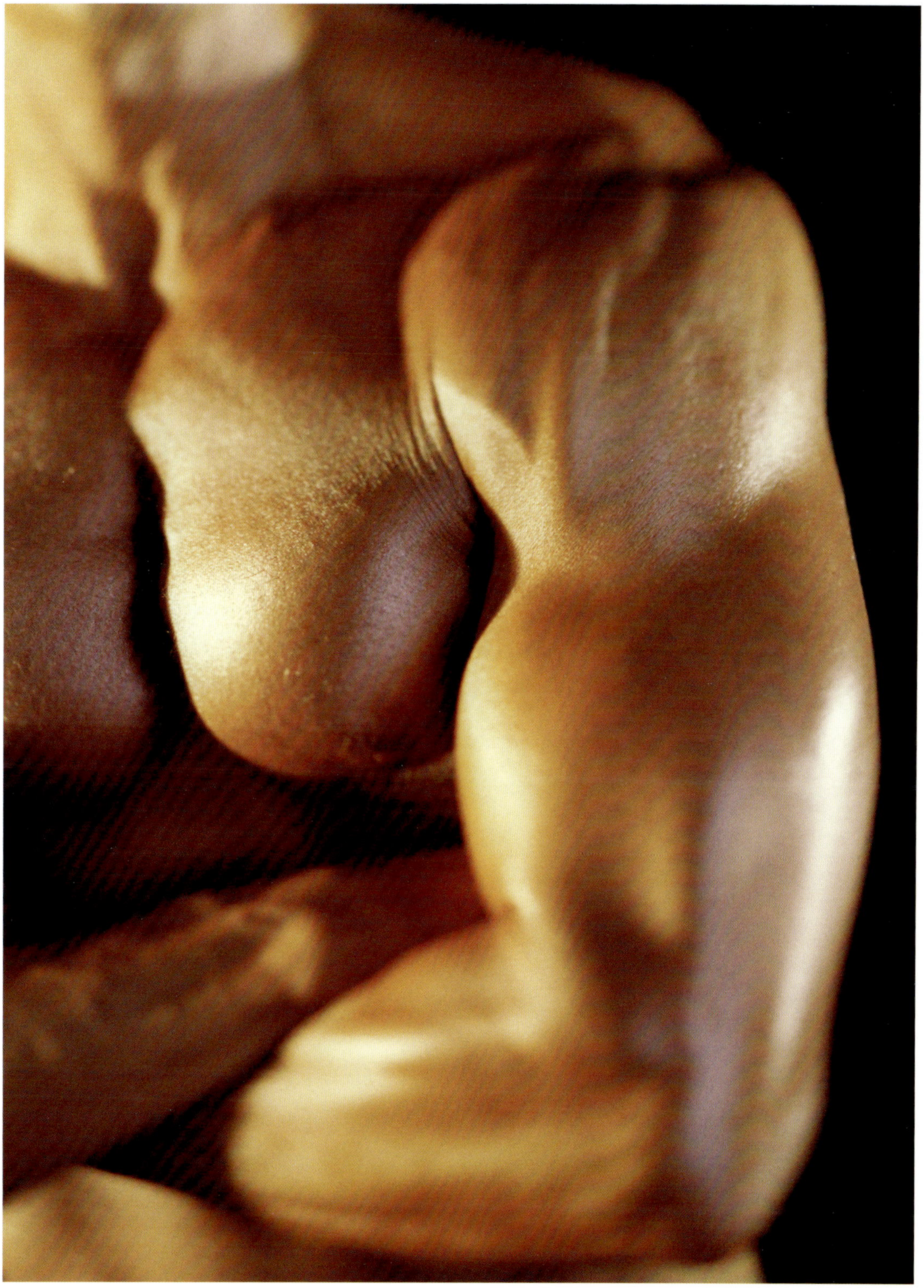

TECHNIKGRUNDLAGEN

KRAFTTRAINING – SCHNELLER MUSKELAUFBAU

7.3.1 Übungen

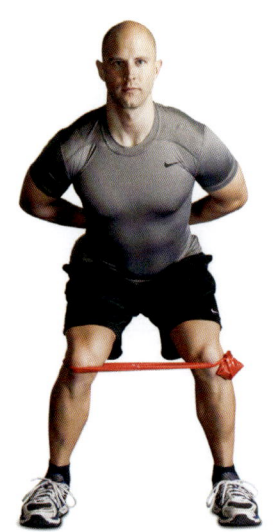 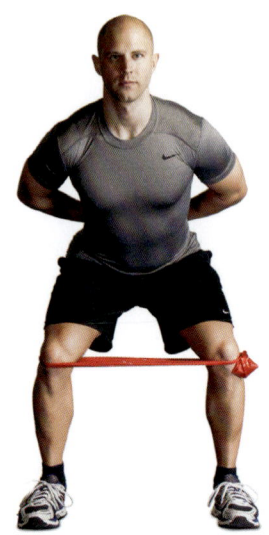

Knie-Fuß-Einstellung mit Gummiband

1. Binden Sie ein Gummiband um Ihre Knie. Gehen Sie in eine Kniebeugeposition. Gehen Sie bewusst mit den Knien nach innen und geben Sie dem Druck der Gummibänder nach.

2. Drücken Sie die Knie nach außen gegen den Widerstand der Gummibänder. Bleiben Sie dabei auf dem ganzen Fuß. Die Füße heben während der gesamten Bewegung nicht vom Boden ab.

3. Wiederholen Sie die Positionswechsel 10 x und halten Sie die Endposition für eine Sekunde.

TECHNIKGRUNDLAGEN

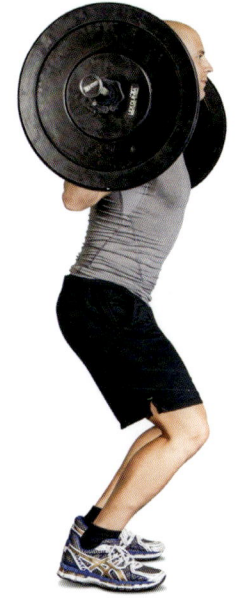
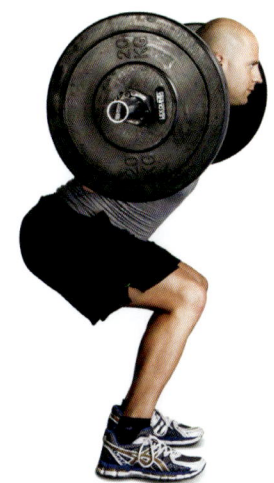

Knie-Fuß-Einstellung neben dem Spiegel

1. Benutzen Sie für diese Übung eine Langhantel mit sehr wenig Zusatzgewicht. Eine Hantel ist erforderlich, damit das richtige Gefühl vermittelt wird. Stellen Sie sich seitlich neben einen Spiegel und beobachten Sie Ihre Knie.

2. Gehen Sie in eine leichte Kniebeuge. Schieben Sie Ihre Knie nach vorne, sodass die Kniespitzen die Fußspitzen überholen. Gehen Sie nicht weiter in die Knie, sondern halten Sie den Kniewinkel.

3. Verändern Sie die Körperposition durch „Nach-vorne-Lehnen des Oberkörpers derart, dass Ihre Kniespitze über den Fußspitzen landet. Achten Sie dabei auch auf die richtige Beckenbewegung. Wiederholen Sie die Übung 10 x und halten Sie jede Position für eine Sekunde.

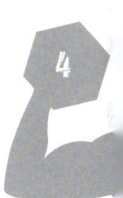

KRAFTTRAINING – SCHNELLER MUSKELAUFBAU

7.4 Art der Muskelarbeit – konzentrisch und exzentrisch; dynamisch und statisch

Im Krafttraining wird zwischen **dynamischen** und **statischen Übungen** unterschieden. Während bei dynamischen Bewegungen der Körper oder ein Gewicht bewegt wird, gilt es bei statischen Übungen, in einer Position über einen längeren Zeitraum zu verharren. Die Muskulatur arbeitet in beiden Fällen, jedoch verändert sich bei statischen Positionen nicht die Muskellänge.

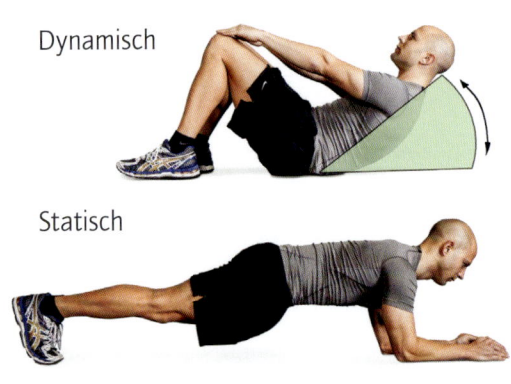

Abb. 27: Beispiele für dynamische und statische Kraftübungen

Kommt es zu dynamischen Bewegungen, können wir im Krafttraining nicht von Bewegungen sprechen, die vorwärts und rückwärts beziehungsweise auf und ab oder hoch und runter gehen. Bei einem Vergleich der Übungen Liegestütze und Bankdrücken wird das deutlich: In beiden Fällen arbeitet hauptsächlich die Brustmuskulatur. Bei einem Liegestütz findet die Kontraktion der Brustmuskulatur statt, wenn der Körper sich hochbewegt, beim Bankdrücken hingegen, wenn die Hantel sich hochbewegt und der Körper still bleibt.

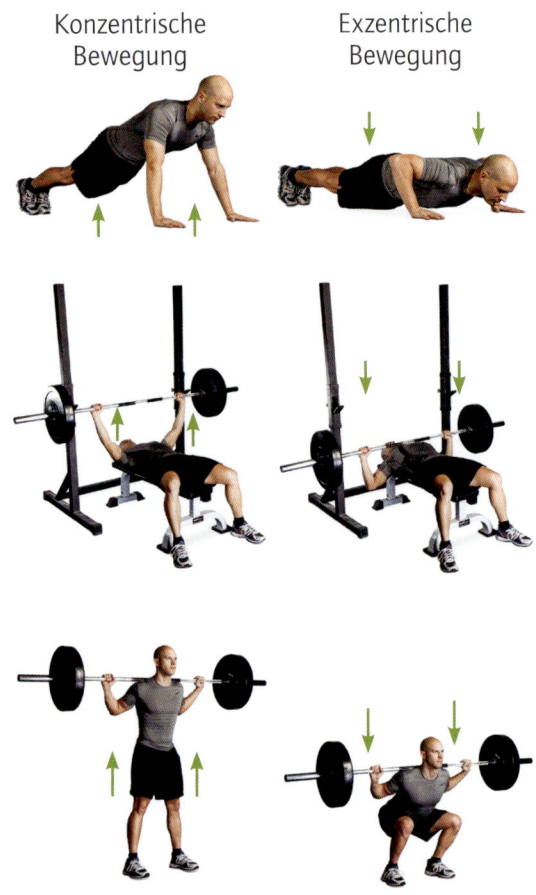

Abb. 28: Konzentrik und Exzentrik bei unterschiedlichen Kraftübungen

Zur präzisen Beschreibung von Kraftübungen unterscheiden wir die Bewegungsphasen zwischen **konzentrischer** und **exzentrischer Phase**. Von **Konzentrik** spricht man, wenn sich ein Muskel zusammenzieht und einen Widerstand überwindet. Sie heben zum Beispiel das Gewicht an, drücken es weg oder ziehen es zu sich heran.

Konzentrische Arbeit ist der Moment, wenn Gewicht gegen die Schwerkraft bewegt wird. Es handelt sich um den anstrengendsten Teil einer Bewegung. Typische konzentrische Bewegungen sind das Anheben eines Gewichts gegen die Schwerkraft oder das Treppensteigen.

Bei exzentrischen Bewegungen geben Sie einem Widerstand nach, während die Muskeln angespannt bleiben und sich dabei in die Länge ziehen. Exzentrische Arbeit wird auch *nachgebende Arbeit* genannt. Typische exzentrische Bewegungen sind das Ablegen eines Gewichts, das Beugen des Körpers gegen die Schwerkraft oder das Hinuntersteigen von Treppenstufen.

Beim Bankdrücken ist die konzentrische Phase das Hochdrücken der Hantel. Bei den Liegestützen das Hochdrücken des Oberkörpers. Mit den Begriffen Konzentrik und Exzentrik können wir bei jeder Kraftübung die Art der Muskelarbeit eindeutig beschreiben, gleichgültig, in welcher Körperlage Sie sich befinden oder wie das Gerät aufgebaut ist. Das ist insbesondere wichtig, wenn es um Hinweise zur Atmung bei Kraftübungen geht.

7.5 Atmung

Obwohl beim Krafttraining die anaerobe Energiegewinnung, also die Energiegewinnung ohne Sauerstoffumwandlung, im Mittelpunkt steht, muss die **Atmung** trotzdem beachtet werden. Führen Sie beim nächsten Training eine Übung aus, während Sie die Luft durchgehend anhalten. Was meinen Sie, wie viele Wiederholungen Sie dann schaffen? Mehr oder weniger als üblicherweise bei dieser Übung möglich sind?

Die Atmung ist lebensnotwendig für den Menschen. Sie ist so wichtig, dass sie vom vegetativen Nervensystem gesteuert wird. Das vegetative Nervensystem ist der Bereich des Gehirns, welcher für wichtige Prozesse zuständig ist, die automatisch ablaufen. Auf diese Weise werden lebenswichtige Prozesse, wie der Herzschlag, die Verdauung oder die Atmung, nicht vergessen.

Während der Durchführung von Kraftübungen müssen Sie bewusst atmen, statt sich auf den Automatismus zu verlassen. Je intensiver die Übung, desto tiefer müssen Sie ein- und ausatmen. Das merkt man vor allem bei Übungen mit großer Muskelbeteiligung, wie zum Beispiel Kniebeugen. Bei einem Satz Kniebeugen mit viel Gewicht oder vielen Wiederholungen wird die Atmung tiefer und schneller. Auf diese Weise holt sich der Körper Sauerstoff, mit dem er fehlende Energie über die aerobe Energiegewinnung nachliefern kann.

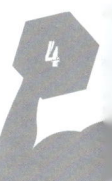

KRAFTTRAINING – SCHNELLER MUSKELAUFBAU

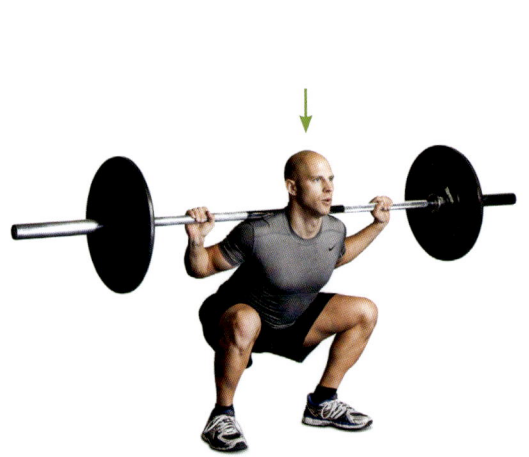

Abb. 29: Atmen Sie während der exzentrischen Phase ein.

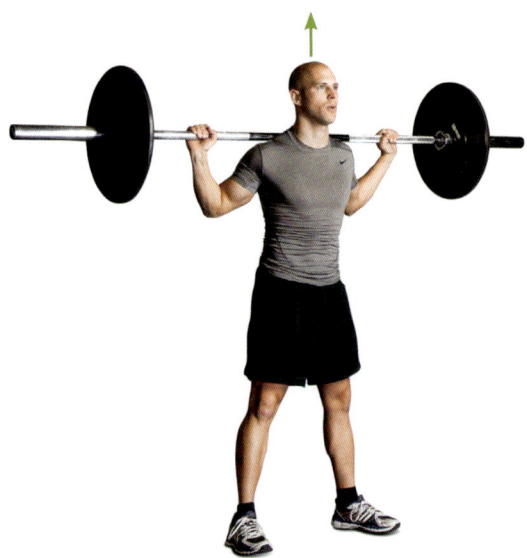

Abb. 30: Atmen Sie während der konzentrischen Phase aus.

Atmen Sie durch den Mund. Durch die Nase wird die Luft zwar gefiltert, aber auch weniger Sauerstoff aufgenommen. Wer beim Krafttraining durch die Nase atmen kann, hat noch nicht die richtige Trainingsintensität erreicht. Grundsätzlich sollten Sie während konzentrischer Phasen aus- und bei exzentrischen Phasen einatmen.

Vermeiden Sie das Anhalten der Luft, auch **Pressatmung** genannt. **Pressatmung** ist der Moment, in welchem Sie das Ausatmen durch Verschließen des Kehlkopfs verhindern. Ein Vorgang, den einige Personen vielleicht vom Toilettengang kennen. Auf der Toilette ist die Pressatmung nützlich, weil es zu einem gesteigerten Druck im Bauchraum und auf den Beckenboden kommt. Damit ist eine zusätzliche Entleerung des Darms verbunden. Im sportlichen Bereich bewirkt der Pressvorgang eine Fixierung des Schultergürtels und wird daher bei Bewegungen mit den Armen unter großer Belastung automatisch vom Körper genutzt, um das Schultergelenk zu fixieren. Ein klassisches Beispiel dafür ist das Bankdrücken mit hohem Gewicht. Man senkt die Hantel bis zur Brust ab und muss sie dann mit den Armen wieder nach oben bewegen. Durch die Pressatmung dient das Zwerchfell als Widerlager, indem in Einatemstellung fixiert wird und so die Kraftentfaltung der Arm- und Schultermuskulatur begünstigt wird.

Doch sowohl im Sport als auch auf der Toilette ist regelmäßige Pressatmung ungesund. Es kommt zu allgemeinen Kreislaufbeschwerden, wie Schwindel und Kopfschmerzen. Darüber hinaus steigt der Blutdruck an, was zum Platzen von Gefäßen und damit zum Schlaganfall führen kann. Oft merkt man noch nicht einmal, dass man die Luft anhält, denn es ist im sportlichen Bereich eine fast automatische Maßnahme, die bei großen Anstrengungen eintritt.

TECHNIKGRUNDLAGEN

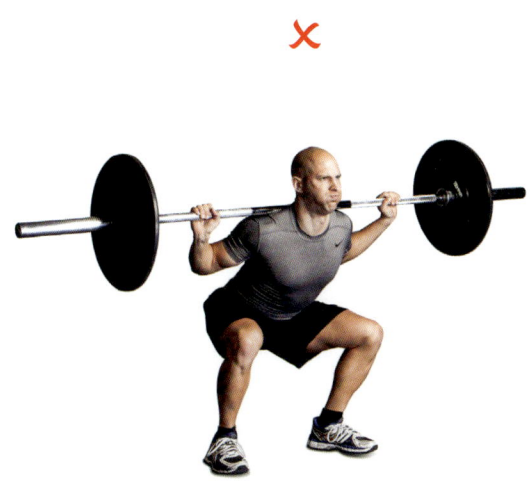

Abb. 31: Vermeiden Sie Pressatmung.

Ein Trainingspartner von mir klagt regelmäßig über Kreislaufbeschwerden nach anstrengenden Sätzen. Er stellt die Hände auf der Fensterbank auf, lässt den Kopf tief zwischen den Armen versinken und sagt dann immer: „Mir ist schwarz vor Augen." Für ihn ist das der Weg, mir mitzuteilen, dass er einen sehr anstrengenden Satz hinter sich hat. Die Einstellung ist grundsätzlich positiv, wenngleich es zulasten seiner Gesundheit geht. Es vergeht eigentlich kaum ein Training mit ihm, bei dem ich während eines Satzes nicht laut „Atmen!" sage. Darauf schafft er zwar oft eine Wiederholung weniger, aber ihm ist nicht mehr schwindelig.

Atmen Sie bei Kraftübungen. Atmen Sie beim anstrengendsten Teil der Bewegung – der konzentrischen Phase – aus. Atmen Sie ein, wenn Sie exzentrisch arbeiten. Bei extrem langsamen Wiederholungen nach dem MTUT-Prinzip sollten Sie sogar 2 x pro konzentrischer beziehungsweise exzentrischer Phase ein- beziehungsweise ausatmen. Vermeiden Sie Pressatmung und legen Sie gegebenenfalls Atempausen ein, wenn eine Übung derart anstrengend ist, dass der Körper Sauerstoffnachschub benötigt.

7.6 Griffhaltungen

Die **Griffhaltung** bei einer Kraftübung hat Auswirkungen auf die Beteiligung einzelner Muskelgruppen und auf die mechanische Belastung von Bändern und Sehnen. Eine Veränderung der Griffhaltung kann aus verschiedenen Gründen sinnvoll sein, zum Beispiel, wenn eine Griffhaltung Schmerzen bereitet oder um weitere Muskelfasern zu rekrutieren.

a) Supienierter Griff

Als *supinierter Griff* wird eine Außenrotation der Handgelenke bezeichnet. Wenn Sie im aufrechten

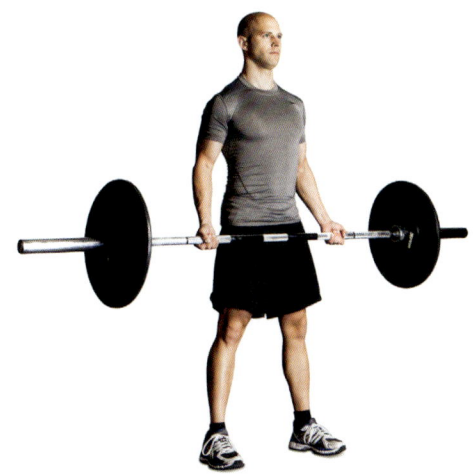

Abb. 32: Supinierter Griff bei Bizepscurls

KRAFTTRAINING – SCHNELLER MUSKELAUFBAU

Stand die Hände vor dem Körper in Ihr Blickfeld halten und die Hände supinieren, zeigen die Handinnenflächen zur Decke. Als Eselsbrücke kann man sich merken, dass man eine „Suppe löffelt". Dieser Griff wird auch als *Kammgriff* oder *Untergriff* bezeichnet.

b) Pronierter Griff

Bei einer *pronierten Griffhaltung* sind die Handgelenke nach innen rotiert. Im aufrechten Stand zeigen bei pronierten, nach vorne gehaltenen Händen die Handrücken zur Decke. Als Merksatz hat sich „Prot schneiden" etabliert. Damit ist gemuss die Hand proniert sein. Eine alternative Bezeichnung aus dem Kraftsport ist der *Obergriff*.

c) Neutraler Griff

Der *Kreuzgriff* ist eine Mischung aus pronierter und supinierter Haltung. Der Begriff leitet sich zum einen aus der Kreuzung der beiden Griffar-

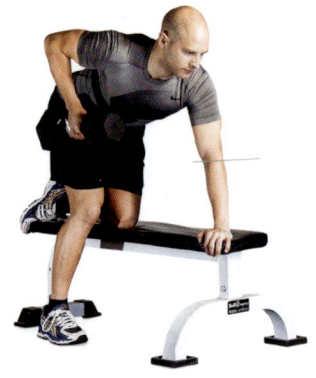

Abb. 34: Neutraler Griff beim Rudern mit Kurzhanteln

ten, zum anderen aus der häufigen Anwendung bei der Übung „Kreuzheben" ab. Der Kreuzgriff erlaubt es, schwere Lasten länger mit den Fingern zu halten, da die muskuläre Beanspruchung sich gleichmäßiger verteilt. Der Kreuzgriff eignet sich nur bei Übungen, bei denen die Ellbogen nicht gebeugt werden.

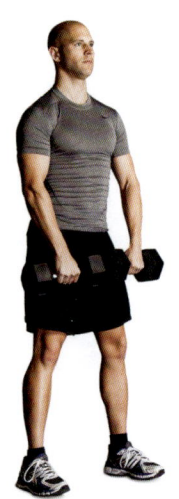

Abb. 33: Pronierter Griff beim Frontheben

meint, dass ein Laib Brot (statt Brot sagt man Prot) mit der einen Hand gehalten und mit der anderen Hand und einem Messer geschnitten wird. Um genügend Kraft während des Schneidens auf das Brot zu übertragen beziehungsweise damit das Messer nicht aus der Hand rutscht,

d) Handgelenkschlaufen

Handgelenkschlaufen (auch *Power Straps* genannt) helfen beim Training, schwere Gewichte zu tragen, wenn die Finger den Griff nicht mehr halten können, die Zielmuskulatur aber noch nicht ausgereizt ist. Ein klassisches Beispiel ist

TECHNIKGRUNDLAGEN

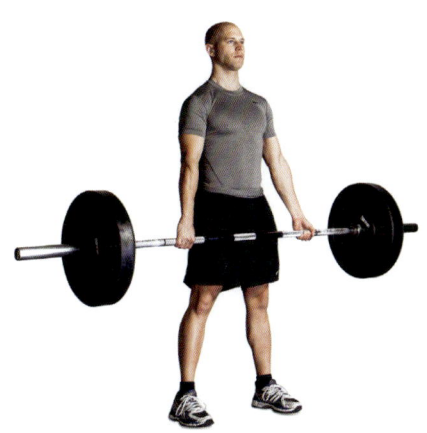

Abb. 35: Kreuzheben mit Kreuzgriff

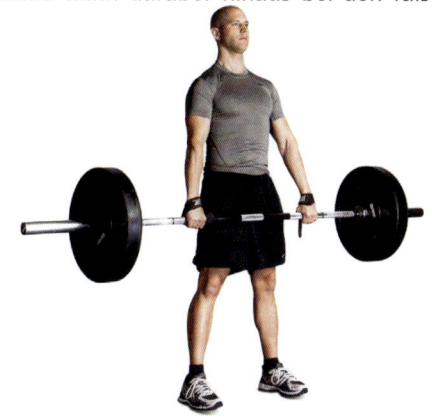

Abb. 36: Kreuzheben mit Handgelenkschlaufen

das Kreuzheben. Mit der Kreuzhebetechnik lassen sich die höchsten Lasten bewegen, die der menschliche Körper tragen beziehungsweise heben kann. Beim Kreuzheben arbeiten die Bein-, Gesäß-, Rücken-, Schulter-, Rumpf-, Nacken- und Armmuskeln stark an der Bewegung mit. Das schwächste Glied in dieser Kette sind die Unterarmmuskeln, die die Fingerkraft steuern.

7.7 Schwung

Schwung ist ein wichtiges Thema beim Krafttraining. Einige Übungen sind ohne Schwung nicht möglich, bei anderen Bewegungen muss Schwung unbedingt vermieden werden. Bei 90 % der Übungen sollen die Muskeln alleine arbeiten. Das Ziel von Krafttraining ist es, die ATP-Resynthese im Muskel zu überlasten, damit eine Vergrößerung der Muskelzellen in Gang gesetzt wird. Hilft man den Muskeln mit schwunghaften Bewegungen, wird den Muskeln Arbeit abgenommen und der Wachstumseffekt wird vermindert.

Schwung kann darüber hinaus bei den falschen Übungen zu Verletzungen führen, da durch die Zusatzgewichte hohe Kräfte auf den Körper wirken. Nur Übungen, die auf eine schwunghafte Ausführung ausgelegt sind, sollten auch schwunghaft durchgeführt werden. Dazu zählen das Umsetzen und Stoßen, Reißen, Nieder-hoch-Sprünge, Einwürfe, Schocken und die Schnellkraft-Kniebeuge. Alle anderen Übungen sind grundsätzlich schwungfrei und kontrolliert durchzuführen. Entsprechende Hinweise finden Sie bei den Übungen.

Insbesondere beim Hypertrophietraining ist Schwung ein Tabu. Extrem langsame Bewegungen nach dem MTUT-Prinzip sind nicht möglich mit Schwung. Wer Hypertrophietraining nur mit moderater Geschwindigkeit durchführt, wird leicht vom Schwung verführt. Doch gerade, wenn das primäre Ziel schneller Muskelzuwachs ist, müssen die Muskeln die Arbeit alleine verrichten. Dies ist ein Grund mehr, beim Hypertrophietraining das MTUT-Prinzip anzuwenden und die Bewegungen ganz langsam durchzuführen.

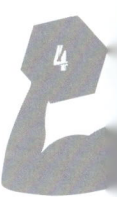

KAPITEL 8

8 KRAFTÜBUNGEN, FEHLERKORREKTUREN UND ANATOMIE

Ich zeige Ihnen in diesem Kapitel die Übungen, die Ihre Muskeln schnell wachsen lassen. Die exakten Anweisungen sind für Anfänger geeignet und helfen auch Fortgeschrittenen mit praktischen Tipps. Durch die Aufzählung von häufigen Fehlern und Korrekturhilfen gelingt Ihnen die direkte Umsetzung an der Hantel. Mit anatomischen Erläuterungen können Sie kontrollieren, ob Sie die Übung dort spüren, wo Sie wirken soll.

Für jede Übung wurden die Geräte gewählt, mit denen die Übung am effektivsten, schnellsten und vor allem schmerzfrei umgesetzt werden kann. Es ist beispielsweise möglich, Schulterdrücken im Stand sowohl mit Kurzhanteln als auch mit einer Langhantel oder Kettlebells durchzuführen. Bei der Verwendung von Kettlebells drücken die Hanteln jedoch stark auf den Handrücken. Das führt schon bei leichten Gewichten zu Schmerzen an den Handgelenken. Aus diesem Grund wird die Übung Schulterdrücken in diesem Buch nur mit Langhantel und Kurzhanteln gezeigt, auch wenn weitere Geräte möglich wären.

In Kap. 1 wird der Unterschied zwischen klassischen und funktionalen Übungen erklärt. Zusammen mit den Grundübungen, die je nach Leistungsstand die Stütze jedes Trainingsplans ausmachen, ergeben sich drei Gruppen, nach denen die Übungen sortiert sind:

1. Grundübungen,
2. funktionale Übungen und
3. klassische Muskelaufbauübungen.

Lernen Sie vor allem, die Techniken der Grundübungen zu beherrschen, dann ist jede andere Übung leicht erlern- und durchführbar.

KRAFTÜBUNGEN, FEHLERKORREKTUREN UND ANATOMIE

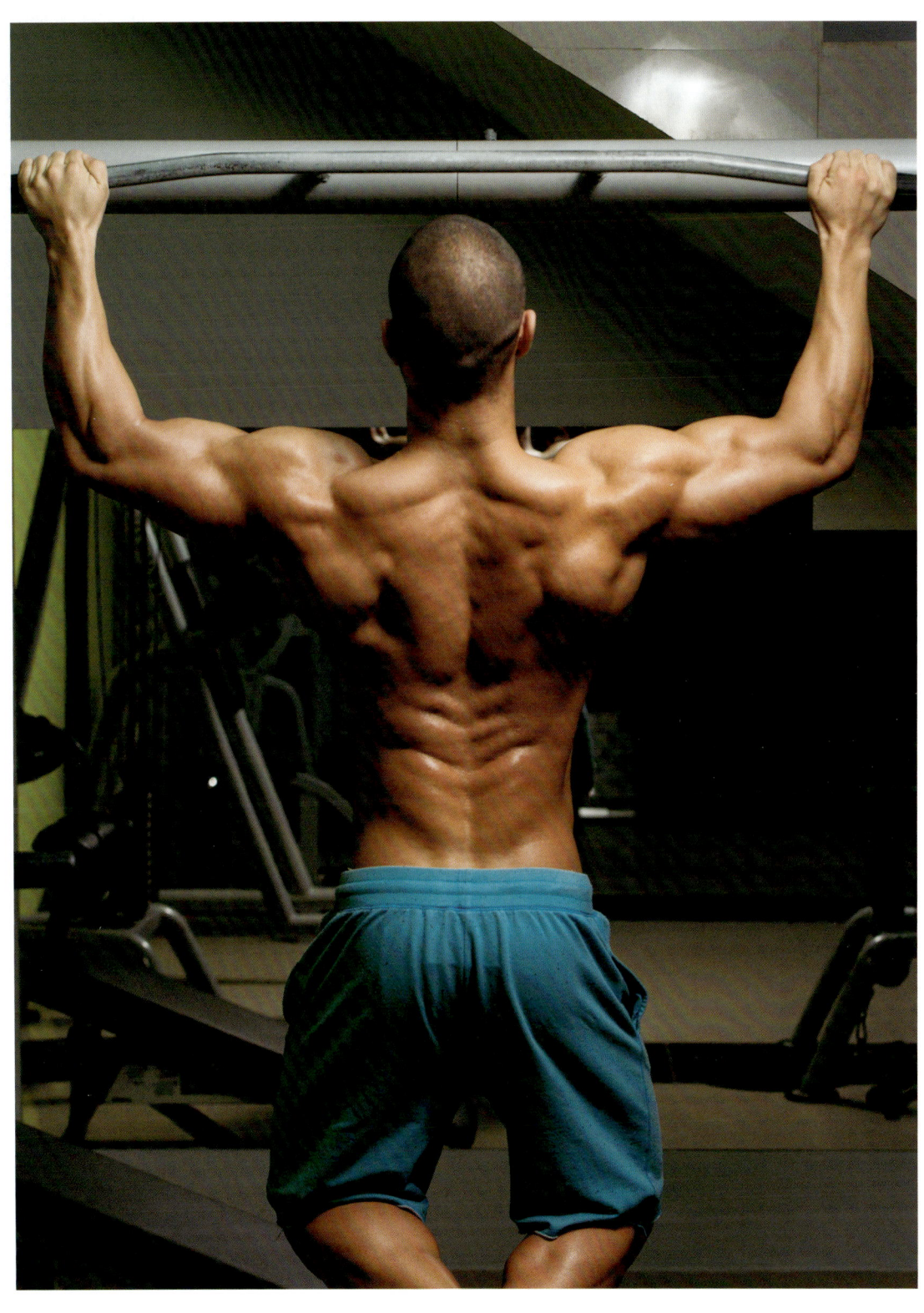

KRAFTTRAINING – SCHNELLER MUSKELAUFBAU

8.1 Grundübungen

Squat
KNIEBEUGE

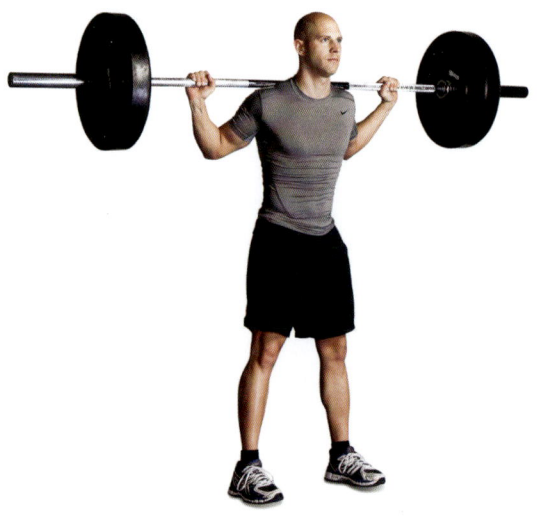

Ausgangsposition

Sie starten in aufrechter Haltung mit den Füßen in schulterbreiter Stellung. Die Langhantel liegt auf dem Nacken, die Füße sind parallel. Verlagern Sie das Gewicht auf die Mitte des Fußes.

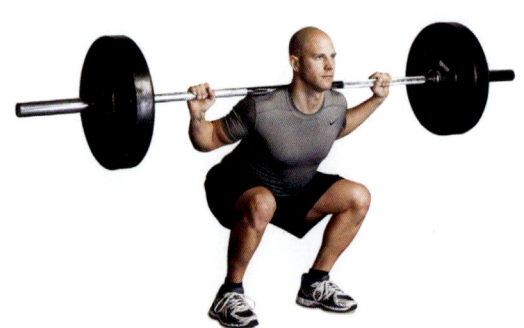

Exzentrische Phase

Beugen Sie Ihre Knie und atmen Sie während der Abwärtsbewegung ein. Im gleichen Winkel, wie Sie Ihre Knie anwinkeln, verringern Sie auch den Hüftwinkel. Dadurch gewährleisten Sie, dass der Rücken gerade gehalten wird und die Kniespitzen nicht die Fußspitzen überholen.

Konzentrische Phase

Atmen Sie während der Aufwärtsbewegung aus und halten Sie weiterhin die Knie nach außen gedrückt, um die richtige Knie-Fuß-Einstellung aufrechtzuerhalten.

Hauptsächlich trainiert

Gesäß, Beine, unterer Rücken und tief liegende Rückenmuskulatur (M. glutaeus maximus, M. erector spinae, M. quadriceps femoris, M. biceps femoris, M. iliocostalis).

KRAFTÜBUNGEN, FEHLERKORREKTUREN UND ANATOMIE

Squat
FEHLER-KORREKTUR

Rückenhaltung

Die richtige Rückenhaltung ist Resultat der richtigen Beckenstellung. Kippen Sie Ihr Becken, als würden Sie versuchen, ein Hohlkreuz zu machen. Dann erreichen Sie eine gerade Rückenhaltung für die Kniebeuge. Wenn Sie das Becken kippen, spüren Sie, je nachdem, wie beweglich Sie sind, eine Dehnung der Oberschenkelrückseite. Das ist ein Zeichen dafür, dass Ihr Becken in die richtige Position kommt.

Knie-Fuß-Einstellung

Insbesondere bei der konzentrischen Phase sollten Sie verstärkt auf Ihre Knie-Fuß-Einstellung achten. Ein häufiger Fehler ist das Nach-innen-Knicken der Beine, wenn es zum anstrengenden Teil der Kniebeuge kommt. Halten Sie die Knie außen, sodass die Knie genau über den Füßen gehalten werden. Bei einer korrekten Knie-Fuß-Einstellung lassen Sie Ihre Kniespitzen die Fußspitzen nicht überholen. Stellen Sie sich eine gedachte Linie vor den Knien vor, die über den Fußspitzen gehalten werden sollte.

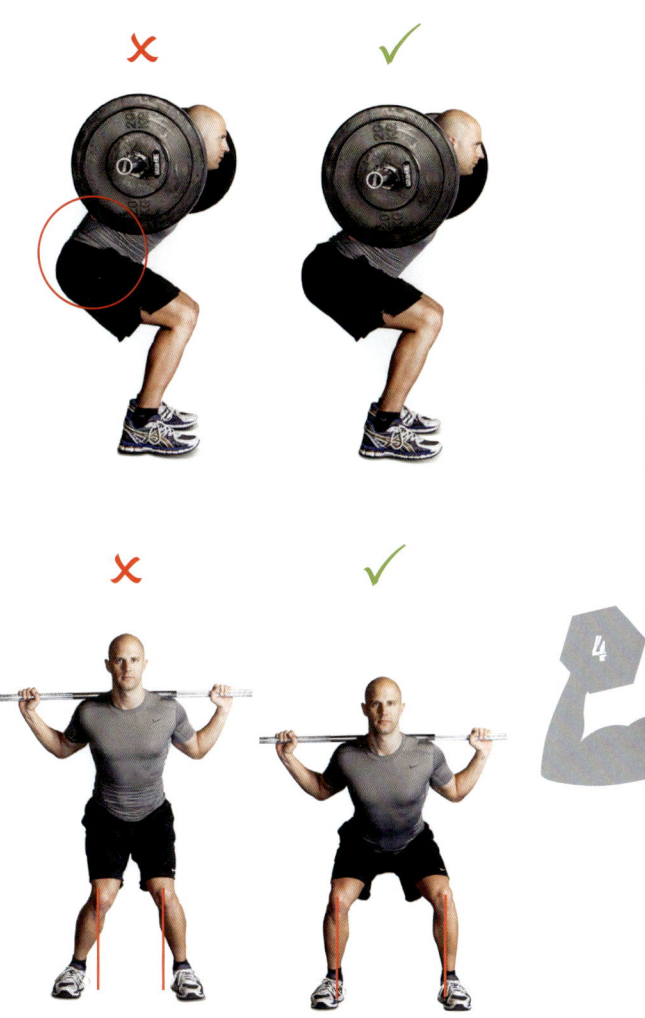

KRAFTTRAINING – SCHNELLER MUSKELAUFBAU

Dead Lift
KREUZHEBEN

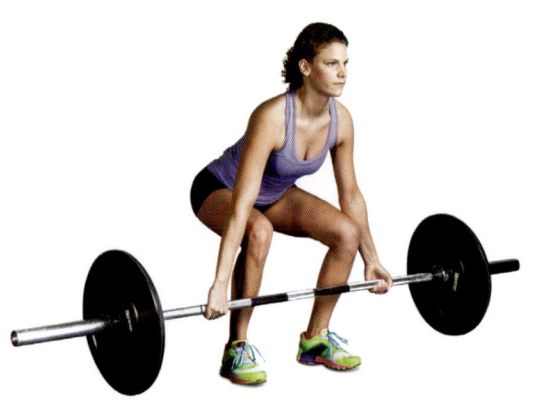

Ausgangsposition
Kreuzheben kann vom Boden oder von einer Ablage gestartet werden. Als Anfänger heben Sie die Stange aus einer Ablage, da das Heben vom Boden bereits sehr schwierig ist.

Konzentrische Phase
Vom Boden aus beginnt man mit dem gleichzeitigen Strecken der Beine und dem Aufrichten des Oberkörpers in den Stand. Atmen Sie während der konzentrischen Phase aus und halten Sie Ihr Becken in einer gekippten Position, als würden Sie versuchen, ein Hohlkreuz zu machen.

Exzentrische Phase
Vom Stand aus senken Sie die Hantel eng an Ihren Beinen zum Boden ab. Knie und Hüftwinkel verringern sich in gleichem Maß.

Hauptsächlich trainiert
Gesäß, Beine, unterer Rücken, tief liegende Rückenmuskulatur und hintere Schultern (M. glutaeus maximus, M. erector spinae, M. quadriceps femoris, M. ischiokrurale Muskelgruppe, M. rhomboideus).

KRAFTÜBUNGEN, FEHLERKORREKTUREN UND ANATOMIE

Dead Lift
FEHLERKORREKTUR

Rückenhaltung

Beim Kreuzheben ist eine korrekte Rückenhaltung sehr wichtig, da die Hebelwirkung auf die Wirbelsäule so groß ist wie bei keiner anderen Übung. Kippen Sie Ihr Becken, als würden Sie versuchen, ein Hohlkreuz zu machen. Je nach Beweglichkeit erfahren Sie eine starke Dehnung der Oberschenkelrückseite, wenn Sie das Becken in die richtige Position bringen. Prüfen Sie anhand der Ausgangsposition mit der Hantel am Boden, ob Sie genug Beweglichkeit haben. Wenn nicht, führen Sie die Hantel nicht ganz zum Boden bei der Übung und senken Sie sie nur so weit ab, wie Ihre Dehnfähigkeit es zulässt.

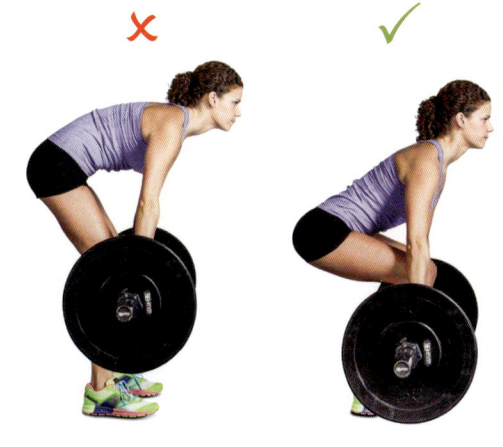

Parallele Fußstellung

Auch die Positionierung der Füße gehört zur Knie-Fuß-Einstellung. Stellen Sie Ihre Füße immer parallel. Die Füße können leicht auswärts oder gerade nach vorne zeigen, Hauptsache, beide Füße stehen gleich. Diese Regel zählt auch für Kniebeugen und alle anderen Übungen, bei denen die Knie-Fuß-Einstellung wichtig ist.

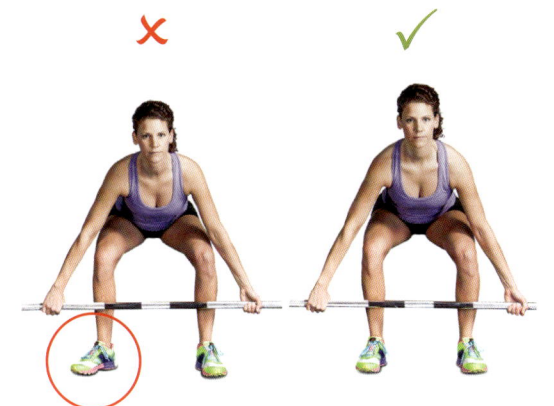

351

KRAFTTRAINING – SCHNELLER MUSKELAUFBAU

Lunge
AUSFALLSCHRITT

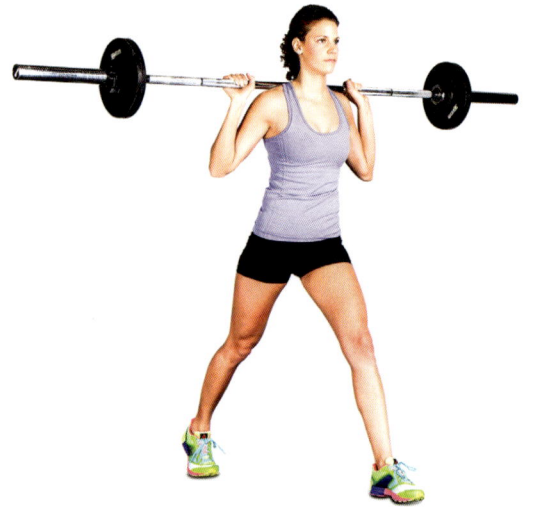

Ausgangsposition
Sie starten im aufrechten Stand und können die Übung mit Kurzhanteln oder einer Langhantel ausführen. Die Langhantel hat den Vorteil, dass die Griffkraft nicht nachlässt, bevor die Beine ermüdet sind.

Exzentrische Phase
Ausfallschritte beginnen immer mit der exzentrischen Phase, das heißt mit einem großen Schritt nach vorne, bei dem Sie das vordere Knie beugen. Atmen Sie in dieser Phase ein. Der Oberkörper wird aufrecht gehalten. Das hintere Knie wird knapp über dem Boden gehalten und setzt nicht auf dem Boden auf.

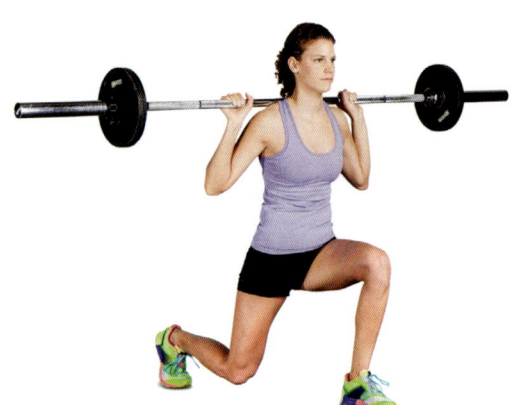

Konzentrische Phase
Drücken Sie sich vom vorderen Bein aus ab, um wieder in den Stand zu kommen. Atmen Sie in dieser Phase aus.

Hauptsächlich trainiert
Gesäß, Beine und unterer Rücken (M. glutaeus maximus, M. erector spinae, M. quadriceps femoris, M. biceps femoris, M. gastrocnemius).

KRAFTÜBUNGEN, FEHLERKORREKTUREN UND ANATOMIE

Lunge
FEHLERKORREKTUR

Aufrecht bleiben

Häufig wird der Oberkörper nach vorne gelehnt und das Knie wird nicht ausreichend gebeugt. Die Bewegungsrichtung beim Ausfallschritt ist nach vorne und das Ziel ist es, den Oberkörper durch das Beugen des vorderen Beins abzusenken. Während des gesamten Bewegungsablaufs muss der Oberkörper aufrecht gehalten werden, sonst kommt es zu einer Fehlhaltung.

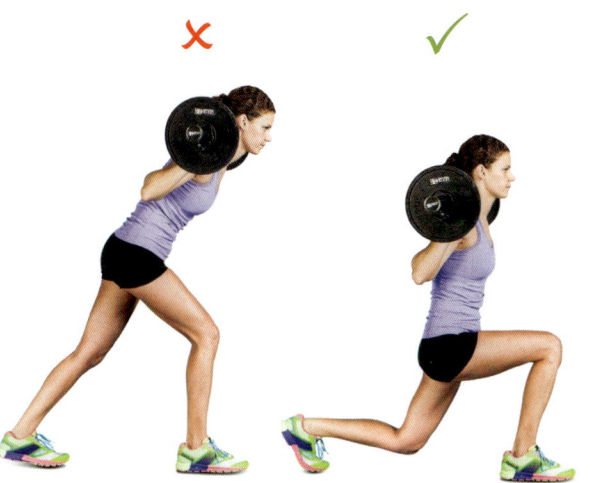

Knie-Fuß-Einstellung

Stellen Sie sich frontal vor einen Spiegel, um Ihre Knie-Fuß-Einstellung schnell und einfach während der Ausfallschritte zu überprüfen. Auf diese Weise verhindern Sie ein Nach-innen-Knicken des Knies. Die Innenrotation des Fußes begünstigt eine fehlerhafte Knie-Fuß-Einstellung. Steuern Sie die Fußspitze geradeaus. Wenn Sie Probleme mit der Knie-Fuß-Einstellung haben, nehmen Sie weniger Zusatzgewicht. Zudem können Sie den Schrittrhythmus verändern. Mit einem abwechselnden Schrittrhythmus haben die Beine ein wenig mehr Erholung zwischen den Wiederholungen.

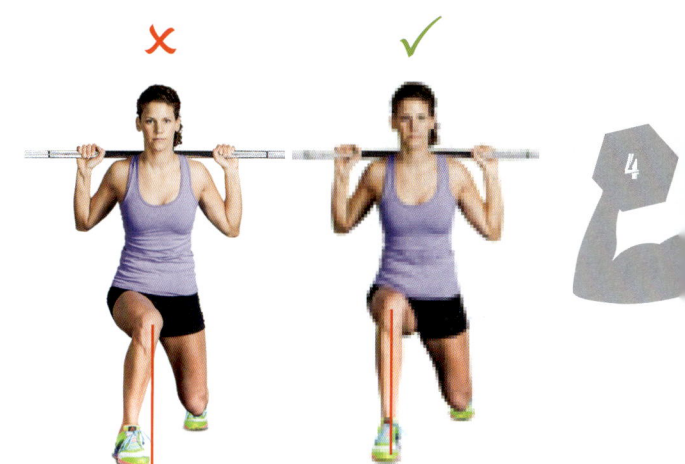

KRAFTTRAINING – SCHNELLER MUSKELAUFBAU

Barbell Row
RUDERN

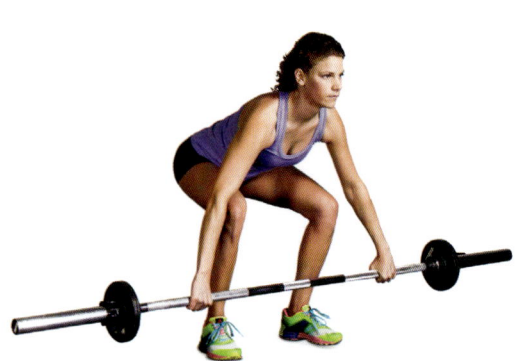

Ausgangsposition
Die Ausgangsposition ist eine tiefe Hocke, wie beim Kreuzheben. Das Becken sollte durchgehend gekippt gehalten werden, der Blick geht geradeaus. Die Hantel wird im pronierten Griff gehalten.

Konzentrische Phase
Ziehen Sie die Ellbogen zur Decke, bis die Hantel den unteren Rippenbogen Ihres Brustkorbs berührt. Atmen Sie in dieser Phase aus.

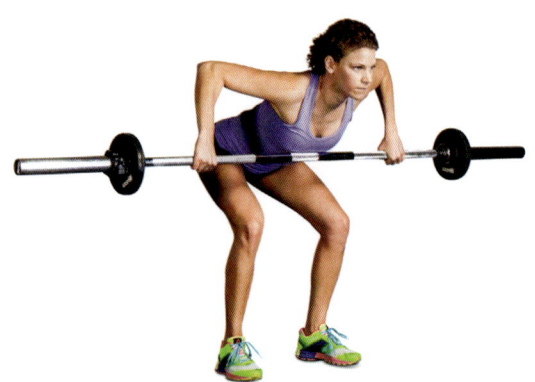

Exzentrische Phase
Senken Sie die Hantel nach unten ab und konzentrieren Sie sich dabei auf die korrekte Rückenhaltung. Atmen Sie während der exzentrischen Phase aus.

Hauptsächlich trainiert
Gesäß, Bein, autochtone (tief liegende) Rückenmuskulatur, Rücken, Schultern und Nacken (M. glutaeus maximus, M. erector spinae, M. quadriceps femoris, M. biceps femoris, M. gastrocnemius, M. latissimus dorsi, M. rhomboideus, M. trapezius).

KRAFTÜBUNGEN, FEHLERKORREKTUREN UND ANATOMIE

Barbell Row

FEHLERKORREKTUR

Knie-Fuß-Einstellung

Das Rudern in der Hocke trainiert vor allem die Rückenmuskulatur, die dynamisch arbeitet. Aufgrund der Haltearbeit, die der gesamte Körper leisten muss, kommt es auch zu einer raschen Ermüdung der Beine und der unteren Rückenmuskulatur. Daraus folgen die häufigsten Fehler: das Nach-innen-Knicken der Knie und ein Buckel. Zur Kontrolle der Knie-Fuß-Einstellung stellen Sie sich frontal vor einen Spiegel und achten darauf, dass die Kniespitzen über den Fußspitzen bleiben.

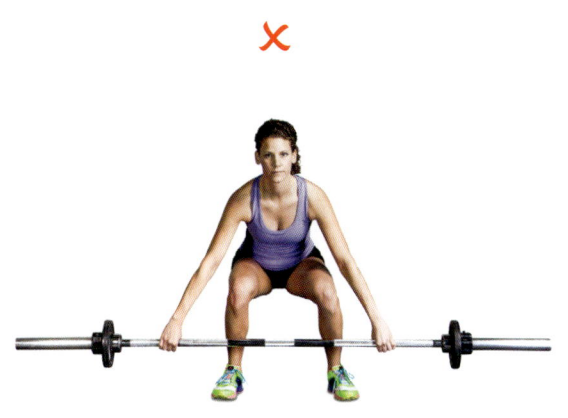

Rückenhaltung

Neben der Knie-Fuß-Einstellung ist es vor allem schwierig, die korrekte Rückenposition einzuhalten. Stellen Sie sich seitlich zu einem Spiegel und drehen Sie den Kopf zur Seite. Auf diese Weise können Sie Ihren Rücken beobachten. Lässt die Kraft nach, wird sich Ihr Rücken runden. Brechen Sie in diesem Fall die Übung ab, auch wenn Sie gegebenenfalls weitere Wiederholungen mit den Armen machen könnten. Die Sicherung der Wirbelsäule geht vor.

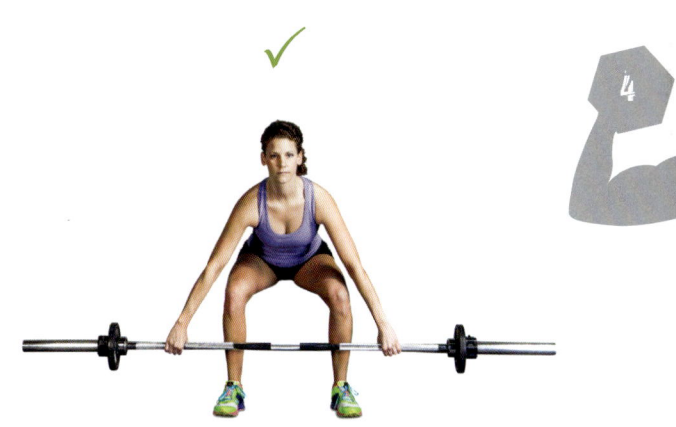

KRAFTTRAINING – SCHNELLER MUSKELAUFBAU

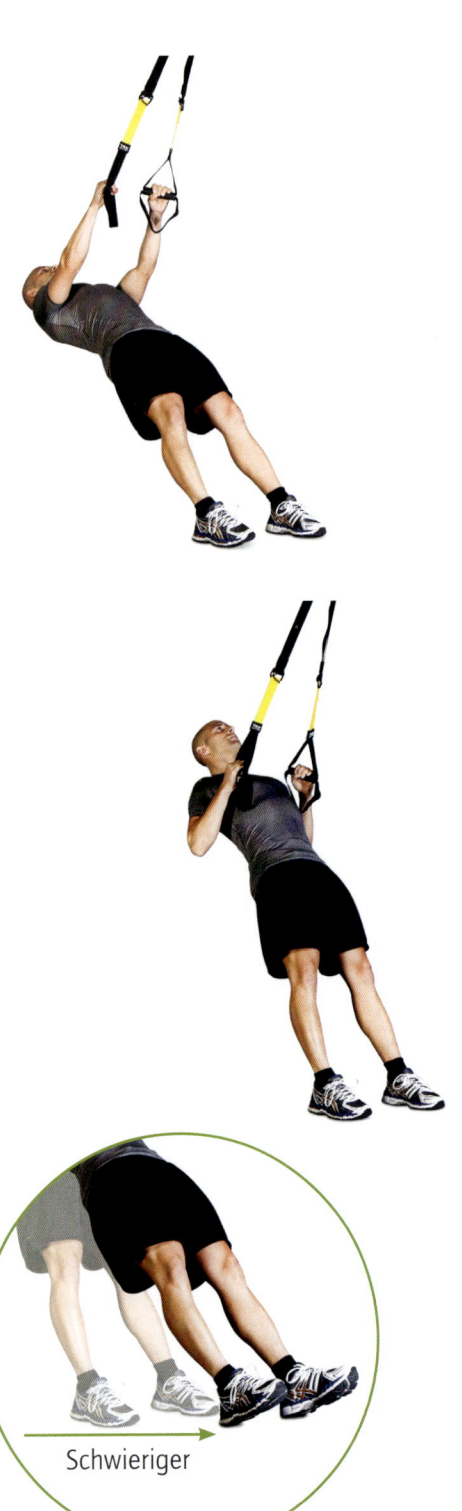

Schwieriger

Suspension Row

RUDERN AM SCHLINGENTRAINER

Ausgangsposition

In der Ausgangsposition hängen Sie sich mit vollständiger Körperspannung am Schlingentrainer. Die Ausgangsposition entscheidet über den Schwierigkeitsgrad: Je weiter die Füße nach vorne gehen, desto schwieriger ist die Übung.

Konzentrische Phase

Ziehen Sie die Ellbogen eng am Körper nach hinten, sodass sich Ihr Oberkörper den Händen nähert. Atmen Sie während der konzentrischen Phase aus.

Exzentrische Phase

Geben Sie der Schwerkraft langsam nach. Halten Sie dabei die Körperspannung aufrecht. Atmen Sie während der exzentrischen Phase ein.

Hauptsächlich trainiert

Großer Rückenmuskel, hintere Schultern und Nacken (M. latissimus dorsi, M. rhomboideus, M. trapezius).

KRAFTÜBUNGEN, FEHLERKORREKTUREN UND ANATOMIE

Push-ups
LIEGESTÜTZE

Ausgangsposition

Liegestütze sind eine sehr bekannte Übung. Die wenigsten wissen, worauf es zu achten gilt: die Beckenposition. Halten Sie das Becken aufgerichtet, wie bei einer Planke, um einem Hohlkreuz entgegenzuwirken.

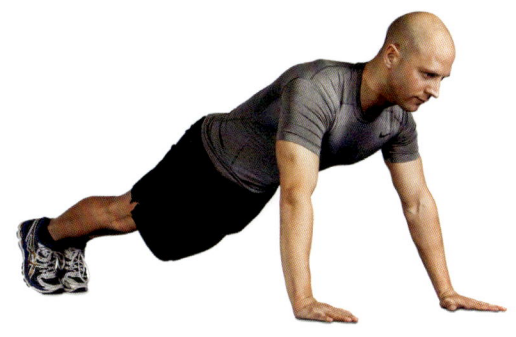

Exzentrische Phase

Liegestütze beginnen mit dem Absenken des Oberkörpers gegen die Schwerkraft. Atmen Sie dabei ein und halten Sie den Kopf aufrecht. Das Ziel ist, mit der Brust den Boden zu berühren, nicht mit der Nase oder der Hüfte.

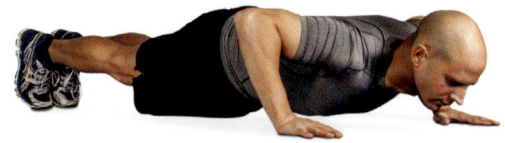

Konzentrische Phase

Drücken Sie sich hoch und spannen Sie dabei die Brustmuskulatur fest an. Achten Sie bei Liegestützen auf die Bewegungsgeschwindigkeit. Gerade beim Hypertrophietraining wird der Liegestütz als wirksame Übung unterschätzt, weil sie zu schnell durchgeführt wird.

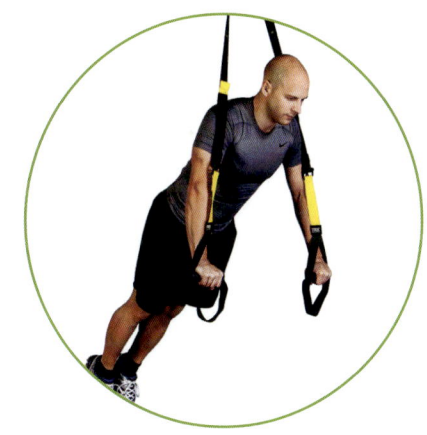
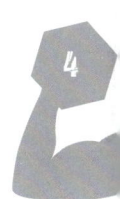

Hauptsächlich trainiert

Brust, Schultern und Bauch (M. pectoralis, M. deltoideus, M. rectus abdominis).

Variation:

Liegstütze mit einem Schlingentrainer (siehe Abbildung im Kreis) sind ideal für Anfänger, da sich die Schwierigkeit komfortabel regulieren lässt. Je aufrechter Sie stehen, desto leichter wird die Übung. Für Fortgeschrittene sind Liegestütze auf einem Medizinball eine interessante Variation (s. S. 98).

KRAFTTRAINING – SCHNELLER MUSKELAUFBAU

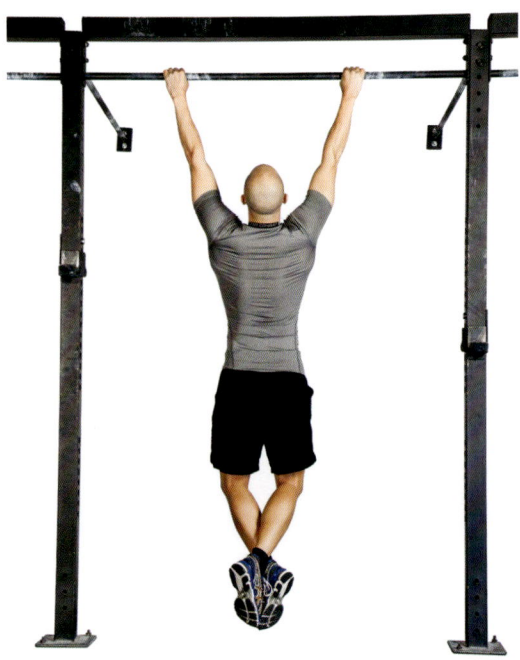

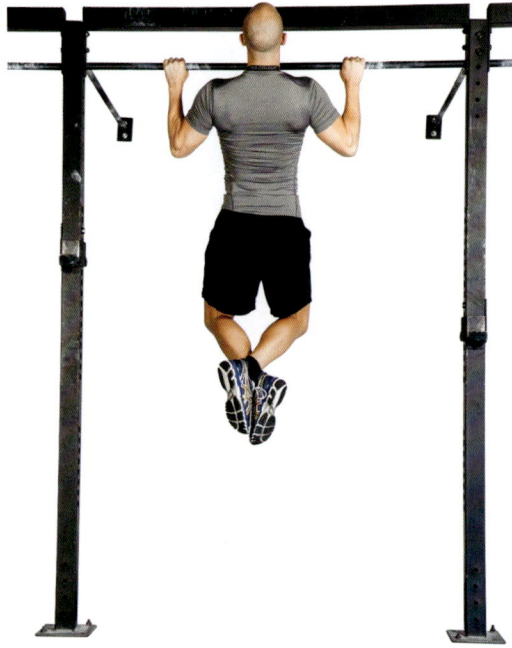

Pull-ups
KLIMMZÜGE

Ausgangsposition

Klimmzüge beginnen mit gestreckten Armen. Die Schultern und der Nacken sind abgesenkt und fixiert. Wenn Sie die Schultern nicht senken können, ist das Gewicht zu hoch.

Konzentrische Phase

In der konzentrischen Phase wird der Oberkörper durch Kontraktion der Rückenmuskulatur und Beugung der Arme gehoben. Führen Sie die Stange unter Ihr Kinn. Konzentrieren Sie sich auf den Einsatz der Rückenmuskeln. Atmen Sie während der konzentrischen Phase aus.

Exzentrische Phase

Geben Sie der Schwerkraft langsam nach. Halten Sie dabei die Körperspannung aufrecht. Atmen Sie während der exzentrischen Phase ein. Strecken Sie die Arme am Ende der Bewegung, ohne die Spannung zu lösen und halten Sie die Schultern unten.

Hauptsächlich trainiert

Rücken und hintere Schultern (M. latissimus dorsi, M. rhomboideus, M. trapezius).

KRAFTÜBUNGEN, FEHLERKORREKTUREN UND ANATOMIE

Band Assisted Pull-ups
KLIMMZÜGE MIT HILFE

Ausgangsposition

Klimmzüge sind sehr intensive Übungen, die viel Kraft erfordern. Damit Sie die vorgegebene Wiederholungszahl Ihres Trainingsplans einhalten, sollten Sie gegebenfalls Klimmzüge an einem Gerät (auch Latzug genannt) oder mit einem Trainingsband durchführen. Die Vorbereitungen für die Ausführung mit einem Trainingsband beschreibe ich Ihnen hier:

Befestigen Sie das Trainingsband mit einem Ankerstich (einer Knotenart, siehe unten) an der Klimmzugstange. Ziehen Sie das Trainingsband auf Hüfthöhe nach unten und legen Sie ein Schienbein in das Band. Greifen Sie anschließend die Klimmzugstange und winkeln Sie beide Beine an. Nun können Sie die Übung starten.

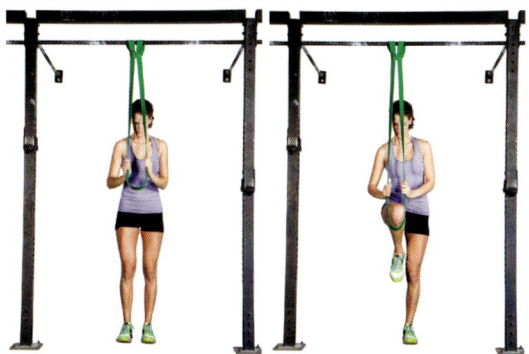

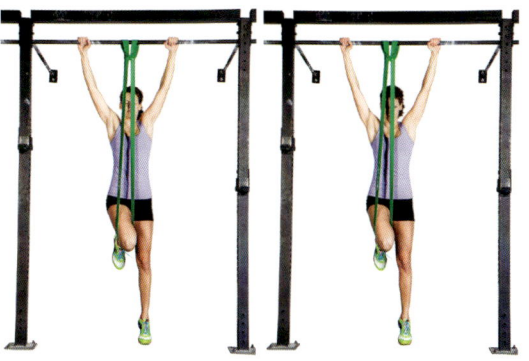

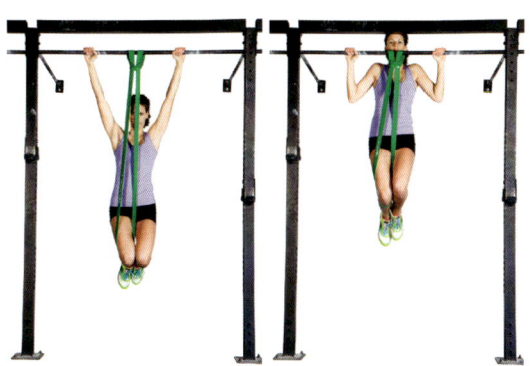

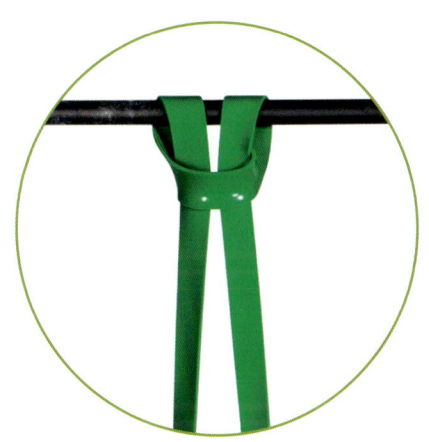

KRAFTTRAINING – SCHNELLER MUSKELAUFBAU

Turkish Get-up

TURKISH GET-UP

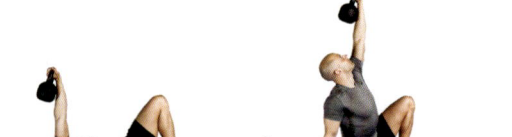

Ausgangsposition
Der Turkish Get-up beginnt im Liegen mit einem Arm in Hochhalte und dem gleichen Bein angewinkelt.

Schritt 1
Setzen Sie sich auf. Nutzen Sie den freien Arm zum Abdrücken.

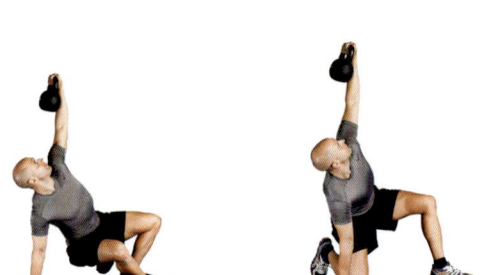

Schritt 2
Stützen Sie sich auf Hände und Füße und heben Sie die Hüfte hoch vom Boden ab.

Schritt 3
Ziehen Sie das ausgestreckte Bein unter der Hüfte durch und stellen Sie das Knie nach hinten auf.

Schritt 4
Richten Sie den Oberkörper auf.

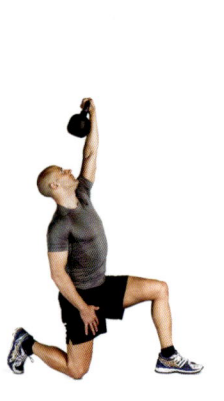
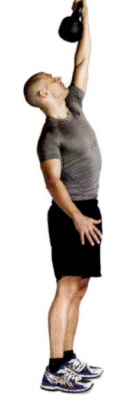

Schritt 5
Stehen Sie unter Einsatz des vorderen Beins auf, wie bei einem Ausfallschritt.

Hauptsächlich trainiert
Bauch, Schulter und Beine (M. rectus abdominis, M. deltoideus, M. quadriceps).

KRAFTÜBUNGEN, FEHLERKORREKTUREN UND ANATOMIE

Dips
DIPS

Ausgangsposition
Stützen Sie mit fast gestreckten Armen am Barren. Senken Sie die Schulter ab und fixieren Sie den Schultergürtel durch Aktivierung der Muskeltasche (Rücken- und Brustmuskulatur). Dips können auch mit einem Hilfsband trainiert werden, das zwischen den Barrenholmen gespannt wird und den Schienenbeinen als Stützfläche dient.

Exzentrische Phase
Senken Sie den Oberkörper ab, indem Sie die Arme langsam beugen bis circa 90°. Halten Sie den Kopf aufrecht und atmen Sie während der Bewegung ein.

Konzentrische Phase
Strecken Sie die Ellbogen und atmen Sie aus. Lehnen Sie sich gegebenfalls leicht nach vorne, um die Brustmuskulatur verstärkt zu aktivieren.

Hauptsächlich trainiert
Brust, Rücken, Trizeps und hintere Schultern (M. pectoralis major und minor, M. latissimus dorsi, M. triceps, M. rhomboideus).

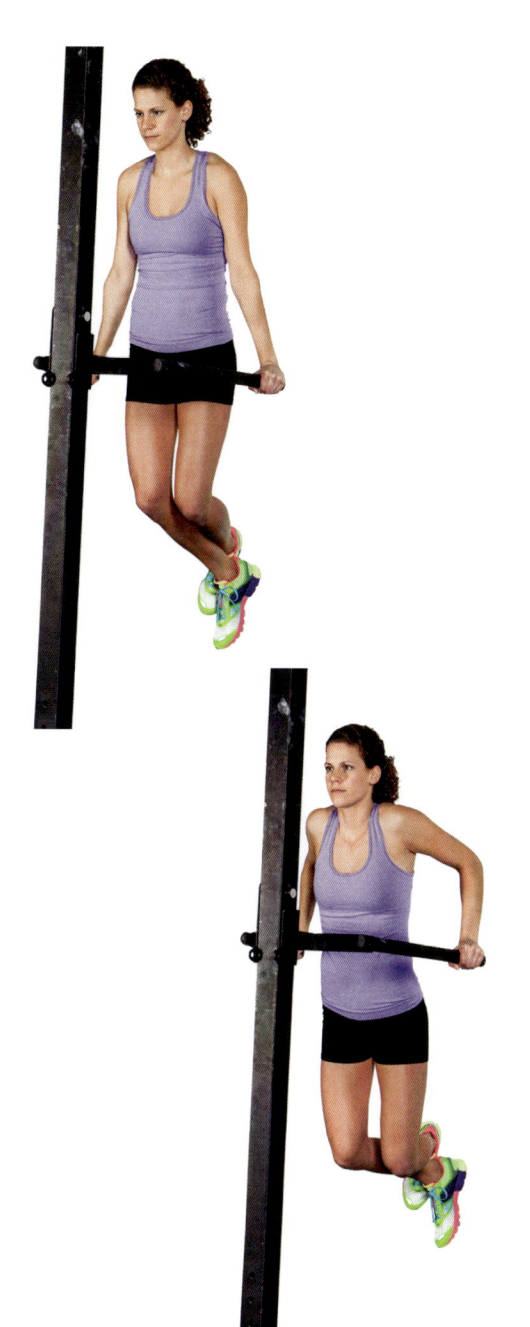

KRAFTTRAINING – SCHNELLER MUSKELAUFBAU

Clean
UMSETZEN

Ausgangsposition
Start aus tiefer Hocke, wie beim Kreuzheben.

Erste Zugphase
Heben Sie die Hantel wie beim Kreuzheben an. Halten Sie den Rücken stabil, indem Sie das Becken kippen.

Kniepassage
Sobald die Hantel auf Höhe der Knie gelangt, beschleunigen Sie die Hantel explosionsartig.

Zweite Zugphase
Die Hantel wird durch den Einsatz aller Muskelgruppen und durch das leichte Zurücklehnen des Oberkörpers und die Überstreckung der Hüfte weiter beschleunigt.

Umgruppieren
Bringen Sie in der Phase der maximalen Beschleunigung am höchsten Punkt der Hantel Ihren Körper unter die Hantel. Dabei lösen sich kurzzeitig die Füße vom Boden und landen wieder schulterbreit. Bringen Sie Ihre Ellbogen schnellkräftig nach vorne. Die Hantel wird jetzt nur noch mit den Fingern umschlossen. Die Hantel sollte auf Ihren Schultern landen.

Abbremsen
Sie befinden sich in der tiefen Hocke und können jetzt den Schwung abbremsen, um die Bewegung zu kontrollieren. Die Ellbogen werden fast waagerecht nach vorne gebracht.

Aufstehen
Führen Sie eine Frontkniebeuge aus dem Hocksitz bis in den Stand durch.

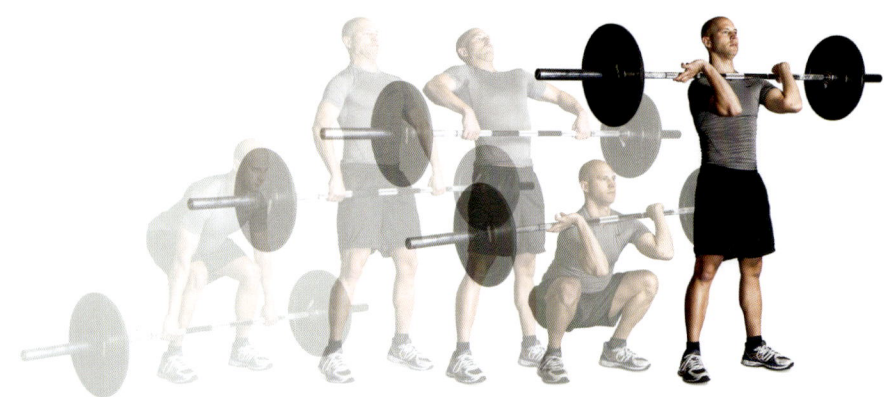

KRAFTÜBUNGEN, FEHLERKORREKTUREN UND ANATOMIE

Jerk
STOSSEN

Ausgangsposition
Die Füße stehen schulterbreit, die Hantel liegt auf Ihrem Schlüsselbein und den vorderen Schultern. Die Ellbogen sind nach vorne gerichtet, die Hantel wird nur mit den Fingern umschlossen. Das Gewicht ruht in der Fußmitte.

Auftakt
Zum Auftakt des Stoßens wird eine Vorspannung über eine leichte Kniebeuge erzeugt. Winkeln Sie Knie und Hüfte nur leicht an.

Anstoß
Sofort im Anschluss an die Auftaktbewegung mit der leichte Kniebeuge werden die Beine explosionsartig gestreckt. Der Impuls der Beine wird auf die Arme übertragen, die die Hantel über den Kopf befördern.

Umgruppieren
Die Füße heben vom Boden ab und werden in Ausfallschrittposition gebracht. Greifen Sie in der kurzen Flugphase der Hantel mit den Händen um, sodass das Gewicht auf den Handballen liegt. Kopf, Schulter und Hüfte müssen aktiv unter den Schwerpunkt der Hantel gebracht werden.

Abbremsen
Der Ausfallschritt wird über eine hüftbreite Stellung ausbalanciert, die Füße rotieren dabei meistens leicht nach innen. Strecken und fixieren Sie die Arme, um das Gewicht zu kontrollieren.

Aufstehen
Das hintere Bein wird zum vorderen Bein herangesetzt, bis die Füße parallel nebeneinander stehen.

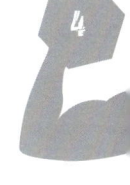
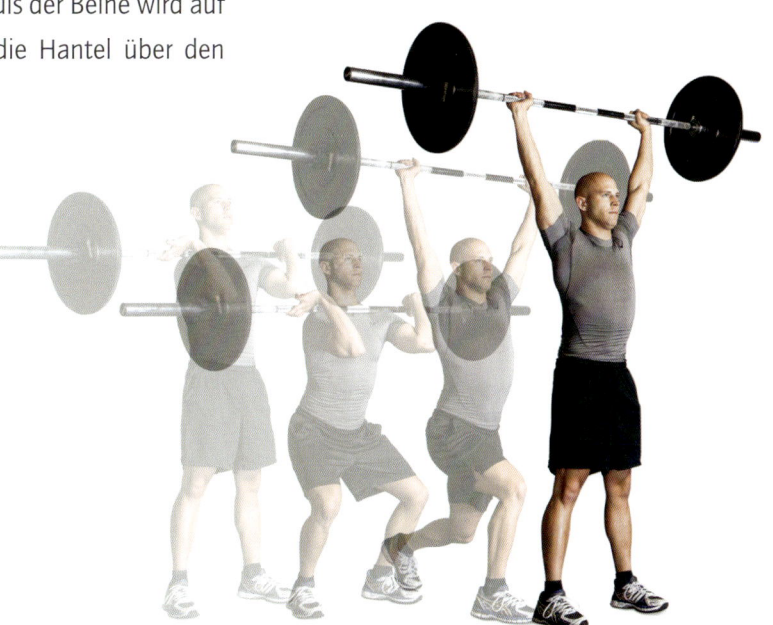

KRAFTTRAINING – SCHNELLER MUSKELAUFBAU

Snatch
REISSEN

Ausgangsposition
Starten Sie aus der tiefen Hocke, wie beim Kreuzheben.

Erste Zugphase
Heben Sie die Hantel wie beim Kreuzheben an. Halten Sie den Rücken stabil, indem Sie das Becken kippen.

Kniepassage
Sobald die Hantel auf Höhe der Knie gelangt, beschleunigen Sie die Hantel explosionsartig.

Zweite Zugphase
Die Hantel wird durch den Einsatz aller Muskelgruppen und durch das leichte Zurücklehnen des Oberkörpers und die Überstreckung der Hüfte weiter beschleunigt.

Umgruppieren
Bringen Sie Ihren Körper unter die Hantel, wenn diese am höchsten Punkt angekommen ist. Dabei lösen sich kurzzeitig die Füße vom Boden und landen wieder schulterbreit. Springen Sie nicht nach vorne. Ein leichtes Zurückspringen ist vertretbar.

Abbremsen
Im tiefen Hocksitz werden die Arme gestreckt und fixiert. Halten Sie die Hantel leicht hinter dem Kopf, um das Gleichgewicht zu kontrollieren.

Aufstehen
Aus dem Hocksitz wird eine Über-Kopf-Kniebeuge bis in den Stand durchgeführt. Dabei wird die Hantel wieder leicht über den Kopf geführt.

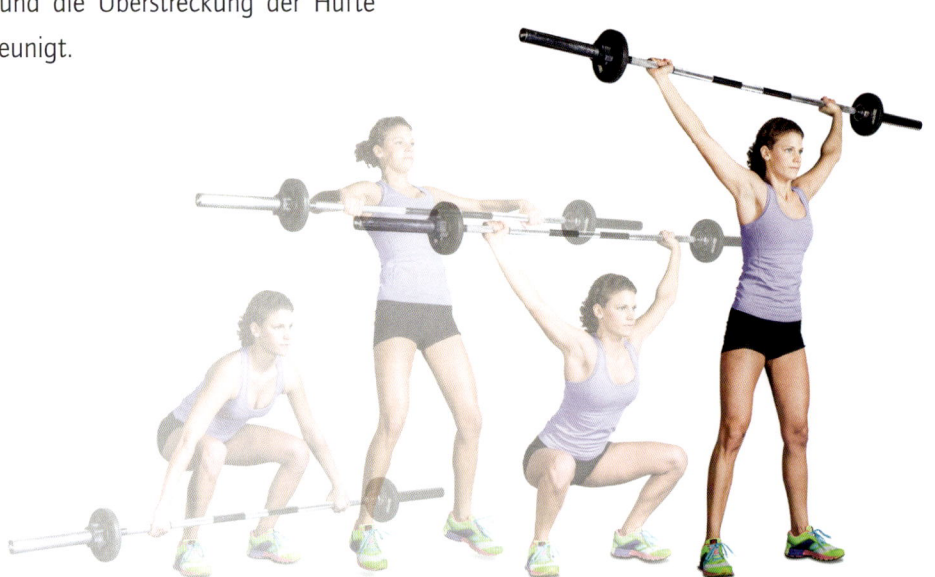

KRAFTÜBUNGEN, FEHLERKORREKTUREN UND ANATOMIE

Squat Jump

SPRUNG AUS DER KNIEBEUGE

Hauptsächlich trainiert

Gesäß, Beine und unterer Rücken (M. glutaeus maximus, M. erector spinae, M. quadriceps femoris, M. biceps femoris, M. gastrocnemius).

Ausgangsposition

Starten Sie aus einer Kniebeuge. Die Arme werden hinter den Rücken genommen, damit kein Schwung erzeugt und tatsächlich die Sprungkraft in den Beinen trainiert wird. Atmen Sie vor dem Absprung ein.

Sprung

Zählen Sie vor jeder Wiederholung bis drei und springen Sie anschließend explosionsartig in die Luft, so hoch Sie können. Atmen Sie dabei aus.

Landung

Landen Sie zuerst auf den Fußballen und senken Sie dann das Gewicht auf den ganzen Fuß ab. Gehen Sie in eine leichte Kniebeuge, um die Landung abzufangen. Achten Sie bei der Landung auf die Knie-Fuß-Einstellung.

Variation

Wenn Sie auf einen Kasten springen, macht es mehr Spaß, weil man ein Ziel und ein Ergebnis hat. Man ruft aber eventuell nicht die volle Leistung ab, wenn man nur so hoch springt, wie man muss, nicht, wie man kann.

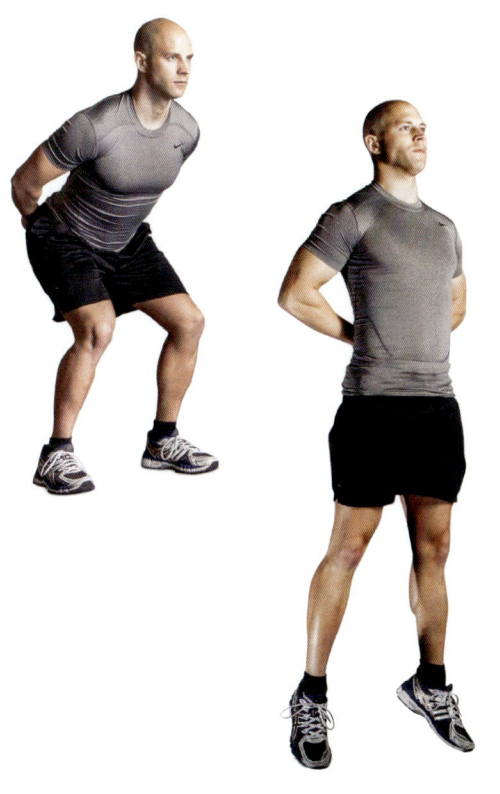
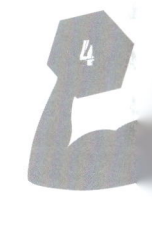
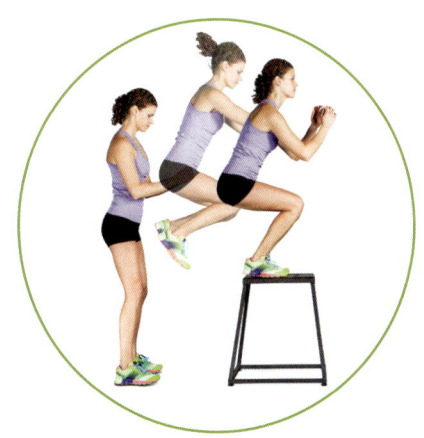

KRAFTTRAINING – SCHNELLER MUSKELAUFBAU

Plank
UNTERARM-FRONTSTÜTZ

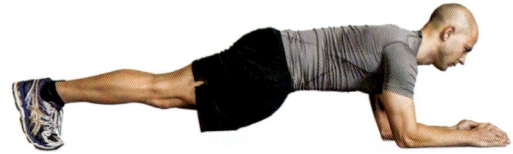

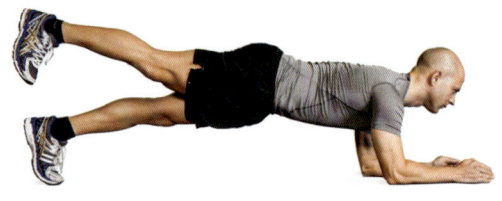

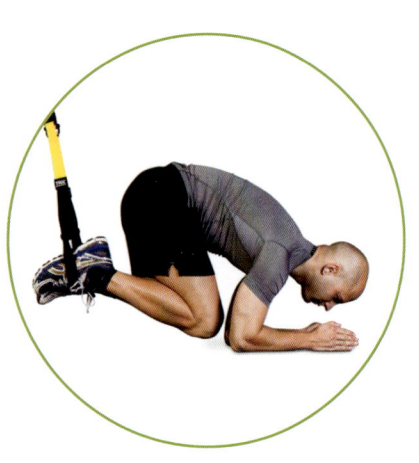

Übungsposition
In der Ausgangsposition der Planke bzw. des Unterarmfrontstützes halten Sie Ihren Körper in einer waagerechten Position parallel zum Boden. Das Gewicht ruht auf den Zehenspitzen und den Unterarmen. Die Ellbogen werden genau unter den Schultern platziert. Der Winkel im Ellbogengelenk beträgt 90°. Bringen Sie Ihr Becken in die aufgerichtete Position. Spannen Sie Ihre Bauch- und Gesäßmuskeln kräftig an. Der Kopf wird in Verlängerung der Halswirbelsäule gehalten.

Variationen
Heben Sie Beine und/oder Arme als Steigerungen und Variationen an. Mit einem Schlingentrainer lassen sich Beinbewegungen durchführen, die für Abwechslung sorgen.

Hauptsächlich trainiert
Bauch, Brust, vordere Schultern und Oberschenkelvorderseite (M. rectus abdominis, M. pectoralis, M. deltoideus, M. quadriceps femoris).

KRAFTÜBUNGEN, FEHLERKORREKTUREN UND ANATOMIE

Plank
FEHLERKORREKTUR

Hohlkreuz vermeiden

Halten Sie Körperspannung immer aufrecht. Wenn Sie die Arme oder Beine heben, dann nur langsam. Halten Sie die Arme und/oder Beine für fünf Sekunden in der Luft. Wenn Sie im Unterarmstütz wackeln, ist die Gefahr groß, dass der Rücken „wegbricht" und Sie in ein Hohlkreuz fallen.

Positionieren Sie sich, wenn möglich, neben einem Spiegel. Dort können Sie beobachten, wann Ihre Bauchmuskulatur zu schwach ist, um die Position aufrechtzuerhalten und Sie in ein Hohlkreuz fallen. Beobachten Sie selbst die kleinste Bewegung. Eine Planke kann auch in einem Hohlkreuz gehalten werden. Schmerzen im Lendenwirbelbereich müssen nicht akut auftreten. Bei häufiger schlechter Ausführung kommt es zu Bandscheibenvorfällen, Knochen- oder Gelenkbrüchen oder Wirbelverschiebungen.

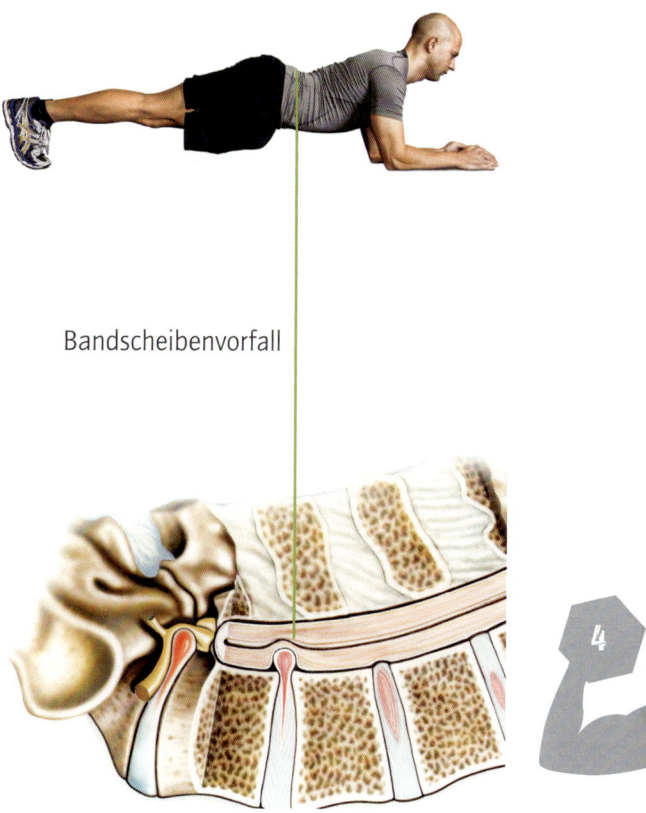

Bandscheibenvorfall

KRAFTTRAINING – SCHNELLER MUSKELAUFBAU

Bridging
BRÜCKE

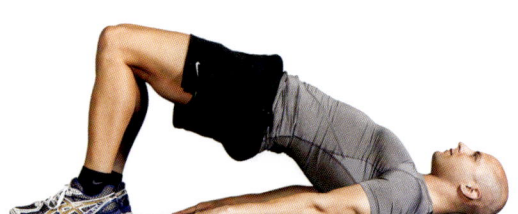

Übungsposition
Legen Sie sich auf den Rücken und stellen Sie die Füße auf den Boden. Drücken Sie Ihre Hüfte vom Boden ab in Richtung Decke. Lassen Sie Ihren Kopf und Nacken dabei entspannt und atmen Sie ruhig weiter. Mit den Armen und Beinen steuern Sie die Schwierigkeit der Übung. Liegen die Arme am Boden, haben Sie gute Kontrolle und zusätzliche Kraft. Wenn Sie die Arme abheben, müssen Sie Ihr Gleichgewicht balancieren und mehr Kraft aufwenden. Dasselbe gilt für die Füße.

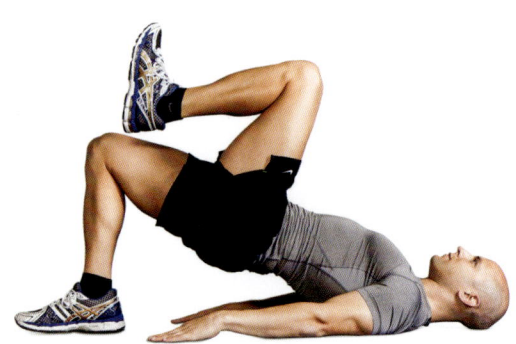

Variationen
Die Beine können angehoben und nach vorne gestreckt oder zum Körper gezogen werden. Durch die Entfernung der Füße zum Gesäß verändern Sie die Muskellänge, die trainiert wird. Auch der Einsatz eines Schlingentrainers oder Medizinballs ist möglich.

Hauptsächlich trainiert
Gesäß, hintere Oberschenkelmuskulatur, unterer Rücken und Waden (M. glutaeus maximus, M. biceps femoris, M. erector spinae, M. gastrocnemius).

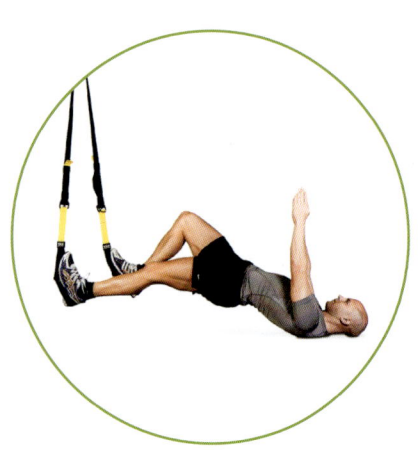

KRAFTÜBUNGEN, FEHLERKORREKTUREN UND ANATOMIE

Torso Lift

ANHEBEN IN BAUCHLAGE

Übungsposition

Aus der Bauchlage heben Sie Ihren Oberkörper, Ihre Beine oder beides gleichzeitig an. Achten Sie darauf, den Blick ständig auf den Boden zu richten, damit Sie den Nacken gerade halten. In der Grundvariante legen Sie die Stirn auf den zusammengefalteten Handrücken ab und heben Arme und Oberkörper parallel vom Boden ab.

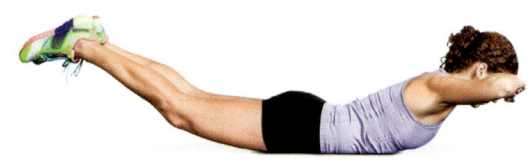

Variationen

Die Arme werden zur Gewichtsregulation genutzt. Je weiter Sie die Arme vom Körper nach vorne wegstrecken, desto größer ist die Hebelwirkung und desto anstrengender ist die Übung. Sie können die Füße spreizen, die Arme in U-Haltung oder zur Seite strecken, um Abwechslung in die Übung zu bringen. Auch Ruderbewegungen sind möglich.

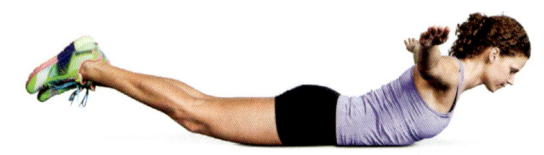
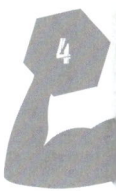

Hauptsächlich trainiert

Autochtone (tief liegende) Rückenmuskulatur, hintere Schultermuskulatur, Nacken und hintere Oberschenkelmuskulatur (M. erector spinae, M. longissimus, M. iliocostalis, M. rhomboideus, M. trapezius, M. biceps femoris).

KRAFTTRAINING – SCHNELLER MUSKELAUFBAU

Side Plank
SEITLICHER UNTERARMSTÜTZ

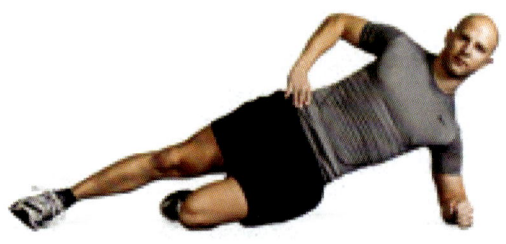

Übungsposition
Der Oberkörper wird auf dem Unterarmstütz angehoben, bis der Oberkörper eine gerade Linie ergibt. Die zweite Stützfläche bilden die Beine beziehungsweise Füße. Je weniger Stützfläche es gibt und je weiter die Stützfläche vom Unterarm entfernt ist, desto schwieriger wird die Übung.

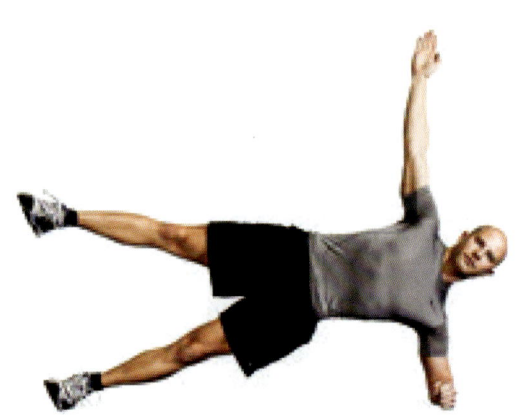

Variationen
Der freie Arm kann koordinative Aufgaben erfüllen, wie einen Ball fangen und werfen, im Kreis gedreht oder einfach statisch gehalten werden. Für die Beinpositionen gibt es viele Varianten, wie das Abspreizen des Beins. Eine besondere Variante bildet der seitliche Unterarmstütz im Schlingentrainer, da man hier die Beine anwinkeln kann, was koordinativ sehr schwierig ist.

Hauptsächlich trainiert
Seitliche und schräge Bauchmuskulatur, Schultermuskeln, seitliche Oberschenkel-, Hüft- und Gesäßmuskeln (M. obliquus, M. transversus abdominis, M. deltoideus, M. vastus lateralis, M. tensor fascia latae, M. glutaeus minimus).

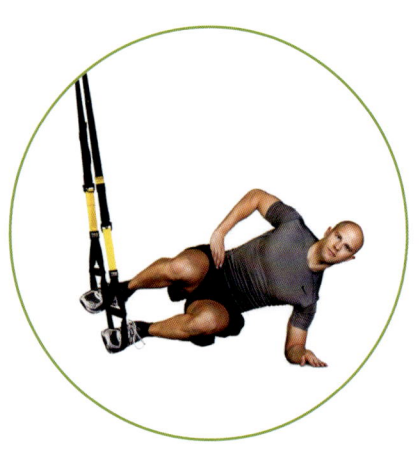

KRAFTÜBUNGEN, FEHLERKORREKTUREN UND ANATOMIE

Hollow Rocks
SCHIFFCHEN

Übungsposition
Die Schiffchenposition ähnelt dem Bau eines Schiffs und erhält daher den Namen. Die Übung ist nur für Fortgeschrittene geeignet, da die Last auf die Bauchmuskulatur sehr hoch ist. Richten Sie unbedingt Ihr Becken auf und eliminieren Sie jegliches Hohlkreuz. Halten Sie das Kinn eine Faustbreit von der Brust entfernt, um die Halswirbelsäule nicht zu überstrecken.

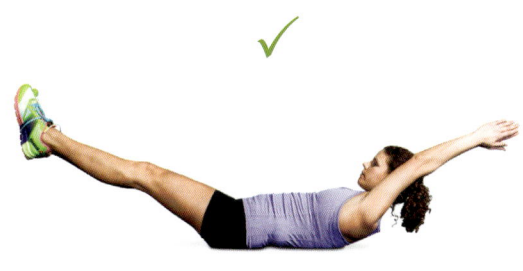

Variationen
Die Arme können zur Seite oder neben dem Körper, die Beine angewinkelt gehalten werden. Eine Verkürzung des Hebelarms bewirkt eine Erleichterung des Schwierigkeitsgrades. Um die Wirkung auf die seitliche Bauchmuskulatur zu verlagern, drehen Sie sich auf die Seite.

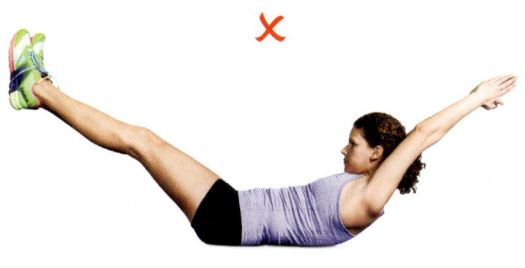

Hauptsächlich trainiert
Gerade, seitliche und schräge Bauchmuskulatur (M. rectus abdomonis, M. transversus abdominis, M. obliquus externus und internus abdominis, M. transversus abdominis).

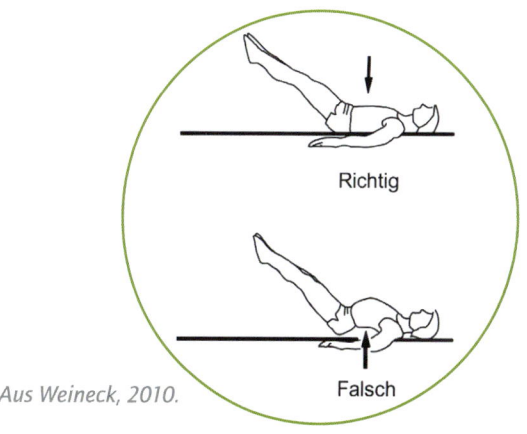

Aus Weineck, 2010.

KRAFTTRAINING – SCHNELLER MUSKELAUFBAU

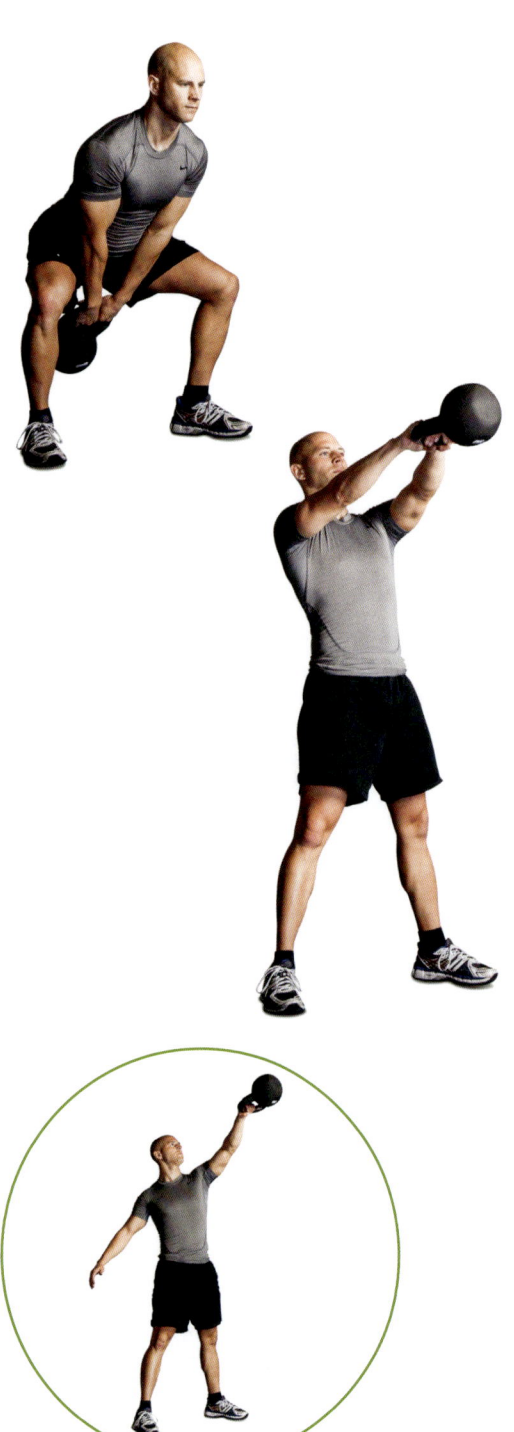

8.2 Funktionale Übungen

Kettlebell Swing

KETTLEBELL-SCHWÜNGE

Ausgangsposition
Gehen Sie in eine Kniebeuge und halten Sie die Kettlebell mit beiden Händen zwischen den Beinen.

Konzentrische Phase
Sie schwingen die Kettlebell während der konzentrischen Phase nach oben, indem Sie die Beine und den Rücken wie bei einer Kniebeuge strecken. Übertragen Sie den Impuls der Beinstreckung auf die Arme. Je nach Gewicht brauchen Sie ein paar Wiederholungen, bis die Kettlebell hoch schwingt. Atmen Sie aus.

Exzentrische Phase
Der Schwung der Kettlebell ist stark. Wenn die Kettlebell wieder herunterfällt, müssen Sie sich auf die richtige Knie-Fuß-Einstellung und einen geraden Rücken konzentrieren. Atmen Sie ein.

Hauptsächlich trainiert
Gesäß, Beine, unterer Rücken, Schultern, Nacken (M. glutaeus maximus, M. erector spinae, M. quadriceps und M. biceps femoris, M. gastrocnemius, M. deltoideus).

KRAFTÜBUNGEN, FEHLERKORREKTUREN UND ANATOMIE

Kettlebell Swing
FEHLERKORREKTUR

Buckel

Der häufigste Fehler bei Kettlebellschwüngen ist die Rückenhaltung. Der enorme Schwung, der durch das Herunterfallen der Kettlebell entsteht, erfordert viel Muskelkraft im unteren Rücken. Sie müssen das Becken gekippt halten, als würden Sie ein Hohlkreuz machen, um den Rücken gerade zu halten. Zur Steuerung der Rückenhaltung sollten Sie den Blick gerade nach vorne gerichtet haben und der Kettlebell nicht hinterherschauen.

Gewichtsverlagerung

Der Schwung der Kettlebell kann Sie aus dem Gleichgewicht bringen. Achten Sie darauf, dass die Füße in der Kniebeugeposition Bodenkontakt haben. Die Fußspitzen sollten nicht vom Boden abheben, da dann die Gefahr größer wird, das Gleichgewicht zu verlieren. Das Körpergewicht wird beim Nach-oben-Schwingen der Hantel auf die Fußballen verlagert. Dabei können die Fersen leicht abheben. Beim Nach-unten-Führen der Hantel sollten die Füße jedoch Bodenkontakt halten und die Fußspitzen nicht abheben.

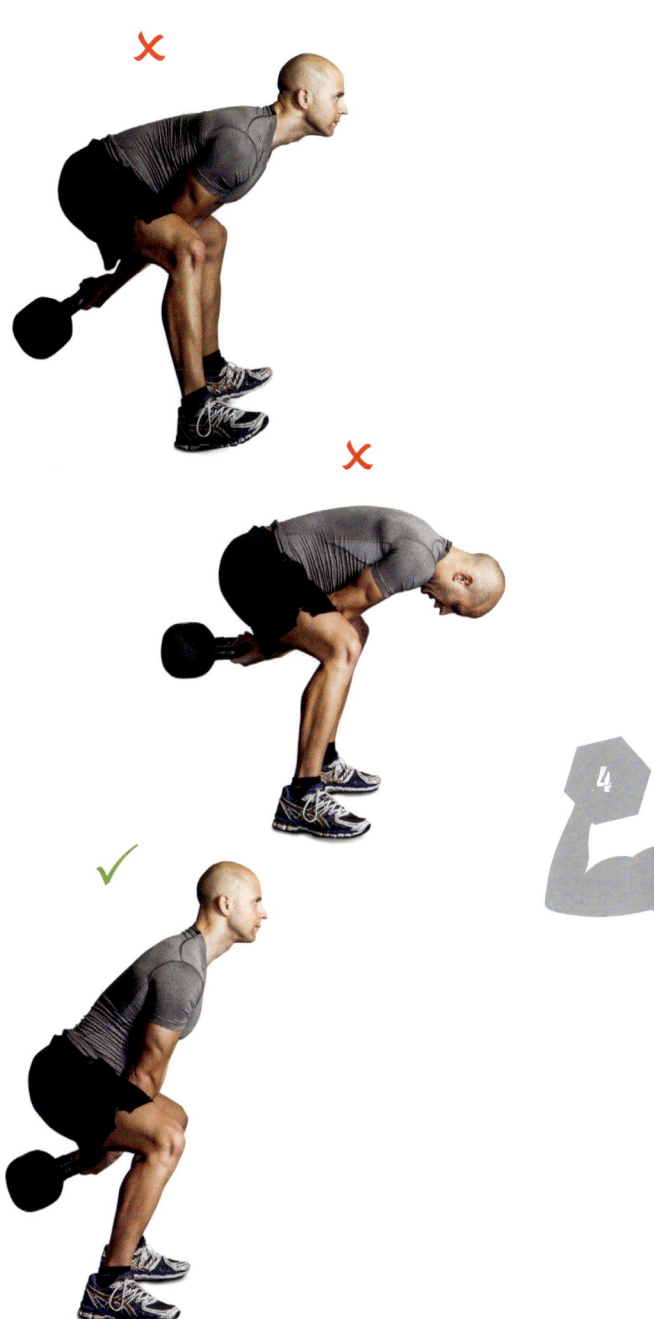

KRAFTTRAINING – SCHNELLER MUSKELAUFBAU

Renegade Row
LIEGESTÜTZ-RUDERN

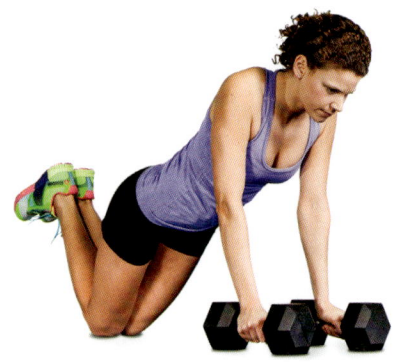

Ausgangsposition
Starten Sie in einer Liegestützposition mit ausgestreckten Beinen oder auf den Knien. Die Hanteln sollten eng nebeneinander stehen, damit Sie das Gleichgewicht beim Rudern halten können.

Exzentrische Phase Liegestütz
Senken Sie sich ab in den Liegestütz und atmen Sie dabei ein.

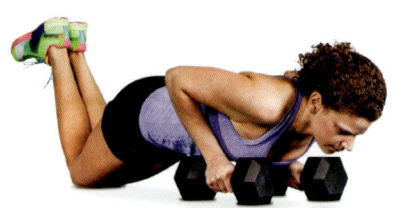

Konzentrische Phase Liegestütz
Drücken Sie sich aus dem Liegestütz hoch und atmen Sie aus. Atmen Sie am Ende der Bewegung wieder ein für das Rudern.

Konzentrische Phase Rudern
Ziehen Sie einen Ellbogen nach oben zur Decke, bis die Hantel sich auf Brusthöhe befindet und atmen Sie dabei aus.

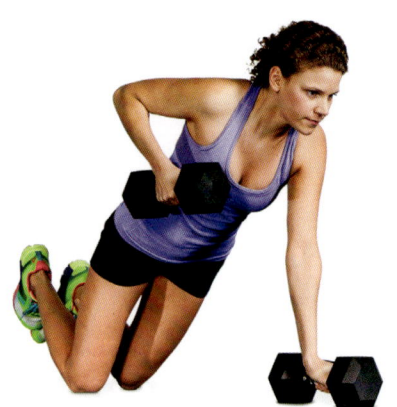

Exzentrische Phase Rudern
Senken Sie die Hantel ab und atmen Sie aus. Wiederholen Sie das Rudern mit dem anderen Arm.

Hauptsächlich trainiert
Brust, Schultern, Bauch, Rücken und hintere Schultern (M. pectoralis, M. deltoideus, M. rectus abdominis, M. deltoideus, M. latissimus dorsi, M. rhomboideus).

Split Lunge Hip Rotation

SEITHEBEN IM AUSFALLSCHRITT

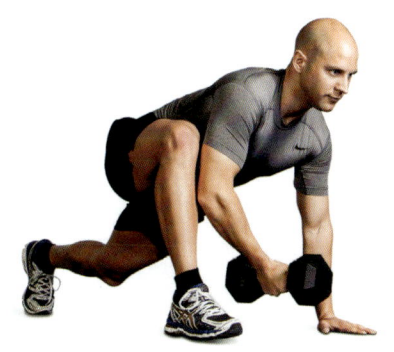

Ausgangsposition

Sie starten in einem weiten Ausfallschritt mit einer Hand auf dem Boden und in der anderen eine Hantel.

Konzentrische Phase

Führen Sie den freien Arm seitwärts vor dem vorderen Fuß nach oben zur Decke hin. Schauen Sie dabei der Hantel nach und rotieren Sie mit dem Oberkörper mit. Atmen Sie während der Bewegung aus.

Exzentrische Phase

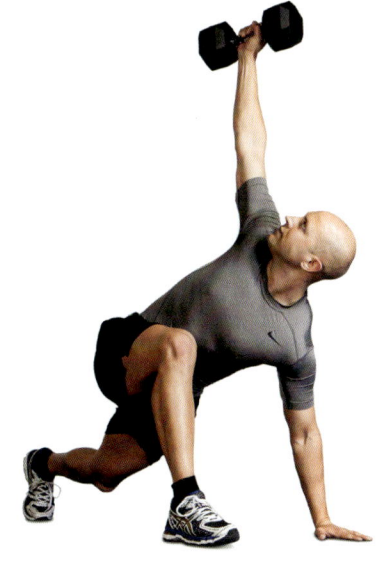

Führen Sie die Hantel seitwärts Richtung Boden. Blicken Sie der Hantel hinterher und rotieren Sie den Oberkörper in gleichem Maße mit. Atmen Sie während der Bewegung ein.

Hauptsächlich trainiert

Hintere und seitliche Schultermuskulatur, tief liegende Rückenmuskulatur, schräge Bauchmuskulatur (M. rhomboideus, M. deltoideus, M. iliocostalis, M. longissimus, M. obliquus abdomonis externus und internus).

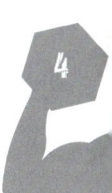

KRAFTTRAINING – SCHNELLER MUSKELAUFBAU

Stork Stand
STANDWAAGE

Ausgangsposition
In der Standwaage versuchen Sie, mit den Armen und dem freien Bein eine gerade Linie zu bilden. Je tiefer Sie im Standbein stehen, desto sicherer stehen Sie. Üblicherweise wird die Übung für statische Halteübungen genutzt, da es sehr schwer ist, das Gleichgewicht auf einem Bein zu halten. Wenn Sie das Standbein beugen und strecken, können Sie daraus eine Standbein-Kniebeuge machen.

Exzentrische Phase
Beugen Sie das Standbein und halten Sie die Körperspannung. Atmen Sie während der exzentrischen Phase aus.

Konzentrische Phase
Strecken Sie das Standbein, so weit Sie können. Sie werden einen starken Zug auf der Oberschenkelrückseite spüren. Strecken Sie das Standbein nur so weit, wie Sie die gerade Linie beibehalten können.

Hauptsächlich trainiert
Gesäß, Oberschenkel, unterer Rücken, tief liegende Rückenmuskulatur und hintere Schultern (M. glutaeus maximus, M. erector spinae, M. longissimus, M. iliocostalis, M. rhomboideus).

KRAFTÜBUNGEN, FEHLERKORREKTUREN UND ANATOMIE

Single Leg Deadlift

EINBEINIGES KREUZHEBEN

Ausgangsposition

Halten Sie die Kettlebell mit beiden Händen vor dem Körper. Das freie Bein ist an das Standbein ohne Gewicht herangeschlossen.

Exzentrische Phase

Lehnen Sie sich nach vorne und heben Sie in gleichem Maße das freie Bein gestreckt an, bis Sie eine Standwaageposition eingenommen haben. Beugen Sie dabei gegebenenfalls das Standbein, wenn der Zug auf der Oberschenkelrückseite zu stark wird. Halten Sie den Oberkörper mit dem freien Bein in einer Linie. Blicken Sie geradeaus und atmen Sie ein.

Konzentrische Phase

Kehren Sie in die Ausgangsposition zurück und atmen Sie dabei aus. Der Oberkörper richtet sich parallel zum Herunterführen des freien Beins auf.

Hauptsächlich trainiert

Gesäß, Beine, unterer Rücken, tief liegende Rückenmuskulatur und hintere Schultern (M. gluteus maximus, M. erector spinae, M. quadriceps und M. biceps femoris).

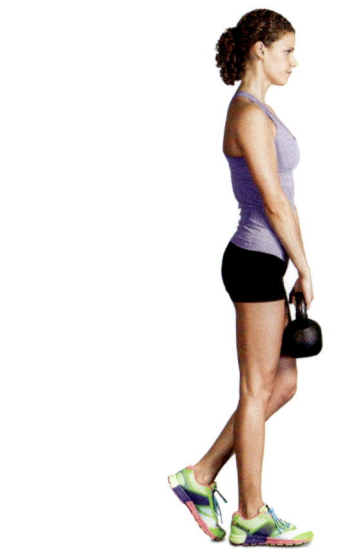

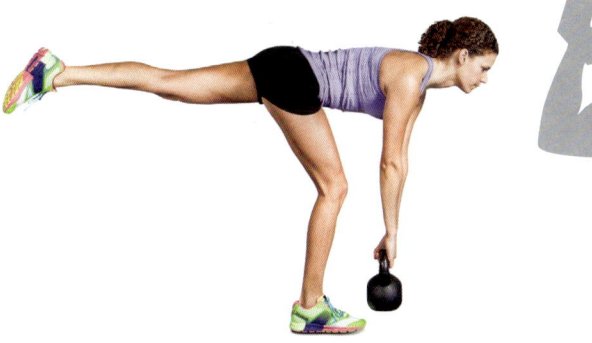

KRAFTTRAINING – SCHNELLER MUSKELAUFBAU

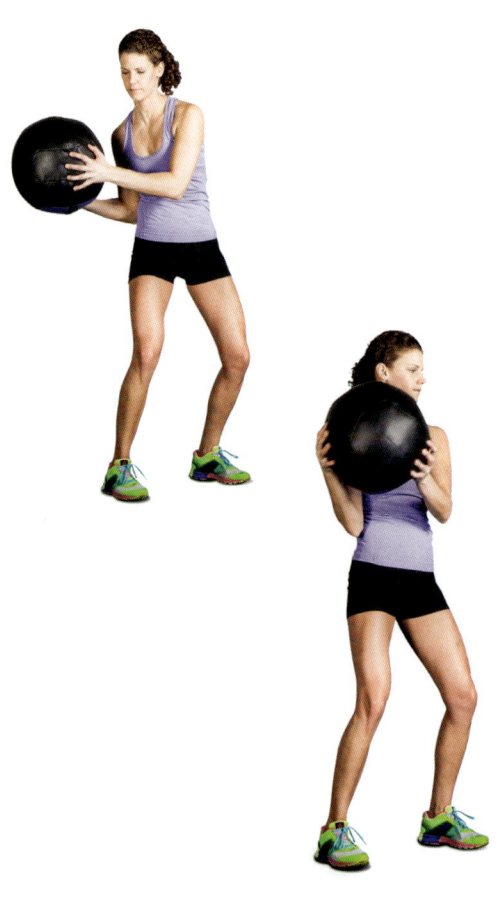
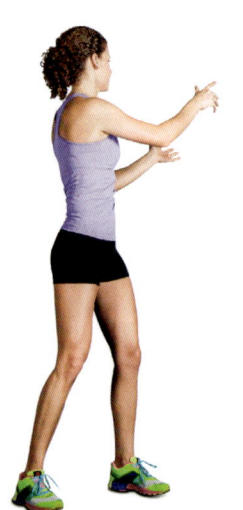

Medicine Ball Rotational Throw
ROTATIONSWÜRFE

Ausgangsposition
Stellen Sie sich in eine leichte Kniebeuge seitlich zu einer Wand. Halten Sie den Medizinball in beiden Händen. Die Handballen liegen leicht hinter dem Medizinball, um ihn beim Abwurf nach vorne zu stoßen.

Ausholbewegung
Verwringen Sie den Oberkörper zur Hüfte. Achten Sie darauf, die Knie-Fuß-Einstellung beizubehalten. Atmen Sie beim Ausholen ein.

Abwurf – konzentrische Phase
Drehen Sie den Oberkörper schnellkräftig und übertragen Sie den Impuls auf die Arme. Das ballferne Bein wird in Bewegungsrichtung mitrotiert, indem der Fuß auf dem Fußballen mitdreht.

Fangen
Fangen Sie den Medizinball von der Wand oder einem Trainingspartner auf.

Hauptsächlich trainiert
Schräge Bauchmuskulatur (M. obliquus abdominis internus und externus).

KRAFTÜBUNGEN, FEHLERKORREKTUREN UND ANATOMIE

High Torso Rotation

ROTATION AM SCHLINGENTRAINER

Ausgangsposition

Halten Sie sich in einer Kniebeuge an einem Schlingentrainer. Umschließen Sie mit beiden Händen einen Griff. Je tiefer Sie in die Knie gehen, desto schwieriger ist die Übung.

Konzentrische Phase

Drehen Sie sich nur mithilfe der Bauchmuskeln zu einer Seite. Die Arme dienen lediglich als Verlängerung des Rumpfs. Die Beine bleiben passiv, damit Ihre Bauchmuskeln die Hauptarbeit leisten. Wenn Sie die Bauchmuskeln nicht spüren, starten Sie aus einer weniger gebeugten Position. Atmen Sie aus.

Exzentrische Phase

Kehren Sie in die Ausgangsposition zurück und atmen Sie dabei ein.

Hauptsächlich trainiert

Schräge Bauchmuskulatur (M. obliquus abdominis internus und externus).

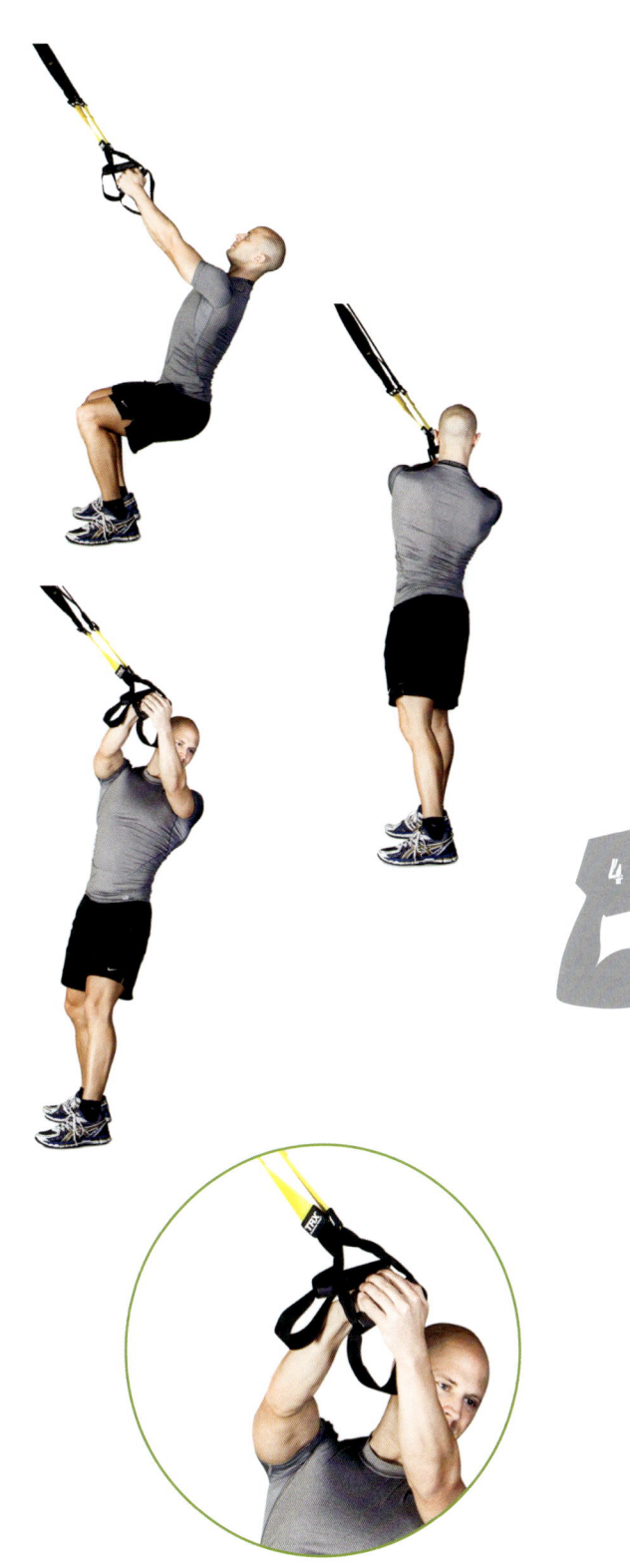

KRAFTTRAINING – SCHNELLER MUSKELAUFBAU

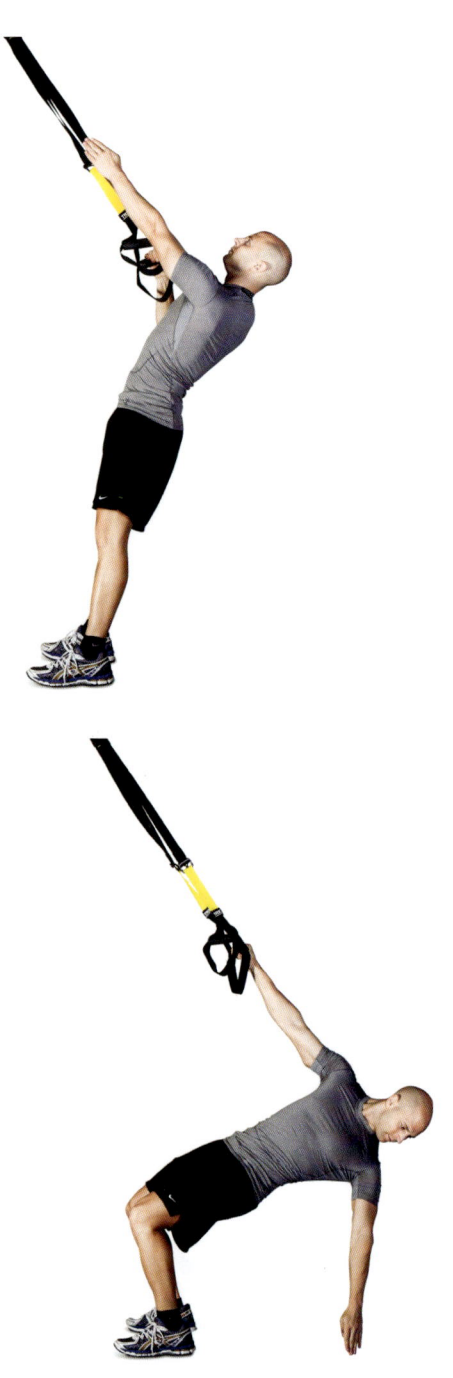

Single Arm Row

EINARMIGES RUDERN

Ausgangsposition

Halten Sie einen Griff des Schlingentrainers mit einer Hand. Mit der freien Hand greifen Sie so hoch wie möglich entlang des Schlingentrainers. Halten Sie Körperspannung.

Exzentrische Phase

Strecken Sie den Arm, der den Schlingentrainer greift, langsam aus. Beugen Sie parallel zu dieser Bewegung die Beine. Berühren Sie mit der freien Hand den Boden. Atmen Sie während der exzentrischen Phase ein.

Konzentrische Phase

Ziehen Sie sich nur mit dem Arm, der den Schlingentrainer greift, nach oben. Die Beine bleiben passiv, damit die Rückenmuskeln die Hauptarbeit leisten. Atmen Sie während der konzentrischen Phase aus.

Hauptsächlich trainiert

Großer Rückenmuskel, hintere Schultermuskeln (M. latissimus dorsi, M. rhomboideus).

KRAFTÜBUNGEN, FEHLERKORREKTUREN UND ANATOMIE

Lunge with Rotation

AUSFALLSCHRITTE MIT ROTATION

Ausgangsposition

Beginnen Sie im aufrechten Stand. Halten Sie den Medizinball in Vorhalte und machen Sie einen Ausfallschritt nach vorne. Jetzt beginnt die Rotation.

Rotationsphase

Stehen Sie stabil im Ausfallschritt und rotieren Sie erst zur einen, danach zur anderen Seite. Drehen Sie den Oberkörper kontrolliert, damit Sie das Gleichgewicht behalten. Atmen Sie aus, wenn Sie den Oberkörper zur Seite drehen, da die Bauchmuskeln auf das Zwerchfell drücken. Atmen Sie ein, wenn Sie den Oberkörper gerade nach vorne drehen.

Ausfallschritt zurück

Nach Drehungen nach links und rechts kehren Sie in die Neutralstellung zurück. Atmen Sie kurz ein und drücken Sie sich dann vom vorderen Bein kräftig ab, um zurück in den Stand zu kommen. Atmen Sie dabei aus.

Hauptsächlich trainiert

Beine und Schultern (M. quadriceps und M. biceps femoris, M. deltoideus).

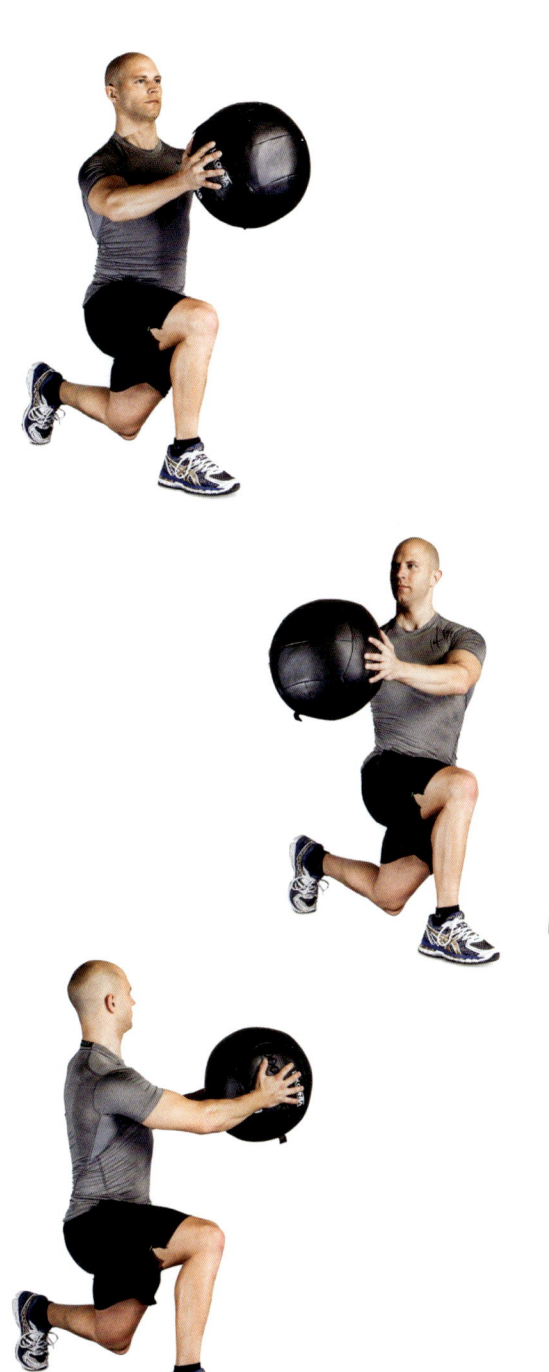

KRAFTTRAINING – SCHNELLER MUSKELAUFBAU

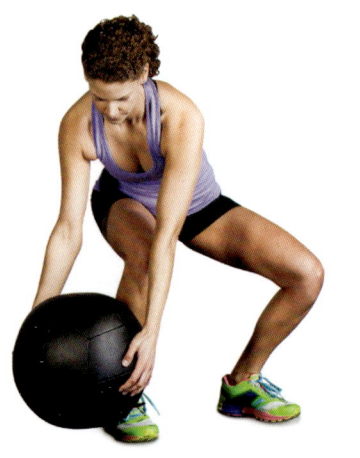

Reverse Wood Chop

DIAGONALES MEDIZINBALL-HEBEN

Ausgangsposition
Der Medizinball wird vor dem Körper gehalten. Gehen Sie in eine Kniebeuge und drehen Sie den Oberkörper, bis Sie mit dem Medizinball neben Ihren Fuß kommen. Halten Sie dabei die richtige Knie-Fuß-Einstellung und den Rücken gerade.

Konzentrische Phase
Richten Sie sich aus der Kniebeuge auf und rotieren Sie im gleichen Maße mit dem Oberkörper. Atmen Sie während der konzentrischen Phase aus. Führen Sie den Ball eng am Körper, greifen Sie während der Aufwärtsbewegung unter den Medizinball und strecken Sie die Arme anschließend diagonal nach oben.

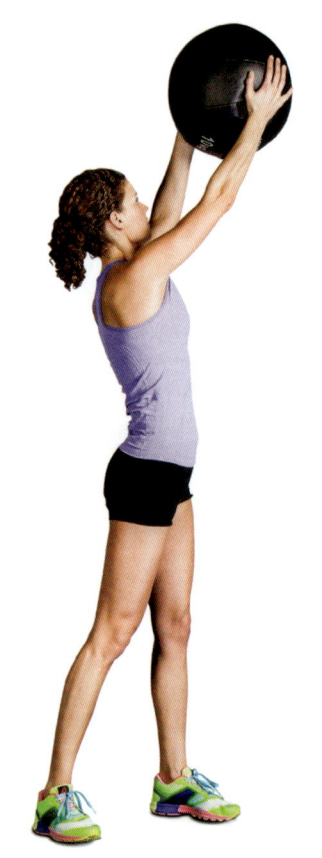

Exzentrische Phase
Führen Sie den Medizinball eng an den Körper und beginnen Sie die Rotation und Kniebeuge in gleichem Maße. Strecken Sie die Arme nach unten und atmen Sie aus.

Hauptsächlich trainiert
Schultermuskeln (M. deltoideus).

KRAFTÜBUNGEN, FEHLERKORREKTUREN UND ANATOMIE

Wallball
WANDBALL

Ausgangsposition
Gehen Sie in eine Kniebeuge und halten Sie den Medizinball nah vor dem Körper. Die Handballen sollten hinter dem Medizinball platziert sein, damit ausreichend Kraft auf den Ball übertragen werden kann. Je nach Trainingsziel wird die Kniebeuge mehr oder weniger tief.

Konzentrische Phase
Strecken Sie die Beine aus der Kniebeuge, übertragen Sie die Armkraft auf den Ball und werfen Sie den Ball in die Luft oder gegen eine Wand. Bei vielen Wiederholungen (10+) fangen Sie den Ball wieder auf. Bei schnellkräftigen Wiederholungen werfen Sie den Ball, so hoch es geht, und lassen ihn anschließend auf den Boden fallen.

Exzentrische Phase
Die exzentrische Phase findet nur nach Auffangen des Balls statt. Atmen Sie ein.

Hauptsächlich trainiert
Schultermuskeln, bei Schnellkraft auch Gesäß und Beine (M. deltoideus und bei Schnellkraft M. glutaeus maximus, M. quadriceps femoris und M. gastrocnemius).

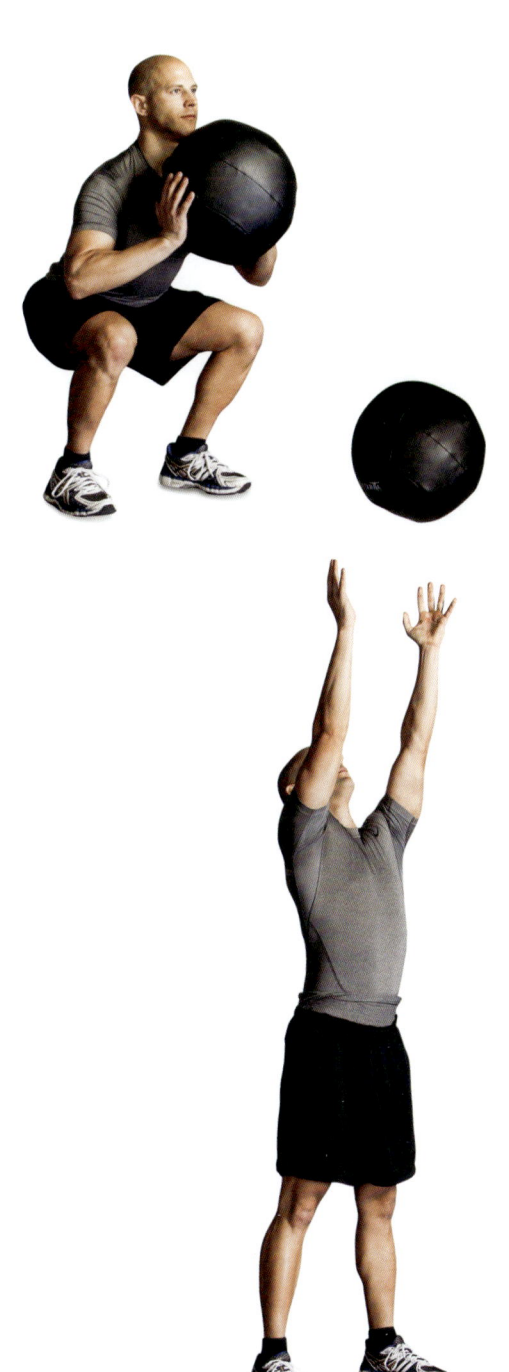

KRAFTTRAINING – SCHNELLER MUSKELAUFBAU

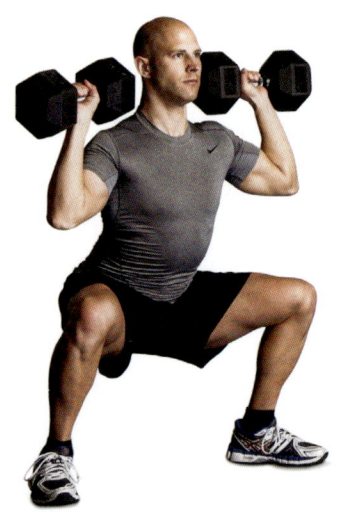

Squat and Press
KNIEBEUGE MIT SCHULTERDRÜCKEN

Ausgangsposition
Sie starten in der Kniebeugeposition und halten die Kurzhanteln mit nach vorne gerichteten Handflächen neben den Ohren.

Konzentrische Phase
Strecken Sie gleichzeitig Arme und Beine und atmen Sie während der Bewegung aus. Halten Sie die Knie über den Fußspitzen. Sie enden im Stand mit leicht gebeugten Knie- und Schultergelenken. Die Kurzhanteln müssen sich nicht berühren. Bei Aluminium- oder Stahlhanteln wirkt das Geräusch störend für andere Personen.

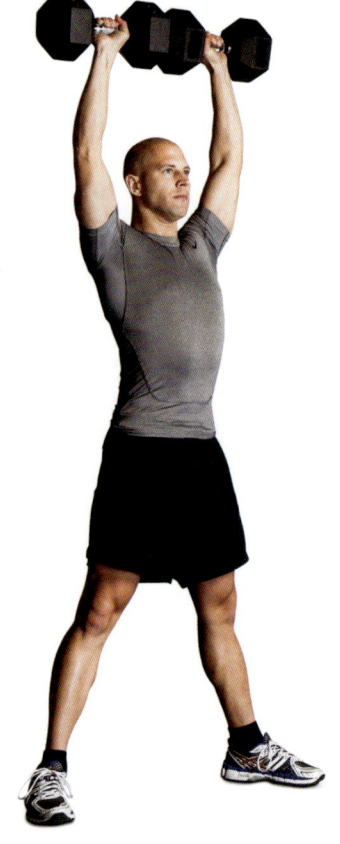

Exzentrische Phase
Beugen Sie die Knie und senken Sie gleichzeitig die Hanteln auf die Schultern. Während der fließenden Bewegung atmen Sie ein. Halten Sie das Becken gekippt, als würden Sie ein Hohlkreuz machen und achten Sie auf die Knie-Fuß-Einstellung.

Hauptsächlich trainiert
Pimär Schultermuskeln (M. deltoideus), sekundär Gesäß und Beine.

KRAFTÜBUNGEN, FEHLERKORREKTUREN UND ANATOMIE

Battle Rope Training

SCHLEUDERN MIT DEM TRAININGSSEIL

Ausgangsposition

Grundsätzlich startet man das Training an einem Tau (Trainingsseil) in einer leichten, stabilen Kniebeugeposition. Bei Variationen, zum Beispiel Schleuderbewegungen auf einem Gymnastikball oder kniend, verändert sich die Ausgangsposition entsprechend.

Bewegungsablauf

Halten Sie das Tau durch kräftige Armbewegungen (Schleuderbewegungen) ständig in Bewegung. Dabei können die Arme sowohl parallel (beide Hände auf gleicher Höhe) als auch alternierend (Hände bewegen sich entgegengesetzt) geführt werden.

Variationen

Variieren Sie die Übung regelmäßig durch Veränderung der Armbewegungen (alternierend/parallel), Körperposition (frontal/seitlich) und Ausgangsposition (Kniebeuge/Ausfallschritt/kniend/sitzend auf einem Gymnastikball)

Hauptsächlich trainiert

Schultermuskeln (M. deltoideus).

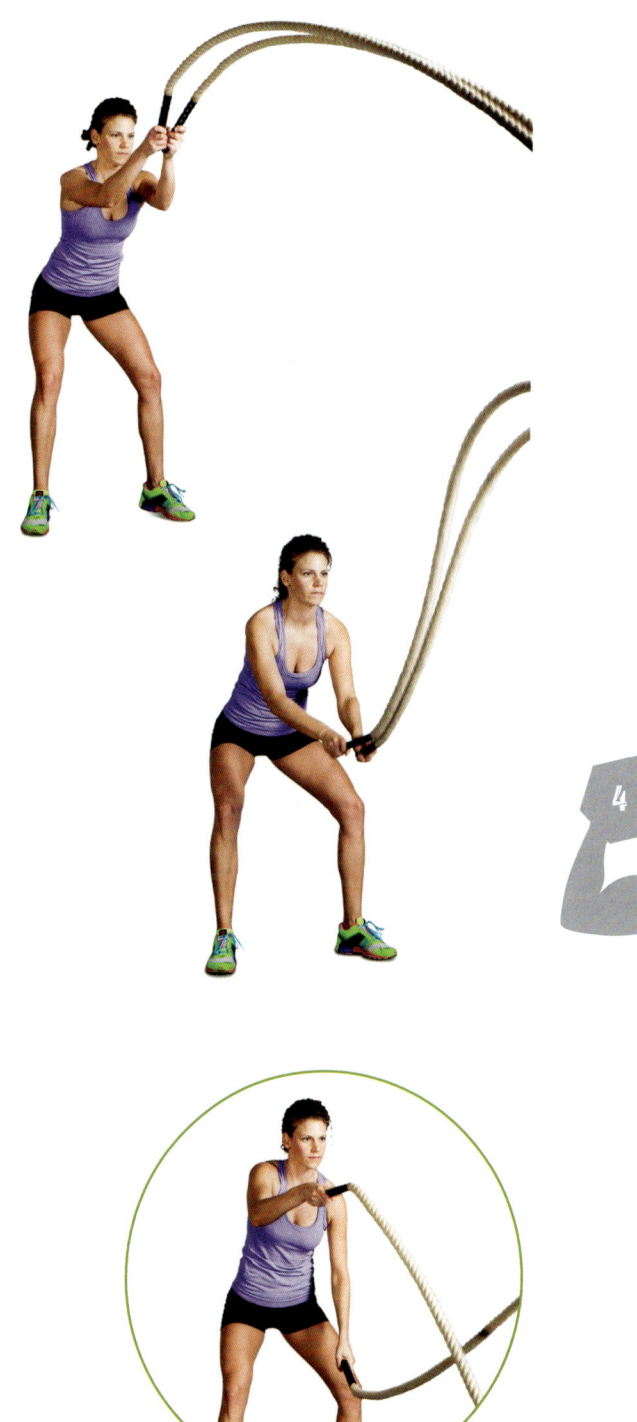

KRAFTTRAINING – SCHNELLER MUSKELAUFBAU

Overhead Squat
ÜBER-KOPF-KNIEBEUGE

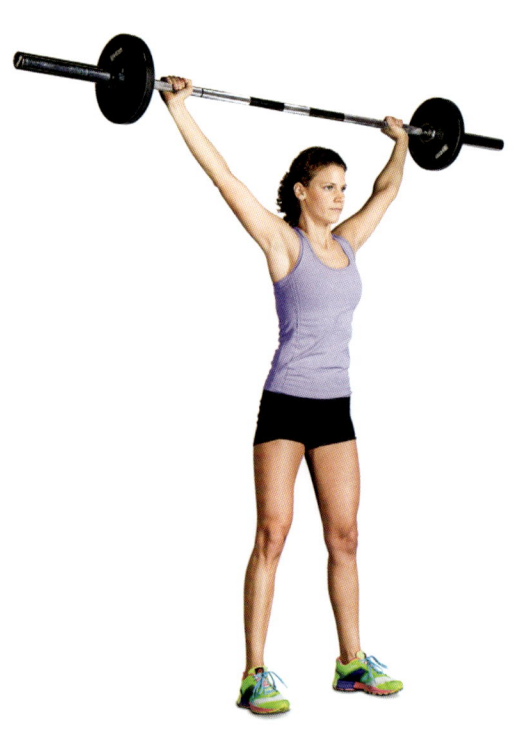

Ausgangsposition

Bringen Sie die Hantel sicher über den Kopf, zum Beispiel mit Umsetzen und Stoßen, Reißen oder mit einer Schnellkraft-Kniebeuge. Halten Sie die Hantel bei weit auseinanderstehenden Händen und fixieren Sie die Arme. Das Körpergewicht ruht in der Fußmitte.

Exzentrische Phase

Zunächst werden die Beine gebeugt, wie bei einer Kniebeuge. Die Arme verschieben sich mit der Hantel leicht hinter den Kopf, je tiefer man in die Hocke geht. Atmen Sie bei der exzentrischen Phase ein.

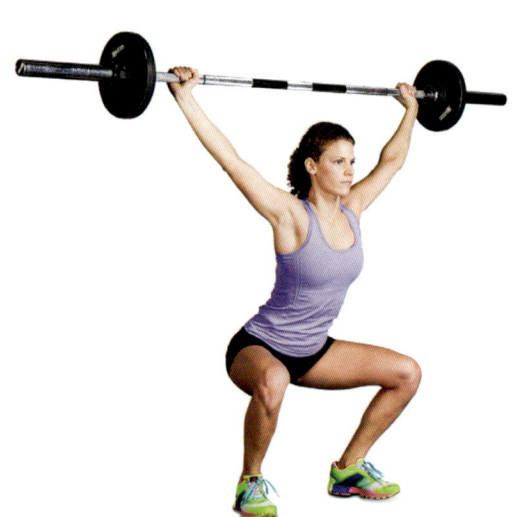

Konzentrische Phase

Strecken Sie Knie- und Hüftgelenk und richten Sie sich in den Stand auf. Die Hantel bewegt sich dabei wieder gleichmäßig über Ihren Kopf.

Hauptsächlich trainiert

Pimär Schultermuskeln (M. deltoideus), sekundär Gesäß, unterer Rücken und Beine (M. glutaeus maximus, M. erector spinae, M. quadriceps femoris und ischiokrurale Muskelgruppe, M. gastrocnemius).

KRAFTÜBUNGEN, FEHLERKORREKTUREN UND ANATOMIE

Explosive Squat

SCHNELLKRAFT-KNIEBEUGE

Ausgangsposition

Eine Schnellkraft-Kniebeuge setzt eine perfekte Kniebeugetechnik voraus. Ich empfehle Ihnen, eine Schnellkraft-Kniebeuge in der Multipresse zu machen, da sonst das fliegende Gewicht wieder auf Ihre Schultern fällt und zu Verspannungen und Verletzungen führt.

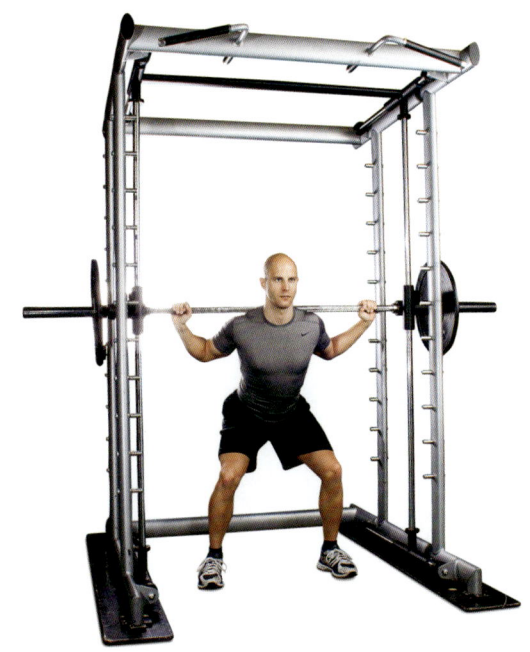

Bewegungsablauf

Gehen Sie in eine leichte Kniebeuge und halten Sie die Position für drei Sekunden. So verhindern Sie Schwung. Atmen Sie in der Vorbereitungsphase ein. Führen Sie eine schnellkräftige Kniebeuge aus. Atmen Sie dabei aus. Das Gewicht auf dem Nacken wird nach oben fliegen. Drehen Sie im höchsten Punkt der Hantel die Hände, damit das Gewicht an der Multipresse einrastet und nicht wieder nach unten fällt. Anschließend können Sie die Hantel in Ruhe und langsam auf Ihren Nacken absenken.

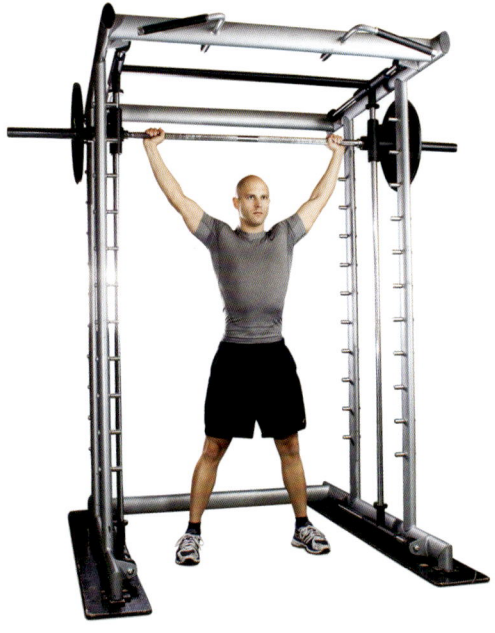

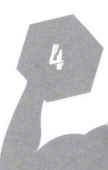

Hauptsächlich trainiert

Primär Gesäß, Beine und unterer Rücken, sekundär Schultermuskeln.

KRAFTTRAINING – SCHNELLER MUSKELAUFBAU

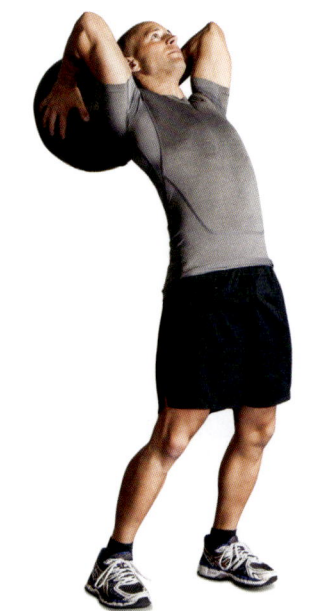

Forward Overhead Throw

EINWURF MIT MEDIZINBALL

Ausholbewegung

Führen Sie den Medizinball hinter den Kopf und gehen Sie in eine Überstreckung der Wirbelsäule. Halten Sie dabei die Bauchmuskeln angespannt. Sie können die Bogenspannung verstärken, indem Sie sich auf die Fußballen stellen. Eine Verlagerung des Gewichts auf die Fersen führt hingegen zum Umkippen. Schauen Sie in der Ausholbewegung zur Decke. Atmen Sie bei der Ausholbewegung ein.

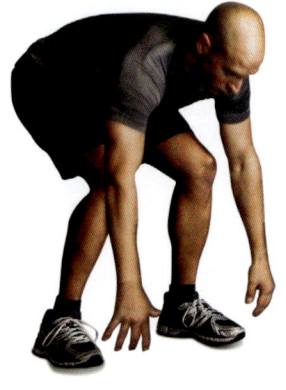
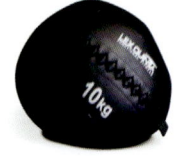

Wurfbewegung

Kontrahieren Sie die Hüft- und Bauchmuskeln, übertragen Sie den Impuls auf die Arme und werfen Sie den Ball schnellkräftig auf den Boden oder nach vorne oben. Atmen Sie bei der Wurfphase aus. Wenn Sie nach vorne werfen, gehen Sie nach dem Wurf ein paar Schritte dem Ball hinterher, um den Schwung abzufangen.

Hauptsächlich trainiert

Hüftbeuger, Bauch- und Brustmuskeln (M. iliopsoas, M. rectus abdominis, M. pectoralis).

KRAFTÜBUNGEN, FEHLERKORREKTUREN UND ANATOMIE

Backward Overhead Throw

MEDIZINBALL-SCHOCKEN

Ausholbewegung

Halten Sie den Medizinball zwischen den Händen, wobei die Handballen hinter dem Ball liegen sollten, um ihn später effektiv nach oben zu werfen. Gehen Sie in eine Kniebeuge wie bei einem Kettlebellschwung. Atmen Sie bei der Ausholbewegung ein.

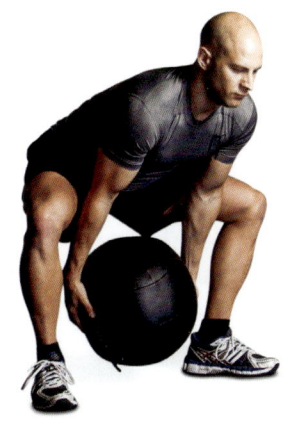

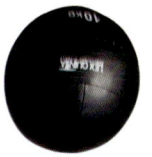

Wurfbewegung

Führen Sie eine schnellkräftige Kniebeuge durch und übertragen Sie den Impuls auf die Arme. Werfen Sie den Ball so hoch wie möglich in die Luft und lassen Sie ihn anschließend auf den Boden fallen. Versuchen Sie, an einen Sprung zu denken und springen Sie – je nach Trainingsgewicht des Medizinballs – nach dem Abwurf nach vorne oben. Atmen Sie während der Wurfbewegung aus.

Hauptsächlich trainiert

Gesäß, unterer Rücken, Beine und Schultermuskeln (M. gluteus maximus, M. erector spinae, M. quadriceps femoris, ischiokrurale Muskelgruppe, M. gastrocnemius, M. deltoideus).

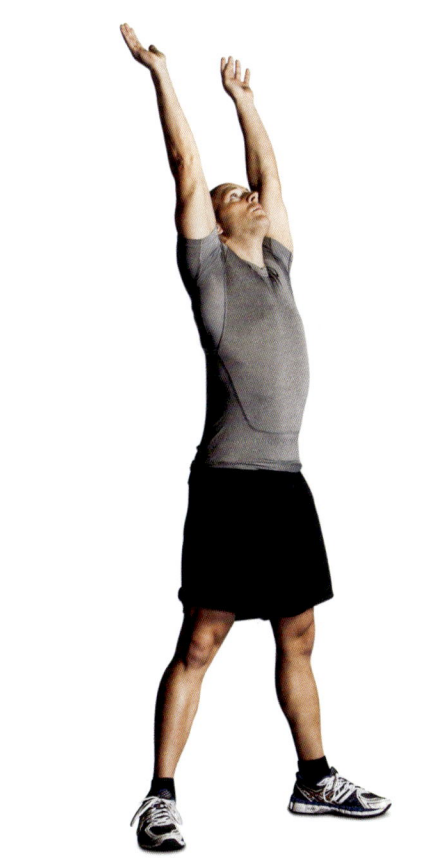

KRAFTTRAINING – SCHNELLER MUSKELAUFBAU

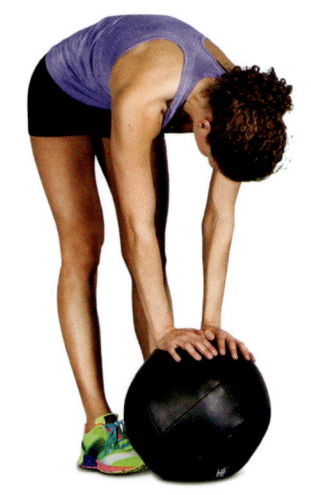

Medicine Ball Roll-out
AUSROLLEN

Ausgangsposition
Beugen Sie sich nach vorne und legen Sie die Hände auf den Medizinball. Runden Sie ruhig dabei den Rücken, denn später müssen Sie das Becken unbedingt aufrichten, um ein Hohlkreuz zu vermeiden. Wenn Sie die Beine nicht strecken können, weil Ihre Dehnfähigkeit in der hinteren Oberschenkelmuskulatur nicht ausreicht, beugen Sie die Beine.

Exzentrische Phase
Rollen Sie mit dem Medizinball so weit nach vorne, dass Sie auch wieder zurückkommen. Bei der ersten Ausführung rollt man zu weit, da man bei exzentrischer Muskelarbeit mehr Kraft hat. Halten Sie das Becken aufrecht und atmen Sie kontinuierlich flach.

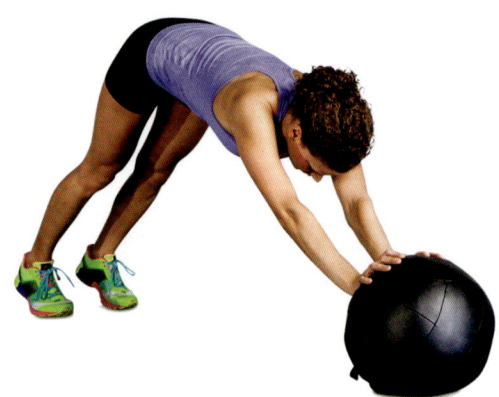

Konzentrische Phase
Rollen Sie wieder zurück in den Stand. Atmen Sie kontinuierlich weiter.

Hauptsächlich trainiert
Bauchmuskeln (M. rectus abdominis, M. obliquus abdominis internus und externus, M. transversus abdominis).

KRAFTÜBUNGEN, FEHLERKORREKTUREN UND ANATOMIE

Burpee

LIEGESTÜTZ-SPRUNG

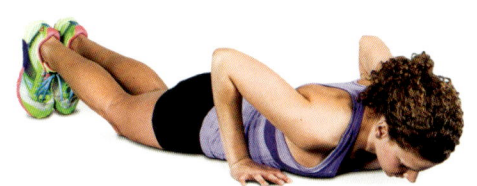

Erläuterung

To *burp* ist Englisch für *aufstoßen*. Bei **Burpees** gilt es, vom Boden aus in den Stand zu kommen oder gar einen kleinen Sprung in die Luft zu machen. Während der Sprung bei vielen Wiederholungen tatsächlich sehr klein ist, sollte er als Schnellkraftübung so hoch wie möglich sein.

Ausgangsposition

Starten Sie am Boden liegend als Vorbereitung für einen Liegestütz.

Sprung in die Hocke

Nachdem Sie einen Liegestütz durchgeführt haben, drücken Sie sich mit den Beinen vom Boden ab und springen mit den Füße so nah wie möglich an die Hände.

Aufrichten/Sprung in die Luft

Richten Sie sich in den Stand auf und führen Sie gegebenfalls noch einen Sprung durch. Anschließend kehren Sie per Kniebeuge und Liegestütz zurück zur Ausgangsposition.

Hauptsächlich trainiert

Brust- und vordere Schultermuskeln beim Liegestütz, Gesäß, unterer Rücken und Beine beim Aufrichten/Sprung.

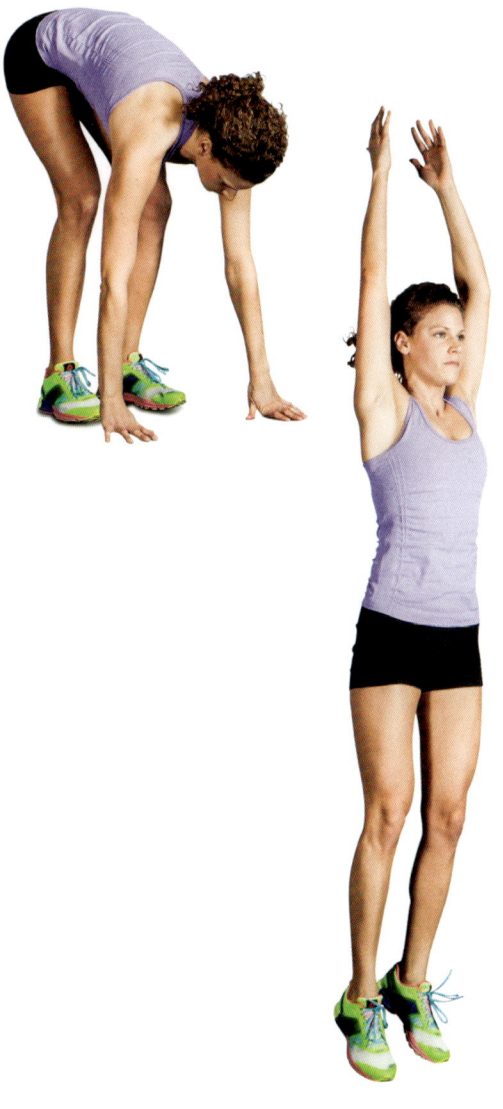

KRAFTTRAINING – SCHNELLER MUSKELAUFBAU

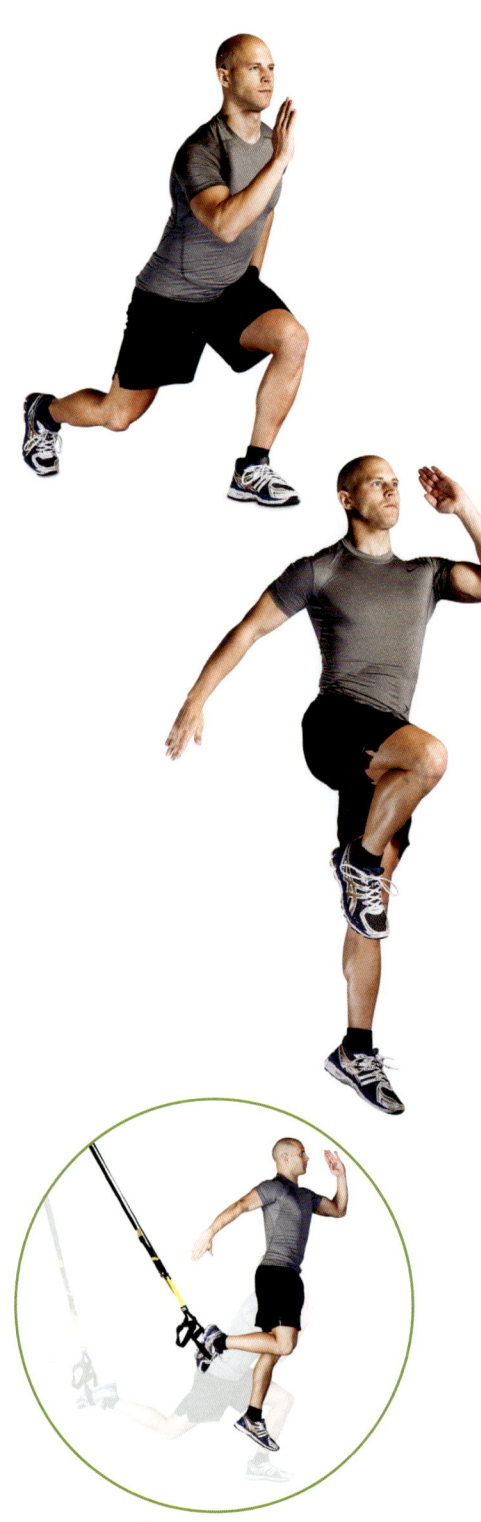

Jump Lunge
SPRUNG AUS DEM AUSFALLSCHRITT

Ausgangsposition

Starten Sie aus einem Ausfallschritt. Das vordere Bein sollte nur leicht gebeugt sein, da sonst kaum Schnellkraft abgerufen werden kann. Die Arme werden wie bei einer Laufbewegung gegengleich zur Schrittstellung gehalten. Atmen Sie während der Vorbereitung ein.

Sprung

Ziehen Sie das hintere Bein explosionartig nach vorne und drücken Sie sich schnellkräftig vom Standbein aus ab. Die Arme müssen zur Gleichgewichtskontrolle mitgezogen werden und können, schnellkräftig geführt, zusätzliche Sprunghöhe geben. Atmen Sie während des Sprungs aus.

Variation

Mit einem Schlingentrainer verstärken Sie die Belastung für das Standbein.

Hauptsächlich trainiert

Gesäß und Beine (M. glutaeus maximus, M. quadriceps femoris, ischiokrurale Muskelgruppe, M. gastrocnemius).

KRAFTÜBUNGEN, FEHLERKORREKTUREN UND ANATOMIE

Drop Jump

NIEDER-HOCH-SPRUNG

Erläuterung

Der Nieder-hoch-Sprung trainiert die Reaktivkraft und stellt eine große Belastung für den Körper dar. Trainieren Sie den Nieder-hoch-Sprung nur, wenn Sie Landungen nach Sprüngen perfekt beherrschen. Nutzen Sie Kästen von 10-40 cm.

Ausgangsposition

Sie stehen im aufrechten Stand auf einem Kasten. Halten Sie ein Bein ohne Gewicht vor den Kasten. Atmen Sie ein.

Tropfen

Die Übung nennt sich im Englischen *Drop Jump* für *Tropfensprung*. Das heißt, Sie springen nicht vom Kasten auf den Boden, sondern lassen sich „heruntertropfen" beziehungsweise „niedertropfen", indem Sie einen Schritt vom Kasten nach vorne machen.

Landung

Federn Sie die Landung mit der korrekten Kniebeugeposition ab. Achten Sie auf die Knie-Fuß-Einstellung.

Hochsprung

An diesem Punkt geschieht der eigentliche Trainingseffekt: Springen Sie, so schnell es geht, nach der Landung wieder in die Luft, so hoch Sie können. Je länger Sie in der Kniebeuge verharren, desto schlechter ist der Trainingseffekt.

Hauptsächlich trainiert

Gesäß und Beine (M. gluteus maximus, M. quadriceps und M. biceps femoris).

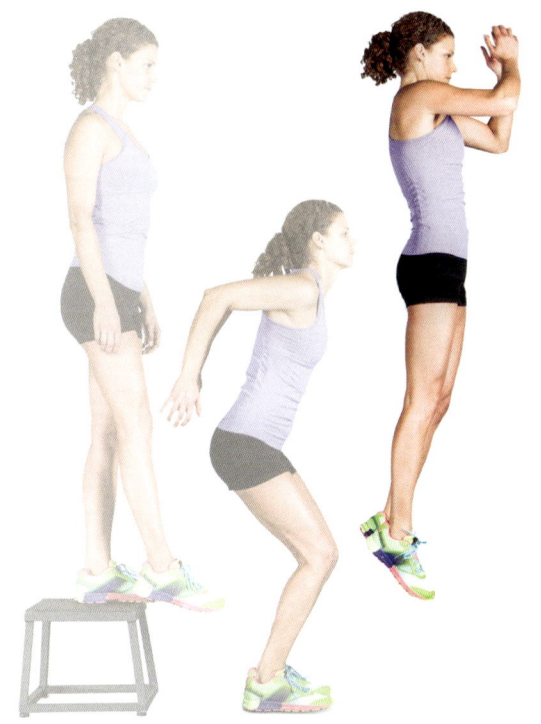

KRAFTTRAINING – SCHNELLER MUSKELAUFBAU

8.3 Klassische Übungen

Chest Press
BANKDRÜCKEN

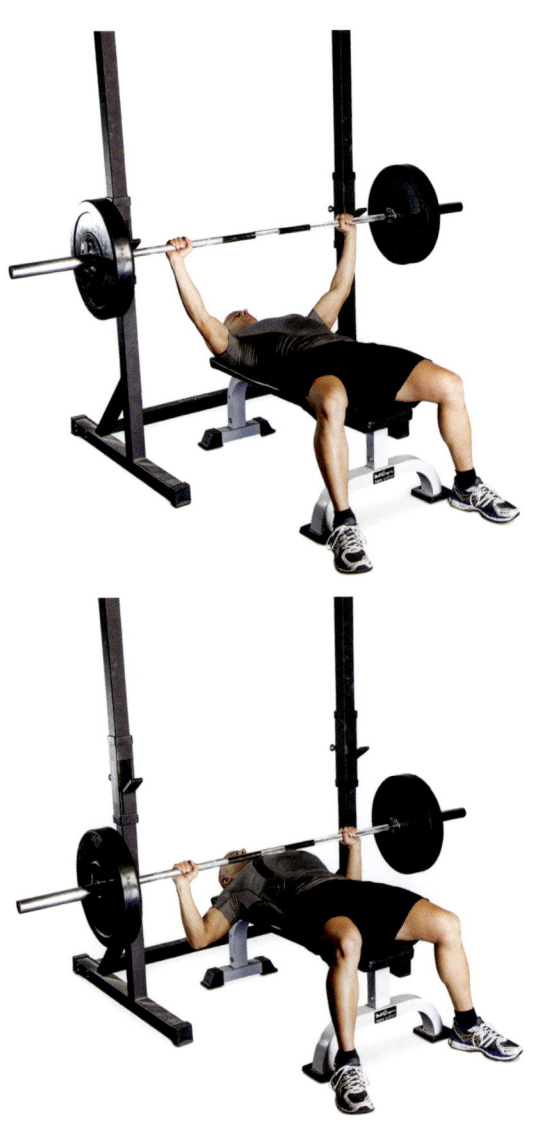

Ausgangsposition
Das Bankdrücken beginnt in Rückenlage, die Hantel wird aus der Sicherung gehoben. Die Hände werden seitlich etwa auf Höhe der Ellbogen gefasst. Die Hantel kann mit der ganzen Hand umschlossen werden oder nur auf den Handballen liegen. Stellen Sie die Füße mit ganzer Sohle auf den Boden.

Exzentrische Phase
Zunächst wird das Gewicht auf die Brust abgesenkt. Senken Sie die Hantel immer vollständig ab, um den kompletten Bewegungsumfang auszunutzen. Lassen Sie die Hantel den unteren Rand Ihrer Brustwarzen berühren. Atmen Sie während der exzentrischen Phase ein.

Konzentrische Phase
Drücken Sie das Gewicht nach oben und spannen Sie dabei Ihre Brustmuskulatur an. Atmen Sie während der konzentrischen Phase aus. Das Becken sollte nicht von der Bank abheben.

Hauptsächlich trainiert
Brustmuskulatur, Trizeps und vordere Schultern (M. pectoralis major, M. triceps brachii, M. deltoideus pars clavicularis).

Variation:
Mit einer Bank mit schräger Rückenlehne verändern Sie den Winkel, in der die Brust- und Schultermuskulatur trainiert wird und reizen damit noch weitere Muskelfasern. Bei nach oben gestellter Lehne nennt sich die Übung „Schrägbankdrücken", bei nach unten gerichteter Lehne „Negativbankdrücken".

KRAFTÜBUNGEN, FEHLERKORREKTUREN UND ANATOMIE

Barbell Row

KURZHANTEL-RUDERN

Ausgangsposition

Sie stützen einen Arm, ein Knie und ein Schienbein auf eine Hantelbank. Das andere Bein steht leicht gebeugt und mit festem Stand auf dem Boden. Der freie Arm greift die Hantel vom Boden aus.

Konzentrische Phase

Denken Sie an Ihren Ellbogen, der zur Decke zieht, statt daran, den Arm anzuwinkeln. So aktivieren Sie vermehrt die Rückenmuskulatur. Halten Sie den Oberkörper und den Kopf gerade und stabil. Atmen Sie während der konzentrischen Phase ein.

Exzentrische Phase

Senken Sie die Hantel ab, indem Sie den Arm strecken. Halten Sie den Oberkörper und Kopf stabil. Atmen Sie während der exzentrischen Phase aus.

Hauptsächlich trainiert

Großer Rückenmuskel, hintere Schultermuskeln und Bizeps (M. latissimus dorsi, M. rhomboideus, M. biceps brachii und brachialis).

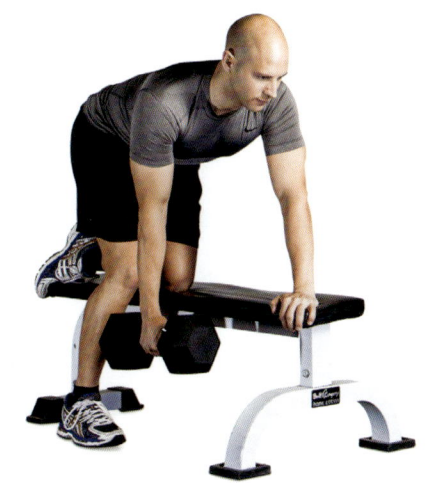
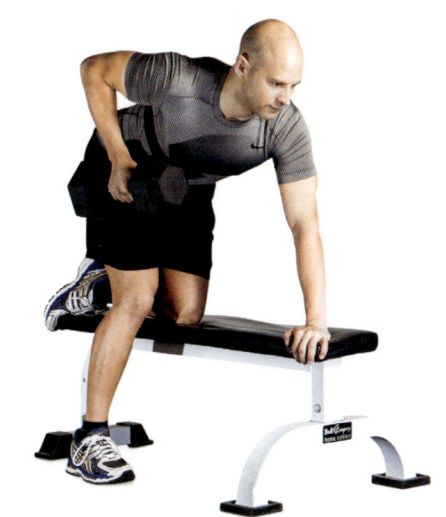
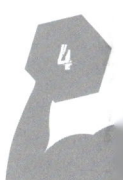

KRAFTTRAINING – SCHNELLER MUSKELAUFBAU

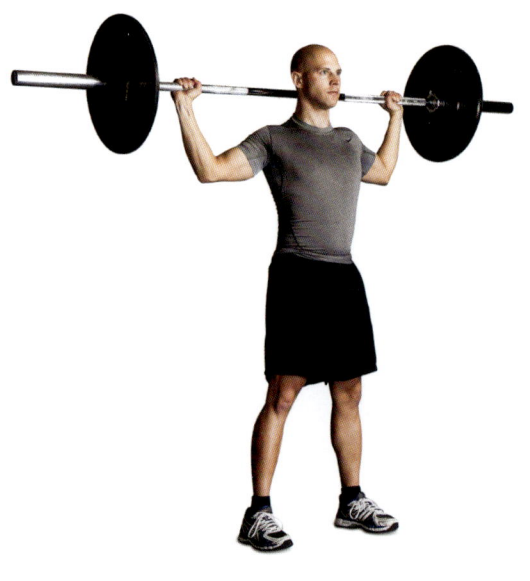

Shoulder Press
SCHULTERDRÜCKEN

Ausgangsposition
Die Hantel wird wie bei einer Kniebeuge von einem Hantelständer auf den Nacken genommen und anschließend mit einer Schnellkraft-Kniebeuge über den Kopf befördert. Richten Sie das Becken auf und halten Sie Körperspannung.

Exzentrische Phase
Die Hantel wird hinter dem Kopf bis auf Höhe des Mundes abgesenkt. Dabei sollte der Kopf gerade gehalten werden, ohne dass die Hantel den Hinterkopf trifft. Atmen Sie ein.

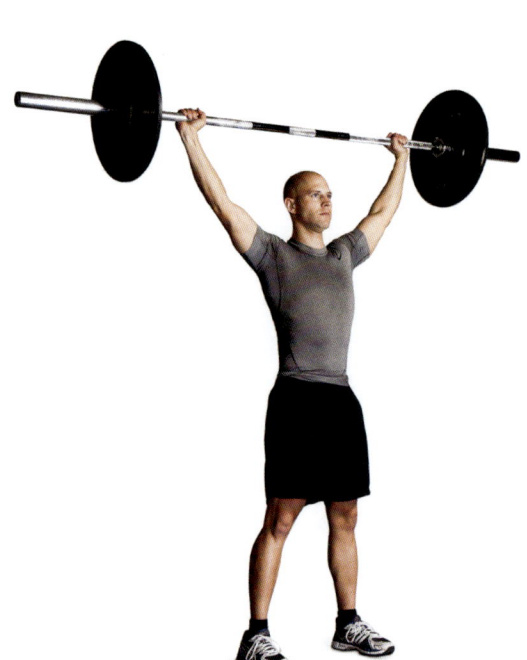

Konzentrische Phase
Drücken Sie die Hantel über den Kopf. Halten Sie das Becken aufrecht und atmen Sie aus. Die Arme sollten am Ende der Bewegung leicht gebeugt bleiben.

Variation
Sie können die Hantel vor dem Kopf drücken oder Kurzhanteln verwenden.

Hauptsächlich trainiert
Schultern, Nacken, Trizeps und Brustmuskulatur (M. deltoideus, M. trapezius, M. triceps brachii, M. pectoralis major).

KRAFTÜBUNGEN, FEHLERKORREKTUREN UND ANATOMIE

Shoulder Press
FEHLERKORREKTUR

Hohlkreuz

Der Körper versucht, unterbewusst eine Position einzunehmen, in der er die Last der Hantel ökonomischer auf die Muskeltasche (Brust- und Rückenmuskulatur) verteilen kann. Beim daraus resultierenden Hohlkreuz wird die Wirbelsäule im Lendenwirbelbereich gestaucht. Es kann zu Verletzungen, wie einer Wirbelverschiebung und häufig damit verbundenem Knochenbruch oder einem Wirbelbruch, kommen.

Sie schützen Ihre Wirbelsäule, indem Sie Ihr Becken über den gesamten Bewegungsablauf aufrecht halten und die Bauchmuskulatur bewusst anspannen. Verringern Sie gegebenenfalls das Trainingsgewicht, falls es Ihnen schwerfällt, den Rücken zu entlordisieren.

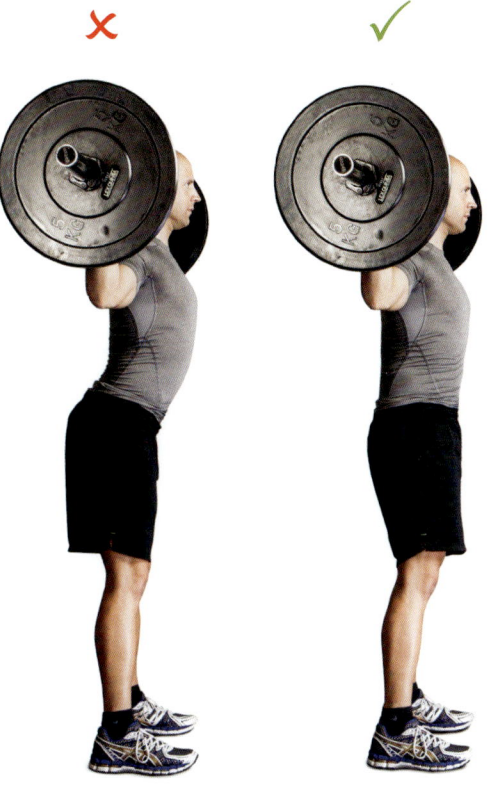

Absenken der Hantel

Die Hantel sollte hinter dem Kopf nicht bis auf den Nacken abgesenkt werden. In dieser Position wird die Schulter stark gedehnt und es wirken hohe mechanische Kräfte auf die passiven Strukturen. Verstärkt durch das Hantelgewicht, kann es zu Verletzungen wie dem Impingementsyndrom kommen.

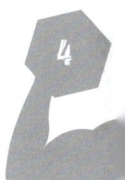

KRAFTTRAINING – SCHNELLER MUSKELAUFBAU

Side Lateral Raise
SEITHEBEN

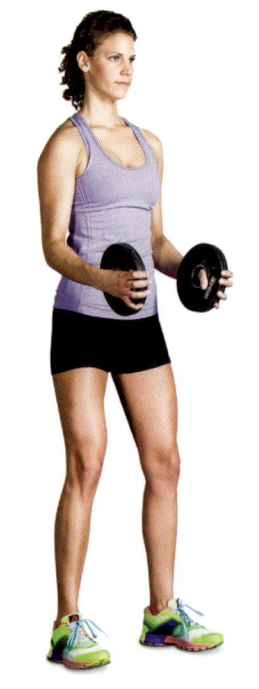

Ausgangsposition
Die Füße stehen schulterbreit auseinander, das Körpergewicht ruht auf dem ganzen Fuß. Die Beine sind leicht gebeugt, das Becken ist in der neutralen Position. Die Handinnenflächen zeigen zueinander. Die Arme können leicht angewinkelt oder gestreckt gehalten werden. Je weiter der Ellbogenwinkel geöffnet wird, desto größer ist die Hebelwirkung und desto schwieriger wird die Übung.

Konzentrische Phase
Der Oberarm wird nur durch den Einsatz der seitlichen Schultermuskeln nach oben gehoben, der Rest des Körpers bleibt stabil. Am Ende der Bewegung zeigen die Handinnenflächen zum Boden. Atmen Sie aus.

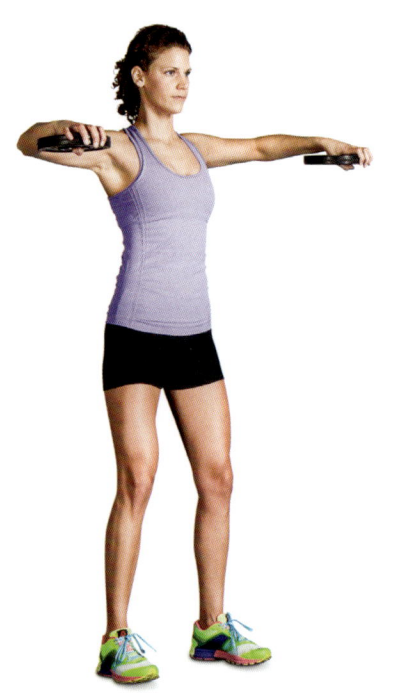

Exzentrische Phase
Geben Sie der Schwerkraft kontrolliert nach und senken Sie die Arme. Atmen Sie ein.

Hauptsächlich trainiert
Seitlicher Teil der Schultermuskulatur und der Nacken (M. deltoideus pars acromialis, M. trapezius pars descendens).

KRAFTÜBUNGEN, FEHLERKORREKTUREN UND ANATOMIE

Front Raise
FRONTHEBEN

Ausgangsposition
Die Füße stehen schulterbreit auseinander, das Körpergewicht ruht auf dem ganzen Fuß. Die Beine sind leicht gebeugt, das Becken ist in der neutralen Position. Die Handinnenflächen zeigen zueinander. Die Arme werden leicht gebeugt vor dem Körper gehalten.

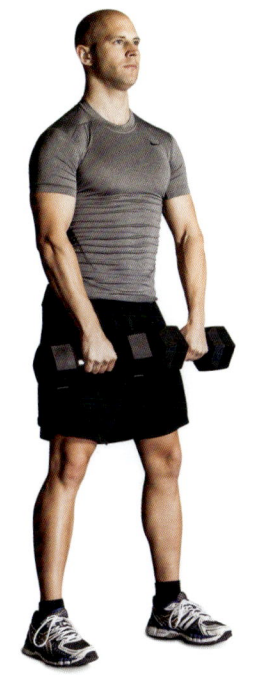

Konzentrische Phase
Heben Sie die Hantel vor dem Körper, bis die Hantel knapp über den Kopf angelangt ist. Halten Sie die Schultern unten und atmen Sie aus. Der Körper bleibt stabil und aufrecht. Lehnen Sie sich nicht zu stark nach hinten, um eine Stauchung der Lendenwirbelsäule zu vermeiden. Die Arme können parallel oder alternierend gehoben werden.

Exzentrische Phase
Geben Sie der Schwerkraft kontrolliert nach und senken Sie die Arme. Atmen Sie ein.

Hauptsächlich trainiert
Vorderer Teil der Schultermuskulatur und der Nacken (M. deltoideus pars clavicularis, M. trapezius pars descendens).

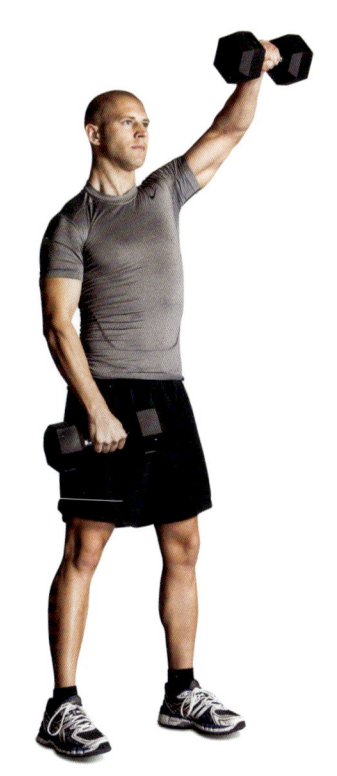

KRAFTTRAINING – SCHNELLER MUSKELAUFBAU

Rear Delt Raise
VORGEBEUGTES SEITHEBEN

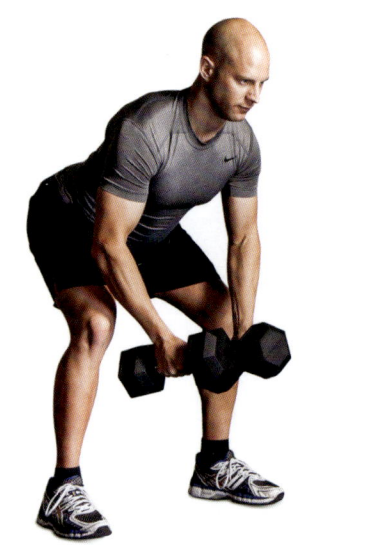

Ausgangsposition

Sie stehen in der Kniebeugeposition, der Rücken ist gerade, die Knie stehen über den Fußspitzen. Die Arme werden vor dem Körper mit leicht gebeugten Ellbogen gehalten. Die Handinnenflächen zeigen zueinander.

Konzentrische Phase

Die Ellbogen werden seitlich nach oben hinten gezogen, bis die Handinnenflächen zum Boden zeigen. Halten Sie die Ellbogenwinkel geöffnet, sonst führen Sie eine Ruderbewegung für den Rücken, statt eine Hebebewegung für die hinteren Schultern, durch. Atmen Sie in der konzentrischen Phase aus.

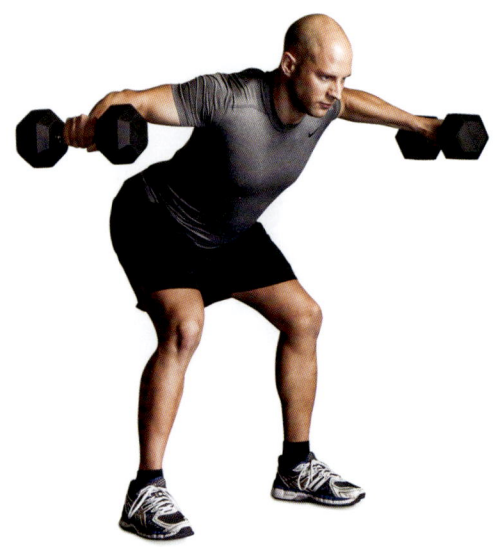

Exzentrische Phase

Geben Sie der Schwerkraft kontrolliert nach und senken Sie die Arme. Atmen Sie ein.

Hauptsächlich trainiert

Hinterer Teil der Schultermuskulatur und der Nacken (M. deltoideus pars spinalis, M. rhomboideus, M. trapezius, M. levator scapulae, M. supraspinatus).

KRAFTÜBUNGEN, FEHLERKORREKTUREN UND ANATOMIE

Rear Delt Fly
REVERSE BUTTERFLY

Ausgangsposition
Hängen Sie sich mit gestrecktem Körper am Schlingentrainer und halten Sie die Körperspannung. Fixieren Sie die Schultern und vermeiden Sie ein „Durchhängen". Je nach Intensität stehen Sie auf dem ganzen Fuß oder auf den Fersen. Je schwieriger Sie die Übung gestalten wollen, desto weiter gehen die Füße nach vorne.

Konzentrische Phase
Ziehen Sie die Ellbogen bei geöffnetem Ellbogenwinkel nach hinten. Vermeiden Sie schwunghafte Bewegungen durch Hüftbewegungen. Atmen Sie während der konzentrischen Phase aus.

Exzentrische Phase
Geben Sie der Schwerkraft kontrolliert nach und führen Sie die Arme vor dem Körper zusammen. Atmen Sie ein.

Hauptsächlich trainiert
Hinterer Teil der Schultermuskulatur und der Nacken (M. deltoideus pars spinalis, M. rhomboideus, M. trapezius, M. levator scapulae, M. supraspinatus).

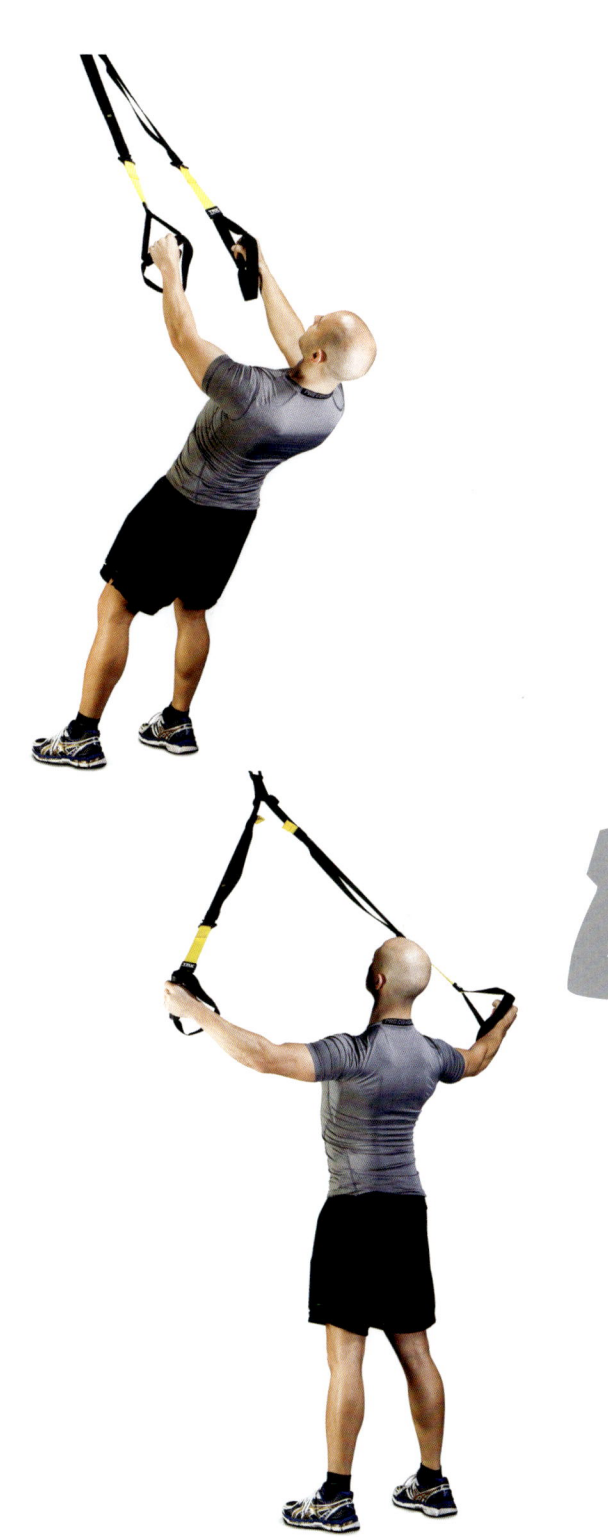

KRAFTTRAINING – SCHNELLER MUSKELAUFBAU

Biceps Curls
BIZEPSCURLS

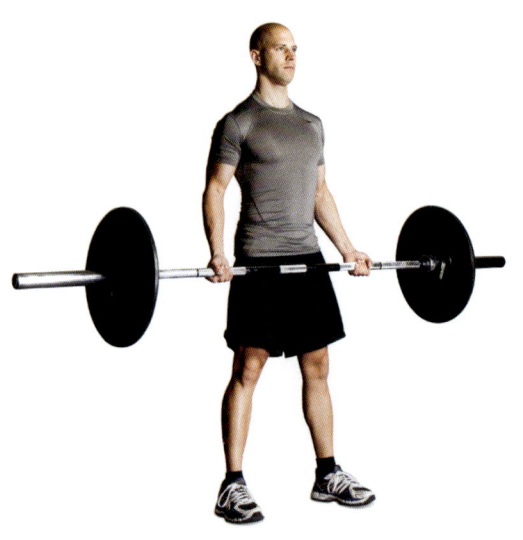

Ausgangsposition
Im schulterbreiten Stand wird die Hantel mit supiniertem Griff und leicht gebeugten Armen vor dem Körper gehalten. Richten Sie das Becken auf.

Konzentrische Phase
Beugen Sie das Ellbogengelenk durch Krafteinsatz der Oberarme. Halten Sie die Ellbogen hinter dem Körper, um einen Einsatz der Schultermuskeln auszuschließen. Spannen Sie den Bizeps kräftig an und atmen Sie während der konzentrischen Phase aus.

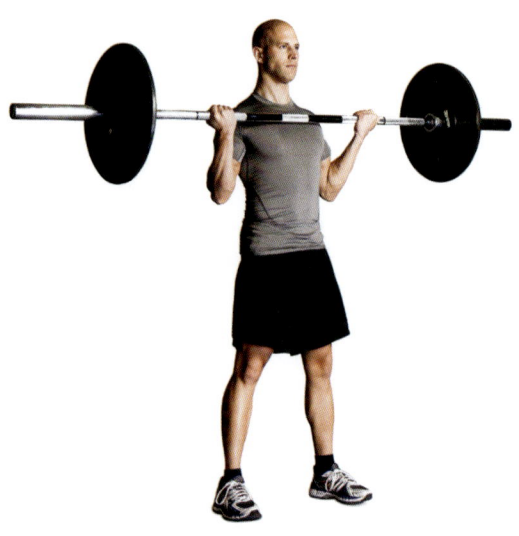

Exzentrische Phase
Strecken Sie langsam die Arme und halten Sie den Oberkörper aufrecht. Vermeiden Sie, sich mit nach vorne zu beugen, um die Hantel anschließend mit Schwung nach oben zu befördern. Nur der Bizeps soll aktiv sein. Atmen Sie während Abwärtsbewegung aus.

Hauptsächlich trainiert
Bizeps und Unterarmmuskeln (M. biceps brachii, M. biceps brachialis, M. biceps brachioradialis, M. flexor carpi radialis und weitere Unterarmmuskeln).

KRAFTÜBUNGEN, FEHLERKORREKTUREN UND ANATOMIE

Triceps Extension
TRIZEPSSTRECKEN

Ausgangsposition
Bereits die Ausgangsposition ist wie ein Bauchmuskeltraining, da die Körperspannung wie bei einer Planke gehalten werden muss, um nicht in ein Hohlkreuz zu fallen. Sie stehen auf den Fußballen und richten das Becken auf. Halten Sie die Griffe des Schlingentrainers mit gestreckten Armen neben dem Kopf. Je weiter die Füße hinten stehen, desto höher ist der Schwierigkeitsgrad.

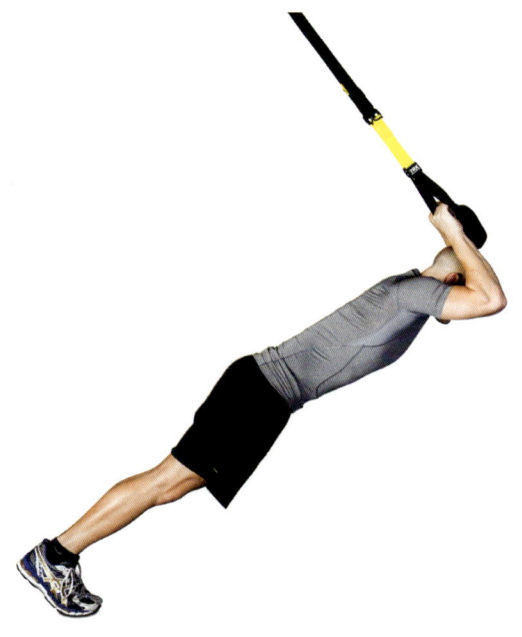

Exzentrische Phase
Beugen Sie die Unterarme und atmen Sie ein. Halten Sie nun unbedingt die Körperspannung aufrecht.

Konzentrische Phase
Strecken Sie die Unterarme und atmen Sie aus. Halten Sie den Körper stabil und vermeiden Sie, mit der Hüfte schwungvoll nach hinten zu gehen, damit nur die Arme die Arbeit leisten.

Hauptsächlich trainiert
Primär Trizeps und Unterarmmuskeln, sekundär großer Rückenmuskel und Bauchmuskeln (primär M. triceps brachii, M. flexor carpi radialis und weitere).

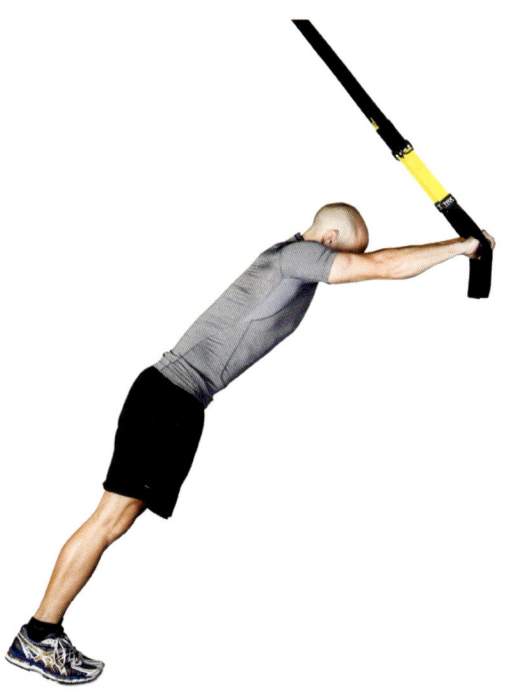

KRAFTTRAINING – SCHNELLER MUSKELAUFBAU

Standing Knee Raise
KNIEHEBEN

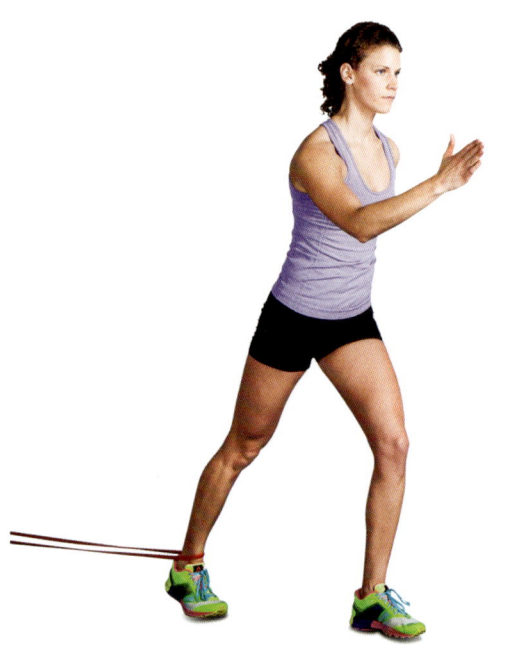

Ausgangsposition

Befestigen Sie ein Gummiband oder eine Fußschlaufe für den Kabelzug an einem Fußgelenk. Gehen Sie in eine Schrittstellung und verlagern Sie das Gewicht auf das vordere Bein. Halten Sie das Standbein leicht gebeugt. Die Arme werden entsprechend der Schrittstellung gegengleich gehalten.

Konzentrische Phase

Ziehen Sie das Knie nach oben und spannen Sie den Bauch an, um zusätzliche Körperspannung und Stabilität zu bekommen. Strecken Sie dabei das Standbein und bewegen Sie die Arme mit. Atmen Sie während der konzentrischen Phase aus.

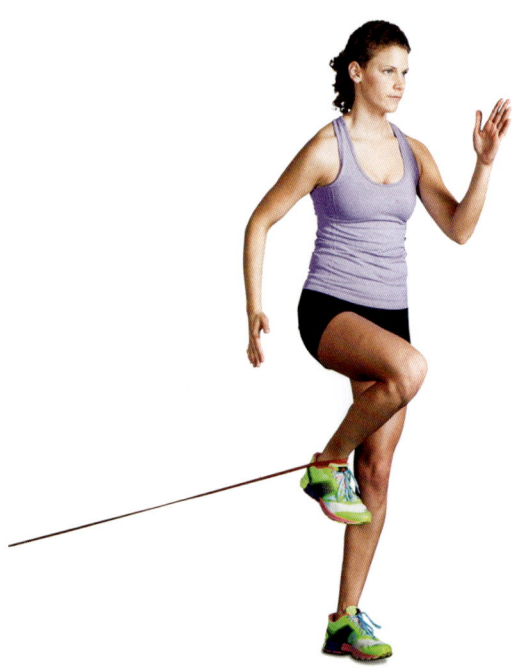

Exzentrische Phase

Beugen Sie das Standbein langsam und geben Sie dem Zug kontrolliert nach. Atmen Sie ein, während Sie das Knie nach hinten führen.

Hauptsächlich trainiert

Hüftbeuger und Bauchmuskeln (M. iliopsoas, M. rectus abdominis).

KRAFTÜBUNGEN, FEHLERKORREKTUREN UND ANATOMIE

Hyperextensions
RÜCKENSTRECKEN

Ausgangsposition
Stellen Sie das Gerät so ein, dass Ihre Hüfte auf den vorderen Polstern aufliegt, nicht Ihre Oberschenkel, da das schmerzt. Klemmen Sie Ihre Füße zwischen die Fußpolster. Halten Sie die Arme in einer Position, mit der Sie die vorgegebene Wiederholungszahl schaffen. Je weiter Sie die Arme in Richtung des Kopfs nehmen, desto schwieriger wird die Übung. Die Übung beginnt in gestreckter Körperposition. Halten Sie das Gesäß durchgehend angespannt.

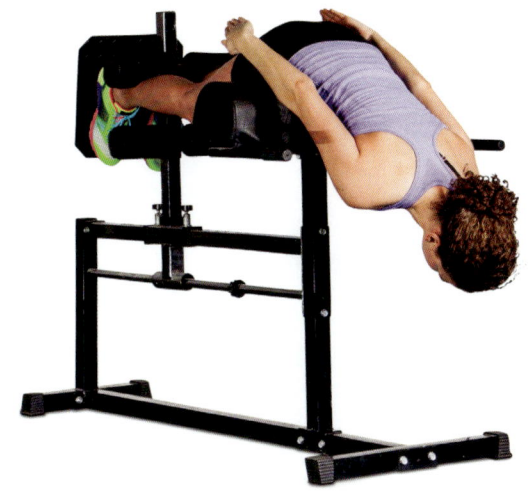

Exzentrische Phase
Senken Sie den Oberkörper zum Boden und atmen Sie während der exzentrischen Phase ein.

Konzentrische Phase
Richten Sie den Oberkörper bis etwa über die Waagerechte auf. Eine Stauchung der Wirbelsäule müssen Sie nicht fürchten, da die Muskeln die Wirbelsäule schützen und keine Drucklast auf der Wirbelsäule liegt. Atmen Sie aus.

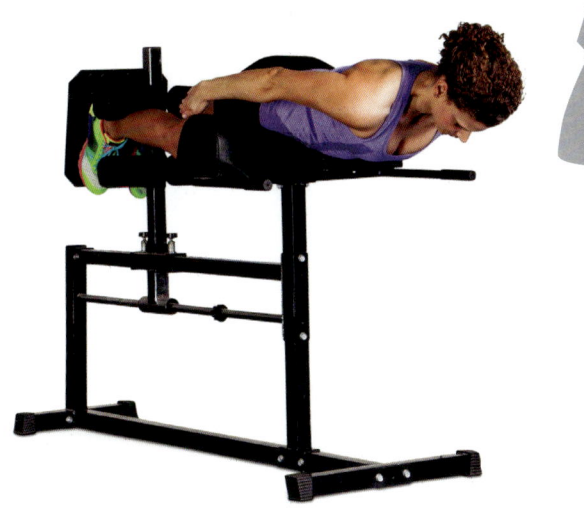

Hauptsächlich trainiert
Autochtone (tief liegende) Rückenmuskulatur und unterer Rücken (M. longissimus, M. iliocostalis, M. spelnius, M. erector spinae).

KRAFTTRAINING – SCHNELLER MUSKELAUFBAU

Leg Extension
BEINSTRECKEN

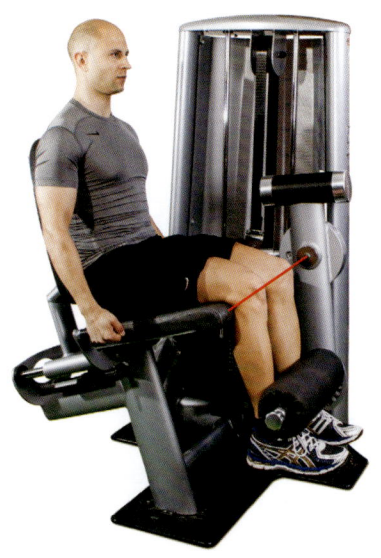

Ausgangsposition
Sie können bei jeder Beinstreckermaschine die Rückenlehne und das Fußpolster verstellen. Die Rückenlehne sollte so weit vor- beziehungsweise zurückgestellt werden, dass Ihre Knie auf einer Höhe mit der Drehachse des Trainingsarms sind (siehe Markierung im Bild). Das Fußpolster sollte auf Höhe des Fußgelenks justiert werden. Stellen Sie den Trainingswinkel des Trainingsarms so hoch wie möglich ein, das heißt, Ihre Beine sollten in der Startposition maximal gebeugt sein.

Konzentrische Phase
Strecken Sie die Beine, so weit es geht, spannen Sie dabei die Oberschenkelmuskeln an und atmen Sie aus.

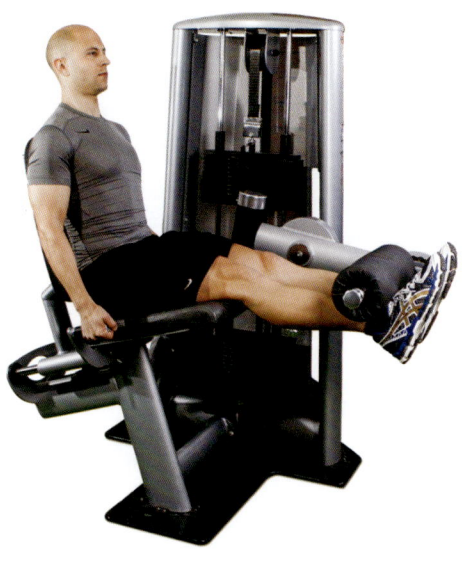

Exzentrische Phase
Winkeln Sie die Beine an und stoppen Sie die Bewegung, kurz bevor das Gewicht aufsetzt. Atmen Sie ein.

Hauptsächlich trainiert
Oberschenkelvorderseite (M. quadriceps femoris, M. vastus lateralis, M. medialis, M. interfemoris und M. rectus femoris).

Leg Curl
BEINBEUGEN

Ausgangsposition
Legen Sie sich mit dem Bauch auf das Gerät. Die Knie liegen knapp über dem Rand des Polsters. Das Fußpolster wird auf Höhe der Fußgelenke eingestellt. In der Startposition sollten die Beine maximal gestreckt sein.

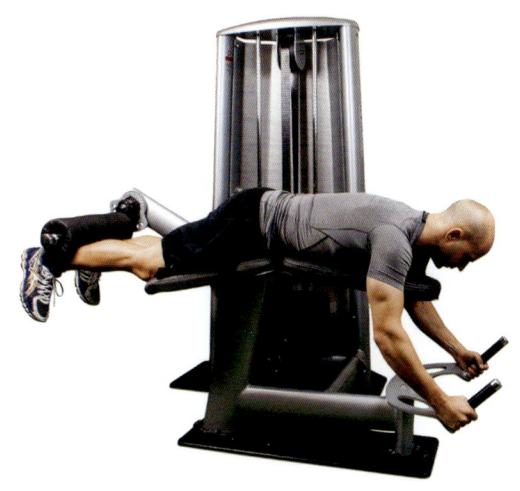

Konzentrische Phase
Winkeln Sie die Knie an und ziehen Sie die Fersen an das Gesäß. Wenn Sie das Becken aufrichten und die Hüfte durchgehend auf dem Polster aufliegt, erhöhen Sie die Wirkung der Übung. Sie isolieren den Beinbeuger, indem Sie die untere Rückenmuskulatur als Hilfsmuskel ausschalten. Atmen Sie während der konzentrischen Phase aus.

Exzentrische Phase
Strecken Sie die Beine und halten Sie dabei das Becken aufrecht. Atmen Sie während der exzentrischen Phase ein.

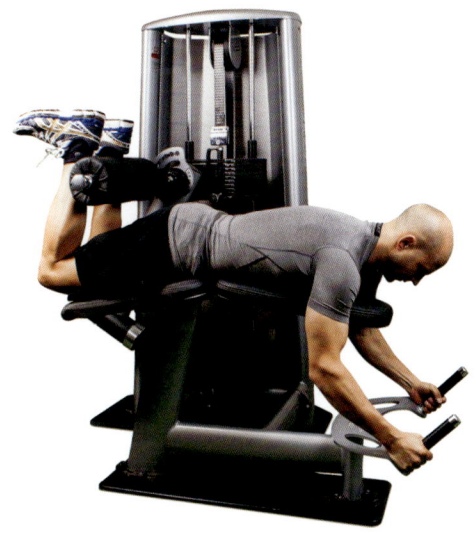

Hauptsächlich trainiert
Oberschenkelrückseite (ischiokrurale Muskelgruppe: M. biceps femoris, M. semitendinosus, M. semimembranosus, M. sartorius, M. popliteus, M. gastrocnemius).

KRAFTTRAINING – SCHNELLER MUSKELAUFBAU

Step-up
KASTEN-AUFSTEIGER

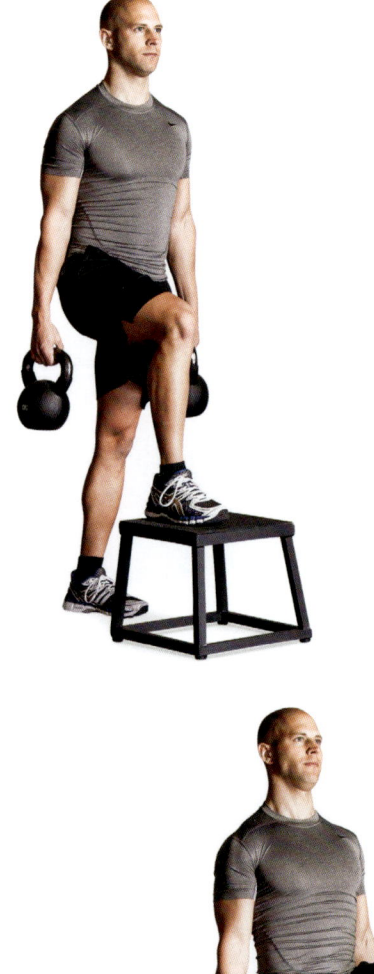

Ausgangsposition
Ein Fuß steht auf dem Kasten, der andere auf dem Boden. Bei schwerem Trainingsgewicht sollte die Hantel auf dem Nacken platziert werden, da sonst die Haltekraft in den Fingern nachlässt, bevor die Beine ausgereizt sind.

Konzentrische Phase
Steigen Sie auf den Kasten, indem Sie das Körpergewicht nach vorne verlagern und das vordere Bein strecken. Drücken Sie sich zusätzlich leicht mit dem hinteren Bein ab. Als Anfänger können Sie das hintere Bein auf den Kasten stellen. Fortgeschrittene ziehen das freie Knie an, um das Gleichgewicht und die Körperspannung zu schulen.

Exzentrische Phase
Senken Sie sich kontrolliert nach unten ab. Das Körpergewicht muss nach vorne verlagert werden, um ein „Nach-hinten-Stürzen" zu vermeiden. Atmen Sie ein.

Hauptsächlich trainiert
Oberschenkel (M. quadriceps femoris und ischiokrurale Muskelgruppe).

KRAFTÜBUNGEN, FEHLERKORREKTUREN UND ANATOMIE

Calv Raise
WADENHEBEN

Ausgangsposition
Stellen Sie sich auf einen Kasten und positionieren Sie Ihre Fußballen an den Rand des Kastens. Ihre Fersen bleiben frei in der Luft. Senken Sie zum Start Ihre Fersen so weit nach unten, wie gesagt. Möglicherweise spüren Sie eine Dehnung in der Wadenmuskulatur. Nutzen Sie die Gewichte, um das Gleichgewicht zu halten. Ich empfehle, die Hanteln vor dem Körper zu halten.

Konzentrische Phase
Strecken Sie die Fußgelenke so weit wie möglich und versuchen Sie, sich auf die Zehenspitzen zu stellen. Atmen Sie in der konzentrischen Phase aus.

Exzentrische Phase
Senken Sie die Fersen langsam und kontrolliert ab. Ein abruptes Senken der Ferse hat meistens einen Gleichgewichtsverlust zur Folge. Atmen Sie ein.

Hauptsächlich trainiert
Wadenmuskulatur (M. triceps surae, bestehend aus M. gastrocnemius und M. soleus; M. peroneus longus und brevis).

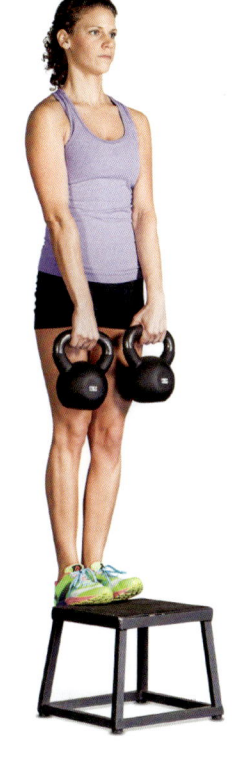
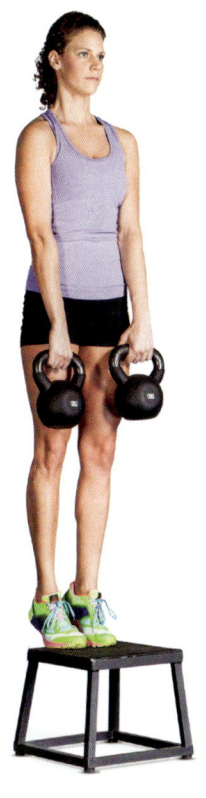
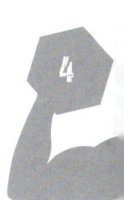

KRAFTTRAINING – SCHNELLER MUSKELAUFBAU

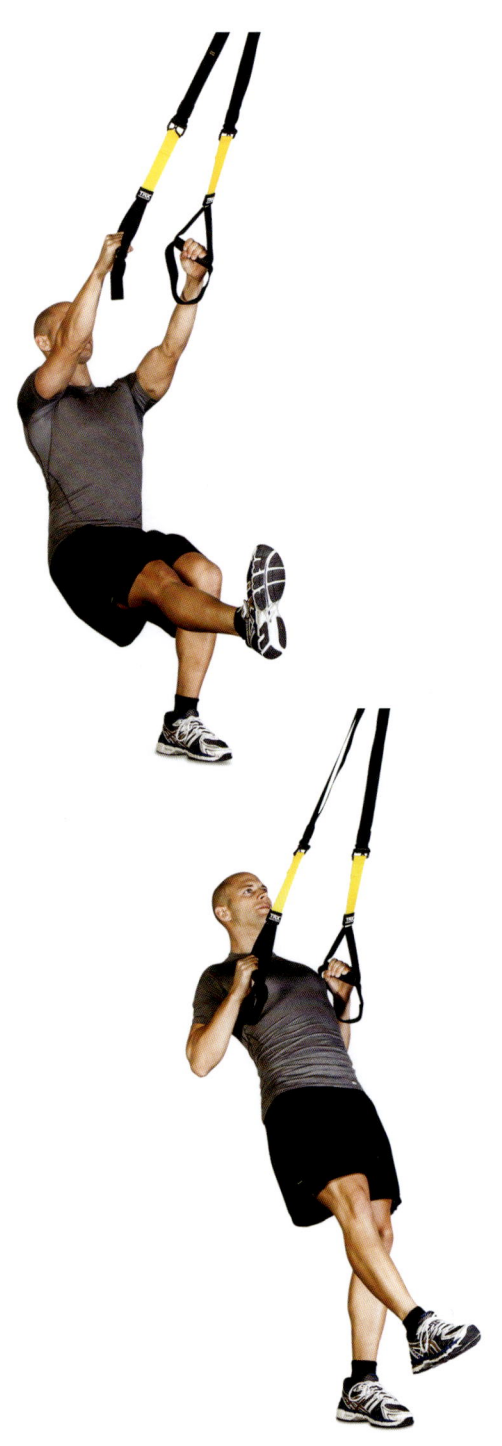

Pistol Squad

EINBEINIGE KNIEBEUGE

Ausgangsposition

Hängen Sie sich in einen Schlingentrainer. Stellen Sie Ihre Füße eng zusammen und gehen Sie in eine Kniebeuge. Heben Sie nun einen Fuß an und strecken den Unterschenkel nach vorn. Halten Sie dabei die Körperspannung aufrecht und den Rücken gerade.

Konzentrische Phase

Strecken Sie das Standbein. Versuchen Sie, die Arme nur zum Ausgleich des Gleichgewichts zu benutzen, nicht um dem Standbein Arbeit abzunehmen. Atmen Sie während der konzentrischen Phase aus.

Exzentrische Phase

Beugen Sie das Standbein und strecken Sie in gleichem Maße das freie Bein nach vorne. Versuchen Sie, die Arme so wenig wie möglich einzusetzen, wobei diese in der exzentrischen Phase naturgemäß mehr Arbeit übernehmen werden. Atmen Sie in dieser Phase ein.

Hauptsächlich trainiert

Oberschenkel und Gesäß (M. quadriceps, ischiokrurale Gruppe, M. glutaeus).

KRAFTÜBUNGEN, FEHLERKORREKTUREN UND ANATOMIE

Cable Crossover

BUTTERFLY AM KABEL

Ausgangsposition

Nehmen Sie die Griffe des Kabelzugs in die Hand, stellen Sie sich in die Mitte des Kabelturms und gehen Sie in eine Schrittstellung nach vorne. Lehnen Sie den Oberkörper leicht nach vorne und halten Sie die Arme diagonal nach oben hinten.

Konzentrische Phase

Spannen Sie die Brustmuskeln an und führen Sie die Hände über Kreuz vor der Brust zusammen. Lassen Sie die Ellbogen leicht gebeugt. Spannen Sie die Brustmuskeln am Ende der Bewegung noch einmal zusätzlich an. Atmen Sie während der konzentrischen Phase aus.

Exzentrische Phase

Führen Sie die Arme diagonal nach oben. Isolieren Sie die Arme und halten Sie die Körperspannung aufrecht, damit der Oberkörper nicht zurückgenommen wird. So vermeiden Sie Schwung.

Hauptsächlich trainiert

Brust und vordere Schultern (M. pectoralis und M. deltoideus pars clavicularis).

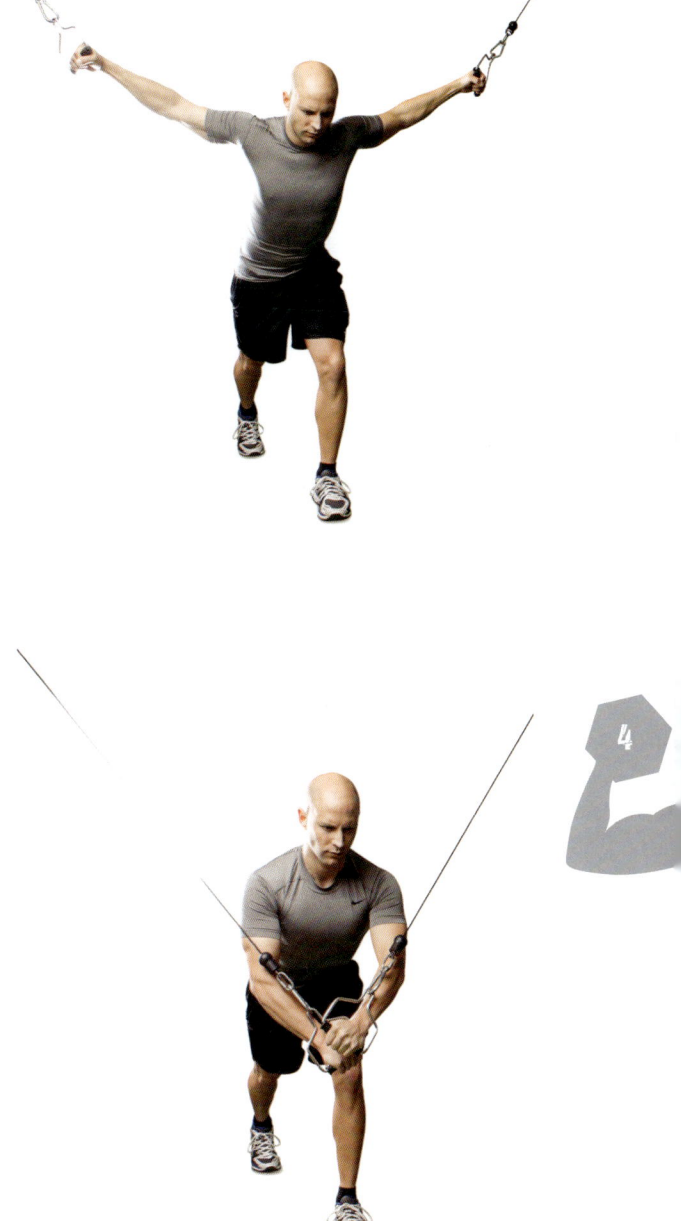

KRAFTTRAINING – SCHNELLER MUSKELAUFBAU

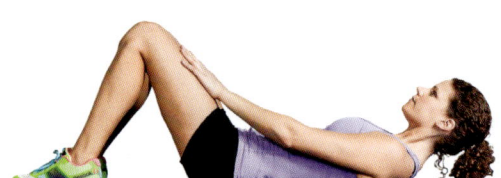

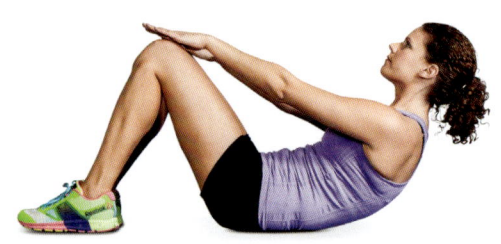

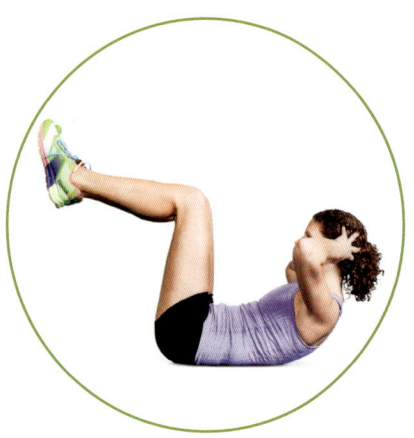

Crunch
CRUNCHES

Ausgangsposition

Legen Sie sich auf den Rücken und richten Sie das Becken auf. Die Lendenwirbelsäule muss ständigen Kontakt mit dem Boden haben, da ansonsten die muskuläre Sicherung der Wirbelsäule nicht gegeben ist. In der einfachsten Form sind die Füße aufgestellt und die Hände nach vorne gehalten. Je weiter die Arme nach hinten in Richtung Kopf gehalten werden, desto größer wird die Hebelwirkung und desto schwieriger wird die Übung. Das Anheben der Beine schaltet die Hilfe der Hüftbeuger aus, sodass nur die Bauchmuskeln aktiv werden.

Konzentrische Phase

Richten Sie den Oberkörper auf, bis Ihre Hand auf den Knien liegt. Ein Aufsitzen (Sit-up) ist nicht nötig, da ab ca. 45°-Neigungswinkel nur die Hüftmuskeln arbeiten, nicht der Bauch. Halten Sie eine Faustbreit Platz zwischen Kinn und Brust und atmen Sie aus.

Exzentrische Phase

Senken Sie den Oberkörper zum Boden und atmen Sie ein.

Hauptsächlich trainiert

Bauchmuskulatur und Hüftbeuger (M. rectus abdominis und M. iliopsoas).

KRAFTÜBUNGEN, FEHLERKORREKTUREN UND ANATOMIE

Reverse Crunch

REVERSE CRUNCHES

Ausgangsposition

Während beim Crunch die Hüfte fixiert wird und der Oberkörper sich aufrollt, wird beim Reverse Crunch der Oberkörper fixiert und die Hüfte mittels Bauchmuskelkontraktion angehoben.

Konzentrische Phase

Heben Sie die Hüfte zur Decke und atmen Sie dabei aus. Achten Sie darauf, dass Sie nicht die Knie zur Brust rollen. Bei einer solchen Aufrollbewegung arbeitet die Bauchmuskulatur nur schwach und wird daher nicht effektiv trainiert. Atmen Sie während der konzentrischen Phase aus.

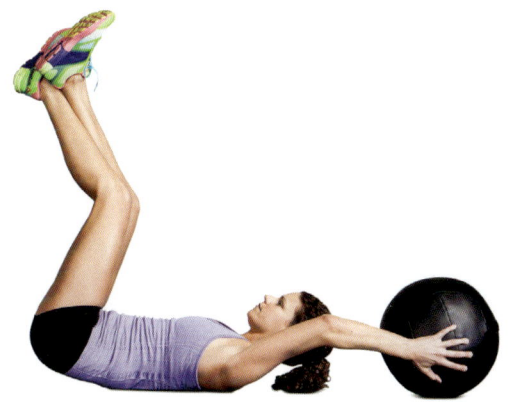

Exzentrische Phase

Senken Sie die Hüfte zum Boden und atmen Sie dabei ein. Halten Sie bei der Abwärtsbewegung die Beine still und pendeln Sie nicht nach vorne, damit Sie bei der nächsten Wiederholung keinen Schwung nehmen.

Hauptsächlich trainiert

Bauchmuskulatur (M. rectus abdominis).

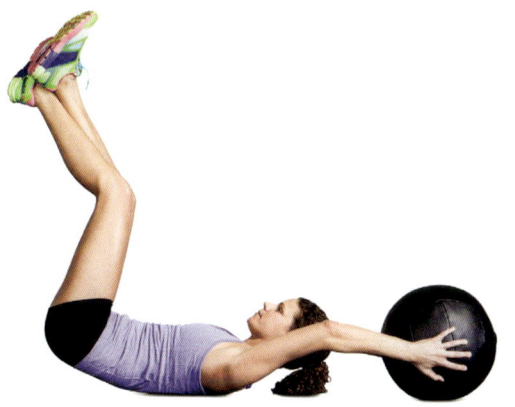

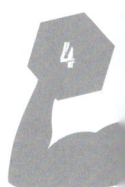

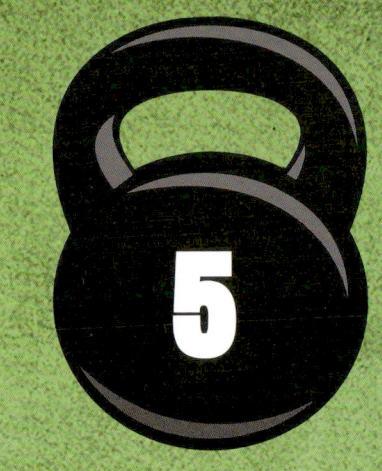

BONUS

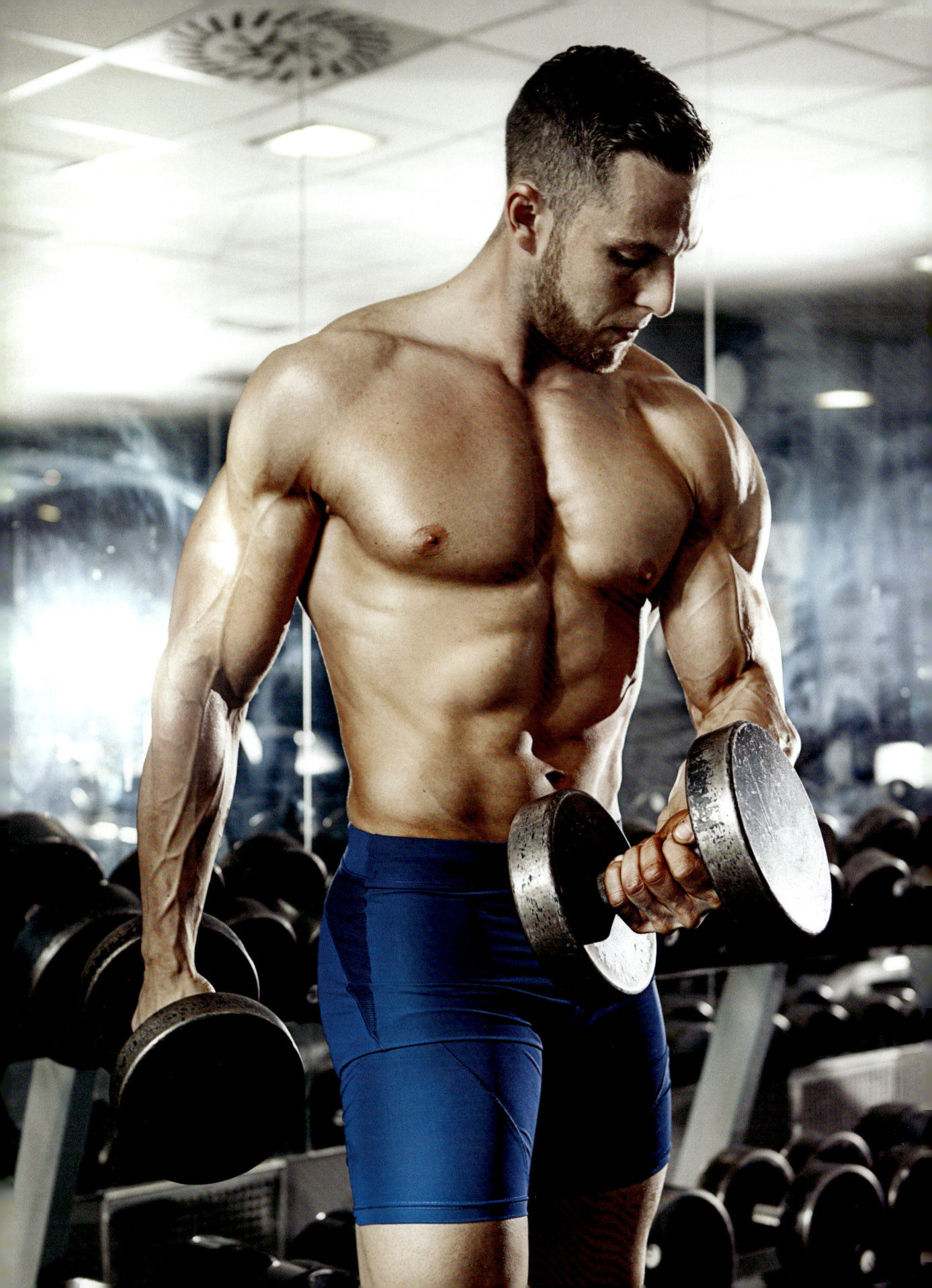

KAPITEL 9

9 DIE LETZTEN GEHEIMNISSE IM MUSKELAUFBAU

Zum Abschluss des Buchs folgt ein Kapitel, mit dem ich Ihnen die letzten Geheimnisse mit auf den Weg geben möchte, die den Unterschied zwischen Erfolg und Misserfolg ausmachen können. In einigen Punkten wurden die Themen bereits angerissen. An dieser Stelle soll den Aspekten noch einmal die volle Aufmerksamkeit geschenkt werden, um herauszustellen, wie wichtig sie für das Muskelwachstum sind.

Wer nach Tipps zum Muskelaufbau sucht, erhält häufig kurze Hinweise, wie: „Du musst gut essen" oder: „Ausreichend schlafen ist wichtig". Doch was heißt es, „gut" zu essen? Wie lang muss man schlafen, um „ausreichend" geschlafen zu haben? Sie haben im Kapitel Ernährung detailliert kennengelernt, wie man sich wirklich gut ernährt. Auch zu scheinbar banalen Aspekten, wie einem richtigen Schlafrhythmus, der ausreichend Schlaf verspricht, einem grundlegenden Aufwärmprogramm oder bezüglich des Umgangs mit Muskelkater gibt es Anleitungen, mit denen sich Muskelwachstum optimieren lässt. Diese Anleitungen sind in diesem Kapitel kurz gefasst, da es sich um mehr oder weniger schnell veränderbare Faktoren handelt. Das Kapitel ist dazu gedacht, Sie auf die Bedeutsamkeit dieser Aspekte hinzuweisen, wobei es sich lohnt, sich zu jedem dieser Themen detailliertere Informationen zu besorgen. Es handelt sich um die letzten Geheimnisse, die Ihnen zum optimalen Training für schnellen Muskelaufbau fehlen und ich werde Sie Ihnen jetzt verraten.

9.1 Erholung ist Muskelzuwachs

Das Training dient nur als Initiator von Muskelwachstum. In der Erholungsphase danach und vor allem beim Schlafen ist der eigentliche Zeitpunkt des Muskelwachstums. Daher zählt es, der **Regeneration** so viel Beachtung zu schenken, wie dem Training selbst. Die Abstimmung von Training und Erholung zwischen den Trainingstagen habe ich durch die Erstellung der beispielhaften Trainingspläne bereits übernommen. Die Erholung auch richtig zu nutzen, liegt an Ihnen. Halten Sie sich dazu an die folgenden Regeln:

- ▶ Viel schlafen – im Schlaf geschehen die meisten Regenerationsprozesse. Nutzen Sie diesen Zustand, damit die Muskeln davon profitieren.
- ▶ Gute Ernährung – die Regeneration ist maßgeblich davon abhängig, welche Nährstoffe der Körper zu Verfügung hat, um die verletzten Strukturen zu reparieren. Eine ausgewogene und zielgerichtete Ernährung beschleunigt die Erholungszeit – und damit das Muskelwachstum – um ein Vielfaches.
- ▶ Belohnungen – hartes Training muss belohnt werden. Gönnen Sie sich einmal die Woche eine Massage, einen Saunabesuch oder eine Belohnung bei der Ernährung (Schlemmertag). Belassen Sie es bei der einmaligen Anwendung dieser Maßnahmen pro Woche. Die ständige Nutzung dieser passiven Regenerationsmaßnahmen führt zu einer Reduzierung des Aktivitätsniveaus oder zu Fehlern in der Ernährung.

Maßnahmen, die die Erholung beschleunigen, können in zwei Kategorien eingeteilt werden: **physische** und **mentale Regeneration**. Während bei der **physischen Regeneration** der Körper im Vordergrund steht, sind bei der **mentalen Regeneration** entspannende, motivierende oder ablenkende Gedanken gefragt. Bei physischen Regenerationsmaßnahmen unterscheidet man in **passive** und **aktive Regeneration**. **Passive Regeneration** sind alle Maßnahmen, bei denen der Körper nicht aktiv bewegt und trotzdem die Durchblutung gefördert wird. Dazu zählen Sauna, warme Bäder oder Massagen. **Aktive Erholungsmaßnahmen**, wie sanftes Stretching oder Auslaufen, sind immer besser als passive Maßnahmen, da neben einer verbesserten Stoffwechselaktivierung auch die Gelenke durchblutet werden, was bei passiven Maßnahmen nicht der Fall ist. Einen Überblick über effektive Regenerationsmaßnahmen gibt Tab. 44 „Effektive Regenerationsmaßnahmen im Sport".

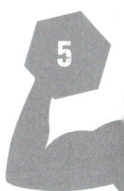

9.2 Schlafen wie die Profis

Die Macht des Schlafs wird unterschätzt. Ohne genügend Schlaf werden Sie nicht Ihr volles Potenzial ausschöpfen können oder zumindest länger dafür brauchen. Profisportler verbringen den halben Tag mit Schlafen. Sie trainieren 2 x täglich. Dazwischen essen und schlafen sie. Das zählt für Dirk Nowitzki aus der NBA (National Basketball Association, Profibasketballliga der USA), wie für Lukas Podolski aus dem Profifußball. Neben mindestens acht Stunden pro Nacht

KRAFTTRAINING – SCHNELLER MUSKELAUFBAU

genehmigen sich die Athleten einen mindestens halbstündigen Mittagsschlaf.

Ich empfehle Ihnen ebenfalls, einen Mittagsschlaf zu machen. Wenn Sie keinen Mittagsschlaf machen können oder wollen, nehmen Sie sich mehr Zeit für die Nachtruhe. 8-10 Stunden schlafen Profisportler. Je intensiver Sie trainieren, desto mehr müssen auch Sie schlafen, damit die Regenerationsprozesse optimal ablaufen. Und je besser Sie sich erholen, desto schneller wachsen die Muskeln.

Muss man wirklich so viel schlafen? Schlafdauer und -rhythmen können völlig unterschiedlich sein. Während (Leistungs-)Sportler sehr viel schlafen, um sich von den starken körperlichen Belastungen zu erholen, reichen Topmanagern teilweise nur 4-6 Stunden Schlaf. Dass diese Manager auch starke Leistungen vollbringen, steht dabei außer Frage. Es handelt sich dabei nur nicht um körperliche Ertüchtigungen.

Eine beeindruckende Schlaftaktik besaß auch Jay Cutler, Profibodybuilder und dreifacher *Mr. Olympia*. In der Vorbereitung zum *Mr. Olympia* 2005 schloss er sich einem Artikel in einer Kraftsport-Fachzeitschrift zufolge drei Monate vor dem Wettkampf in ein gartenhausähnliches Gebäude ein. Dort hatte er, neben seinen Krafttrainingsgeräten, einem Fernseher und einer Kochplatte, nur ein Bett stehen.

Tab. 44: Effektive Regenerationsmaßnahmen im Sport

PHYSISCHE REGENERATION		
MASSNAHMEN IM TRAINING	**PHYSIKALISCHE MASSNAHMEN**	**DIÄTISCHE MASSNAHMEN**
Abwärmen/Auslaufen	Massagen	Ausreichende Flüssigkeits- und Mineralstoffzufuhr
Dehnen	Wärmebäder/Sprudelbad	Adäquate Kalorienzufuhr
Regeneratives Training	Sauna	Ausgewogene Ernährung
Sinnvolle Trainingsplanung	Schlafen	

MENTALE REGENERATION		
RESSOURCENAUFBAU	**PSYCHOREGULATIVE MAßNAHMEN**	**VERMEIDUNG VON MONOTONIE**
Positive Sinninhalte	Entspannungstechniken	Vielseitige Trainingsinhalte
Unterhaltung (Freude/Spaß)	Positive Selbstgespräche	Motivierendes Training
Ablenkung	Entspannungsmusik	Optimaler Wechsel von Anspannung und Entspannung
Kontrastprogramm	Entspannende Visualisierungen	Unterschiedliche Intensitäten

DIE LETZTEN GEHEIMNISSE IM MUSKELAUFBAU

Er lebte dort seinen Erzählungen zufolge im Drei-Stunden-Rhythmus. Drei Stunden Wachphase, in der er trainierte, Nahrung zu sich nahm und Fernsehen schaute und drei Stunden Schlaf. Beim *Mr. Olympia*-Wettkampf war er schließlich in Topform. Er belegte den zweiten Platz hinter seinem Erzrivalen Ronnie Coleman (Quelle: *Flex*, 8/2005).

Ein weiteres Experiment wagte Timothy Ferris, ein amerikanischer Unternehmer und Bestsellerautor. Er wollte die meiste Zeit des Tages wach sein und entschloss sich daher, seine Schlafzeiten auf 20 Minuten zu verkürzen. Dafür legte er diese 20-minütigen Auszeiten alle drei Stunden ein. Nach zwei Wochen habe sich sein Körper an das Verhalten gewöhnt und er war in der Lage, zumindest am Computer seine Leistungen abzurufen. Ob und wie erfolgreich er Sport trieb, wird nicht erwähnt (Quelle: Ferris, 2011). Ein solcher Schlafrhythmus wurde auch Leonardo da Vinci nachgesagt.

Schlafrhythmen sind sehr individuelle Faktoren, mit denen jeder selbst Erfahrungen sammeln muss, wie er sich am besten fühlt. Für einige Personen sind sechs Stunden Schlaf ideal. Andere Personen fühlen sich erst nach neun Stunden Schlaf fit. Das Gefühl der Vitalität hängt stark von den Schlafrhythmen, der sogenannten *Tiefschlaf-* und *REM-Phase* (Rapid Eye Movement, englisch für „schnelle Augenbewegungen". REM ist der Fachausdruck für die Traumphase), ab. Wacht man während einer REM-Phase auf, fühlt man sich fitter, als wenn man in einer Tiefschlafphase ist. Die Rhythmen wechseln sich bei den meisten Menschen alle drei Stunden ab. Deshalb sind sechs und neun Stunden Schlaf für die meisten Menschen angenehm. Bei acht Stunden Schlaf fühlen sich viele Personen hingegen müde und schwach nach dem Aufwachen.

Ein weiterer Grund, sich nach dem Schlafen müde statt wach zu fühlen, ist die Energie: Je länger Sie schlafen, desto länger hat Ihr Körper nichts mehr gegessen. Wenn Sie 10 Stunden schlafen, hat Ihr Körper auch 10 Stunden lang keine Energie mehr zugeführt bekommen. Nicht selten stehen Kraftsportler nachts auf, um etwas zu essen. Greifen Sie in diesem Fall zu schnell verfügbaren Proteinquellen, wie Käse oder Aufschnitt.

Die Schlafphasen sind individuell unterschiedlich, daher kann man keine pauschale Schlafempfehlung geben. Der Körper gewöhnt sich allerdings an neue Schlafrhythmen, wie die oben genannten verrückten Beispiele zeigen. Tatsache ist, dass erfolgreiche Sportler sehr viel schlafen. Nehmen Sie sich die Zeit auch für Ihren Erfolg.

9.3 Negativbotschafter

Ich kann mir gut vorstellen, dass Sie demnächst mit Plastikdosen zur Arbeit (oder zur Schule oder zum Campus) gehen und die Kollegen Sie erst einmal komisch anschauen werden. „Was hast du da?", werden sie fragen. „Ich habe mir mein Mittagessen mitgebracht", werden Sie antworten. „Ah, was hast du dir denn mitgebracht?", fragt der Kollegen im Anschluss. „Hähnchen

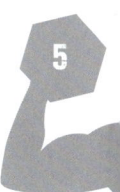

KRAFTTRAINING – SCHNELLER MUSKELAUFBAU

mit Gemüse und ein bisschen Reis", könnte eine Antwort von Ihnen lauten. „Oh, da lebt einer gesund...", lautet Reaktion Ihres Kollegen, die mit einer höhnischen Intonation einhergeht.

Sie werden nicht immer auf Gegenliebe stoßen, wenn Sie Ihre Gewohnheiten ändern. Wenn Sie neue Kleidung tragen, weil Sie schlanker und muskulöser sind, wird das den Kollegen auch auffallen. Erst sagen sie so etwas wie: „Hast du abgenommen? Sieht gut aus." Doch darauf folgen häufig Aussage wie: „Aber, pass auf, dass du es nicht zu weit treibst!"

Kommentare dieser Art, gleichgültig, ob zu Ihrer Ernährung oder zu Ihrem Training, sind nicht hilfreich. Ich nenne die Personen, die solche Sprüche abgeben, **Negativbotschafter**, also Personen, die schlechte Neuigkeiten überbringen.

Negativbotschafter wollen Ihnen eigentlich nichts Böses. Sie wollen ihr eigenes Fehlverhalten rechtfertigen und sprechen diese Rechtfertigung laut aus. Es handelt sich dabei um einen Mix aus Unsicherheit, Angst vor dem Unbekannten, Neid, Faulheit und Ignoranz. Sie werden kritische Bemerkungen, wie: „Pass auf, dass du es nicht übertreibst", schließlich nur von solchen Personen hören, die sportlich nicht aktiv und meistens auch übergewichtig sind. Angst vor dem Unbekannten ist eine mächtige Triebfeder des Menschen, die dazu führt, dass Ihre Kollegen unterbewusst dafür sorgen wollen, dass sich lieber nichts ändert. Wenn Sie aber Ihren eigenen Lebensstil ändern, beeinflusst das auch Ihr Umfeld. Ihre Mitmenschen werden dadurch auf die eigene Untätigkeit aufmerksam gemacht und verspüren unterbewusst eine Art „Druck" und ein „schlechtes Gewissen". Das führt dazu, dass diese Personen Sie, ohne es zu merken, mit kritischen Äußerungen versuchen zu sabotieren, damit die eigene Faulheit gerechtfertigt ist und sich bloß nichts ändern muss.

Immer wieder habe ich diese Erfahrungen bei meinen Kunden erlebt. Sobald ein Kunde deutliche Fortschritte macht, werden die Negativbotschafter aktiv und wirken mit ihren Kommentaren demotivierend und verletzend auf meine Kunden. Dabei braucht man in einer Phase der Umstellung eher Unterstützung und Zuspruch. Besonders ärgerlich ist es, wenn die eigenen Familienmitglieder zu Negativbotschaftern werden. Bei Familienmitgliedern kommt ein besonderes Motiv hinzu: Liebe und Fürsorge. Zu große Fürsorge kann zu Konflikten führen. Verändern Sie Ihre Gewohnheiten und Ihren Lebensstil, zum Beispiel durch häufigeres Training und eine Ernährungsumstellung, wirkt das bedrohlich für einige Familienmitglieder. Der neue Lebensstil, die neuen Lebensmittel und womöglich neue Freundschaften sind unbekannt für die Familienmitglieder. Die eigene Familie möchte Sie beschützen und warnt deshalb vor den unbekannten Dingen. Jugendliche sind davon besonders häufig betroffen. Sie wohnen zu Hause, wo meistens gegessen wird, was die Mutter gekocht hat. Möchte man als Jugendlicher die Ernährung umstellen, fragt sich die Mutter, ob das Kind auch wirklich alles richtig macht. Das ist sehr fürsorglich, doch Eltern haben sich nicht das Wissen angeeignet, das ihre Kinder aus Büchern wie diesem gelernt haben. Die Ernährungsweise wird deshalb voreilig als „gefährlich" oder „ungesund" bezeichnet, weil sie unbekannt ist.

In solchen Situationen ist Aufklärung ein sehr wichtiger Faktor, um Familienmitgliedern, Freunden oder Kollegen zu helfen, das Unbekannte zu verstehen und Vertrauen zu schaffen. Eine sachliche Argumentation mit Quellennachweisen kann den Widerstand zu brechen. Sie handeln damit transparent und klären die Familienmitglieder auf, wieso Sie neue Lebensgewohnheiten verfolgen. Das wirkt sofort beruhigend auf Ihre Mitmenschen.

Achten Sie auch darauf, dass Sie niemanden vor den Kopf stoßen, wenn Sie Ihre Mahlzeiten anders gestalten wollen oder Termine absagen, damit Sie Ihren Trainingsplan einhalten. Häufig nehmen die Personen in Ihrem Umfeld das persönlich. Das ist ganz besonders beim Essen der Fall. Stellen Sie sich vor, Sie wohnen noch zu Hause und Ihre Mutter hat täglich für Sie das Essen gekocht. Sie lieben Mamas Essen, es gibt keine bessere Spaghetti bolognese als die Ihrer Mutter. Eines Tages kommen Sie nach Hause und sagen zu Mama: „Ich möchte heute keine Nudeln essen." Was glauben Sie, wie Ihre Mutter das finden würde? Nachdem sie Sie jahrelang ernährt und zu dem gemacht hat, was Sie sind, weisen Sie ihre Mahlzeit zurück. Können Sie nachvollziehen, dass Ihre Mutter das wahrscheinlich als persönliche Zurückweisung versteht?

Dieses Beispiel ist auch auf Ihren Lebenspartner zu übertragen, der häufig für Sie kocht. Sie sollten in diesem Fall ebenfalls das Thema frühzeitig und offen ansprechen. Aufklärung hilft nahestehenden Personen, zu verstehen, was Sie vorhaben. Sie nehmen diesen Personen damit ihre Sorgen und Ängste und beugen emotionalen Konflikten vor. Das heißt nicht, dass Sie jetzt aller Welt davon berichten müssen, dass Sie sich neue Ziele gesetzt haben und ein paar neue Lebensmittel einkaufen werden. Nehmen Sie sich einfach die Zeit für Ihre Familie, gute Freunde und wichtige Arbeitskollegen, mit ihnen über Ihre neuen Ideen zu reden.

9.4 Aufwärmen

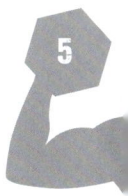

Die meisten Personen wollen das Krafttraining zügig absolvieren. Die Zeit für das Aufwärmen wird als hinderlich betrachtet. Der Bedarf des Aufwärmens ist von vielen Faktoren abhängig:

- aktueller Leistungszustand,
- Klima,
- Motivationsniveau und
- aktuelles Regenerationslevel.

Je höher der Trainingszustand eines Sportlers ist, desto wichtiger ist für ihn das Auf- und Abwärmen. Ein Leistungssportler benötigt länger, um sich warm zu machen als ein Freizeitsportler, der nur 1 x die Woche Sport treibt. Bei klimatischen Verhältnissen mit hohen Temperaturen und hoher Luftfeuchtigkeit ist der Körper schneller aufgewärmt und bleibt länger warm. Bei kalten Temperaturen und geringer Luftfeuchtigkeit hin-

KRAFTTRAINING – SCHNELLER MUSKELAUFBAU

gegen dauert das Aufwärmen länger und der Körper kühlt schneller wieder ab. Das Motivationsniveau ist ein wichtiger Faktor beim Aufwärmen. Ist man richtig heiß aufs Sportmachen, dauert das Aufwärmen nicht so lange, bis eine optimale Leistungsbereitschaft gegeben ist. Fühlt man sich hingegen träge und hat nicht so viel Lust auf Sport, dauert das Aufwärmen länger. Auch der Erholungszustand spielt eine wichtige Rolle. Bei hohem Erschöpfungsgrad benötigt man ein ausgiebiges, langes Aufwärmprogramm, damit der Körper für Höchstleistungen wachgerüttelt wird. Beginnt man trotz hohem Ermüdungszustand zu früh mit den eigentlichen Trainingsinhalten, kommt es leichter zu Verletzungen.

Generell ist Aufwärmen immer eine gute Idee. Es kann aber sein, dass ein Freizeitsportler, der nur 1 x die Woche Sport macht und an diesem Tag richtig Laune hat, nach nur sechs Minuten schon bereit für – für seine Verhältnisse – hohe körperliche Beanspruchung ist. Ein Leistungssportler mit 10 Trainingseinheiten pro Woche benötigt 20 Minuten, um richtig warm zu werden. Der Bedarf des Aufwärmens ist also abhängig von der individuellen Situation.

Die Effektivität eines Aufwärmprogramms definiert sich nicht über den Grad der subjektiven Anstrengung oder gar das Maß der Schweißabsonderung, sondern durch die psychophysische Veränderung der Leistungsbereitschaft (siehe Definition). Diese wird bei jedem Menschen zu verschiedenen Zeitpunkten erreicht und ist sowohl physiologisch-konditionell, aber ebenso – und darauf soll hier besonders hingewiesen werden – psychisch beeinflusst. Man nennt das die *Individualität der Leistungsbereitschaft*. Grundsätzlich sollten Sie sich mindestens sechs Minuten warm machen, gleichgültig, auf welchem Leistungsniveau Sie sich befinden.

Mit dem Warm-up erhöhen Sie die Körperkerntemperatur von 37° C auf 38,5° C. Daher erhält das Aufwärmen auch seinen Namen. Bei erhöhter Körpertemperatur laufen alle Stoffwechselprozesse im Körper besser ab. Deshalb begibt sich der Körper bei einer Krankheit in einen Fieberzustand, damit die Krankheit schneller bekämpft werden kann.

Die verbesserte Durchblutung nach dem Aufwärmen versorgt neben den Muskeln auch das Gehirn. Sie können sich besser konzentrieren und koordinieren. Eine besondere Rolle nimmt die Durchblutung der Gelenke ein. Jedes Gelenk des Körpers wird von bradytrophem Gewebe umschlossen. Es handelt sich um schlecht durchblutetes Gewebe, das erst nach sechs Minuten Bewegung ausreichend Nährstoffe erhalten hat, um sportliche Belastungen gefahrlos zu überstehen. Aus diesem Grund nimmt das Warm-up eine wichtige Rolle bei der Verletzungsprophylaxe ein: Nur nach vielen sanften Bewegungen sind die Gelenke von genügend Gelenkflüssigkeit umgeben, damit auch intensive sportliche Belastungen durchgeführt werden können.

Ein großer Fehler ist das „zu schnelle Aufwärmen". Würden wir das Aufwärmen mit extremer

Intensität beginnen, kommt der Körper mit entsprechend notwendiger Versorgung nicht hinterher. Da der Körper bei 37° C auf „Sparflamme" agiert, ist er nicht in Bereitschaft, um hohe Intensitätsintervalle bewältigen zu können. Der Puls würde sehr stark ansteigen (über ein für sportliche Aktivitäten erforderliches Maß hinaus), kurze Zeit später jedoch wieder rapide absinken. Nun versucht der Körper, Ruhe zu finden, damit dieser „Notstand" nicht noch einmal eintritt. Es wird demnach ein gegenteiliger Effekt eintreten, als vom Aufwärmen gewünscht. Das heißt also, dass ein Aufwärmen mit zu stark gewählter Intensität direkt zu Beginn des Trainings kontraproduktiv ist, da der Athlet sich eher in eine „Notlage" katapultiert, anstatt eine optimale Leistungsbereitschaft des Körpers herzustellen.

Richtlinien beim Aufwärmen

▶ Ein zu schnelles oder hektisches Aufwärmen führt eher zum „Notstand", als zu einer optimalen Leistungsbereitschaft. „Von null auf 100" in weniger als fünf Minuten sollte vermieden werden.

▶ Beim Aufwärmen unter Zeitdruck besteht die Gefahr, dass das Aufwärmen verkürzt wird oder mit zu hoher Intensität absolviert wird. Nehmen Sie sich immer genug Zeit zum Aufwärmen.

▶ Jeder Mensch hat andere biologische Voraussetzungen, einen anderen Leistungs- und Erholungszustand. Wenn Sie mit einem Trainingspartner trainieren, kann es sein, dass sie beide unterschiedlich lange für das Aufwärmen benötigen.

▶ Schnelle Bewegungen und Sprünge sollten dem Körper erst gegen Ende des Aufwärmens zugemutet werden.

9.5 Weniger Muskelkater

Weniger Muskelkater erhält man, wenn man sich abwärmt. Vielleicht kennen Sie das typische „Auslaufen" von Profifußballern nach einem Spiel. Noch deutlicher wird der Nutzen, wenn man das Verhalten von Profitennisspielern nach einem Spiel betrachtet.

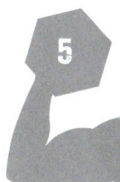

Bei den Australian Open, einem der größten Tennisturniere der Welt, gibt es die sogenannte *Night Session*. Bei diesem Spiel beginnt das Match erst um 22 Uhr Ortszeit. Das ist bei diesem Turnier die beste Zeit, schließlich ist es tagsüber in Melbourne, dem Veranstaltungsort, sehr heiß. Zudem lässt sich das Spiel aufgrund der Zeitverschiebung besser in andere Länder übertragen. Bei den Australian Open werden drei Gewinnsätze ausgespielt. Es gibt kein zeitliches Limit, bis einer der Spieler drei Sätze gewonnen hat. Das bedeutet, ein Spiel kann auch mal fünf Stunden andauern. Was würden Sie machen, wenn Sie fünf Stunden Tennis auf höchstem internationalen Niveau gespielt haben und das Match erst um 3 Uhr nachts endet? Ich bin sicher, Sie würden sich auf Ihr kuscheliges Bett freuen. Novak Djokovic, einer der erfolgreichsten Tennisspieler und Nummer eins der Welt, hat das zuletzt im

KRAFTTRAINING – SCHNELLER MUSKELAUFBAU

Jahre 2014 erlebt. Nach einem Marathonspiel über mehr als vier Stunden ging es für ihn jedoch nicht ins Bett. Zunächst nahm er ein Eisbad und anschließend setzte er sich auf einen Fahrradergometer. Die Nachbereitung nach dem Spiel dauerte bis 6 Uhr morgens. Dann lag er erst im Bett (Quelle: *Eurosport Kommentar*). Diese Maßnahmen waren nötig, denn Djokovic musste zwei Tage später sein nächstes Match bestreiten. Ein Muskelkater und erschöpfte Gliedmaßen würden ihn nur zurückwerfen. Deshalb griff er auf passive (Eisbad) und aktive (Fahrradergometer) Regenerationsmaßnahmen zurück. Auch Sie können mit nur fünf Minuten Bewegung Muskelkater verringern beziehungsweise vermeiden.

Der Körper funktioniert bei hoher Körpertemperatur auf optimalem Niveau (siehe Aufwärmen). Wird dieser Zustand über möglichst lange Zeit gehalten (was durch ein Cool-down gegeben wäre), bauen sich Stoffwechselprodukte nach körperlicher Belastung rascher ab. Dadurch wird das Wohlbefinden beschleunigt. Des Weiteren kann der Körper eher wieder eine weitere sportliche Belastung bewältigen (zum Beispiel am direkt folgenden Tag), sodass die Erholungsphasen zwischen den Trainingseinheiten kürzer geplant werden können. Das ist insbesondere sinnvoll bei der Trainingsplanung vor einem Wettkampf/einem Turnier/einer Meisterschaft. Die raschere Erholungsfähigkeit wirkt sich außerdem positiv auf die Wiederbelastbarkeit im alltäglichen Leben (Schule, Studium, Beruf) aus.

Zusammengefasst bewirkt das Abwärmen:

▶ Steigerung des individuellen subjektiven Wohlbefindens nach Belastung;
▶ Gesundheitsförderung (als längerfristiges Ziel);
▶ Einleitung und Förderung der Regenerations- und Entspannungsprozesse;
▶ Wiederherstellung der psychophysischen Leistungsbereitschaft für Alltag, Beruf und weitere sportliche Belastungen;
▶ schnelleres Muskelwachstum, da abbauende (katabole) Stoffwechselprozesse gestoppt und aufbauende (anabole) Prozesse angeregt werden.

Ein Cool-down sollte in der Regel mindestens fünf Minuten dauern und kann je nach zuvor absolvierter Belastung bis zu einer Stunde andauern. Die besten Abwärmmaßnahmen lauten:

AKTIVE REGENERATION	PASSIVE REGENERATION
Auslaufen	Sauna (bei kaltem Klima) oder Eisbad (bei warmem Klima)
Fahrradfahren mit moderater Intensität	Massage
Sanfte Gymnastik und Dehnen	Heiß duschen

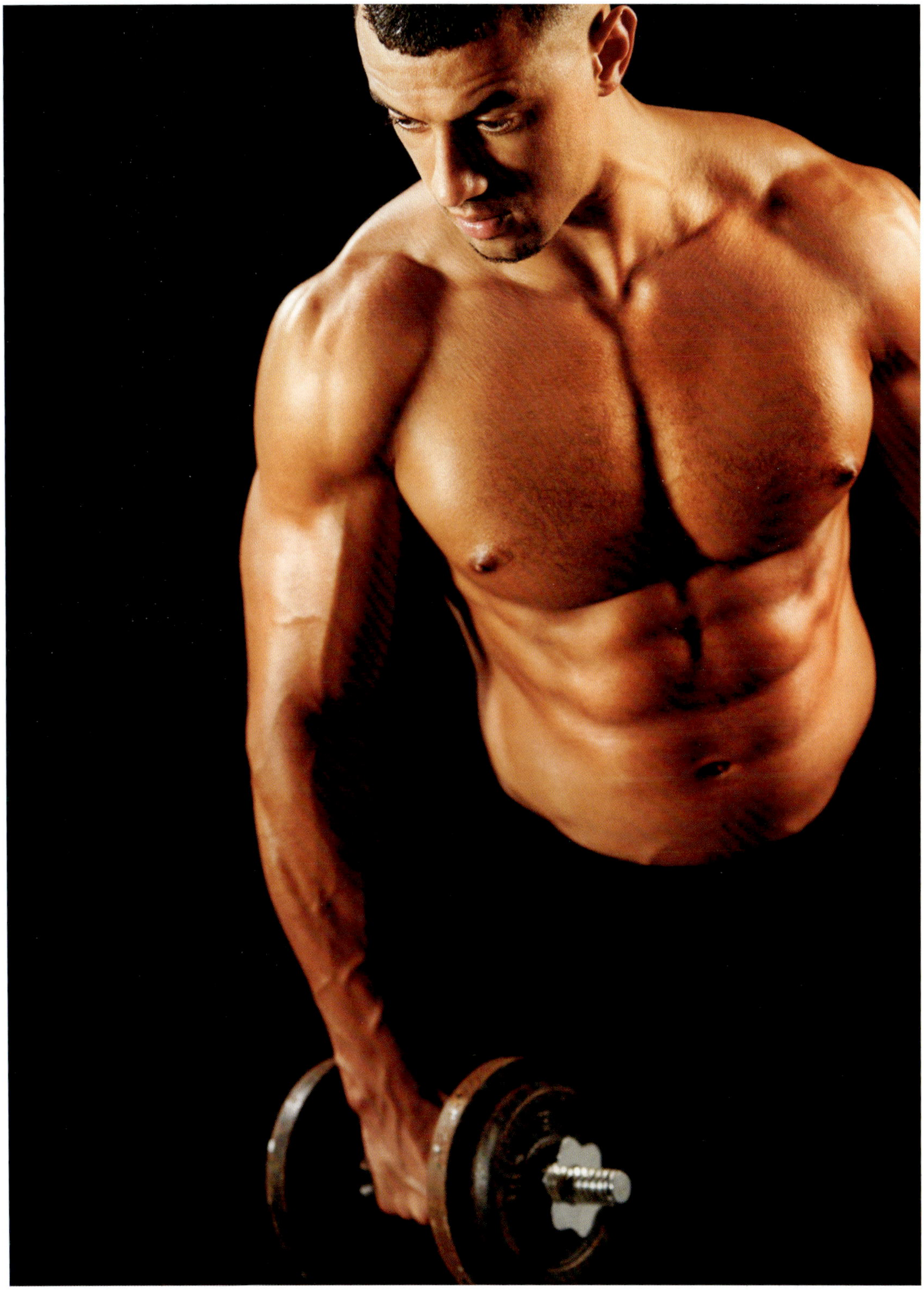

DIE LETZTEN GEHEIMNISSE IM MUSKELAUFBAU

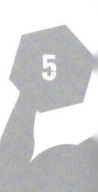

ANHANG

HÄUFIG GESTELLTE FRAGEN

Frage (F): Muss ich als Frau anders trainieren?
Antwort (A): Nein. Frauen haben im Durchschnitt andere sportliche Ziele als Männer. Das heißt, Männer sind meistens eher leistungsorientiert, während Frauen eher gesundheitsorientiert trainieren wollen. Was bei der Trainingsgestaltung zählt, ist allein das Trainingsziel, nicht das Geschlecht. Da Sie in diesem Buch Trainingspläne für jedes Ziel finden, sind die Trainingspläne sowohl für Männer als auch Frauen geeignet.

F: Ich bin geschäftlich viel unterwegs. Wie soll ich mich dabei an diese Trainingspläne halten?
A: Mittlerweile finden Sie in jedem Ort beziehungsweise Hotel der Welt ein Fitnessstudio. Optimalerweise nutzen Sie entsprechend ausgestattete Räumlichkeiten für Ihr Training. Wenn Sie keine passenden Geräte vorfinden, trainieren Sie unbedingt mit dem eigenen Körpergewicht! Die fehlenden Geräte sind keine Ausrede dafür, das Training ausfallen zu lassen. Hängen Sie sich an den Türrahmen, machen Sie Dips zwischen zwei Stühlen und Planke, Liegestütze, Anheben in Bauchlage und Crunches funktionieren auf jedem Hotelzimmerboden. Somit ist Ihr Notfall-Trainingsplan gesichert.

F: Ich bin 65 Jahre alt, sind die Übungen auch für mich geeignet?
A: Ja, Krafttraining sollte in jedem Alter durchgeführt werden. Nutzen Sie leichte Gewichte zum Training.

F: Ich bin 14 Jahre alt, sind die Übungen auch für mich geeignet?
A: Krafttraining im Kindes- oder Pubertätsalter ist ein vieldiskutiertes Thema. Grundsätzlich sind Kraftübungen mit dem eigenen Körpergewicht schon nach der Geburt sinnvoll. Ein Training mit Zusatzgewichten ist abhängig von der Übung und den technischen Fertigkeiten des Kindes. Die Koordination ist im Kindesalter noch

HÄUFIG GESTELLTE FRAGEN

eingeschränkt und die Knochendichte gering. Während Zugbewegungen, wie Rudern mit der Langhantel, schnell umgesetzt werden können, sind Über-Kopf-Drückbewegungen, wie Schulterdrücken mit der Langhantel, zu vermeiden.

F: Ich spiele Fußball, ich will keine großen Muskelberge aufbauen. Ist das Programm für mich geeignet?

A: Ja, es gibt Trainingspläne für jedes Ziel, das man mit Krafttraining erreichen kann.

F: Ich möchte schnell große Muskeln aufbauen. Wie kann ich das Muskelwachstum beschleunigen?

A: Wählen Sie einen Hypertrophie-Trainingsplan und absolvieren Sie die Wiederholungen so langsam wie möglich. Wählen Sie einen Trainingsplan mit dem Ziel „Muskelmasse aufbauen". Sie werden schon bald große Muskeln bekommen.

F: Ich habe Knieschmerzen, kann ich die Übungen bedenkenlos durchführen?

A: Generell werden die Übungen in diesem Buch auch zur Behandlung von Kniepatienten verwendet. Verzichten Sie auf Sprünge und absolvieren Sie jede Übung langsam und kontrolliert. Beachten Sie: Das Buch ersetzt nicht die persönliche Betreuung von Ärzten und/oder Physiotherapeuten.

F: Ist Dehnen schlecht für das Muskelwachstum?

A: Nein. Dehnübungen bewirken eine Reduzierung des Muskeltonus und eine damit verbundene Entspannung der Muskulatur. Dadurch werden Verspannungen gelöst und die Beweglichkeit erweitert. Dehnen ist für einige Sportarten essenziell (zum Beispiel Turnen), für andere nicht (zum Beispiel Bodybuilding). Wenn Sie dehnen möchten oder müssen, tun Sie dies. Dehnen und Krafttraining sind keine Feinde, genau wie Kraft- und Ausdauertraining. Es gilt, die Belastungen aufeinander abzustimmen. Es ist beispielsweise ungünstig, die Beinmuskulatur mit hohen Gewichten zu trainieren und anschließend intensive Dehnübungen über einen langen Zeitraum zu halten. Das Krafttraining bewirkt kleine Risse in den Muskelfasern, die durch die Dehnung verstärkt würden. Dehnen Sie nach dem Krafttraining Muskelgruppen, die nicht oder nur sekundär belastet wurden.

F: Kann ich die Form meiner Muskeln beeinflussen?

A: Nein. Muskelformen sind genetisch festgelegt. Sie können durch eine Reduzierung des Körperfettgehalts das Erscheinungsbild der Muskeln dramatisch verbessern. Ein Waschbrettbauch wird nur bei geringem Körperfettgehalt sichtbar, nicht durch besonders viele oder wenige Wiederholungen. Aber ob Sie ein Sixpack oder Eightpack haben, wird von Ihren Genen bestimmt.

F: Muss ich Ausdauertraining machen, um abzunehmen?

A: Grundsätzlich nein. Zum Abnehmen ist vor allem eine Ernährungsumstellung wichtig. Sport beschleunigt den Prozess des Fettabbaus, aber er ist keine Bedingung. Mit Krafttraining setzen Sie ausreichend fettabbauende Prozesse in

KRAFTTRAINING – SCHNELLER MUSKELAUFBAU

Gang, mit denen Sie schnell Fett verbrennen. Mit zusätzlichem Ausdauertraining geht es noch schneller, aber es ist nicht notwendig. Ausdauertraining sollten Sie allerdings aufgrund der gesundheitsfördernden Eigenschaften betreiben. Suchen Sie sich eine Sportart, die Ihnen gefällt. So nehmen Sie Ausdauersport nicht als Pflicht oder Qual wahr. Auch regelmäßiges Spazierengehen oder Gesellschaftstanz wirken sich positiv auf den Stoffwechselumsatz und die Ausdauerleistungsfähigkeit aus, minimieren das Krebsrisiko und bewahren Sie vor Volkskrankheiten wie Knie-, Rücken- oder Nackenschmerzen.

F: Kann ich gleichzeitig Muskeln auf- und Fett abbauen?

A: Ja, Sie finden dazu in diesem Buch entsprechende Trainings- und Ernährungspläne. Beachten Sie, dass der Vorgang „Gleichzeitig Muskeln auf- und Fett abbauen" länger dauert, als wenn Sie sich nur eines der beiden Ziele setzen. Ich empfehle Ihnen, erst Fett ab- und anschließend Muskeln aufzubauen. Während des Fettabbauens werden Sie ohnehin Muskeln aufbauen.

F: Kann ich Fett in Muskeln umwandeln?

A: Nein. Muskeln bestehen aus Proteinen und Fett aus Lipiden. Es gibt keinen Weg, eine der Strukturen in die andere zu verwandeln. Es ist auch nicht möglich, Muskeln in Fett umzuwandeln.

F: Wie oft muss ich trainieren, damit meine Muskeln wachsen?

A: Aus rein biologischer Sicht können Sie mit einmal wöchentlichem Training für nur 30 Minuten Muskelwachstum erzeugen. Ob Sie mit den Ergebnissen zufrieden sind, ist eine andere Frage. Darüber hinaus bedeutet wenig Training auch wenig Bewegung. Heutzutage sollten Sie darauf achten, so viel Bewegung wie möglich zu bekommen, da der Alltag der meisten Menschen nur aus Sitzen besteht. Wenn Sie Krafttraining neben einer anderen Sportart betreiben, sollte die Abstimmung zur anderen Sportart im Vordergrund stehen. Ab wie viel Trainingseinheiten Muskelwachstum einsetzt, ist in diesem Fall vom individuellen Leistungsstand abhängig. Je leistungsstärker Sie sind, desto mehr müssen Sie trainieren.

F: Wie kann ich das Fett am Bauch loswerden?

A: Man kann nur am ganzen Körper oder gar nicht abnehmen. Eine lokale Fettverbrennung gibt es nicht. Der Glaube, viele Crunches würden das Bauchfett abbauen, ist ein Mythos. Sehen Sie sich einen Tennisspieler an: Dieser macht mit dem Schlagarm mehr Wiederholungen als mit dem anderen Arm. Trotzdem haben beide Arme gleich viel Körperfett. Genauso der Fußballer, der die meisten Schüsse mit demselben Fuß macht. Sich nur auf die Bauchmuskulatur zu beschränken, wird den Prozess extrem verzögern. Wenn Sie hingegen Grundübungen wie Kniebeugen, Kreuzheben und Klimmzüge durchführen, werden Sie den Stoffwechsel wesentlich mehr beschleunigen und das Fett schnell verbrennen. Trainieren Sie deshalb Ihren gesamten Körper mit einem Trainingsplan aus diesem Buch und stellen Sie sich einen Ernährungsplan mit dem Ziel „Fett abnehmen" zusammen, um das Fett am Bauch loszuwerden.

LITERATURVERZEICHNIS

Ames, B. N., Shigenaga, M. K. & Hagen, T. M. (1993, 01. September). Oxidants, antioxidants, and the degenerative diseases of aging. (Nr. Vol. 90). *Proc Natl Acad Sci USA*. Zugriff am 05.03.2014. Verfügbar unter http://www.ncbi.nlm.nih.gov/pmc/articles/PMC47258/

Anrich, C. (2000). *Trainingsbuch Beweglichkeit. Mehr Erfolg durch den PI-Effekt.* Reinbeck bei Hamburg: Rowohlt Taschenbuch Verlag GmbH.

Aspenes, S. T., Nilsen, T. I. L., Skaug, E.-A., Bertheussen, G. F., Ellingsen, V. L. & Wisløff, U. (2011). Peak oxygen uptake and cardiovascular risk factors in 4631 healthy women and men. *Medicine & Science in Sports & Exercise, 43* (8), 1465. Zugriff am 12.01.2012. Verf gbar unter http://pt.wkhealth.com/pt/re/lwwgateway/landingpage.htm;jsessionid=PPSLmtpZVLTst0kYJdMrHLfKj6mLHxn2931j2Z2DJjGH4GXGMMJk!1844115202!181195628!8091!-1?sid=WKPTLP:landingpage&an=00005768-201108000-00011

Baechle, T. R. & Earle, R. W. (2008). *Essentials of strength training and conditioning* (3. ed.). Champaign, IL: Human Kinetics.

Baechle, T. R. & Earle, R. W. (2012). *Weight training. Steps to success* (4th ed.). Champaign IL: Human Kinetics.

Baron, D. K. & Berg, A. (2005). *Optimale Ernährung des Sportlers.* Mit 21 Tabellen, Nährwerttabellen und vielen Rezeptvorschlägen (3. berarb. und erw. Aufl). Stuttgart: Hirzel.

Baumann, S. (2009). *Psychologie im Sport.* [psychische Belastungen meistern, mental trainieren, Konzentration und Motivation] (5. Aufl.). Aachen: Meyer und Meyer.

Baumann, S. (2011). *Psyche in Form. Sportpsychologie auf einen Blick* (1. Aufl.). Aachen: Meyer & Meyer.

Bazzano, L. A., Hu, T., Reynolds, K., Yao, L., Bunol, C., Liu, Y. et al. (2014, 02. September). Effects of low-carbohydrate and low-fat diets. A randomized trial. *Annals of Internal Medicine, Nr. 161*, 309318. Zugriff am 12.09.2014. Verfügbar unter http://annals.org/article.aspx?articleid=1900694

Bean, A. (2009). *The complete guide to sports nutrition* (6. Aufl.). London: A. & C. Black.

KRAFTTRAINING – SCHNELLER MUSKELAUFBAU

Benardot, D. (2006). *Advanced sports nutrition.* Champaign, IL: Human Kinetics.

Boeckh-Behrens, W.-U. & Buskies, W. (2005). *Supertrainer Bauch. Die effektivsten Übungen* (rororo-rororo-Sport, Bd. 61028, Orig.-Ausg., 3. Aufl). Reinbek bei Hamburg: Rowohlt-Taschenbuch-Verl.

Boeckh-Behrens, W.-U. & Buskies, W. (2010). *Fitness-Krafttraining. Die besten Übungen und Methoden für Sport und Gesundheit* (Rororo, Bd. 19481, 15. Aufl.). Reinbek bei Hamburg: Rowohlt-Taschenbuch-Verl.

Bompa, T. O. & Carrera, M. (2005). *Periodization training for sports* (2. ed.). Champaign, IL: Human Kinetics.

Bowling, L. (2007). *Resistance training. The total approach.* Durham, N.C: Carolina Academic Press.

Braddom, R. L., Chan, L. & Harrast, M. A. (2011). *Physical medicine and rehabilitation* (4. Aufl.). Philadelphia, PA: Saunders/Elsevier.

Brandstätter, V., Otto, J. H. & Bengel, J. (2009). *Handbuch der allgemeinen Psychologie – Motivation und Emotion* (Handbuch der Psychologie, hrsg. von J. Bengel; Bd. 11). Göttingen: Hogrefe.

Breitenstein, B. (2003). *Die Kraftküche. Einfach, schmackhaft, gesund; die besten Rezepte für Fatburning und Muskelaufbau* (RororoSport, Bd. 19496, 2. Aufl). Reinbek bei Hamburg: Rowohlt.

Brinckmann, P., Frobin, W. & Leivseth, G. (2000). *Orthopädische Biomechanik.* Stuttgart [u. a.]: Thieme.

Buchbauer, J. & Kling, M. (2008). *Effektives Training an Seilzuggeräten.* Schorndorf: Hofmann.

Cabral, P., Crisfield, P., Carpenter, F. C. R., Downey, J., Honeybourne, J., McMorris, T. et al. (1999). *Motivation and mental toughness* (2. Aufl.). Leeds: The National Coaching Foundation.

Chiang, L. A. (2007). *Motivation of exercise and physical activity.* New York: Nova Science Publishers.

Cialdini, R. B. (2007). *Influence. The psychology of persuasion* (1. Aufl.). New York: Collins.

Cook, G. (2011). *Der perfekte Athlet. Spitzenleistungen durch Functional Training.* [Bewegungsmuster analysieren, Schwachstellen ausgleichen, Leistung steigern] (2. Aufl.). München: riva-Verl.

Decker, W. (2012). *Sport in der griechischen Antike. Vom minoischen Wettkampf bis zu den Olympischen Spielen* (2. Aufl.). Hildesheim: Arete Verlag.

LITERATURVERZEICHNIS

Delp, C. (2010). *Perfektes Hanteltraining. Die besten Übungen und Programme* (3. Aufl). Stuttgart: Pietsch.

Di Pasquale, M. G. (2008). *Amino acids and proteins for the athlete. The anabolic edge* (2. Aufl.). Boca Raton: CRC Press.

Eberspächer, H. (2001). *Mentales Training. Ein Handbuch für Trainer und Sportler.* 5. Aufl. (München): Copress Sport (Sportinform Fitness).

Eberspächer, H. (2008). *Gut sein, wenn's drauf ankommt. Erfolg durch Mentales Training* (2. Aufl.). s.l.: Carl Hanser Fachbuchverlag.

efi Sports Medicine. (2003). *Gravity personal training* (efi Sports Medicine, Hrsg.) (Gravity4Programming), Hamburg.

Eichelbaum, J. (2005). *Nutzen von Protein und Aminosäuresupplementen im Sport.* Diplomarbeit, Hochschule für angewandte Wissenschaft Hamburg. Hamburg. Zugriff am 09.02.2012. Verfügbar unter http://opus.haw-hamburg.de/volltexte/2008/452/pdf/ern_y_490.pdf

Erdmann, R. (1983). *Motive und Einstellungen im Sport. Ein Erklärungsansatz für die Sportpraxis* (Beiträge zur Lehre und Forschung im Sport, Bd. 85). Schorndorf: K. Hofmann.

Evans, N. (2008). *Bodybuilding Anatomie. Der vollständig illustrierte Ratgeber für gezielten Muskelaufbau.* München: Copress Sport.

Ferriss, T. (2011). *Der 4-Stunden-Körper. Fitter; gesünder; attraktiver; Mit minimalem Aufwand ein Maximum erreichen* (1. Aufl.). s.l.: Riemann.

Ferriss, T. & Bausum, C. (2011). *Die 4-Stunden-Woche. Mehr Zeit, mehr Geld, mehr Leben* (Ullstein Taschenbuch, Bd. 37263, 1. Aufl.). Berlin: Ullstein.

Fitness Anywhere. (März 2010). *TRX basic training. Quickstart & Workout Guide.* Kalifornien.

Fitzpatrick, O. & Bandler, R. (2009). *Conversations: Freedom is everything and love is all the rest* (Health Communications, Hrsg., 2 im neuen Verlag). Florida: Health Communications.

Fleck, S. J. & Kraemer, W. J. (2004). *Designing resistance training programs* (3. ed.). Champaign, IL: Human Kinetics.

KRAFTTRAINING – SCHNELLER MUSKELAUFBAU

Freiwald, J. (2001). *Aufwärmen im Sport. Übungen für Vorbereitung und Cool-down* (rororororo Sport, Bd. 18642, 6. Aufl). Reinbek bei Hamburg: Rowohlt.

Freiwald, J. (2013). *Optimales Dehnen. Sport – Prävention – Rehabilitation* (2., berarb. Aufl.). Balingen: Spitta-Verl.

Friedrich, W. (2012). *Optimale Sporternährung. Grundlagen für Leistung und Fitness im Sport* (3. Aufl.). Balingen: Spitta Verlag.

Gabler, H. (2002). *Motive im Sport. Motivationspsychologische Analysen und empirische Studien* (Reihe Sportwissenschaft, Bd. 31). Schorndorf: Hofmann.

Geisler, S., Schiffer, T., Knicker, A. & Mierau, A. (2010). *Einführung in das Krafttraining* (1. Aufl.). Köln: Sportverlag Strauß; Sportverl. Strauß.

Geiss, K.-R. & Hamm, M. (2008). *Handbuch Sportlerernährung* (Rororo, Bd. 8672, 9. überarb. Neuausg. 2008). Reinbek bei Hamburg: Rowohlt.

Genneper, T. & Eppenich, H. (Hrsg.). (2011). *Lehrbuch Homöopathie. Grundlagen und Praxis der klassischen Homöopathie. 21 Tabellen* (3., berarb. Aufl.). Stuttgart: Haug. Verfügbar unter http://deposit.d-nb.de/cgi-bin/dokserv?id=3491348&prov=M&dok_var=1&dok_ext=htm

Giessing, J. (2008). *Hochintensitätstraining. HIT, das optimierte System für rapiden Muskelaufbau* (4. Aufl.). Arnsberg: Novagenics.

Giessing, J. (2009). *Legendäre Trainingsprogramme. Muskelaufbau vom klassischen Bodybuilding bis zum HIT* (1. Aufl.). Arnsberg: Novagenics.

Giessing, J. (2011). *HIT-Fitness. HochIntensitäts Training. Maximaler Muskelaufbau in kürzester Zeit Nur 2 x pro Woche 45 Minuten trainieren* (2. Aufl). München: riva.

Giessing, J. & Eichmann, B. (2012). *Muscle hypertrophy and strength increases after ten weeks of High Intensity Training. Results of an empirical study using bioelectrical impedance analysis* (1. Aufl.). Marburg: Tectum.

LITERATURVERZEICHNIS

Goedeke, B. (2000). *Bodybuilding, Kraft- und Fitnesstraining. Der umfassende Bodybuilding-Ratgeber für optimale Fitness und Körperentwicklung durch umfangreiches Wissen über: optimale Ernährung; Aufbau der Muskulatur; Vorgänge und Veränderungen im Körper durch Krafttraining und Bodybuilding; richtige Übungsausführung; alle wichtigen Übungen.* (Ratgeber Sport, Orig.-Ausg.). Nachrodt: Athletic Sportverlag.

Gotlin, R. S. (2008). *Sports injuries guidebook.* Champaign, IL: Human Kinetics.

Greiwing, A. (2007). *Einsatz-, Mehrsatz- und High-Intensity Training. Ein Vergleich der Effekte dreier Trainingsmethoden auf Muskelwachstum, Maximalkraft und Kraftausdauer* (1. Aufl.). Saarbrücken: VDM Verlag Dr. Müller.

Grochowiak, K. (1996). *Vom Glück und anderen Sorgen. Wie man es schafft, mehr Glück zu ertragen, als man denkt.* 1. Aufl., Bern: Scherz.

Grosser, M., Starischka, S. & Zimmermann, E. (2012). *Das neue Konditionstraining. Grundlagen, Methoden, Leistungssteuerung, Übungen, Trainingsprogramme* (Sportwissen, 11., neu bearb. Aufl., (Neuausg.)). München: BLV.

Groves, B. (ohne Jahresangabe). *Soja kein Grund zur Freude.* Zugriff am 09.02.2011. Verfügbar unter http://www.second-opinions.co.uk/soja-kein-grund-zur-freude.html

Hauser, T. (1992). *Muhammad Ali. His life and times* (A Touchstone book, 1. Touchstone ed). New York, NY: Simon & Schuster.

Heiduck, R., Preuss, P. & Steinhofer, D. (2002). Die optimale Satzzahl im Krafttraining: Einsatz – versus Mehrsatz-Training. *Leistungssport (4)*, 413. Zugriff am 04.02.2012.

Heizmann, P. (Autor) & Eckert, C. (Sprecher). (2006). *Der perfekte Trainingsstart. Muskeln aufbauen! Kraft steigern* [1 CD]. ohne Ortsangabe: ohne Verlagsangabe.

Heizmann, P. (Autor) & Eckert, C. (Sprecher). (2006). *Der perfekte Trainingsstart. Vitalität! Prävention! Rückenstärkung!* [1 CD]. ohne Ortsangabe: ohne Verlagsangabe.

Heizmann, P. (Autor) & Eckert, C. (Sprecher). (2006). *Der perfekte Trainingsstart. Schlank bleiben! Straffen! Abnehmen!* [1 CD]. ohne Ortsangabe: ohne Verlagsangabe.

KRAFTTRAINING – SCHNELLER MUSKELAUFBAU

Heizmann, P. (Autor) & Eckert, C. (Sprecher). (2006). *Gesunde Ernährung. schnell und einfach gemacht* [2 CDs]. ohne Ortsangabe: ohne Verlagsangabe.

Hill, N. & Bandini, D. (2000). *Denke nach und werde reich. Die 13 Gesetze des Erfolgs* (Ariston, 34. Aufl. vollst. überarbeitet von Ditte und Giovanni Bandini). Kreuzlingen, München: Hugendubel.

Hollmann, W. & Hettinger, T. (2007). *Sportmedizin* (5. Aufl.). Stuttgart [u. a.]: Schattauer.

Höfl, J. (2011). *Einfach Er. Dirk Nowitzki – Aus Würzburg an die Weltspitze.* Main-Post.

Hu, F. B., Manson, J. E., Stampfer, M. J., Colditz, G., Liu, S., Solomon, C. G. et al. (2001). Diet, lifestyle, and the risk of type 2 diabetes mellitus in women. *New England Journal of Medicine* (Bd. 345, 790797).

Huth, T. (2010). *Hocheffektives Bodybuilding* (1. Aufl.). impex International GmbH.

Huth, T. (2011). *Neue Trainingsmethoden im Bodybuilding.* impex International GmbH.

Jackson, C. G. R. (2001). *Nutrition and the strength athlete* (Nutrition in exercise and sports series). Boca Raton: CRC Press.

Kalwa, J. (1998). *Tiger Woods. Charisma für Millionen.* Berlin: Sportverlag.

Kang, J. (2012). *Nutrition and metabolism in sports, exercise and health.* Milton Park, Abingdon, Oxon, New York: Routledge.

Keiser Corporation. (2011). *Power Manual. Keiser Infinity Series Training Foundations* (Keiser Corporation, Hrsg.), Kalifornien.

Kleiner, S. M. & Greenwood-Robinson, M. (2013). *Power eating.* Champaign, IL: Human Kinetics.

Knowler, W. C., Barrett-Connor, E., Fowler, S. E., Hamman, R. F., Lachin, J. M., Walker, E. A. et al. (2002). Reduction in the incidence of type 2 diabetes with lifestyle intervention or metformin. Diabetes Prevention Program Research Group. *New England Journal of Medicine, 346*, 393403).

Kollath, E. & Buschmann, J. (2010). *Fußball Stabilisationstraining.* [Bewegung optimieren, Körperkraft erhöhen, Zweikämpfe gewinnen]. Aachen: Meyer & Meyer.

Konopka, P. (2012). *Sporternährung. Grundlagen, Ernährungsstrategien, Leistungsförderung* (Sportwissen, 13. Aufl.). München: BLV.

LITERATURVERZEICHNIS

Krech, D. & Benesch, H. (2006). *Grundlagen der Psychologie* (Studienausg., Sonderausg.). Augsburg: Weltbild.

Lahmann, P. et al. (2004). Body size and breast cancer risk. Findings from the European prospective investigation into cancer and nutrition (EPIC). I*nternational Journal of Cancer.* Zugriff am 22.04.2014. Zugriff am 22.04.2014. Verfügbar unter http://www3.interscience.wiley.com/cgi-bin/abstract/108565443/abstract

Lang, M. (2011). *Muskelaufbau für Sportler. Gezieltes Training für Tennis, Ballsport, Ski alpin & Co.* München: BLV Buchverlag.

Leas, C. (2008). *Fat. It's not what you think*. Amherst, N.Y: Prometheus Books.

Lightsey, D. (2006). *Muscles, speed & lies. What the sport supplement industry does not want athletes or consumers to know.* Guilford, Conn: Lyons Press.

Londino, L. J. (2006). *Tiger Woods. A biography* (Greenwood biographies). Westport, Conn: Greenwood Press.

Lusetich, R. (2010). *Unplayable. An inside account of Tiger's most tumultuous season* (Export ed): Simon & Schuster Ltd.

Macedonio, M. A. & Dunford, M. (2009). *The athlete's guide to making weight.* Champaign, IL: Human Kinetics.

Mack, G. & Casstevens, D. (2003). Mind gym. An athlete's guide to inner excellence (3. Aufl.). New York NY: McGraw-Hill Professional Publishing.

MacLaren, J. (2006). *Official Website.* Zugriff am 04.10.2013. Verfügbar unter http://jimmaclaren.com/

Mango, K. & Lamont, D. (2012). *Becoming a true champion. Achieving athletic excellence from the inside out.* Lanham MD: Rowman & Littlefield Publishers Inc.

Mannhart, C. Aktuelle Leistungsförderer im Sport (2003). *Schweizerische Zeitschrift für Sportmedizin und Sporttraumatologie, 51* (1), 5879.

KRAFTTRAINING – SCHNELLER MUSKELAUFBAU

Mannhart, C. & Colombani, P. (2001). Grundlagen der Sporternährung. Die elementare Bedeutung der Energie-, Makronährstoff- und Flüssigkeitszufuhr. *Schweizerische Zeitschrift für Sportmedizin und Sporttraumatologie, 49* (3), 125130. Zugriff am 25.02.2012. Verfügbar unter http://www.sfsn.ethz.ch/PDF/Mannhart_Colombani_SZSM2001.pdf

Mars, H. de & Heck, H. (a 2006). *Sportphysiologie* (Korr. Nachdr. der 9., vollst. überarb. und erw. Aufl.). Köln: Sportverlag Strauß.

Maslow, A. (1943). A Theory of Human Motivation. In *Psychological Review Vol. 50 #4*, S. 370-396.

Matthews, M. (2014). *Bigger leaner stronger. The simple science of achieving the ultimate male body.*

Stern. (2014). *Doping in Sotschi. Deutsche Sachenbacher-Stehle positiv getestet.* Hamburg. Verfügbar unter http://www.spiegel.de/sport/wintersport/doping-in-sotschi-biathletin-sachenbacher-stehle-positiv-getestet-a-954847.html

Mayer, J. & Hermann, H.-D. (2011). *Mentales Training. Grundlagen und Anwendung in Sport, Rehabilitation, Arbeit und Wirtschaft* (2. Aufl.). Berlin: Springer-Verlag.

McGovern, M. (2005). *Michael Jordan. Basketball player* (Ferguson career biographies). New York NY: Ferguson.

McKeown, N. M., Meigs, J. B., Liu, S., Saltzman, E., Wilson, P. W. & Jacques, P. F. (2004). Carbohydrate nutrition, insulin resistance, and the prevalence of the metabolic syndrome in the Framingham Offspring Cohort. *Diabetes Care, 27*, 538546).

Meltzer, S. & Fuller, C. (2005). *Eating for sport.* London: New Holland.

Merten, F. T. (2000). *Auswahl und Modifizierung von Methoden zur Extraktion der Lipidfraktion aus verschiedenen Lebensmitteln zu PCDD-, PCDF- und PCB-Bestimmung.* Diplomarbeit, Europa Fachhochschule Fresenius. Idstein. Zugriff am 25.04.2014. Verfügbar unter http://www.diplom.de/e-book/219834/auswahl-und-modifizierung-von-methoden-zur-extraktion-der-lipidfraktion

Minoggio, M. (2008). *Was der Körper wirklich braucht* (1. Aufl.). s.l.: Goldegg Verlag GmbH.

Monaghan, L. F. (2001). *Bodybuilding, drugs and risk (health, risk and society).* London: Routledge.

Moosburger, K. A. (2004). *Erfolgreich Abspecken nur mit Fettverbrennungspuls?* Zugriff am 14.02.2012. Verfügbar unter www.dr-moosburger.at/pub/pub035.pdf

LITERATURVERZEICHNIS

Moosburger, K. A. (2006). *„Fettverbrennung" im Sport – Mythos und Wahrheit* (2. Aufl.). Gesünder Leben: 5. Zugriff am 14.02.2012. Verfügbar unter http://www.dr-moosburger.at/pub/pub031.pdf

Müller-Beck, H. (2008). *Die Steinzeit. Der Weg der Menschen in die Geschichte* (Beck'sche Reihe C.-H.-Beck-Wissen, Bd. 2091, 4., durchges. und aktualisierte Aufl., Orig.-Ausg.). München: Beck.

Naul, R. (2007). *Olympische Erziehung* (Edition Schulsport, Bd. 7). Aachen [u. a.]: Meyer & Meyer.

Nelson, A. G., Kokkonen, J. & McAlexander, J. M. (2007). *Stretching anatomy.* Champaign, Ill: Human Kinetics.

Neumann, G. (2014). *Ernährung im Sport* (7. Aufl.). Aachen: Meyer & Meyer.

Nicholls, A. R. & Jones, L. (2013). *Psychology in sports coaching. Theory and practice.* Milton Park, Abingdon, Oxon, New York: Routledge.

O'Conner, J. (2001). *NLP & sports. How to achieve your own peak performance* (1. Aufl.). London: Thorsons.

Plattner, G. (2003). *Golf. mental stark: Der Tiger Effekt.* Golfiana.

Preuß, P. (2010). *Muskuläre Leistung im Krafttraining. Analyse verschiedener Formen der Bewegungsausführung auf die Maximal- und Schnellkraft nach der Methode der submaximalen Kontraktionen bis zur Erschöpfung unter Berücksichtigung akuter hormoneller Auslenkungen.* Dissertation, Deutsche Sporthochschule Köln. Köln.

Prinzhausen, J. (2003). *Strategien der Leistungsernährung für Sportler. Ein Handbuch unter Einbezug der Stoffwechseltypisierung* (1. Aufl.). Hamburg: Akademos.

Prüße, U., Hüther, L. & Hohgardt, K. (2002, 20. November). *Mittlere Gewichte einzelner Obst- und Gemüseerzeugnisse* (Bundesamt für Verbraucherschutz und Lebensmittelsicherheit, Hrsg.), Braunschweig. Verfügbar unter http://www.bvl.bund.de/SharedDocs/Downloads/04_Pflanzenschutzmittel/rueckst_gew_obst_gem%C3%BCde_pdf.pdf?__blob=publicationFile

Rhein, C. von. (2011). Asthma bronchial in der miasmatischen Homöopathie. In T. Genneper & H. Eppenich (Hrsg.), *Lehrbuch Homöopathie. Grundlagen und Praxis der klassischen Homöopathie.* (3., überarb. Aufl.) (S. 751). Stuttgart: Haug.

KRAFTTRAINING – SCHNELLER MUSKELAUFBAU

Rothe, H. (1999). *Stammesgeschichte des Menschen. Eine Einführung* (W. Henke, Hrsg.). Berlin: Springer.

Rückert, M. (2009). *Werte und Normen im Sport. Einflüsse des gesellschaftlichen Wertewandels auf Motive und Einstellungen im Hinblick auf die Sportpartizipation.* Diplomarbeit, Deutsche Sporthochschule Köln. Köln.

Sauerland, M., Ullrich, M.-C., Gaukel, S., Frank, A. & Ufer, M. (2013). *Selbstmotivierung für Sportler. Motivationstechniken zur Leistungssteigerung im Sport.* Balingen: Spitta-Verl.

Schänzer, W. (2006). Doping im Sport. *Arzneiverordnung in der Praxis, 33* (1), 46. Zugriff am 26.02.2012. Verfügbar unter http://www.akdae.de/Arzneimitteltherapie/AVP/Archiv/20061.pdf#page=4

Schänzer, W. & Thevis, M. (2007). Doping im Sport. *Medizinische Klinik – Intensivmedizin und Notfallmedizin, 102* (8), 631646.

Scholz, A. (2004). *Eiweiß und C-Carnitin zur Unterstützung der Gewichtsreduktion* (Gesellschaft für Ernährung e.V. – Bundesverband für Sportlerernährung und Nahrungsergämzungsmittel, Hrsg.) (ernährungplus.), Neu-Ulm.

Schulz-Ruhtenberg, N. (2012). *Eiweißoptimierte Ernährung als Grundlage für Gesundheit, Leistungsfähigkeit und schnelle Regeneration im Sport. Proteine und Aminosäuren. medicalsportsnetwork, 7* (1). Zugriff am 08.03.2012. Verfügbar unter http://www.medicalsportsnetwork.de/news/32,426385/MSN-1-2012/Eiweissoptimierte-Ernaehrung-als-Grundlage-fuer-Gesundheit,-Leistungsfaehigkeit-und-schnelle-Regeneration-im-Sport.html

Schurr, S. (2011). *Funktionelles Schlingentraining. Grundlagen und Übungskatalog* (Stefan Schnurr, Hrsg.). Norderstedt: Books on Demand Gmbh.

Schwarzenegger, A. (2007). *Bodybuilding für Männer. Das perfekte Programm für Körper- und Muskeltraining.* [das Erfolgsprogramm neu aufgelegt!] (Heyne, Bd. 87991, Taschenbuchausg., 30. Aufl., 3. Aufl. dieser Ausg.). München: Heyne.

Schwarzenegger, A. & Petre, P. (2013). *Total recall. My unbelievably true life story.* London: Simon & Schuster.

LITERATURVERZEICHNIS

Seppelt, H. (Autor), 03.12.2014. *Geheimsache Doping. Wie Russland seine Sieger macht.* [Mit Sviridenko Olga, Sviridenko Mikhail, Bausch Wolfgang, Chan Julienne, Schmidt Sandra, Dausel Marco, Caje Henning, Müller Frank, Kley Marius, Pelz Manfred, Schenk Jenny, Pöesgen Gisbert, Jan Eduard & Remberg Philipp], ARD. Verf gbar unter http://www.ardmediathek.de/tv/Sportschau/Geheimsache-Doping-Wie-Russland-seine-/Das-Erste/Video?documentId=25114280&bcastId=53524

Starringer, G. (FOCUS-Online, Hrsg.). (2008). *Übergewicht. Die Last der Esslust.* Zugriff am 04.04.2015. Verfügbar unter http://www.focus.de/gesundheit/ernaehrung/gesundessen/tid-8767/uebergewicht_aid_236175.html

Thorne, G. & Embleton, P. (2000). *Explosive growth! Everything you ever wanted to know about building muscle.* Mississauga, Ont: Musclemag International.

Tillmann, B., Leonhardt, H., Rauber, A. & Kopsch, F. (1998). *Bewegungsapparat (Anatomie des Menschen, Lehrbuch und Atlas/* hrsg. von H. Leonhardt; Bd. 1, [Neuaufl., 20. Aufl.], 2., verb. Aufl.). Stuttgart: Thieme.

Tod, D. & Lavallee, D. (2012). *The psychology of strength and conditioning.* Milton Park, Abingdon, Oxon: Routledge.

Ungerleider, S. (2005). *Mental training for peak performance. Top athletes reveal the mind exercises they use to excel.* Emmaus Penn.: Rodale.

Vegane Gesellschaft Österreich. (2005). *Protein for Life.* Eiweiß. Zugriff am 14.02.2012. Verfügbar unter http://www.vegan.at/protein/

Verbraucherzentrale NRW e.V. (2013, 25. November). *Wasserfilter und -enthärter im Haushalt: eine meist überflüssige Investition* (2. Auflage) (Verbraucherzentrale NRW e.V., Hrsg.), Düsseldorf. Verfügbar unter http://www.vz-nrw.de/Wasserfilter-und-enthaerter-im-Haushalt-Meist-ueberfluessige-Investition-1

Verstegen, M. & Williams, P. (2011). *Core performance. Das revolutionäre Workout-Programm für Körper und Geist* (9., vollst. überarb. Aufl.). München: riva.

Viell, B. (2001). Funktionelle Lebensmittel und Nahrungsergänzungsmittel Wissenschaftliche Gesichtspunkte. Wissenschaftliche Gesichtspunkte. *Bundesgesundheitsblatt – Gesundheitsforschung – Gesundheitsschutz, 44* (3), 193204. Zugriff am 09.02.2012.

KRAFTTRAINING – SCHNELLER MUSKELAUFBAU

Wagner, F. & Eder, F. (2002). *Essen, Schlafen, Trainieren*. [Das Buch ber den Weltklassebodybuilder und Menschen Franz Eder ; Zugleich ein Leitfaden für alle körper- und gesundheitsbewussten Sportler!]. Saarbrücken: Pirrot.

Wahl, P. (2003). *Ginseng*. Köln: Institut für Biochemie, Deutsche Sporthochschule Köln. Zugriff am 25.02.2012. Verfügbar unter http://www.dopinginfo.de/rubriken/07_info/Ginseng.pdf

Weineck, J. (2010). *Optimales Training. Leistungsphysiologische Trainingslehre unter besonderer Berücksichtigung des Kinder- und Jugendtrainings* (16. Aufl.). Balingen: Spitta.

Weineck, J. (2010). *Sportbiologie* (10. Aufl.). Balingen: Spitta.

Wernig, C. (2009). *Shakes für die metabole Diät. Low-carb-Ernährung; effektiv und schnell Körperfett verbrennen!* [Über 100 Rezepte für schnell und einfach zubereitete Shakes; Shakes als idealer und gesunder Mahlzeitenersatz; detaillierte 7-Tage-Diätpläne für 1000, 2000 + 3000 Kalorien, mit praktischen Einkaufslisten; plus low carb tipps + Tricks]. Seekirchen: Matrixx.

Wernig, C. & Korte, S. (2007). *Die metabole Diät. Low-carb-Ernährung; effektiv und schnell Körperfett verbrennen!* [mit über 80 leckeren Low-carb-Rezepten] (2. Aufl.). Seekirchen: Matrixx.

West, D. W. D., Burd, N. A., Tang, J. E., Moore, D. R., Staples, A. W. H. A. M., Baker, S. K. et al. (2010). Elevations in ostensibly anabolic hormones with resistance exercise enhance neither training-induced muscle hypertrophy nor strength of the elbow flexors. *Journal Applied Physiology, 108* (1), 6067. Zugriff am 26.04.2014. Zugriff am 26.04.2014. Verfügbar unter http://www.ncbi.nlm.nih.gov/pmc/articles/PMC2885075/

Wirth, K. (2007). *Trainingshäufigkeit beim Hypertrophietraining* (Wissenschaftliche Berichte und Materialien/Bundesinstitut für Sportwissenschaft, Bonn, Bd. 2007,16, 1. Aufl.). Köln: Sportverlag Strauss.

Zimbardo, P. G. & Gerrig, R. J. (2008). *Psychologie* (18. Aufl.). München: Pearson Studium.

REGISTER

Fett gedruckte Seitenzahlen verweisen auf Abbildungen.

Aerob 38, 341

Abnehmen (siehe Körperfettreduktion =)

Abwärmen 418, 421, 424

Adaption 60, 70

Adrenalin 65

Aerobe Energiegewinnung 38, 341

Alkohol 126, 184, 249, 256, 283

Aminosäuren 228, **231f**, **235**, 246, **267f**

Essenziell 228, **231f**, **235**, **268**

Nicht essenziell **231f**, 243

Anabolika 53, **66**, 148, 150, 295

Anaerob 38, 341

Anaerobe Energiegewinnung 38, 341

Anfängertrainingsplan 83ff

Angst 10, 11, 16, 133, 183, 201, **202f**, 420f

Anheben in Bauchlage (Torso Lift) 369

Anker .... (siehe bedingter Reiz)

Anpassung .... (siehe Adaption)

Arbeitsumsatz **255**, 260, 263f, 302f, 305

Armmuskulatur (siehe Bizeps und Trizeps)

Atmung **64**, 191, **258**, 324, 341ff

ATP (Adenosintriphosphat) 38, 61, 239, 345

Aufwärmen 134, 421ff

Ausdauer .... 16, 19, **20ff**, 32, 34, 37f, 40ff, 50f, ... 213, 219, **243**, 275, 427f

Anaerob 38, 341

Ausdauersport 17, 32, 46, 163f, 213, 275, 428

Ausfallschritt (Lunge) ... **24**, **28**, 46, 62, 352, 353, ... 363, 375, 381, 392

Ausfallschritt mit Langhantel 352

Ausfallschritt mit Rotation
(Lunge with Rotation) 381

Sprung aus Ausfallschritt (Jump Lunge) 392

Ausrollen (Medicine Ball Roll-out) 390

Ballaststoffe 222, **227**, **247**, 253

Bandscheibenvorfall 327, 367

Bankdrücken (Chest Press) ... **23**, **31**, 37f, 44, 47f, ... 66f, 341, 394

Bauchmuskeln (siehe M. rectus abdominis)

Bauchmuskeltraining 403

BCAAs 192, 297

KRAFTTRAINING – SCHNELLER MUSKELAUFBAU

Beast Mode 144

Beckenbewegung 128f, 324, **325**, **326**, **330ff**

Bedingter Reiz
(auch: Konditionierung oder Anker) 182

Bedürfnispyramide 181

Beinbeugen (Leg Curl) 407

Beine 348, 350, 352, 353, 360, 365, 372, 377,
.... 381, 383, 384, 386, 387, 389, 391, 392,
.... 399, 406, 407, 408

Beinstrecken (Leg Extension) 37, 406

Bewegungsgeschwindigkeit 25, 30, 42, 50ff,
.... **55**, 160, 163, 193, 357

Biologische Wertigkeit **235**

Bizeps **66f**, 176, 395, 402

Bizepscurls (Biceps Curls) **31**, **37**, **67**, 176,
.... 343, 402

Bodybuilding 16, 19, 32, 34, 48, 52ff, **66**,
.... 132, 163f, 194f, 213, 261, 427

bradytroph 58, 422

Brücke (Bridging) 40, **41**, **62**, 368

Brust 42, **66**, 340, 342, 357, 361, 366,
.... 374, 388, 391, 394, 396, 411

Brustmuskeln (siehe M. pectoralis major)

Buckel **327**, 373

Burpees 14, 49, **62**, 391

Butterfly am Kabel (Cable Crossover) 176, 411

Chunking .... (siehe Knotenpunkte)

Cool-down .... (siehe Abwärmen)

Creatin .... (siehe Kreatin)

Crossfit 16, 24, 27, 32, 48, 261, 263

Crunches (Crunch) .. 14, 31, 37, 62, 412, 426, 428

Reverse Crunch 413

Dehnen 261f, 333, 418, 424, 427

M. deltoideus 357, 360, 366, 370, 372,
.... 374f, 381ff, 394, 396, 398ff

Diagonales Medizinballheben
(Reverse Wood Chop) 36, 40f, 62, 382

Dips 23, 31, 47f, 361, 426

Doping 53ff, 66, 70, 148, 157, 271

Drop Jump
(siehe Niederhochsprung) 28, 46, 393

Einwurf mit Medizinball
(Foward Overhead Throw) 46f, 388

Eiweiß (siehe Protein)

Emotion 126f, 131, 133, 139, 141, 145f,
.... 160, 164, 168f, 172, 179f, 182ff, 188,
.... 190, 204, 252, 421

Energiebilanz 38, 122

REGISTER

Energieumsatz .... (siehe Arbeitsumsatz)

M. erector spinae 348, 350, 352, 354, 365, 368f, 372, 376f, 386, 389, 405

Erholung (siehe Regeneration)

Ernährungsplan 208ff, 279ff, 302ff

Ernährungstest 212ff

Explosivkraft 387

Fett 220, 223, 226ff, 233, 238ff, 266

gesättigte Fettsäuren 244, 250

ungesättigte Fettsäuren 222ff, 228, 250

mehrfach ungesättigte Fettsäuren 250

Omega-3-Fettsäuren 245

Für Fett am Körper siehe „Körperfett"

Fitness 16ff, 32, 48, 52f, 55, 59, 75, 131, 195, 213, 296

Fitnesstest 14, 68, 70ff

Fortgeschrittenentrainingsplan 87ff

Frontheben (Front Raise) 344, 398

Functional Training 16ff, 24, 35

Funktionale Übungen 16ff, 24, 27, 34ff, 51, 57, 62, 69, 346

Fußstellung 351

Ganzkörperorientierte Übungen 17, 19, 24, 27, 34ff, 62f, 68

M. gastrocnemius 352, 354, 365, 368, 372, 383, 386, 389, 392, 407, 409

Gehirnaktivität 128f

Gesäßmuskeln ...... (siehe M. glutaecis maximus)

Gewicht 20, 23f, 28ff, 34, 36ff, 42ff, 69, 75, 140, 163f, 259, 284, 293, 305, 324ff, 333ff, 340ff, 426ff

Gewichtheben 16f, 35, 47, 213

M. glutaeus maximus 348, 350, 352, 354, 365, 368, 372, 376f, 383, 386, 389, 392f

Griffhaltungen 324, 343ff

Supinierter Griff 343f, 402

Pronierter Griff 344, 354

Neutraler Griff 344

Kreuzgriff 344f

Grundübungen 34, 37, 66f, 346, 428

Grundumsatz 247, 258ff

Handlungsregulation 126, 129, 168f

Herzfrequenz 166

HGH (Human Growth Hormone) 65

HIT (High-Intensity Training) 29, 59f, 123

Hohlkreuz 325ff, 367, 397

443

KRAFTTRAINING – SCHNELLER MUSKELAUFBAU

Hormone 45, 55, 59, 61, 64ff, 144, 259, 274, 298

Hunger................ 176, 180, 182, 208, 210f, 226, 239, 252

Hyperlordose................326, 328f

Hypertrophie..............17ff, 28ff, 37, 42f, 45, 48ff, 59, 61, 65ff, 74, 213, 345, 357, 427

IGF-1 (Insulin-like Growth Factors)......................65

M. iliocostalis..........................348, 369, 375f, 405

Impingementsyndrom................................397

Instinkt................................ 153, 180

Insulin.............65, 185f, 220f, 242ff, 292f

Ischiokrurale Muskelgruppe........... 328, 333, 350, 386, 389, 392, 407f, 410

Kadenz..52

Kalorien........58, 163, 185, 199, 211, 213, 220ff, 226, 228, 244ff, 252ff, 271ff, 278ff, 289, 295, 299, 300ff

Kalorienbilanz.....................253ff, 264ff, 272, 278

Kampfsport................................ 16, 32, 296

Kastenaufsprung (siehe Sprung aus Kniebeuge)

Kastenaufsteiger (Step-up)..................408

Ketose 242

Kettlebellschwünge (Kettlebell Swing)..................................24, 62, **372**

Kilojoule..................................252f, 259

Klassische Übungen 17, 34, 85ff, **394ff**

Klimmzüge (Pull-ups).......... 14, 23, 31, 47, 48, 62, 66, 159, 176, **358f**, 428

Knie-Fuß-Einstellung .. 324, **334f**, 348, 349, 351, 353, 355, 365, 372, 378, 382, 384, 393

Kniebeuge.........20ff, 35ff, 44, 46, 47, 48-50, 62, 66-67, 130, 145, 203, 327, 332, 334, 335, 339, 341, 345, **348**, 351, 362, **365**, 372, 376, 378, 382, 383, **384**, **386**, **387**, 389, 391, 393, 396, 410, 428

Kniebeuge (Squat) 348

mit Langhantel................................348

mit Schulterdrücken (Squat and Press)............384

Schnellkraftkniebeuge (Explosive Squat) 387

Über-Kopf-Kniebeuge (Overhead Suqat) 386

Sprung aus Kniebeuge (Squat Jump)...............365

Einbeinig (Pistol Squad) 410

Knieheben (Standing Knee Raise) 404

Knieschmerzen................ 10, 57, 202, 427

Knorpel..62, 334

Knotenpunkte..................... 170ff, 177, 178

Kognition 180, 181

REGISTER

Kohlenhydrate .... 218ff, 226, 233, 239, 242ff, ... 249, 257, 258, 256, 268, 275, 278ff, ... 282, 284, 304f, 309, 311, 313, 315, ... 317, 319, 321

Konditionierung
(siehe bedingter Reiz) 180, 182ff, 186

Kontraktionsdauer 52

Konzentration 36, 64, 124, 136, 145, 160, 165

Koordination 17, 32, 37, 61, 182, 426

Intermuskulär 36, 61, 24

Intramuskulär 36, 61, 24

Körperfettreduktion .... 11, 199f, 208, 211ff, ... 215ff, 246, 296, 301

Körperfett .... 67, 75, 163, 212, 214, **216**, 234, ... 240, 244, 255f, 265, 301, 427

Kraft 20

Maximalkraft .... 18, 20, 22-32, 34, 42-48, 55, ... 68, 74, 157, 213

Schnellkraft .... 20, 25ff, 31ff, 34-37, 44-48, 61, ... 69, 90ff, 213, 345, 383, 392, 396

Kraftausdauer .... 16, 20, **23**, 42, 45ff, 55, 61, ... 68, 74, 213

Schnellkraftausdauer 20, **27**, 42

Reaktivkraft 20, 26, 393

Kraftdreikampf 16, 32, 47

Kraftsport 18, 32, 47, 53, 56, 163, 198,

.... 213, 228, 233, 273, 344

Krafttraining 18, 346ff

dynamische Muskelarbeit 23ff, 324, 340

statische Muskelarbeit 324, 340

Energiebereitstellung 240

Muskelaufbautraining .... 18, 34, 36, 45, 131, ... 153, 184f

plyometrisches 26

Pressatmung 324, 343

Überschwellige Muskelbeanspruchung
(verlinkt auf Grafik
„Prinzip des Muskelwachstums") 61

Kreatin 297

Kreuzheben (Dead Lift) .... 23, 31, 36, 47f, 62, ... 66f, 159, 176, 327f, 333f, 344f, 350, 428

mit Langhantel 350

im Kreuzgriff 344f

mit Schlaufen 48

einbeinig (Single Leg Deadlift) 377

M. latissimus dorsi .... 354, 356, 358, 361, ... 374, 380, 395

Leistungssport .... 15ff, 23, 57f, 68, 74, 82, ... 217, 269f, 273, 421f

Leistungssportlertrainingseinheiten 99ff

KRAFTTRAINING – SCHNELLER MUSKELAUFBAU

Lernen am Modell 52

Liegestütz-Rudern (Renegade Row) 374

Liegestütze 14, 36, 42, 47, 62, 170, 340f, 357, 426

Liegestütze (Push-ups) 357

Liegestützsprung (Burpee) ... 14, 28, 48f, 62, 391

Lordose 326

Low-Carb 128, 213, 218ff, 226, 234, 240ff, 265, 271, 279f, 284, 287f, 301ff

Low-Fat 128, 213, 218ff, 234, 242f, 245ff, 265, 272, 280f, 288, 301ff

Massage 417f, 424

Medizinballschocken (Backward Overhead Throw) 389

Mentales Training 123ff, 128ff, 137, 141, 171ff, 178

Metabolismus (siehe Stoffwechsel)

Mineralstoffe 226, 228, 230, 268ff, 273, 276, 296

Moralvorstellung (siehe Wert)

Motivation 9, 22, 44f, 59, 120ff, 142ff,
    intrinsisch 130ff, 141
    extrinsisch 130ff, 141
    Hin-zu 131, 133, 141
    Weg-von 131, 133, 141
    rational 127, 131f, 141

Motorik 32, 180f

MTUT (Maximum Time Under Tension) 29f, 45, 48, 52, 55, 128f, 343, 345

Muskelarbeit 23, 43, 324, 340f, 390
    dynamisch 23f, 28, 54, 259, 324, 340, 355
    statisch 23f, 43, 324, 340, 370
    konzentrisch 26, 51f, 324, 340ff, 348ff
    exzentrisch 26, 51f, 324, 340ff

Muskelgruppenorientierte Übungen 17ff, 22ff, 30f, 34, 36f

Muskelkater 25, 166, 416, 423f

Muskeln 18, 21f, 34, 36, 38ff, 45, 64ff, 208ff

Muskelwachstum 9, 11, 14f, 18, 28ff, 37, 45, 50ff, 59ff, 64f, 125, 130, 145f, 157f, 169, 186, 203, 208ff, 220, 231ff, 242, 246f, 268f, 293ff, 416ff

Nährstoff 58, 61, 67, 164, 166, 208ff, 218, 220, 226ff, 239ff, 247, 253, 255, 257, 259, 265ff, 272, 278ff, 299ff,

Nahrungsergänzungsmittel 54, 197, 208, 235, 256, 269, 271, 295ff, 301

Nährwerte (siehe Nährstoffe) 201, **226**

Negativbotschafter **419f**

neuronale Ebene 123, 124

Niederhochsprung (Drop Jump) 26, 46, **393**

M. obliquus abdominis 378, 379, 390

REGISTER

Pause (siehe Regeneration) ....22, 24, 27, 38, ... 39, 40, 60f, 129, 167, 226

M. pectoralis major.............................361, 394, 396

Peripheres Sehen 135

Perspektive 135, 136, 138, **168ff**, **191**, **192**
    assoziierte..168, **172**
    dissoziierte..136, **169**

Plyometrisches Training..26

Pressatmung (siehe Atmung) 324, 343

Priming............................... 129, **192**, 193ff, 203, 211

Protein (auch Eiweiß) .... 64, 65, 128, 186, 210, ... 212, 218, 220, **226f**, **229ff**, 242f, **246**, 258f, ... 264f, 278f, 287, 293, 296, 297, 302ff, 419, 428

Proteinbiosynthese...**64ff**

Proteinpulver... 125, 174, 197

Pubertät 426

Puls... 165, 423

Q M. quadriceps femoris........348, 350, 352, 354, ... 365, 366, 383, 386, 389, 392, 406, 408

R M. rectus abdominis .... 357, 360, 366, 374, ...388, 390, 404, 412, 413

Reflex.. 180, 182, 183

Regeneration ....39, 56, **60**, 82, 127, 128, ... 167, 417f, 424

Regenerationszeit... **15**, 27

Regulationsebene
    (kognitiv und emotional) 126f, 185

Rehabilitation...............9, 16, 18, 24, 28, 48, 333, ... 345, **364**, 386

Reißen (Snatch).....................................62, 333, **364**

Reverse Butterfly (Rear Delta Fly)........... 176, **401**

M. rhomboideus.............350, 354, 356, 358, 361, ... 369, 374, 375, 376, 380, 395, 400, 401

Rotation am Schlingentrainer
(High Torso Rotation)..379

Rotationswürfe
(Medicine Ball Rotational Throw) 378

Rückenmuskeln (siehe M. deltoideus,
M. latissimus dorsi, M. trapezius
und M. erector spinae).....................329, 358, 380

Rückenschmerzen................31, 130, 131, 199, 329

Rückenstrecken (Hyperextensions).......... 176, **405**

Rudern....... 23, 31, 176, 344, **354**, 355, 374, 427
    Mit Kurzhanteln (Barbell Row) 344, **395**
    Mit der Langhantel (Barbell Row)................**354**
    Beidarmig am Schlingentrainer
(**S**uspension Row)..**356**
    Einarmig am Schlingentrainer
(Single Arm Row)..**380**

Satz................19, 20, 27, 37ff, 40, 42, 44, 49, **58**, ... 68, 82, 83ff, 137, 145, 284, 341

KRAFTTRAINING – SCHNELLER MUSKELAUFBAU

Schiffchen (Hollow Rocks) 371

Schlaf .... 56, 60, 65, 73, 77, 124, 128, 173, ... 226, 260, 262, 279ff, 292ff, **417ff**

Schlemmertag
(auch Cheating Day, Loading Day,
Reefed Day) 243, 244, 283f, 288ff, 301, 417

Schleudern mit dem Trainingsseil
(Battle Rope Training) 35, 40, 41, 62

Schnelligkeitstraining 26

Schwung 22ff, 30, 34ff, 55, **345f**, 362, 372f

Seitheben 31, 35, 398
    mit Kurzhanteln (Side Lateral Raise) **398**
    im Ausfallschritt
    (Split Lunge Hip Rotation) **375**
    vorgebeugt (Rear Delta Raise) **400**

Seitlicher Unterarmstütz (Side Plank) 24, **370**

Sensory Specific Words 141

Serotonin 65

Sinnesmodalitäten (auch Sinneskanäle
oder Wahrnehmung) 128, **134ff**, 137
    visuell 128, 134, **135**, 141
    auditiv 128, 134, **136**, 141
    taktil 128, 134, **136**, 141
    gustatorisch 128, 134, **137**, 141
    olfaktorisch 128, 134, **137**, 141

SMART-Regeln 157

Social Proof 54

Spielsport 16, 17, 32, 46, 60, 182, 213

Spondylolyse 327

Sportartergänzendes Krafttraining 16, 17, 213

Sporternährung .... 218, 220, 242, 245ff, 266, ... 267, 272, 281, 288ff, 301, 303, 314ff

Spurenelemte 226, 268

Standwaage (Stork Stand) 376

Steinschleudertechnik 187, 192, 204

Stoffwechsel .... 60, **64**, 66, 132, 144, 146, ... 186, 209, 242ff, 264, 273, 284, 292ff, ... 417, 422, 424, 428

Stoßen (Jerk) 28, 46f, 345, **363**, 386

Stretching 417

Supersatz (auch Superserie oder Prinzip
der lohnenden Pause) .... 39ff, 58, 69, 83-118, ... 129, 144, 146, 176

SuperSlow 29

Symbolische Markierung 170, 173, 178

Synapse 124, 129

Testosteron 65, 66

Trainingsplan .... 14ff, 69, 70ff, 123, 133, 146, ... 155, 166, 179, 211, 263, 299, 346, ... 359, 417, 426f
    Für Anfänger 83ff
    Für Fortgeschrittene 87ff

REGISTER

Für Leistungssportler
und Topathleten 99ff

M. trapezius.................... 354, 356, 358, 369, 396,
....398, 399, 400, 401

M. triceps 361, 394, 396, 403, 409

Trizepsstrecken (Triceps Extension)....................403

Turkish Get-up 360

Übertraining 15, **56**, 62, 167

Umsetzen (Clean) 28, 46f, 333, 345, **362**, 386

Unterarmfrontstütz (Plank) 366

Unterbewustsein....54, **127ff**, 131, 133, 137, 141,
.... 148, 151, 155f, 161, 167, 170, 173, 182,
.... 187, 193ff, 202, 211

Untere Rückenmuskulatur
(siehe M. erector spinae) 348, 350, 352,
.........................354, 365, 368, 369, 372, 376, 377,
....386, 389, 405, **407**

Visualisierung....................123, 128, 134, 168, 170,
....204, 418

Vitamine...... **226**, 228, 245, **268f**, 272, 276, 296

Wachstum (Muskelwachstum) 14, 15, 28f, 37,
................39, 45, 50ff, 60, 61, **64**, 125, 130, 145f,
.... 158, 169, 186, 203, **208ff**, 220, 228, 231,
....................**233**, 242f, 269, 293, **295**, 345, 416,
....417, 424, 427, 428

Wachstumshormon 65, 67

Wadenheben (Calv Raise)....................................409

Wadenmuskeln
(siehe M. gastrocnemius) 67, 352, 354, 365,
................368, 372, 383, 386, 389, 392, 407, 409

Wahrnehmung (siehe Sinnesmodalität)
............................54, 122, 128, 129, 134ff, 141, 271

Wallball 383, 385

Warm-up (siehe Aufwärmen)...... **133ff**, 166, 168,
....177, 178, 293, 422

Wasser...... 41, 174, 182, 212, 214, 217, 222, 223,
.... 224, **228**, 230, 234, 257, **273ff**, 287, **292**

Wert 43, 49, 68, 70, 75, **147ff**, 164, 204, 216,
................217, 247, 252, 253, 260, 299, 300, 302

Schwellenwert..23, 30

Maximalkraftwert..23

Wiederholungen 20, 22, 23, 27, 30, 40ff, 49,
............83ff, 170, 173, **178**, 341, 343, 353, 355,
....372, 383, 391, 427, 428

Wirbelbruch (siehe Spondylolyse) 327, 397

Wirbelsäule.............. 15, 92, **325ff**, 330, 333, 351,
.... 355, 366, 371, 388, 397, 399, 405, 412

Wirbelverschiebung
(siehe Spondylolyse) 367, 397

Wochenbilanz 246, 253, 254, 279, 283

KRAFTTRAINING – SCHNELLER MUSKELAUFBAU

Zielsetzung 19, 32, 123, 129, 146, 155,
.... **156**, 160, 164, 184, 204, 214, 217
    Ergebnisorientierte Ziele 158
    Fähigkeitsorientierte 158f
    Verhaltensorientierte 158, 160

Zucker 185f, 210, 239, 249, 278, 287, 292

BILDNACHWEIS

Covergestaltung: Martin Herrmann

Coverfotos: ©ThinkstockPhotos/LUNAMARINA

Innenlayout: Martin Herrmann

Lektorat: Dr. Irmgard Jaeger

Satz: www.satzstudio-hilger.de

Fotos Umschlag: ©ThinkstockPhotos/ZeroPhanToMs

Kap. Aufmacher: ©ThinkstockPhotos/ZeroPhanToMs, ThinkstockPhotos/artishoksc

Kap. Starter: ©ThinkstockPhotos/STILLFX

Kap. Grafik: ©ThinkstockPhotos/johavel (rechter Seitenrand)

Grafiken: Christian Kierdorf, wenn nicht anders gekennzeichnet

Schmuckfotos
Innenteil: ©ThinkstockPhotos/Hemera Technologies; S. 8, ©ThinkstockPhotos/John Larson; S. 13, ©ThinkstockPhotos/Ingram Publishing; S. 33, 121, 337, ©ThinkstockPhotos/wavebreakmedia Ltd; S. 205, ©ThinkstockPhotos/Lordn; S. 207, ©ThinkstockPhotos/Ibrakovic; S. 225, 285, 347, ©ThinkstockPhotos/Artem Furman; S. 277, ©ThinkstockPhotos/sergunt; S. 279, ©ThinkstockPhotos/Jupiterimages; S. 283, ©ThinkstockPhotos/Ozimician; S. 323, ©ThinkstockPhotos/rkstuff; S.325, ©ThinkstockPhotos/JFalcetti; S. 327 & 367, ©ThinkstockPhotos/Antonio Diaz; S. 329, ©ThinkstockPhotos/Petr_Joura; S. 415, ©ThinkstockPhotos/monkeybusinessimages; S. 425

©Autor: Alle anderen Bilder , wenn nicht angemerkt

Models: Anne Herscheid und Christian Kierdorf

Fotografin: Sylvia Marinova

Bildbearbeitung: Linda Wiehr, Masha Volkova und CPH Graphics LTD.

Abonnieren Sie unseren kostenlosen Newsletter unter **www.dersportverlag.de**

HARTES TRAINING FÜR MEHR KRAFT

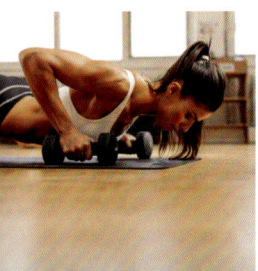

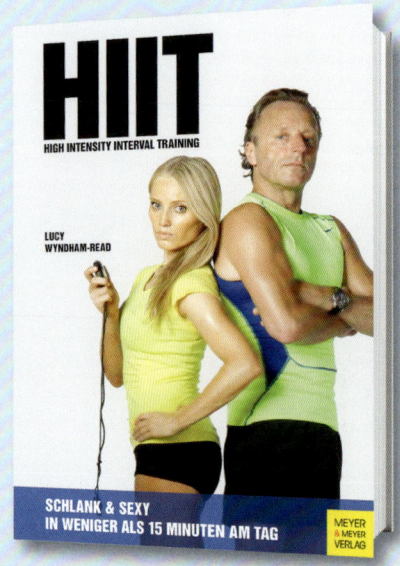

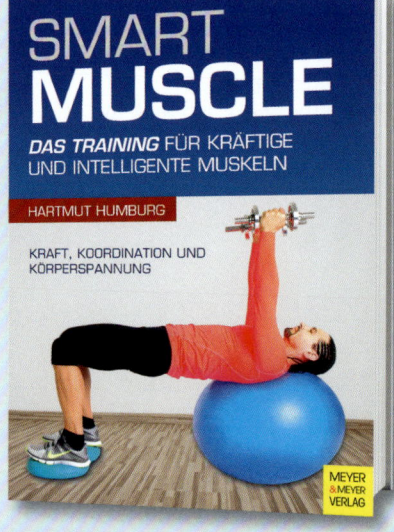

184 Seiten, in Farbe,
341 Fotos,
Klappenbroschur, 16,5 x 24 cm

ISBN 978-3-89899-994-6

€ [D] 16,95/€ [A] 17,50

200 Seiten, in Farbe,
290 Fotos, 2 Abb.,
Klappenbroschur, 16,5 x 24 cm

ISBN 978-3-89899-797-3

€ [D] 18,95/€ [A] 19,50

Alle Bücher sind auch als E-Books erhältlich.

HARTES TRAINING FÜR MEHR KRAFT

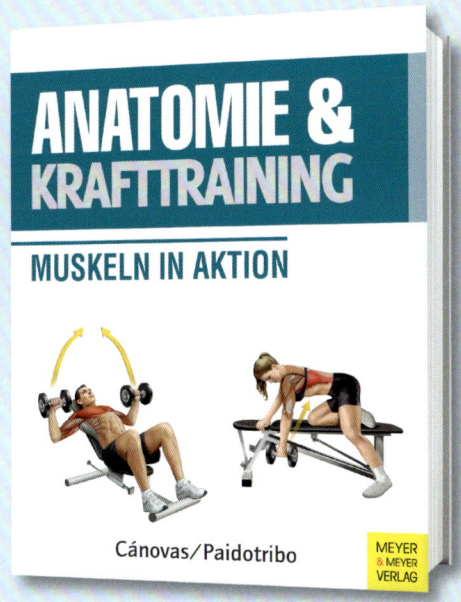

128 Seiten, in Farbe,
durchgehend illustriert,
Klappenbroschur, 21,2 x 27,4 cm

ISBN 978-3-89899-986-1

€ [D] 19,95/€ [A] 20,60

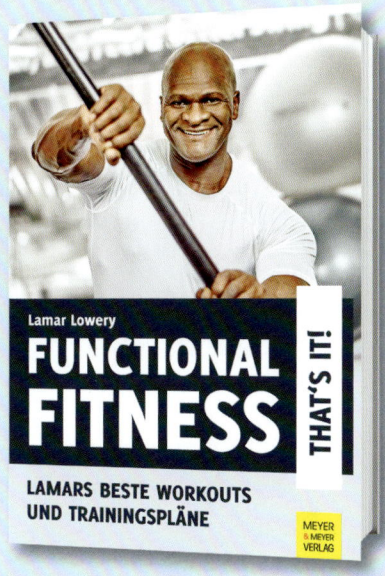

ca. 328 Seiten, in Farbe,
ca. 200 Fotos, 12 Abb.,
Klappenbroschur, 16,5 x 24 cm

ISBN 978-3-89899-992-2

€ [D] 19,95/€ [A] 20,60

MEYER & MEYER
Fachverlag GmbH
Von-Coels-Str. 390
52080 Aachen

Telefon	02 41 - 9 58 10 - 13
Fax	02 41 - 9 58 10 - 10
E-Mail	vertrieb@m-m-sports.com
Webseite	www.dersportverlag.de

Unsere Bücher erhalten Sie online oder bei Ihrem Buchhändler.

MEYER & MEYER VERLAG

HARTES TRAINING FÜR MEHR KRAFT

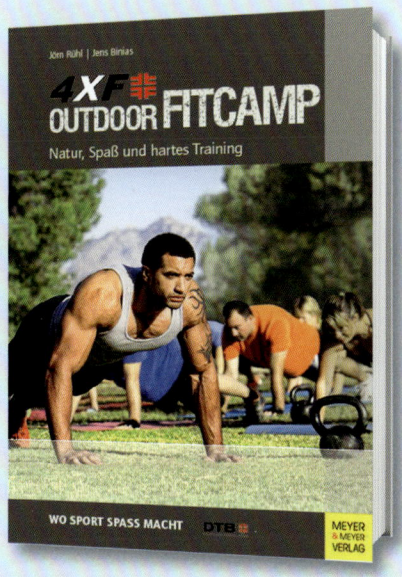

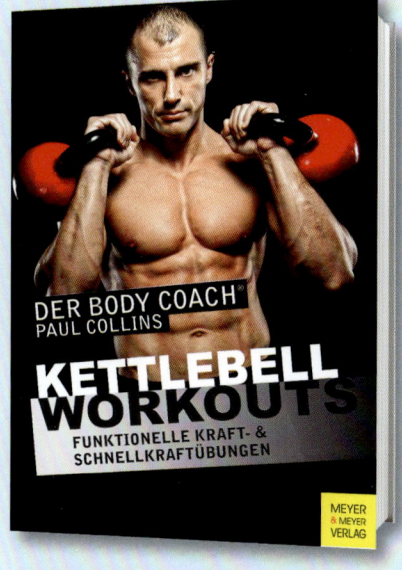

344 Seiten, in Farbe,
827 Fotos, 7 Abb., 3 Tab.,
Klappenbroschur, 16,5 x 24 cm

ISBN 978-3-89899-886-4
€ [D] 24,95/€ [A] 25,70

Auch in englischer Sprache
232 Seiten, in Farbe,
421 Fotos, 11 Abb., 2 Tab.,
Klappenbroschur, 16,5 x 24 cm

ISBN 978-3-89899-967-0
€ [D] 19,95/€ [A] 20,60

Alle Bücher sind auch als E-Books erhältlich.

MEYER & MEYER Fachverlag GmbH
Von-Coels-Str. 390
52080 Aachen

Telefon 02 41 - 9 58 10 - 13
Fax 02 41 - 9 58 10 - 10
E-Mail vertrieb@m-m-sports.com
Webseite www.dersportverlag.de

Unsere Bücher erhalten Sie online oder bei Ihrem Buchhändler.

MEYER & MEYER VERLAG